Neuronales Training mit Fitnessgruppen

Hinweise

Aus Gründen der besseren Lesbarkeit wird bei Personenbezeichnungen die männliche Sprachform verwendet. Gemeint ist sowohl die männliche als auch die weibliche und die diverse Form.

Das vorliegende Buch wurde sorgfältig erarbeitet. Dennoch erfolgen alle Angaben ohne Gewähr. Weder die Autoren noch der Verlag können für eventuelle Nachteile oder Schäden, die aus den im Buch vorgestellten Informationen resultieren, Haftung übernehmen.

Sollte diese Publikation Links auf Webseiten Dritter enthalten, so übernehmen wir für deren Inhalte keine Haftung, da wir uns diese nicht zu eigen machen, sondern lediglich auf deren Stand zum Zeitpunkt der Erstveröffentlichung verweisen.

SPORT TRIFFT GEHIRN

NEURONALES TRAINING MIT FITNESSGRUPPEN

Stefanie Rahn | Kevin Grafen

AUGEN-TRAINING

GLEICHGEWICHTS-TRAINING

BEWEGUNGS-TRAINING

DTB
DEUTSCHER TURNER-BUND

Meyer & Meyer Verlag

Neuronales Training mit Fitnessgruppen

Bibliografische Information der Deutschen Nationalbibliothek

Die Deutsche Nationalbibliothek verzeichnet diese Publikation in der Deutschen Nationalbibliografie; detaillierte bibliografische Details sind im Internet über <http://dnb.d-nb.de> abrufbar.

Auckland, Beirut, Dubai, Hägendorf, Hongkong, Indianapolis, Kairo, Kapstadt, Manila, Maidenhead, Neu-Delhi, Singapur, Sydney, Teheran, Wien

Member of the World Sport Publishers' Association (WSPA)

Gesamtherstellung: Print Consult GmbH, München

MIX
Papier | Fördert gute Waldnutzung
FSC® C084279

ISBN 978-3-8403-7838-6

E-Mail: verlag@m-m-sports.com

www.dersportverlag.de

INHALT

EINLEITUNG

Allein in Deutschland gibt es fast 10 Millionen Menschen, die in kommerziellen Studios Fitness betreiben (DSSV, 2022). Hinzu kommen die vielen Mikrostudios, therapeutischen Einrichtungen, Gesundheitszentren etc., in denen Kursprogramme angeboten werden. Wöchentlich trainieren, üben und schwitzen Millionen Menschen, um gesund zu bleiben, fit zu werden, Beweglichkeit und Kraft zu steigern, dem Altersprozess entgegenzuwirken, um die Leistung zu steigern. Genauso regelmäßig stoßen sie an ihre Grenzen.

Manche Grenzen werden irgendwann akzeptiert, wenn trotz aller Übungen keine Verbesserung eintritt.

- „Ich kann nicht auf einem Bein stehen."
- „Mit meinen Knien kann ich keine Kniebeuge machen."
- „Beim Liegestütz tut mir der Rücken immer weh."

Klingt das bekannt? Wenn die Hardware an ihre Grenzen kommt, ist es Zeit, an der Software zu arbeiten. Macht es nicht viel mehr Sinn, dort anzusetzen, wo Muskulatur, Gedanken, Emotionen und alle überlebenswichtigen Funktionen, wie Atmung, Herzfrequenz und Blutdruck, gesteuert werden? Diesen Anfang bildet das Nervensystem. Mit seinen Neuronen, Rezeptoren und Bahnen kann man es als Kommunikationsorgan beschreiben. Das Gehirn, als Teil des Nervensystems, agiert als Entscheidungs- und als Überlebensorgan.

Die ersten Ansätze, bei sportspezifischem Training das Nervensystem miteinzubeziehen, finden sich bereits im frühen 20. Jahrhundert (Fullerton, 2006). Im Profisport ist neurozentriertes Training in den letzten 10 Jahren zu finden. Nur langsam folgt die Verbreitung in den Therapie- und Freizeitbereich. Hintergrund ist sicher die bisher noch dürftige Forschungslage und die enorm aufwendige Ausbildung.

Bisher wird das neurozentrierte Training im Einzeltraining eingesetzt. Das ist durchaus sinnvoll, bietet doch nur das Einzeltraining die Möglichkeit, zielgerichtet auf Problematiken einzugehen, kleinste Veränderungen und Signale zu erkennen und individualisierte Korrekturen und Alternativen anbieten zu können. Dies alles entfällt im Gruppenkontext. Deshalb gab es im Vorfeld dieses Buchprojekts lange Gespräche, intensiven Austausch und viele praktische Stunden im Kursraum. Das Resultat spiegelt unsere Erfahrung und unseren aktuellen Wissensstand wider.

Wir Autoren sind der Meinung, dass es möglich ist, dieses sehr anspruchsvolle Training auch im Gruppenkontext anzuwenden. Mit großer Sorgfalt und gutem Trainingsaufbau. Hinweise dazu sind in beinahe jedem Kapitel zu finden. Wir bitten jeden Nutzer, diese zu beachten.

Dieses Buch gibt einen Überblick über das Nervensystem, das Gehirn und seine Aufgaben sowie seine Anatomie. Es folgen ausführliche theoretische Hintergründe zu den sogenannten *Inputsystemen*, den Systemen, die das Gehirn mit Informationen versorgen.

Jede Theorie ist mit praktischen Beispielen ergänzt, die den Hauptteil dieses Buchs bilden. Wir stellen drei komplette Stundenbilder zur Verfügung, sodass das Gelesene in die Praxis umgesetzt werden kann. Wir bitten unsere Trainerkollegen jedoch, sich erst selbst mit der Materie vertraut zu machen.

Der letzte Teil des Buchs ist der Trainingsmethode Pilates gewidmet, verbunden mit der Frage, wie neurozentrierte Trainingsansätze die Effizienz der Pilates-Methode optimieren können. Das Zusammenführen der beiden Methoden liefert jede Menge Bewegungsmaterial für Pilates Stunden und neue Herangehensweisen an schwierige Übungen.

Als Besonderheit haben wir ein Kapitel mit einem Exkurs zum Thema Schmerz hinzugefügt. Dieses wertvolle Signal bietet viel Interpretationsspielraum. Mit einfachen Erklärungsmodellen haben wir probiert, den aktuellen Stand der Wissenschaft wiederzugeben und so mehr Klarheit in dieses emotionsgeladene Thema zu bringen. Wir wünschen allen Lesern viel Spaß beim Lesen, Sorgfalt beim Ausprobieren und Erfolg bei der Umsetzung.

Stefanie Rahn und Kevin Grafen

1

DAS NERVENSYSTEM – KOMMUNIZIEREN, ENTSCHEIDEN, ÜBERLEBEN

Die meisten Lebewesen auf diesem Planeten besitzen ein Nervensystem, also eine Struktur, die es ihnen ermöglicht, Informationen innerhalb eines Organismus aufzunehmen und weiterzuleiten. Wirbeltiere gehen einen Schritt weiter und punkten durch ihr Zentralnervensystem (ZNS), eine Kombination aus Gehirn und Rückenmark. Dieses ZNS ermöglicht es ihnen, nicht nur Signale weiterzuleiten, sondern auch sinnvoll auf Reize zu reagieren und Muskelgruppen bewusst und koordiniert zu steuern.

Das menschliche Gehirn beheimatet durch eine geschickte Anordnung und Energieeffizienz circa 86 Milliarden Nervenzellen und Billionen von Verknüpfungen (Synapsen) und übertrifft damit sämtliche Tiere (Herculano-Houzel, 2009a). Wenn man die Länge aller Nervenbahnen des Gehirns aneinanderlegen würde, käme man auf eine Gesamtstrecke von circa 5,8 Millionen Kilometern (Allen et al., 2002), welche 15-mal so lang ist, wie die Entfernung zwischen Erde und Mond.

Der wohl prägnanteste Unterschied vom Menschen zu anderen Wirbeltieren liegt in der Großhirnrinde (Neocortex). Mit seinen ca. 16 Milliarden Nervenzellen befähigt dieser Teil des Gehirns den Menschen zu hohen kognitiven Leistungen (Herculano-Houzel, 2009a) und macht ihn zu dem, was er ist. So hat diese wunderbare Kombination von Gehirn und Nervensystem nach Jahrmillionen der Entwicklung dem Menschen die Möglichkeit gegeben, bewusst Entscheidungen zu treffen, sich an Vergangenes zu erinnern und Zukünftiges vorzustellen.

Das Gehirn, in dem all diese Entscheidungen getroffen werden, liegt verborgen im Schädel und hat noch nie die Außenwelt gesehen. Über das periphere Nervensystem (PNS) wird es mit Informationen versorgt. Dabei ist das Nervensystem Informationsquelle und Exekutive zugleich. Es informiert das Gehirn mit Details aus der Umwelt und dem Körperinneren und führt dann die Anweisungen aus, die das Gehirn aus den eingehenden Informationen ableitet. Das passiert mal bewusst und willkürlich und mal autonom.

So trifft der Mensch täglich Entscheidungen, die einer bewussten Kontrolle unterliegen:

- Stehe ich morgens auf oder bleibe ich liegen?
- Gehe ich zum Sport oder ins Kino?
- Rede ich oder höre ich zu?

Andere Prozesse wie Organfunktionen wiederum passieren autonom und so atmet man auch im Schlaf weiter und schwitzt bei Wärme oder Stress, ohne dass man diese Reaktionen bewusst initiieren muss.

Die Unterteilung des Nervensystems in ZNS und PNS und dessen Unterkategorien hilft, die Vorgehensweise des Nervensystems besser zu verstehen und liefert den Ausgangspunkt für die Grundidee des neurozentrierten Trainings. Wie bereits erwähnt, steht auf der einen Seite das Zentralnervensystem, dem Gehirn und Rückenmark zuzuordnen sind. Auf der anderen Seite steht das PNS, dessen Nervenzellen (Neuronen) sich in sensorische und motorische Zellen aufteilen.

Sensorische Neuronen agieren afferent, das heißt, sie leiten Reize aus der Umgebung über das Rückenmark in das Gehirn. Motorische Neuronen hingegen sind efferente Nervenzellen und, wie ihr Name schon vermuten lässt, sind sie für die Bewegung zuständig, sowohl für willkürliche als auch für unwillkürliche Bewegungen.

Willkürliche Bewegungen passieren über das somatische Nervensystem, unwillkürliche über das autonome oder vegetative Nervensystem mit seinen beiden großen Akteuren Sympathikus und Parasympathikus. Die beiden fungieren als Gegenspieler und sind mit den Funktionen „fight or flight" (Sympathikus) und „rest and digest" (Parasympathikus) treffend beschrieben.

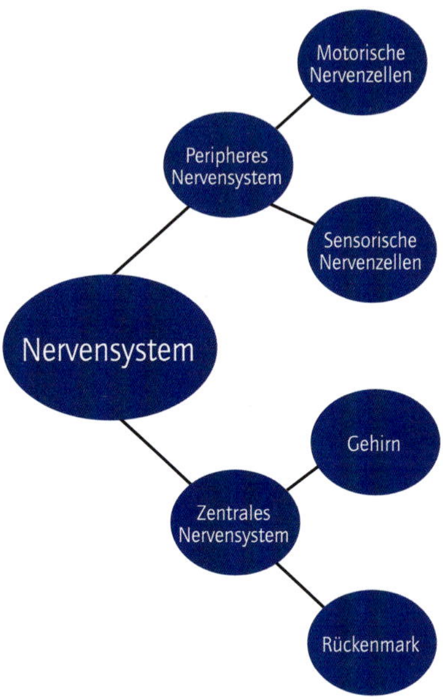

Zentralnervensystem:

- Signale weiterleiten.
- Sinnvoll auf Reize reagieren.
- Muskelgruppen bewusst und koordiniert steuern.

Peripheres Nervensystem:

- Versorgt das Gehirn mit Details aus der Umwelt und dem Körperinneren.
- Führt die Anweisungen aus, die das Gehirn aus den eingehenden Informationen ableitet.

Sensorische Neuronen:

- Afferente Nervenzellen.
- Leiten Reize aus der Umgebung über das Rückenmark in das Gehirn.

Motorische Neuronen:

- Efferente Nervenzellen.
- Leiten Signale aus dem Gehirn zu den Muskeln.
- Willkürliche und unwillkürliche Bewegungen.

Abb. 1: Organisation des Nervensystems

Diese hier stark vereinfachte Struktur des Nervensystems mag zu Anfang verwirrend sein. Sind aber einmal die Zusammenhänge und Organisationen verinnerlicht, fällt es leichter, das Konzept des neurozentrierten Trainings zu verstehen, den Nutzen der eigenartigen und aus biomechanischer Sicht sinnlosen Übungen zu erkennen und an seine Teilnehmer zu vermitteln.

Die Übungen starten mit dem sensorischen Nervensystem. Dieses sammelt über Sinnesorgane und Rezeptoren Informationen, um sie weiterzuleiten. Die Qualität und Quantität dieser Sammlung ist entscheidend für deren Verarbeitung.

Stelle dir vor, du möchtest ein neues Auto kaufen. Wie wichtig ist es, sich über mehrere Kanäle und Quellen zu informieren, Meinungen einzuholen und Vergleiche anzustellen? Je mehr Informationen vorliegen, desto exakter wird die Kaufentscheidung ausfallen. Natürlich muss auch die Qualität der Informationen stimmen. Ein Autoexperte wird eine adäquatere Auskunft geben, als jemand, der noch nie gehört hat, dass es Unterschiede zwischen Benzin-, Diesel- oder Hybridmotoren gibt. Je besser die eingehenden Informationen sind, desto besser wird auch die daraus folgende Entscheidung sein.

Für den Körper übersetzt, heißt das: Erst durch optimalen sensorischen Input und dessen reibungslose Verarbeitung können optimale Handlungen initiiert werden. Zusammenfassend kann man das Nervensystem mit seinen Neuronen, Rezeptoren und Bahnen als Kommunikationsorgan beschreiben, das Gehirn als Entscheidungs- und als Überlebensorgan.

2

DIE AUFGABEN DES GEHIRNS

Wofür hat der Mensch ein Gehirn? Die Frage klingt so banal und die Antwort scheint ebenso einfach: Das Gehirn ist als Überlebensorgan darauf spezialisiert, Bedrohungen zu erkennen, Schaden abzuwenden und für ein psychobiologisches Wohlbefinden zu sorgen (Koukkou et al., 2007).

2.1 ÜBERLEBEN

Was passiert im Moment und was wird gleich passieren? Um Entscheidungen treffen zu können, benötigt das Gehirn eine klare Einschätzung der aktuellen Situation und Gewissheit darüber, was in Zukunft passieren könnte. Je dürftiger die Informationen über Zukünftiges sind, und damit sind auch die nächsten Millisekunden gemeint, desto mehr wird das Gehirn die Performance einschränken.

Das kann durch unterschiedliche Maßnahmen erfolgen, z. B. Einschränkung der Kraft und Koordination, des Bewegungsausmaßes oder der Ausdauer. Selbst Schwindel, Fatigue und besonders Schmerz sind wirkungsvolle Maßnahmen des Gehirns, um uns daran zu hindern, mit dem weiterzumachen, was wir gerade tun.

Je besser, umfangreicher und klarer Informationen im Gehirn ankommen und verarbeitet werden, desto besser ist die Vorhersehbarkeit und dementsprechend besser wird auch die Leistungsfähigkeit (Schmid-Fetzer & Lienhard, 2018). Dafür arbeiten die Nervensysteme und das Gehirn Hand in Hand. Alle lebenserhaltenden Funktionen und Reflexe laufen autonom ab.

Geht es aber um sportliche Leistungen, entscheidet das Gehirn manchmal anders, als sein Träger es gerne hätte und hindert den Sportler, sein sportliches Ziel zu erreichen. Dafür hat das Gehirn vielfältige Strategien über Jahre praktiziert und wendet die erfolgreichsten immer wieder an, um seinen Menschen auszubremsen. Da ist man plötzlich bei einer Bauchmuskelserie kraftlos, die Ausdauer reicht nicht bis zum Ende des Intervalls oder ein Schmerz schießt beim Liegestütz in Schulter oder Rücken. Was wir dann als physische Schwäche deuten, kann einfach nur eine Bremse des Gehirns sein, um „auf Nummer sicher" zu gehen.

Für das Gehirn hat das Überleben oberste Priorität und es wird alles tun, um dies sicherzustellen. Was scheinbar eine einfache Übung ist, wie ein Liegestütz oder Overhead Press, kann das Gehirn als Bedrohung einstufen. Dieses Buch hilft dabei, diese Bedrohungen Stück für Stück aufzuspüren, abzubauen und mit jeder Übung dem Gehirn mehr Sicherheit zu geben.

2.2 BEWEGEN

Die zweite Aufgabe, für die das Gehirn geschaffen ist, ist das Bewegen. Nur ein bewegliches, mobiles Wesen braucht ein Gehirn. Organismen, die sich nicht bewegen, brauchen keines. Bewegung ist die einzige Möglichkeit, die Welt um uns herum zu beeinflussen, sagt der Neurowissenschaftler Daniel Wolpert. Auch Denken ist Bewegung. „Was wir Denken nennen, ist die evolutionäre Internalisierung von Bewegung", sagt der Neurophysiologe Rodolfo R. Llinas (SWR2 & SWR2, 2021).

Um das Überleben zu sichern, muss der Mensch sich bewegen. Durch die Bewegung sichert er seine Existenz.

Um diese Aufgaben zu bewältigen, benötigt das Gehirn zwei Dinge:

- Treibstoff: Sauerstoff und Glukose;
- Aktivierung: Bewegung.

Ohne den passenden Treibstoff kann das Gehirn nicht funktionieren. Und es ist ein wahrer Energiefresser. Obwohl es nur zwei Prozent des Körpervolumens ausmacht, benötigt es 20 Prozent der Energie (Bryson, 2020). Im Trainingsbereich haben wir nur bedingt Einfluss auf die Ernährung unserer Teilnehmer und Sportler.

Was jedoch fester Bestandteil des Trainings sein soll, sind Atemübungen. Eine gute Atemtechnik ist in mehrfacher Hinsicht leistungsfördernd: Sie unterstützt die spezifische Trainingstechnik und schafft als Sauerstofflieferant die nötige Grundlage für das Gehirn, damit dieses auch die Leistung zur Verfügung stellt. In Kap. 11.1 stellen wir mehrere Atemübungen vor.

Neben der Versorgung mit Treibstoff ist Bewegung unerlässlich. Das Gehirn ist, genau wie Muskeln, Knochen und Bindegewebe, ein „Use it or Lose it"-Organ. Was nicht benutzt, also bewegt und aktiviert wird, wird im Lauf der Zeit wegrationalisiert.

Im Gegensatz dazu führt ein lebenslanges Aktivieren dazu, dass das Gehirn sich lebenslang verändern kann, immer neue Verknüpfungen bildet und flexibel auf Veränderungen und Anforderungen reagiert. Dieses Phänomen heißt Neuroplastizität und ist besonders in den letzten 30 Jahren zentraler Punkt in Forschungsarbeiten.

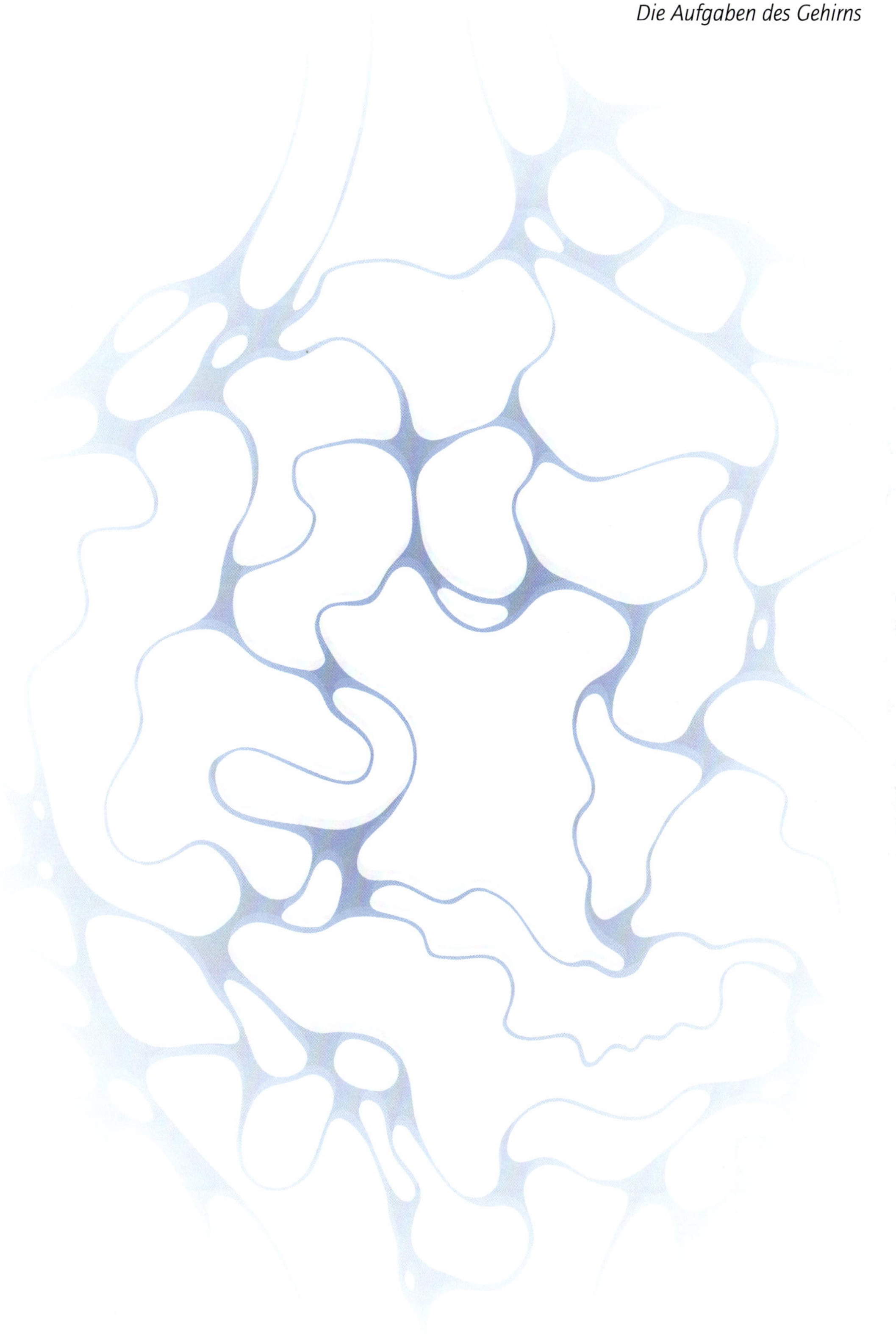

3

DAS GEHIRN

Das Gehirn ist ein wahres Wunderwerk voller faszinierender Mechanismen. Als riesiges Netzwerk aus Milliarden von Nervenzellen kommunizieren sie mit fein abgestimmten Nervenimpulsen dauerhaft miteinander.

Diese Masse an Nervenzellen ist in der Lage, sich ständig an äußere und innere Umstände anzupassen, indem sich die nervalen Strukturen ummodellieren. Diesen Vorgang bezeichnet man als **Neuroplastizität**. Konkret bedeutet es, dass sich das Gehirn auf die gegebenen alltäglichen Stimulationen so anpassen kann, dass es schnellere und bessere Lösungswege kreiert, um den „Anforderungen des Lebens" gerecht zu werden.

Wenn man viel rechnet, wird man im Rechnen besser. Wenn man viel malt, wird man im Malen besser. Trainiert man Liegestütze, werden diese mit der Zeit besser. Allerdings kann die Anpassung auch umgekehrt geschehen. Wann immer das System Gehirn nicht stimuliert wird, werden Nervenverbindungen als nicht mehr nötig betrachtet und abgebaut bzw. aufgelöst.

Das Aufrechterhalten von Zellen erfordert kostbare Energie, die immer dann „gespart" wird, wenn nicht benötigte Strukturen abgebaut werden können. Neuroplastizität geschieht demnach in zwei Richtungen, welche weder als „gut" oder „schlecht" bezeichnet werden können. Beide Vorgänge sind nötig, um stets flexibel auf die Umstände des Lebens reagieren zu können. Ein Gehirn sollte mit den richtigen Inhalten stimuliert und „gefüttert" werden, um langfristig gesund zu sein und gut funktionieren zu können.

3.1 AUFBAU

Da unsere Nervenzellen in einem riesigen Netzwerk miteinander verbunden sind, ermöglichen diese Kopplungen ein riesiges Kommunikationspotenzial. Unterschiedlichen Hirnarealen lassen sich unterschiedliche Funktionen zuordnen, wie beispielsweise dem Frontallappen, der eine entscheidende Rolle bei Bewegung spielt. Allerdings sind die Hirnareale so eng miteinander vernetzt, dass diese stets zusammenarbeiten und auf gegenseitige Informationen angewiesen sind.

Der Frontallappen benötigt beispielsweise Informationen des Kleinhirns über die Stellung von Gliedmaßen, um zu wissen, auf welcher Basis eine Bewegung stattfinden soll. Des Weiteren muss die Bewegung von den sogenannten *Basalganglien* geplant und konzipiert werden, damit der Frontallappen letztendlich den „Startschuss" für die Bewegung geben kann.

Demnach ist eine rein anatomische Gliederung, jedoch keine rein funktionelle Unterteilung möglich. Es muss klar sein, dass die folgende Darstellung vereinfacht ist, um zunächst ein besseres Verständnis für die Komplexität des Gehirns zu gewinnen. Kein Hirnareal arbeitet jemals allein. Es ist immer ein Zusammenspiel des gesamten Nervensystems.

Im Generellen lässt sich das Gehirn in vier große Bereiche unterteilen, die wieder in verschiedene Bereiche mit verschiedenen Regionen gegliedert werden können:

1. Großhirn,
2. Zwischenhirn,
3. Kleinhirn und
4. Hirnstamm.

3.1.1 GROSSHIRN

Wenn man eine Abbildung des Gehirns betrachtet, fällt direkt die walnussartige Form auf. Diese bezeichnet man als Großhirn. Es besteht aus zwei Hirnhälften, den sogenannten *Hemisphären*. Diese kommunizieren über eine Verbindung, den Corpus callosum, miteinander (Kahle & Frotscher, 2018). Die äußere Schicht lässt sich in vier weitere Areale unterteilen:

1. Frontallappen (Lobus frontalis),
2. Parietallappen (Lobus parietalis),
3. Temporallappen (Lobus temporalis) und den
4. Okzipitallappen (Lobus occipitalis).

Frontallappen

Der Frontallappen „beherbergt" die Steuerung unserer willkürlichen Bewegungen, also jene Bewegungen, die bewusst und unter einer Zielsetzung ausgeführt werden sollen (z. B. Greifen eines Kaffeebechers). Außerdem werden dort geistige und vegetative Funktionen kontrolliert und reguliert. Besonders von Bedeutung ist die Kontrolle unserer Sprachmuskulatur, wie z. B. der Zunge und die Feinkoordination unserer Augenmuskeln (Trepel, 2017).

Die Hauptfunktionen des Frontallappens umfassen **Bewegung, Kognition und Persönlichkeit**.

Parietallappen

Der Parietallappen verarbeitet und verschaltet sensorische und motorische Signale von unserer Haut, Sehnen, Kapseln, Muskeln etc. Dadurch ist es dem Gehirn möglich, eine Karte unseres Körpers abzubilden, um zu verstehen, was in den Strukturen gerade passiert. Dies ermöglicht uns schlussendlich zu fühlen. Die „Körperkarte" wird auch als **Homunkulus** bezeichnet und wird in einen sensorischen (fühlenden) und einen motorischen (bewegenden) Homunkulus unterteilt (Kahle & Frotscher, 2018).

Beispiele:

- Wie heiß ist der Kaffeebecher, den man in der Hand hält?
- Wie viel Druck muss man mit den Fingern auf den Kaffeebecher ausüben, um diesen anzuheben?
- Wie viel Gewicht übt der Kaffeebecher auf die unterschiedlichen Gelenke aus?

Der Parietallappen spielt demnach eine zentrale Rolle beim Fühlen, Bewegen und bei der Orientierung des Körpers im Raum.

Temporallappen

Im Temporallappen werden unter anderem akustische Signale und die damit einhergehende räumliche Orientierung verarbeitet (Aus welcher Richtung kommt das Mahlgeräusch des Kaffees?). Hinzu kommen olfaktorische Stimuli (Riechen) und Erinnerungen (Kaffee hat diesen Geruch und schmeckt bitter).

Die Hauptfunktionen des Temporallappens beinhalten demnach das **Hören, Riechen und Gedächtnis** (Trepel, 2017).

Okzipitallappen

Der Okzipitallappen widmet sich dem Sehen. Er verschaltet und integriert alle visuellen Informationen und Eindrücke, wie z. B. Bewegungen, Tiefensehen, Formen und Farbe. Des Weiteren kommuniziert dieser mit den anderen Arealen über die räumliche Lage des Körpers (Kahle & Frotscher, 2018).

3.1.2 ZWISCHENHIRN

Das Zwischenhirn liegt zwischen Großhirn und Mittelhirn und umfasst mehrere überlebenswichtige Funktionen. Der **Hypothalamus**, als Teil des Zwischenhirns, reguliert z. B. die Atmung, den Kreislauf, die Körpertemperatur und den Stoffwechsel.

Die **Zirbeldrüse** spielt durch die Produktion des Schlafhormons Melatonin eine große Rolle bei unseren Wach-Schlaf-Zyklen. Über den **Thalamus** werden fast alle sensorischen Informationen gefiltert. Dieser entscheidet, ob Reize ins Bewusstsein gelangen oder unterbewusst verschaltet werden (Trepel, 2017).

3.1.3 KLEINHIRN

Mit nur etwa einem Zehntel der gesamten Hirnmasse enthält das Kleinhirn mit ca. 70 Milliarden Nervenzellen ca. 80 Prozent der Neuronen (Herculano-Houzel, 2009b). Vergleichsweise hat der gesamte Kortex eine geschätzte Neuronenanzahl von etwa 16 Milliarden. Daraus folgt, dass innerhalb des Kleinhirns viele Informationen verschaltet und verarbeitet werden müssen.

Als Integrationszentrum verarbeitet das Kleinhirn vor allem sensorische Informationen und koordiniert auf dieser Basis die Motorik. Dabei sind Modifikationen und Korrekturen der Bewegungen notwendig, um das eigentliche Bewegungsziel umsetzen zu können (Lundy-Ekman, 2018). Das Kleinhirn erhält unter anderem viele Informationen von unserem vestibulären System (Gleichgewichtsorgan), wodurch es eine zentrale Rolle bei der Aktivierung unserer Streckmuskulatur spielt und entscheidend für die Haltung und Balance ist (Trepel, 2017).

3.1.4 HIRNSTAMM

Im Hirnstamm sind die Verschaltung und die Verarbeitung aller elementaren Lebensfunktionen, wie z. B. die Atmung und die Steuerung unseres Herz-Kreislauf-Systems, hinterlegt. Unterteilen lässt sich dieses Hirnareal in drei Bereiche: Mesencephalon (Mittelhirn), Pons und Medulla oblongata (Kahle & Frotscher, 2018). Innerhalb dieser Strukturen verlaufen unterschiedliche Hirnnervenpaare mit jeweils verschiedenen Funktionen.

Eine große Rolle spielt unter anderem die Funktion der Koordination der Augen, Mimik und Sensorik des Gesichtes, sowie die Aktivierung und Sensibilität des Rachenraums und der Zunge. Ebenfalls wird dort unter anderem die Repräsentation der Organfunktionen, Verschaltung des Hörens, sowie die Integration unseres Gleichgewichtssystems sowie die Stabilität des Kopfs ermöglicht (Lundy-Ekman, 2018).

Des Weiteren spielt der Hirnstamm eine zentrale Rolle bei der Steuerung und beim Zusammenspiel der Beuge- und Streckmuskulatur (Trepel, 2017).

Warum ist dieser Überblick wichtig?

Wir müssen verstehen, dass das Nervensystem an allen Prozessen beteiligt ist. Es reguliert unser Handeln, unser Fühlen und unsere Bewegungen. Ohne diese faszinierende nervale Kommunikation wären wir als Menschen nicht in der Lage, zu überleben. Wenn nur eines der oben dargestellten Hirnareale ineffizient arbeitet oder beschädigt ist, können Probleme auftreten, die sich auf unterschiedlichste Weise bemerkbar machen können:

- Konzentrationsschwierigkeiten, Tollpatschigkeit, Verwirrung;
- Orientierungslosigkeit, Gedächtnisverlust, emotionale Ausbrüche;
- Schmerz, Verspannungen, Bewegungseinschränkungen sowie
- Bluthochdruck, Burn-out und andere Krankheitsbilder.

Die Auswirkungen sind riesig und äußerst komplex, jedoch kann man durch eine gezielte Stimulation funktionseingeschränkter Areale Verbesserungen in allen Bereichen erreichen. Die große Kunst besteht darin, den „Schaltplan" zu kennen und die demonstrierte Problematik den entsprechenden Dysfunktionen zuzuordnen.

Dieses Buch wird nicht im Detail auf die entsprechenden Testungen und Interventionen eingehen können, jedoch sind die folgenden Übungen so ausgewählt, dass diese möglichst viel Aktivierung und weit gefächerte Stimulationen hervorrufen. Um die Komplexität des Nervensystems besser zu verstehen, wird im Folgenden die vereinfachte Grundwirkungsweise des Nervensystems dargestellt.

3.2 DAS NERVENSYSTEM IN FÜNF SCHRITTEN

Einfach gesagt, funktioniert das Nervensystem in einem Zyklus von fünf Schritten, welche dauerhaft und in einer hohen Geschwindigkeit ausgeführt werden:

1. Informationsbeschaffung,
2. Reizweiterleitung,
3. Interpretation der Informationen,
4. Treffen einer Entscheidung und
5. Ausführung der Entscheidung.

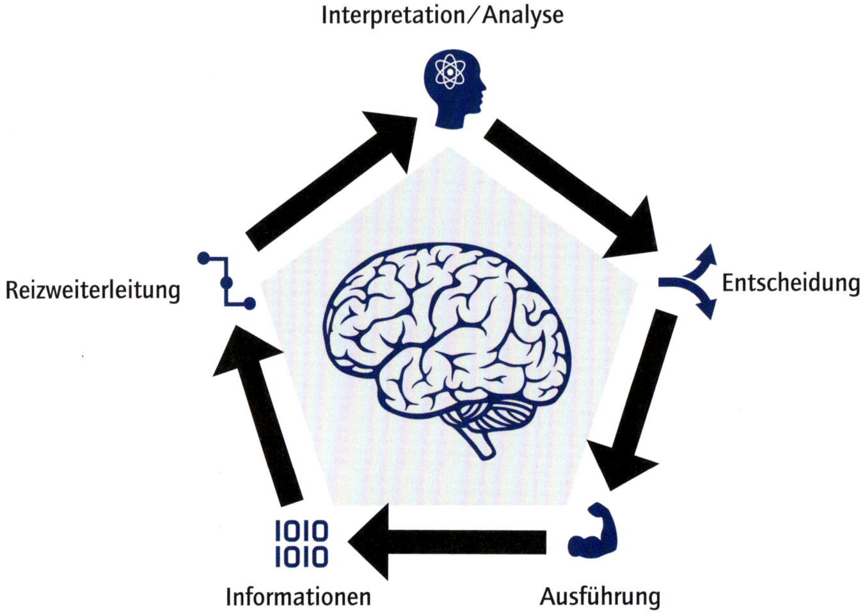

Abb. 2: „Grundfunktionen des Nervensystems"

3.2.1 SCHRITT 1: INFORMATIONSBESCHAFFUNG

In Kap. 2 ist dargestellt worden, dass das Gehirn als Überlebensorgan auf Informationen angewiesen ist. Diese erhält das Gehirn von allen Sinnen. Dabei denkt man zunächst oft an die fünf Hauptsinne: Sehen, Hören, Riechen, Schmecken, Tasten.

Darüber hinaus hat der menschliche Körper jedoch viele andere Sinneswahrnehmungen. Diese kann man in drei verschiedene Kategorien einteilen:

1. Exterozeption,
2. Propriozeption und
3. Interozeption.

Die **Exterozeption** umfasst alle Informationen, die von außen an das Gehirn übermittelt werden. Diese kreieren ein Abbild unserer äußeren Umwelt und ermöglichen es uns damit, uns in dieser zu orientieren. Die Augen ermöglichen das Sehen, die Ohren das Hören, die Zunge das Schmecken, die Nase das Riechen und viele verschiedene Rezeptoren in unserem Gewebe das Fühlen.

Des Weiteren sind wir dazu fähig, mittels der Schwerkraft unsere Lage im Raum wahrzunehmen. Wir wissen zu jeder Zeit, ob wir stehen, sitzen, liegen oder uns bewegen. Ermittelt wird dies durch unser Gleichgewichtssystem (vestibuläres System), welches in unserem Innenohr sitzt.

Die **Propriozeption** lässt sich als Landkarte des Körpers beschreiben. Für jedes Stück Haut, jeden Muskel, jede Faszie, jede Sehne, für all unser Gewebe hat der menschliche Körper eine Karte innerhalb des Gehirns gespeichert. Durch verschiedene Rezeptoren innerhalb des Gewebes sind wir in der Lage, unterschiedliche Stimuli und Reize wahrzunehmen.

So können wir beispielsweise zwischen sanften Streicheleinheiten, groben Berührungen und Vibrationen unterscheiden. Wir können warme und kalte Temperaturunterschiede wahrnehmen, verschiedene Formen von Druck, aber auch chemische Veränderungen innerhalb der Struktur selbst.

Die **Interozeption** wird oft auch als Teil der Propriozeption dargestellt. Während die Propriozeption sich eher mit der Stellung und Position unserer Gelenke und damit mit unserer Lage im Raum befasst, vermittelt die Interozeption die Lage und die Funktionsweise unseres Bauchraums (Viscera). Damit ist vor allem gemeint, dass unsere Organe ihrer Funktion nachgehen. Beispiele dafür sind die Überwachung der Herz- und Atemfrequenz sowie die Justierung des Blutdrucks, das Messen der Körperkerntemperatur und des Blutzuckerspiegels sowie die Kontrolle der Verdauung.

Jede dieser Informationsquellen liefert stets eine enorme Menge an Daten an das Gehirn. Dabei müssen wir verstehen, dass die Qualität dieser Informationen von großer Bedeutung ist.

3.2.2 SCHRITT 2: REIZWEITERLEITUNG

Alle Informationen, die über unsere Sinnesorgane wahrgenommen worden sind, müssen auf schnellstem Wege das Gehirn erreichen, um „Auskunft" über die aktuelle Lage zu geben. Die Reizweiterleitung der einzelnen Impulse geschieht über periphere Nerven und das Rückenmark.

Man kann sich diesen Vorgang wie das beliebte Kinderspiel „Stille Post" vorstellen. Am Anfang wird ein Wort gesagt, welches von Kind zu Kind weitergeflüstert werden muss. Optimalerweise wird am Ende das gleiche Wort genannt, welches am Anfang kommuniziert wurde. Jedoch kann es sein, dass an einer Stelle der Informationskette die Information falsch weitergegeben oder falsch verstanden wurde. Dadurch kommt am Ende entweder eine leicht verfälschte oder im schlimmsten Fall eine komplett falsche Information an.

Es ist von entscheidender Bedeutung, dass die peripheren Nerven und das Rückenmark die Informationen richtig und akkurat transportieren und kommunizieren. Die

Reizweiterleitung erfolgt nicht nur über die Peripherie an das Gehirn (Afferenz), sondern auch über den umgekehrten Weg (Efferenz). Je besser die Qualität der Reizweiterleitung, desto besser kann das Gehirn diese Informationen verstehen und interpretieren.

3.2.3 SCHRITT 3: INTERPRETATION

Im Gehirn angekommen, müssen Unmengen von Informationen verarbeitet werden. Wenn wir diese alle bewusst wahrnehmen würden, wären wir von dieser Sinnesflut schnell überfordert. Typische Überforderungen äußern sich oft beispielsweise in Licht- und Geräuschempfindlichkeiten, Migräneattacken und Müdigkeit.

Oftmals werden Personen belächelt, die beim Parken die Musik leiser stellen, weil wir denken, dass dies nichts miteinander zu tun habe. Jedoch ist dies das perfekte Beispiel für eine Sinnesüberflutung. Wenn die Musik ausgeschaltet wird, werden akustische Signale reduziert, wodurch sich die Person besser auf das Einparken konzentrieren kann.

Ein weiterer passender Vergleich ist der Arbeitsspeicher eines Computers: Wenn dieser voll ist, weil viele Programme gleichzeitig geöffnet sind, wird er langsamer und einige Programme drohen abzustürzen. Wenn man die Kapazität des Arbeitsspeichers nicht erhöht, bleibt als einzige Wahl, um leistungsfähig zu bleiben, nur noch das Schließen anderer Programme.

Um den eintretenden Sinnesfluten gerecht zu werden, gibt es innerhalb des Gehirns verschiedene Filtersysteme, die die Informationen auf ihre Wichtigkeit überprüfen. Relevante Informationen können in das Bewusstsein treten, während unwichtige Informationen zwar registriert, nicht aber bewusst wahrgenommen werden.

Zieht man sich beispielsweise morgens ein T-Shirt an, senden die Rezeptoren der Haut den Kontakt mit dem Stoff. Wir fühlen das T-Shirt beim Anziehen, es wird bewusst von uns wahrgenommen. Im Verlaufe des Tages merken wir aber gar nicht, dass wir das T-Shirt tragen, obwohl die Rezeptoren weiterhin stimuliert werden. Würden wir jedoch über den Tag verteilt das T-Shirt kontinuierlich wahrnehmen, würden wir schnell mit anderen Informationen überfordert sein.

3.2.4 SCHRITT 4: ENTSCHEIDUNGEN TREFFEN

Auf der Basis aller Informationen und der Fähigkeit, diese interpretieren zu können, trifft das Gehirn eine Entscheidung. Diese erscheint uns selbst häufig nicht logisch, da sie oft von den unbewussten und autonomen Bereichen des Gehirns getroffen wird. Der Faktor „Überleben" hat hierbei stets höchste Priorität.

- Was gilt schlussendlich als überlebenswichtig und welche Dinge werden als riskant eingestuft?

Wenn wir im Laufe der Evolution nicht gewisse Risiken eingegangen wären, dann wären wir als Menschen in unserer Entwicklung nie so weit gekommen. Mit seiner Aussage: „Ein Schiff ist im Hafen sicher, aber dafür werden Schiffe nicht gebaut", trifft der amerikanische Schriftsteller John August Shedd den Nagel auf den Kopf.

Schon in der Steinzeit mussten wir zwischen gewissen Risiken abwägen, die unser zukünftiges Überleben sicherstellen sollten. Bleibe ich trotz Nahrungsknappheit in der sicheren Höhle und drohe zu verhungern, oder begebe ich mich in die Territorien gefährlicher Raubtiere, um zu jagen?

Heutzutage müssen wir solche Entscheidungen zum Glück nicht mehr treffen, allerdings kämpfen wir trotzdem mit den Herausforderungen des Alltags.

- Esse ich die vor mir liegende Schokolade oder lasse ich es, weil ich langfristig abnehmen möchte?
- Gehe ich zum Chef und spreche Klartext oder gehe ich der Konfrontation aus dem Weg?
- Lese ich während des Autofahrens die Nachricht auf meinem Handy und gehe das Risiko eines Unfalls ein oder lese ich die Nachricht nach der Ankunft?

Das Gehirn wägt stets mehrere Möglichkeiten ab, die in der gegenwärtigen Situation eventuell eine Belohnung darstellen, mit unseren Langzeitzielen jedoch im Gegensatz stehen können. Je nach Funktion, Energie und Motivation entscheiden wir uns mal für die eine und mal für die andere Möglichkeit.

Diese Entscheidungen betreffen nicht nur unser Verhalten, sondern auch die Steuerung unserer autonomen Prozesse, wie Blutdruck, Herz- und Atemfrequenz, unser Befinden, ob wir glücklich, traurig, energiegeladen oder antriebslos sind. Hormonelle Zyklen sowie Schmerz und Ängste werden auf dieser Grundlage gesteuert. Des Weiteren ist unsere Haltung, die Koordination und der Muskeltonus eine Entscheidung des Gehirns. Viele dieser Auswirkungen sind uns im alltäglichen Leben gar nicht bewusst und müssen deswegen neu überdacht werden.

3.2.5 SCHRITT 5: AUSFÜHRUNG

Nachdem alle Informationen verarbeitet und interpretiert wurden sowie eine Entscheidung getroffen worden ist, muss diese noch an die operierenden Systeme kommuniziert werden, um umgesetzt zu werden. Die Ausführungen lassen sich in zwei unterschiedliche Kategorien unterteilen: Leistung vs. Überleben. Entweder laufen alle Funktionen einwandfrei ab, oder das Gehirn versucht, schützende Maßnahmen zu ergreifen.

Beispiele für einwandfreie Funktionen können sich äußern:

- physisch: Kraft, Schnelligkeit, Beweglichkeit und Flexibilität;
- kognitiv: Konzentration, Fokus und Aufmerksamkeit;
- autonome Prozesse: Entspannung, gute Verdauung und starkes Immunsystem;
- Emotionen: Glück, Zufriedenheit und Energie.

Beispiele für überlebenssichernde Funktionen können sich äußern:

- physisch: Unbeweglichkeit, Verspannungen, Schwäche und Schmerz;
- kognitiv: Reizüberflutung, Unkonzentriertheit und Müdigkeit;
- autonome Prozesse: Bluthochdruck, Stress, Verdauungsschwierigkeiten und häufige Infekte;
- Emotionen: Angst, Antriebslosigkeit, Aggressionen und launisches Verhalten.

Was bedeutet das?

Zusammengefasst lässt sich festhalten, dass wir als Menschen in allen unseren ausführenden Tätigkeiten nur dann gut funktionieren, wenn wir qualitativ hochwertige Informationen über unsere Sinne erhalten, diese adäquat weitergeleitet werden und schließlich optimal interpretiert und verstanden werden können. Wenn wir leistungsfähiger und gesünder sein wollen, wenn wir Schmerzen und Verspannungen reduzieren oder loswerden möchten, müssen wir die Ursache der Problematik suchen und nicht nur die auftretende Symptomatik behandeln.

Das Nervensystem ist ein komplexes Konstrukt mit vielen Verschaltungsebenen. Die Schwierigkeit besteht darin, die fehlerhafte Verschaltungsebene ausfindig zu machen und mit dem richtigen Stimulus wieder in das System zu integrieren. Im Verlaufe des Buchs werden viele Übungen dargestellt, die nicht nur die Qualität von Informationen verbessern, sondern verschiedene Verschaltungsebenen ansprechen, um den Trainierenden auf allen Ebenen leistungsfähiger zu machen.

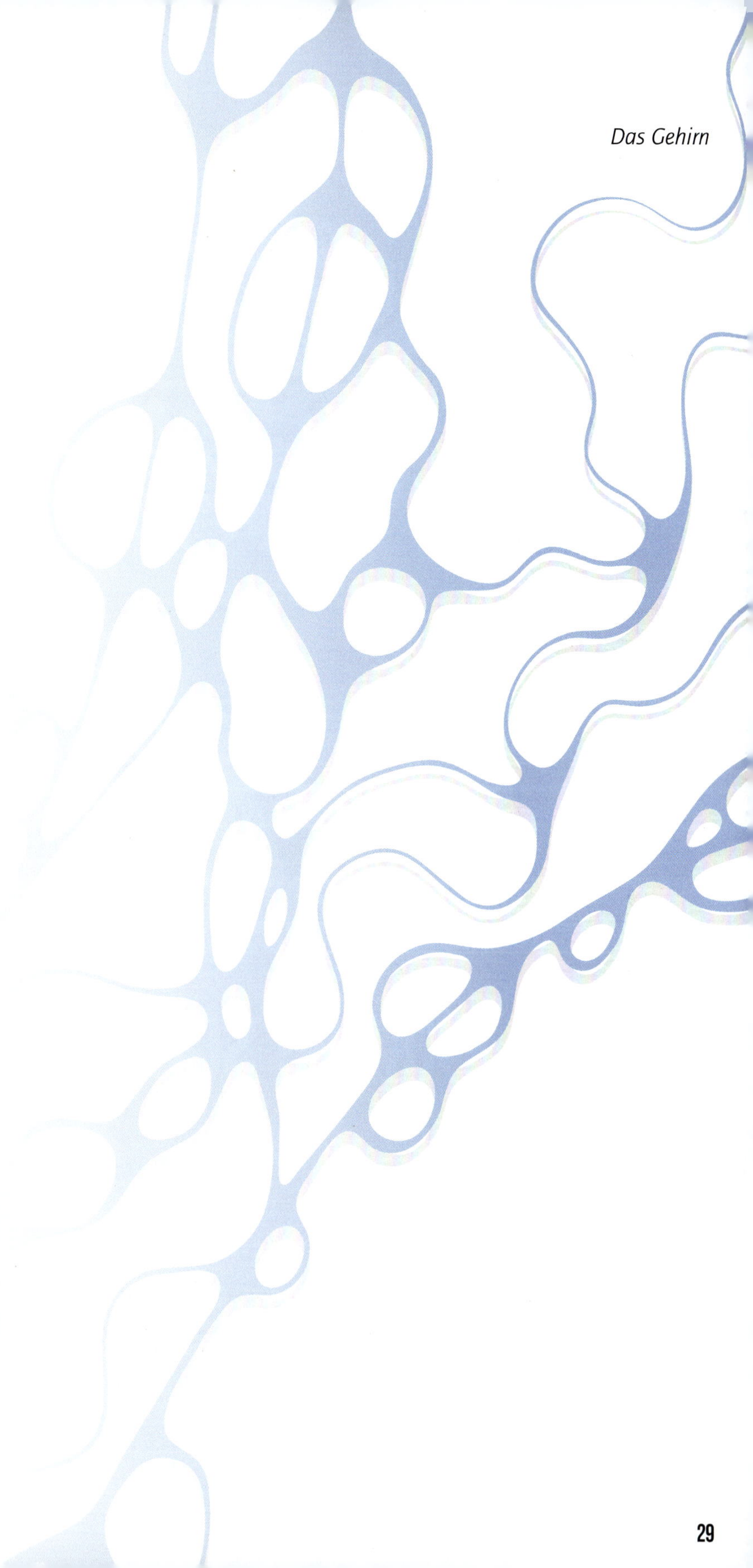

4

EXKURS SCHMERZ

Jeder von uns hat in seinem Leben bereits Schmerz gespürt. Die einen mehr, die anderen weniger. Einige von uns leiden unter chronischen Schmerzen, andere können ein relativ schmerzfreies Leben genießen. Dabei können verschiedene Arten von Schmerzen auftreten: stechende, brennende, punktuelle, flächige, dumpfe Schmerzen usw.

Jeder von uns hat eine individuelle Schmerztoleranz. Wenn man 100 Personen bitten würde, eine Hand über eine brennende Kerze zu halten, würden nicht alle nach derselben Zeit die Hand von der Flamme nehmen. Dabei sind unsere Strukturen, wie Haut, Muskeln, Sehnen und Nerven, in ihrem Aufbau bei nahezu allen Menschen gleich.

- Hast du dich jemals gefragt, warum das so ist und wofür das Schmerzempfinden überhaupt sinnvoll ist?

Niemand von uns will sie, doch jeder von uns hat sie von Zeit zu Zeit. „Mutter Natur" hat uns den Schmerz nicht ohne Grund gegeben. Schmerz hat eine gewisse Funktion für unser (Über-)Leben.

Warum wir Schmerzen spüren, welchen Sinn sie haben und wieso jeder von uns ein anderes Schmerzempfinden hat, wollen wir im folgenden Kapitel erklären.

4.1 WARUM SCHMERZ?

Stelle dir ein komplett schmerzfreies Leben vor. Wäre das nicht großartig?

Du trittst morgens nach dem Aufstehen in eine Heftzwecke und merkst es nicht. Du begibst dich in die Küche, um dir dein Frühstück und deinen Kaffee zuzubereiten. Erst schneidest du dich mit deinem Messer in die Hand, danach verbrühst du dir deinen Rachen und die Speiseröhre mit dem viel zu heißen Kaffee. Allerdings fällt dir das nicht auf, weil du keine Schmerzen verspürst. Auf dem Weg zur Arbeit schwillt auf einmal dein Arm an, weil dich eine Biene gestochen hat. Der ganze Tag zieht sich so weiter . . .

Du lebst ein völlig schmerzfreies Leben, aber ist dies wirklich zu beneiden? Natürlich nicht! Schmerzen spielen in unserem Leben eine entscheidende Rolle: Wann immer man Schmerz empfindet, versucht unser Nervensystem, uns vor potenziellen Gefahren zu warnen und eine Verhaltensänderung herbeizuführen. Diese Verhaltensänderung soll uns schützen und unsere Überlebenschancen steigern.

Kehren wir zu dem Beispiel mit der Heftzwecke im Fuß zurück. Sobald du auf die Nadel trittst, solltest du einen spitzen Schmerz im Fuß fühlen. Dein Gehirn möchte, dass du deine Aufmerksamkeit schnellstmöglich auf deinen Fuß legst und überprüfst, was dort passiert ist. Die Heftzwecke führt zu einer Schädigung des Gewebes, einer kleinen Verletzung. Um nicht noch mehr Schaden anzurichten, werden automatisch Muskelreflexe aktiviert, damit das Gewicht auf das andere Bein verlagert wird (Verhaltensänderung). Der verletzte Fuß wird weniger belastet, wodurch die Heftzwecke nicht noch tiefer in den Fuß eindringen kann.

Schmerz dient mittels einer Verhaltensänderung unserem eigenen Schutz. Wenn wir anfangen, dies zu verstehen und unsere Denkweise über Schmerz verändern, kann vielen Menschen bezüglich ihrer Schmerzen geholfen werden. Schmerz ist sinnvoll, sofern dieser von unserem Nervensystem „richtig" angewendet wird. Wir verknüpfen Schmerzen allerdings gerne direkt mit Verletzungen oder beschädigtem Gewebe. Du wirst gleich lernen, dass Schmerz ein viel komplexerer Vorgang ist und anders funktioniert.

4.2 FALSCHE PARADIGMEN

Wenn es um das Thema Schmerz geht, halten sich hartnäckig viele falsche Denkmuster in den Köpfen der Menschen. Man hört Sätze wie:

- „Ich bin kaputt!"
- „Meine Knie sind verschlissen!"
- „Ich habe einen Bandscheibenvorfall!"
- „Ich bin ja auch nicht mehr der Jüngste!" etc.

Hier kristallisiert sich ein klares Problem über das Verständnis der Schmerzentstehung heraus: Wir denken in falschen Paradigmen und haben falsche Vorstellungen von Schmerzen. Wir gehen meistens davon aus, dass strukturelle Probleme und objektive Schäden der Grund für Schmerzen sind. – Das ist schlicht und ergreifend falsch! Die Arthrose, der Bandscheibenvorfall, der Verschleiß, das Alter etc. sind nicht der Grund dafür, dass man gerade Schmerzen empfindet. Diese Dinge können beteiligt sein, sind aber nicht alleiniger Auslöser.

Schmerzen entstehen auf einer anderen Ebene. In der Diagnostik und der Medizin ist es wichtig, objektive Werte darzustellen. Man braucht Bilder, Fakten und Zahlen, um einen Ist-Wert zu bestimmen und ordnet diesem Ist-Wert eine Diagnose zu. Leider hat sich in den Köpfen der Menschen festgesetzt, dass objektive Schäden der Grund für Schmerz sind (Moseley & Butler, 2017).

Schmerz ist ein komplexes System und nicht unbedingt auf ein „Problem" zurückzuführen. Die Schmerzentstehung ist bis heute nicht vollständig erforscht, allerdings wurden in den letzten Jahren viele neue und spannende Fakten über die Schmerzentstehung erforscht. Dadurch haben sich viele neue Ansichten ergeben, die das Potenzial haben, Menschen zu helfen.

Wenn man verschiedene Hirnareale unter Hirnscans betrachtet und deren Aktivität bei Schmerz beobachtet, wird deutlich, dass es kein einzelnes Schmerzzentrum gibt, wie es früher angenommen wurde. Heute spricht man von einer Schmerzmatrix oder einer persönlichen Schmerzsignatur. Bei der Betrachtung von 100 verschiedenen Hirnscans, mit der Diagnose Rückenschmerzen, sind 100 individuelle Schmerzsignaturen erkennbar (Morton et al., 2016).

4.2.1 WIE KOMMT ES ZU UNSEREM SCHMERZDENKEN?

Stelle dir folgende Situation vor: Du wachst eines Morgens mit extremen Rückenschmerzen auf. Du fühlst dich steif und unbeweglich. Die nächsten Tage wird die Situation eher schlechter, als besser und du entscheidest dich, zum Arzt zu gehen und es überprüfen zu lassen. Kurzerhand entscheidet der Arzt, ein MRT machen zu lassen und diagnostiziert einen Bandscheibenvorfall. Du bekommst Spritzen und Therapieeinheiten, in denen der Therapeut deinen Rücken behandelt.

Entweder geht es dir besser oder du merkst nach einigen Wochen, dass sich die Schmerzen wieder verschlimmern. Scheinbar hilft die klassische Therapie nicht und als nächster Schritt wird eine Operation vorgeschlagen. Auch hier besteht wieder die Möglichkeit, dass es dir danach blendend geht, jedoch auch die Eventualität, dass keine Besserung eintritt.

Du nimmst für den Rest deines Lebens Schmerzmittel, beginnst, mit dem Schmerz zu leben und erzählst dir selbst und deinem sozialen Umfeld, dass dein Rücken „kaputt" ist. Du bist gefangen in deinen Gedankengängen und Glaubensmustern. Nehmen wir uns der Frage an, ob die Lage tatsächlich so aussichtlos und vorhersehbar ist, wie angenommen und betrachten die Situation aus einem anderen Blickwinkel.

4.2.2 WIE ENTSTEHT SCHMERZ?

In Kap. 3 haben wir bereits erläutert, dass unser Gehirn Entscheidungen über unser Überleben auf Grundlage von Informationen treffen muss, die es von unserem Äußeren und Inneren erhält. Die Entscheidung, einen Schmerz zu erzeugen, entsteht und fällt auf der Basis von qualitativ hochwertigen Informationen und der Fähigkeit, diese zu verstehen.

Sind die Informationen nicht gut oder ist das Gehirn nicht in der Lage, diese zu verstehen, werden schützende Maßnahmen für die aktuelle Situation ergriffen. Diese schützenden Entscheidungen erscheinen uns oft nicht logisch, sie werden jedoch verständlicher, je mehr wir die Funktionsweise des Nervensystems verstehen.

Das Gehirn entscheidet abhängig von den äußeren sowie inneren Umständen und auf Basis seiner Funktionsfähigkeit. Schmerz ist für die Sicherstellung des Überlebens ein nützliches Werkzeug, um nicht nur Verhaltensweisen zu verändern, sondern auch ungewollte Bewegungen einzuschränken. Spürt man Schmerz, wird man versuchen wollen, diesen durch Kompensationsmuster oder Verhaltensänderungen zu regulieren oder zu verändern. Somit wird ein strategischer Plan geschmiedet, um eine als „bedrohlich" eingeschätzte Situation zu verändern.

Es geht nicht darum, dauerhaft bedrohlichen Situationen aus dem Weg zu gehen, denn dann würde man stets im Bett bleiben, da dort die Gefahrenlage gering und die Überlebenschancen groß sind. Vielmehr geht es darum, bedrohliche Situationen bzw. Stressoren, die täglich auf einen einwirken, meistern zu können.

Es gibt kein Leben ohne Stress. Es kommt vielmehr darauf an, wie gut wir als Individuum mit den einzelnen Stressoren umgehen können. Es geht darum, wie fähig man ist, alle auf sich einwirkenden Informationen aufzunehmen und managen zu können. Es geht darum, situativ effiziente Entscheidungen treffen zu können, die es einem ermöglichen, die gegenwärtige Situation zu überleben.

Unsere Augen liefern über die externe Umwelt zahlreiche Informationen durch Farbwahrnehmung, Kontrasterkennung, peripheres, fokussiertes und dreidimensionales Sehen. Über die Ohren und das innen liegende Gleichgewichtssystem ist es möglich, sich räumlich zu orientieren. Die Zunge und die Nase können Geschmack und Gerüche erkennen.

Alle Rezeptoren im Gewebe beliefern das Gehirn mit Informationen über Bewegung, Temperatur, Berührungen, Bedrohungen und chemische Veränderungen. Und nun muss das Gehirn in der Lage sein, aus all diesen Informationen potenzielle Bedrohungen oder Stressoren zu erkennen und auf dieser Grundlage überlebenswichtige Entscheidungen treffen.

4.2.3 WIE KÖNNEN SOLCHE STRESSOREN AUSSEHEN?

Stressoren können unterschiedlichster Natur sein. Fragt man verschiedene Menschen, was Stress ist bzw. was „gestresst sein" bedeutet, sind die klassischen Antworten „zu viel Arbeit", „die Kinder" oder persönliche Schicksalsschläge, wie Krankheiten oder der Verlust einer geliebten Person. Aber sind dies die einzigen Stressoren?

Oft verstehen wir Stress nur in einem sozialen Rahmen, sozusagen das Umfeld, was auf mich einwirkt. Allerdings gibt es viele Dinge, die andauernd auf einen einwirken und in erster Linie gar nicht bewusst als Stressoren identifiziert werden.

Beispiele für andere Stressoren sind unter anderem die stetige Einwirkung der Schwerkraft auf unseren Körper. Wir müssen uns gegen sie behaupten, indem wir uns durch die Muskulatur aufrichten. Sie komprimiert unseren Brustkorb. Die Atemmuskulatur muss dagegen arbeiten, damit sich dieser öffnet und wir atmen können.

Ein weiteres Beispiel sind die Auswirkungen des Essens hoch verarbeiteter Nahrungsmittel. Diese können zu Entzündungsprozessen, allergischen Reaktionen oder hohen Insulinausschüttungen führen, was zu physischem Stress führt.

Schlafmangel kann dazu führen, dass die Regenerationsprozesse des Körpers nicht optimal funktionieren und nicht genügend Regenerationszeit vorhanden war, was ebenfalls das Stresslevel erhöht.

Hinzu kommen die Informationen aus all unseren Sinnesorganen. Angenommen, die Augen senden keine akkuraten Signale, das Gleichgewichtssystem ist falsch „kalibriert", der Geruchs- und Geschmackssinn eingeschränkt und das „Fühlen" funktioniert nicht richtig, dann wird das Gehirn aufgrund der unzureichenden Informationen „ängstlich" und gestresst reagieren. Die gegenwärtige Situation kann nicht eingeschätzt werden, wodurch für unser Gehirn unsere „Überlebenschancen" sinken.

Aller sensorischer Input spielt eine große Rolle bei der Entscheidung, ob Schmerz ausgelöst werden muss.

4.3 DAS BEDROHUNGSFASS – EIN NEUROLOGISCHER ANSATZ

Jeder von uns hat eine gewisse Toleranz hinsichtlich Stressoren. Stellen wir uns diese als Fass vor. Jede Person verfügt über ein Stressfass mit individuellem Volumen. Manche Fässer fassen mehr Volumen, manche weniger. In das Stressfass fließen stets alle auf uns einwirkenden Stressoren. Es gibt sowohl Zeiten, in denen wir ein höheres Stresslevel haben, als auch Zeiten, in denen unser Stresslevel reduziert ist. Dies ist ein stetig wirkendes Konstrukt.

Die Aufgabe des Stressfasses ist es, alle einfließenden Stressoren zu kompensieren. Solange die Kompensation funktioniert, geht es uns gut. **Probleme wie Schmerzen entstehen erst dann, wenn die Stressoren das Fass zum Überlaufen bringen.** Genau dann greift das Gehirn zu schützenden und verhaltensändernden Maßnahmen.

Das individuelle Schmerzempfinden ist also maßgeblich von der Summe und der Intensität einwirkender Stressoren abhängig. Interessanterweise besteht dadurch die Möglichkeit, unterschiedliche Stressoren zu reduzieren, um das eigene Wohlbefinden und die individuelle Leistungsfähigkeit zu verbessern.

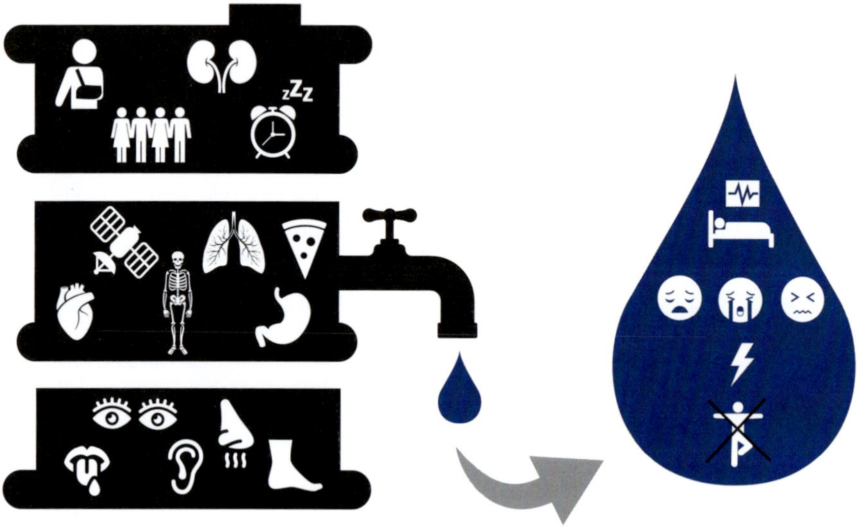

Abb. 3: „Bedrohungsfass"

Ziehen wir noch einmal unser anfängliches Beispiel unserer Rückenschmerzen heran und betrachten sie unter der Linse des „Bedrohungsfasses".

Du wachst morgens mit extremen Rückenschmerzen auf, fühlst dich völlig steif und unbeweglich. Zugleich erinnerst du dich, dass du gestern Abend mit deinem Partner gestritten hast und einen sehr stressigen Arbeitstag hattest. Seit Wochen warst du nicht beim Sport, trägst seit Kurzem eine neue Brille, hast dich die letzten drei Tage ausschließlich von Fast Food „ernährt", bist seit Monaten unzufrieden mit deinem Job und schläfst auch noch zu wenig. Dein Bedrohungsfass voller Stressoren fängt an, überzulaufen.

Dir wird diese Situation bewusst und du verstehst, dass dein Gehirn sich gerade Sorgen um dich macht und versucht, dich vor deiner momentanen Situation zu schützen. Der beste Weg, um dein Verhalten zu verändern, ist, Schmerz in deinem Körper zu erzeugen, damit du im Bett bleiben, dich ausruhen kannst und dich nicht mit all den „Bedrohungen" deines Lebens auseinandersetzen musst.

Du machst dir Gedanken, welche dieser Faktoren du verändern kannst und beginnst heute mit einem gesunden Frühstück, machst einen kurzen Spaziergang und atmest einmal richtig durch. Zusätzlich suchst du das Gespräch mit Familie, Kollegen und der Chefin. Deine Stressoren reduzieren sich und deine Rückenschmerzen sind eventuell gelindert.

Dies ist nur eine beispielhafte Darstellung. Natürlich gibt es Personen, die langfristig in Schmerzmustern stecken, welche nicht so einfach gelöst werden können. Aber allein die Tatsache, zu verstehen, wie Schmerz entsteht, kann darüber entscheiden, ob man mehr oder weniger schmerzanfällig ist. Jeder Schmerz ist echt, aber individuell. Wenn wir unsere Denkungsweise über Schmerz verändern, dann würde es allein dadurch schon vielen Menschen deutlich besser gehen.

Zusammenfassung

Schmerzen sind eine Entscheidung des Gehirns auf der Basis der Informationen, die es über unsere Sinne erhält und der Fähigkeit, die Informationen zu interpretieren. Mit Schmerz versucht uns das Nervensystem vor potenziellen Bedrohungen zu schützen. Viele physische Probleme können durch die Aktivierung und das Training unserer Sinne verbessert oder gelöst werden.

Da das Gehirn einen großen Teil an Informationen von unseren Augen, unserem Gleichgewichtsorgan und den Rezeptoren in unseren Strukturen erhält, werden wir im Folgenden einen Fokus auf das Training des visuellen, vestibulären und propriozeptiven Systems legen.

5

BEST PRACTICE

In diesem Kapitel findest du alles zu den Materialien und Tools, die wir für dieses Buch und für das Training benutzen. Zudem geben wir wertvolle Tipps zum Setting, die das Trainieren und Unterrichten leichter machen.

5.1 SETTING

Jetzt, wo wir wissen, dass „alles auf alles" Einfluss hat, möchten wir kurz darauf eingehen, dass das Setting der Halle auch Auswirkungen auf die Leistung der Kursteilnehmer haben kann. Vielleicht weißt du aus eigener Erfahrung, dass du dich in einigen Räumen bereits intuitiv nicht richtig wohlgefühlt hast, andere Personen jedoch kein Problem damit hatten.

Hierbei besteht die Schwierigkeit, dass man nicht für jeden Teilnehmer ein eigenes Setting aufbauen kann. Allerdings kann man mit einigen „Tricks" arbeiten, um möglichst vielen Teilnehmern gerecht zu werden. Die folgenden Tipps haben sich nach unserer Erfahrung oft bewährt.

5.1.1 LAUTSTÄRKE DER MUSIK

Viele Personen sind geräuschempfindlich, andere Menschen hingegen werden durch laute Musik angetrieben und motiviert. Diesbezüglich ist es sinnvoll, die Teilnehmenden in der Halle so zu positionieren, dass sie entsprechend ihrer Präferenz möglichst weit entfernt von oder möglichst nah an der Musikquelle trainieren.

5.1.2 RÄUMLICHE LAGE (AUGENDOMINANZ)

Um den Kursinhalten möglichst gut folgen zu können, ist es ratsam, die Kursteilnehmer entsprechend ihrer Augendominanz aufzustellen. Jeder Mensch hat eine angelegte Augendominanz, auf dessen Auge Signale schneller verarbeitet und wahrgenommen werden als auf der anderen Seite.

Wie testet man die Augendominanz?

Strecke deine Arme vor deinem Gesicht aus und lege deine Hände so übereinander, dass du ein kleines Guckloch formst. Fixiere durch dieses Loch einen Punkt in der Ferne. Halte diese Blickfixation und ziehe die Hände an dein Gesicht heran. Du wirst mit deinen Händen bzw. deinem Guckloch auf einem deiner beiden Augen auskommen und dieses ist dein dominantes Auge.

Positioniere die Kursteilnehmer so, dass das visuelle Feld des dominanten Auges möglichst das Tätigkeitsfeld des Kursleiters abdeckt.

5.1.3 FARBEN UND LICHT

Unterschiedliche Lichtwellen aktivieren verschiedene Rezeptoren auf der Netzhaut, die zu unterschiedlichen Aktivierungen in den Hirnstrukturen führen. Diese differenziert man als Zäpfchen und Stäbchen. Die Zäpfchen reagieren auf grüne, blaue und rote Lichtwellen, wodurch es uns möglich ist, Farben wahrzunehmen. Die Stäbchen sind für die Wahrnehmung von Kontrasten (hell und dunkel) verantwortlich (Eckstut & Eckstut, 2020).

Um jedem Kursteilnehmer möglichst gerecht zu werden, empfehlen wir, die Wände in Weiß oder Beige zu halten. Die Hallenbeleuchtung sollte nicht zu grell sein und ein warmes Licht erzeugen.

5.2 MATERIAL

5.2.1 LOOP UND SUPERBAND

Die Bänder sind aus Textil, weich, waschbar, latexfrei und auch für Allergiker geeignet. Wir nutzen die leichte Variante. Das Loop ist breit und kurz, das Superband schmal und lang.

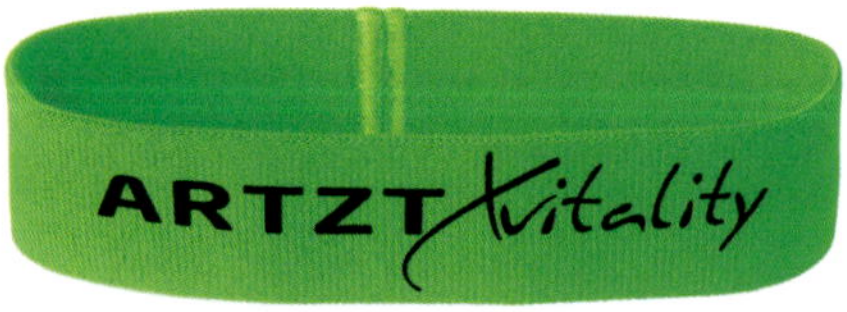

Artzt vitality Loopband

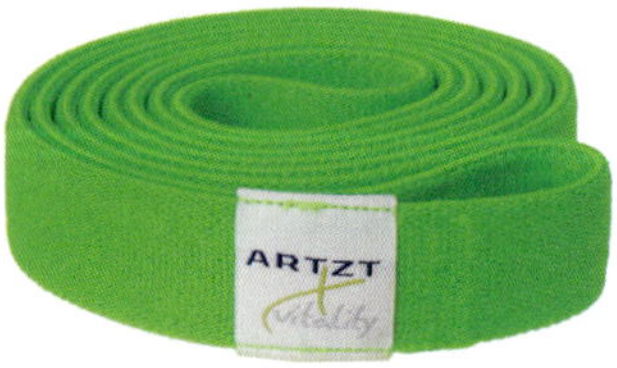

Artzt vitality Superband

5.2.2 VISION STICK

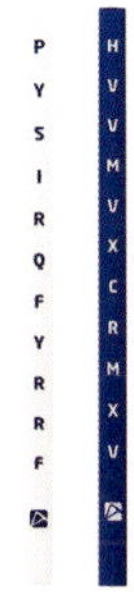

Der Vision Stick kommt bei den visuellen und vestibulären Übungen zum Einsatz. Mit den kontrastreichen Markierungen können Fixpunkte gezielt angesteuert werden.

5.2.3 VISION CHART

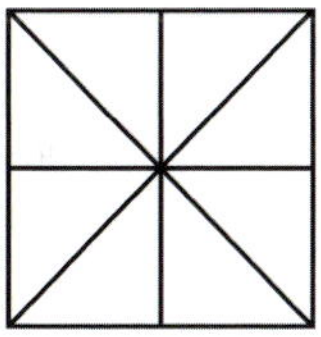

Das Vision Chart ist eine Trainingshilfe und verdeutlicht die acht Bewegungsrichtungen (oben-unten, rechts-links, zwei Diagonalen). Auf dem Boden liegend oder hängend an der Wand ist es schnell zur Hand und erspart viele erklärende Worte.

5.2.4 BROCK-SCHNUR

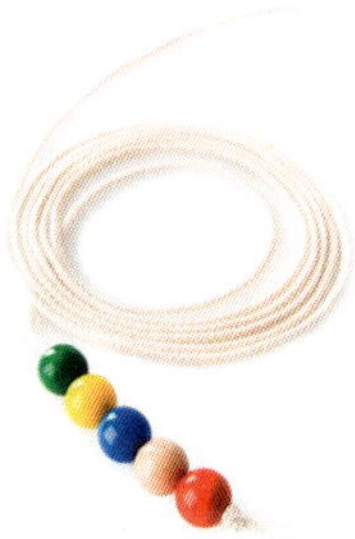

Dieses Trainingsgerät wurde nach dem Schweizer Optometristen Frederick W. Brock benannt und ist ein Instrument aus der visuellen Therapie zur Überprüfung des beidäugigen Sehens. Ein Ende der Brock-Schnur wird an die Nasenspitze gehalten, das andere am ausgestreckten Arm gehalten. Die bunten Kugeln werden in unterschiedlichen Abständen entlang der Schnur aufgereiht. Nun wird der Blick auf eine der Kugeln fokussiert.

6

INPUT

Im Folgenden stellen wir die drei großen Inputsysteme im Detail vor. Dazu gibt es jeweils praktische Übungen.

6.1 VISUELLES SYSTEM

Das visuelle System ist Teil des Nervensystems und liefert Informationen über die Umgebung. Seine Aufgabe ist die Wahrnehmung und Verarbeitung von optischen Reizen aus der Umwelt. Sehen findet also im Gehirn statt! Dafür sind mehr als 50 Prozent des Gehirns an der Verarbeitung visueller Reize beteiligt. Wenn ein System so viel Platz fordert, muss es für das Überleben extrem relevant sein. Und deshalb hat es, gemessen an den anderen bewegungssteuernden Systemen, die größte Bedeutung in Bezug auf sensorischen Input und steht in der Hierarchie der Systeme an oberster Stelle.

Bis zu 95 Prozent der Umweltreize werden über die Augen aufgenommen (Ärzteblatt, 1999). Für die Verarbeitung ist der visuelle Kortex im Okzipitallappen zuständig. Und der nimmt mit 27 Prozent fast ein Drittel des Kortex ein. Dabei wertet das visuelle System die optischen Informationen aus und liefert Informationen zur bevorstehenden Handlung in Bezug auf Zeit und Raum, wann und wo diese stattfindet.

So kreiert das Gehirn ein Modell von der Umgebung und bereitet damit jede Handlung vor: den Griff zur Hantel, einen Ausfallschritt über die Matte, einen Sprung auf das Step. Wie würden diese Bewegungen aussehen, wenn das visuelle System lückenhaft ist? Der Griff zur Hantel geht knapp daneben, der Ausfallschritt ist zu kurz und der Sprung endet mit einem instabilen Sprunggelenk.

Und das alles, weil die Informationen über Form, Größe oder Entfernung der Objekte undeutlich sind. Damit wird die Bewegung unvorhersehbar und kann nicht sauber ausgeführt werden. Die Integration von Übungen zur visuellen Wahrnehmung in das Trainingsprogramm unterstützt die Bewegungsqualität. Sehen ist viel mehr als die Leistung, die bei einem herkömmlichen Sehtest abgefragt wird. Bei einem Sehtest sind die Bedingungen klar festgelegt: Im Sitzen liest die Testperson unbewegte Buchstaben auf einem kontrastreichen Hintergrund. Das hat wenig mit dem Alltag und schon gar nichts mit sportlichen Bedingungen zu tun.

- Wie sinnvoll wäre es, wenn wir unabhängig von der Ausgangsposition auch bewegte Objekte glasklar erkennen?
- Wenn bei einem Russian Twist mit Partner auch unter Anstrengung der Medizinball sicher angenommen und zielgerichtet weitergegeben wird?
- Oder bei schnellen Richtungswechseln während einer Dance-Aerobic-Folge auch der Nachbar als solcher zu identifizieren ist und nicht umgetanzt wird?

Das ist die Sicherheit, die das Gehirn benötigt, um dem Trainierenden vollen Zugang zu seinem Leistungsvermögen zu geben. „Gutes Sehen ist wesentliche Voraussetzung für sicheres und erfolgreiches Sporttreiben" (Jendrusch, 2008).

Es beinhaltet mehrere grundlegende Fähigkeiten: Die Augen müssen in der Lage sein, einem Objekt, das sich dem Betrachter nähert oder entfernt, folgen zu können (Vergenz). Das wird zum Beispiel mit dem Augenliegestütz geübt (vgl. Kap. 6.1.1). Eine weitere Grundfähigkeit ist das stetige Verfolgen eines Objekts (Augenfolgebewegungen, vgl. Kap. 6.1.1). Bei schnellen Sportarten sind Sakkaden, das „Springen" der Augen von einem zum andere Punkt oder Objekt, relevant.

Mit der Fähigkeit der Auge-Hand-Koordination oder Auge-Fuß-Koordination verschwimmt die Grenze von rein visuellen zu visuo-motorischen Fähigkeiten, bei der die Augen und der Rest des Körpers als Einheit agieren (Rodrigues, 2020). Sehen und Bewegen stehen in direktem Zusammenhang und bedingen sich. So ist es nicht verwunderlich, dass gute Sportler, verglichen mit Nichtsportlern, überdurchschnittliche visuelle Fähigkeiten aufweisen (Nimmerichter et al., 2015).

Sehen bedeutet mehr, als ein klares, scharfes Bild zu sehen. Die visuelle Wahrnehmung umfasst neben Informationen bezüglich Form, Größe, Farbe oder Entfernung eines Objekts auch das Erkennen.

Nachdem die visuellen Informationen den Okzipitallappen erreicht haben, gelangen sie über den Parietallappen, hier werden die räumlichen Informationen verarbeitet, zum Temporallappen, wo Informationen mit Inhalt versehen werden. Das umfasst den Prozess des Erkennens und Bedeutung an das Gesehene zu geben (Nascimento et al., 2020). Hierbei bestimmen Annahmen und Erfahrungen maßgeblich die Verarbeitung im Gehirn (Rahn, 2021). Dies ist für das Lehren neuer Übungen relevant.

Erkennen kann ein Gehirn nur die Bewegungen, die es in irgendeiner Form bereits kennengelernt hat und eine Vorstellung davon entwickelt hat. Das ist auch eine Erklärung dafür, dass manche Teilnehmer im Kurs zu Anfang unkoordiniert neue Bewegungselemente ausführen. Nur Bewegungen, die man sich vor dem inneren Auge vorstellen kann, kann man auch ausführen.

Fehlt dieses innere Modell, ist eine fehlerfreie Umsetzung nicht möglich. Neben Übungen zur visuellen Wahrnehmung hilft auch ein Visualisieren des Ablaufs. Visualisierung allein, ohne aktive Bewegung, bewirkt bereits Gehirnaktivität in den Arealen, die auch beim Ausführen der Bewegungen aktiv sind (Bryson, 2020).

Im Folgenden werden Basisübungen beschrieben, die wichtige Fertigkeiten des visuellen Systems trainieren. Bei allen Übungen liegt ein Fokus auf synchronen Augenbewegungen. Asynchrone Augenbewegungen bringen die innere Ordnung durcheinander und senken die Leistungsfähigkeit.

Wir empfehlen, alle Übungen zuerst in einer sicheren Ausgangsposition durchzuführen. Hierfür eignet sich ein Hocker oder Stuhl mit wenig Polster auf der Sitzfläche. Danach teste die Übungen im Stand. Erst wenn das funktioniert, werden die visuellen Übungen individualisiert und in das Trainingsprogramm integriert.

6.1.1 ÜBUNGEN FÜR DAS VISUELLE SYSTEM

Für die folgenden Übungen benutzen wir Vision Sticks und die Brock-Schnur. Dies sind hilfreiche Trainingstools für das Augentraining.

Vergenz

Die folgenden beiden Übungen trainieren die Vergenz, also die Fähigkeit, die Augen nach innen und außen zu stellen. Bitte beachte, dass die Augenstellung horizontal nach innen bzw. nach unten innen zu unterschiedlichen neuronalen Aktivierungen führt.

Die Stellung horizontal nach innen wird über den dritten, die Stellung nach unten innen über den vierten Hirnnerv eingeleitet. Obwohl der Höhenunterschied des anzuvisierenden Fixpunkts nur minimal ist (Fixpunkt auf Höhe der Augen vs. Fixpunkt auf Höhe der Nasenspitze), sind es trotzdem zwei gänzlich verschiedene Übungsausführungen und müssen beide trainiert werden.

VERGENZ BROCK-SCHNUR

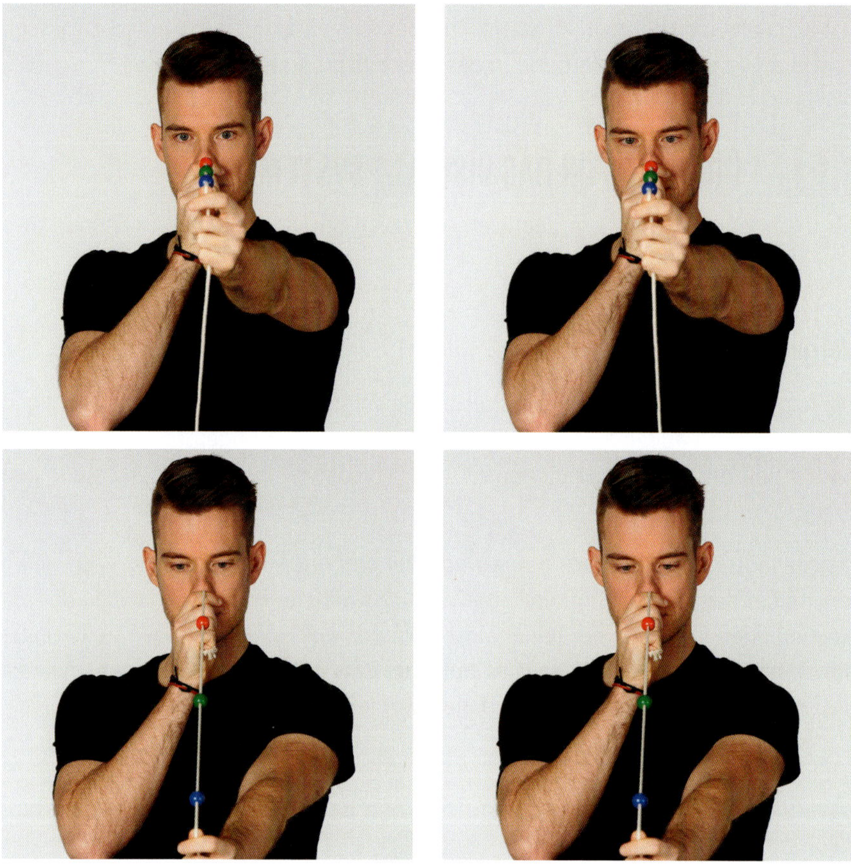

Ausgangsposition

Fasse ein Ende deiner Brock-Schnur im Abstand von einer Armlänge, sodass die Schnur gespannt werden kann. Alternativ kannst du die Schnur beispielsweise an einer Türklinke festbinden und dann auf Spannung ziehen. Teile die Kugeln im gleichen Abstand auf der Schnur auf. Durch das Festbinden ist es möglich, die Schnur zu verlängern, wodurch eine höhere Anzahl von Kugeln benutzt werden kann. Für die Armlänge empfehlen wir die Benutzung von drei Kugeln, für die Länge der kompletten Schnur empfehlen wir fünf Kugeln.

Übungsbeschreibung

Lege das eine Ende der Schnur auf den Nasenrücken. Achte darauf, dass du die Schnur zur Nase und nicht die Nase zur Schnur bewegst, sodass du eine gerade und aufrechte Haltung einnimmst. Die erste Kugel sollte einen Abstand von 10-20 Zentimeter zum Schnurende haben.

Richte deinen Blick auf die erste Kugel nahe der Nase. Diese sollte jetzt scharf zu erkennen sein.

Merke: Vielleicht wirst du bemerken, dass die anderen Kugeln jetzt doppelt zu sehen sind. Im besten Fall teilt sich die Schnur optisch in ein „X" und der Schnittpunkt der Schnüre verläuft durch die erste Kugel. Falls du nur eine Schnur, ein „Y" siehst, oder eine Schnur blasser erscheint als die andere, werden die Informationen eines deiner Augen von deinem Gehirn ignoriert, oder die entsprechende Augenmuskulatur ist zu schwach, um das Auge in die richtige Position zu bewegen. Dies ist ein Zeichen dafür, dass du hier mehr Training brauchst.

Springe mit deinem Blick auf die nächstliegende Kugel und wiederhole dies, bis du bei der letzten Kugel angekommen bist. Von dort springst du jede Kugel wieder einzeln zurück.

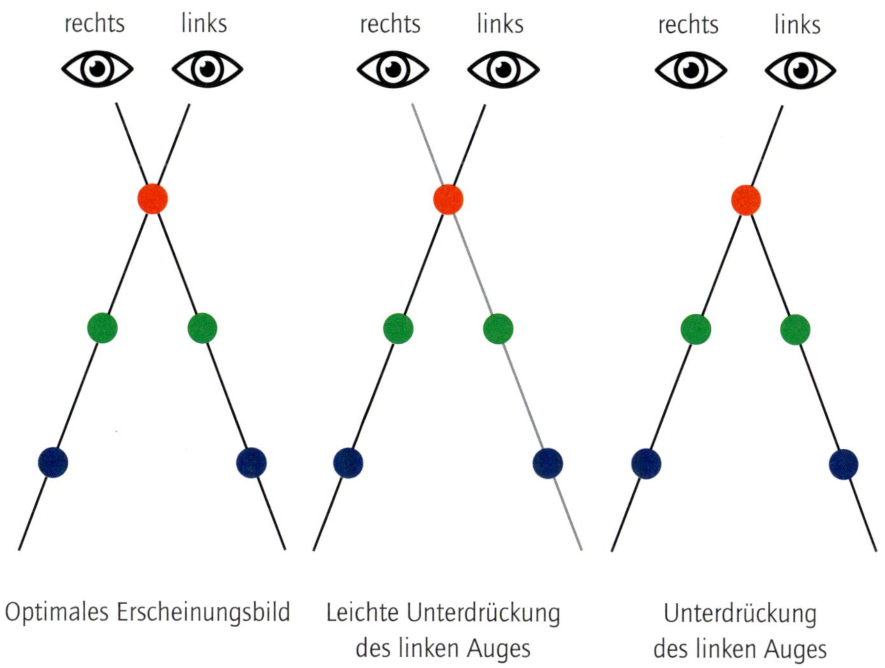

Abb. 4: Mögliche Erscheinungsbilder der Brock-Schnur in Konvergenz (Fokus rote Kugel)

AUGENLIEGESTÜTZ

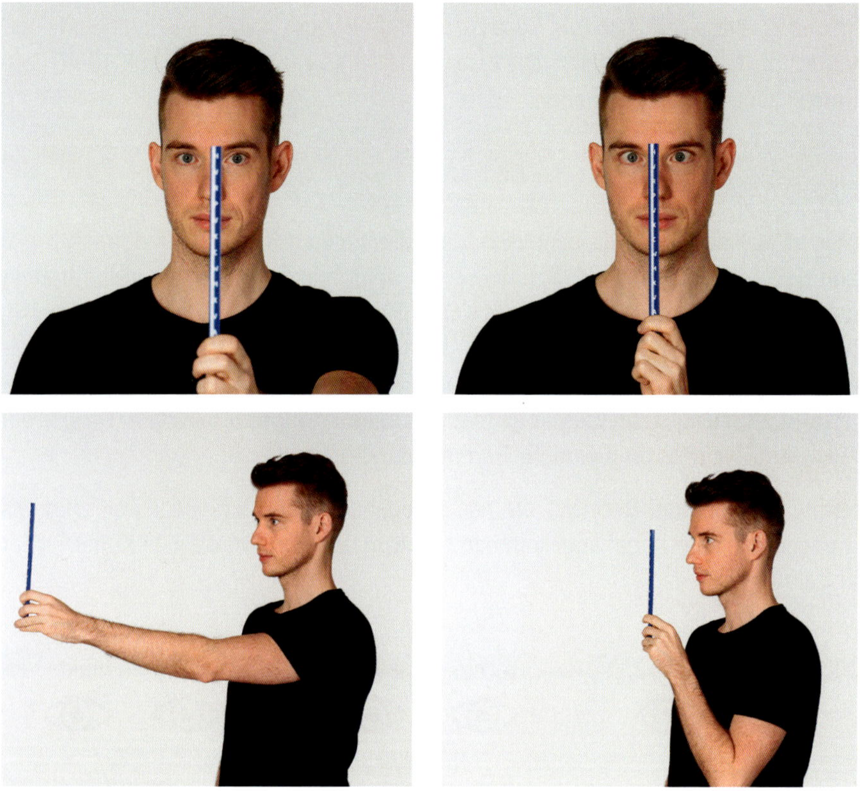

Ausgangsposition
Nimm einen Vision Stick in deine Hand und fixiere diesen mit ausgestrecktem Arm auf Augenhöhe (bzw. Höhe der Nasenspitze).

Übungsbeschreibung
Ziehe den Stick langsam zwischen deine Augen, bis dieser unscharf wird, oder ein Doppelbild entsteht. Deine Augen bewegen sich nach innen (schielen). Anschließend bewegst du den Stick wieder langsam in die Ausgangsposition, sodass sich deine Augen horizontal nach außen bewegen.

BLICKSTABILISIERUNGEN

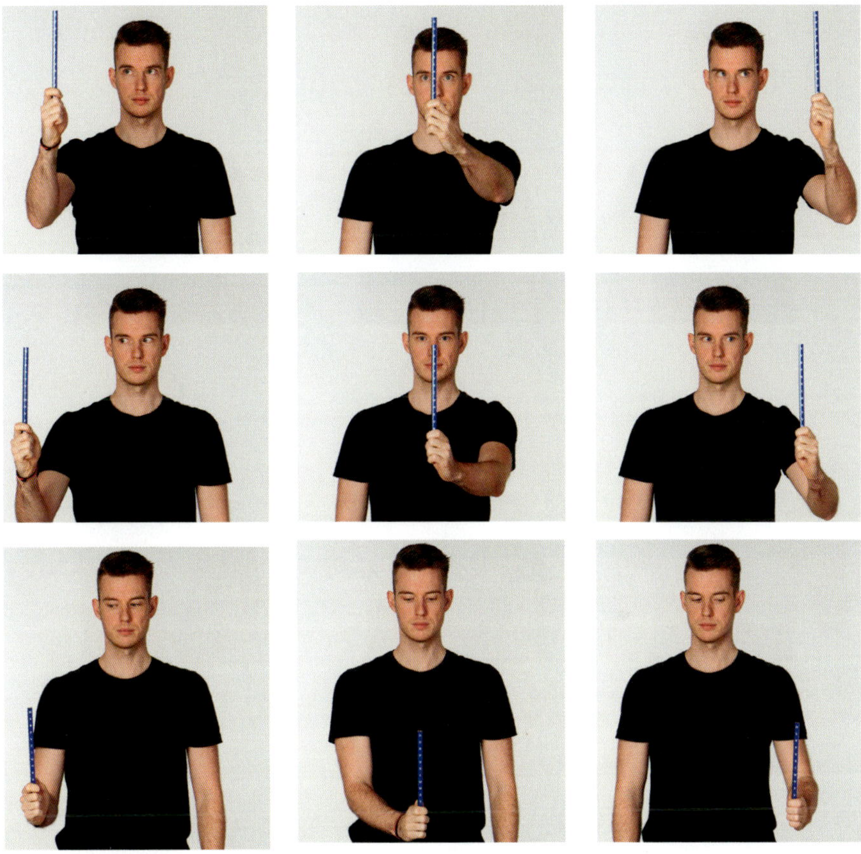

Die Blickstabilisierung trainiert, die Augen auf einem Punkt zu halten. Dies ist eine entscheidende Fähigkeit für Konzentration, Aufmerksamkeit und Fokus.

Ausgangsposition

Fasse deinen Vision Stick und strecke deinen Arm gerade nach vorne aus. Der Vision Stick soll auf der Höhe deiner Augen platziert sein.

Übungsbeschreibung

Stelle deine Augen in eine neutrale Position und fixiere den Vision Stick, bis die ersten Ermüdungserscheinungen eintreten. Wiederhole die Übung in acht weiteren Augenpositionen „oben rechts“, „oben“, „oben links“, „Mitte rechts“, „Mitte links“, „unten rechts“, „unten“, „unten links“.

Achte dabei darauf, den Vision Stick nur so weit in deinem Sichtfeld zu bewegen, dass beide Augen dauerhaft den Stick sehen können. Andernfalls kann es passieren, dass das Sichtfeld deines äußeren Auges durch die Nase blockiert wird.

AUGENFOLGEBEWEGUNGEN

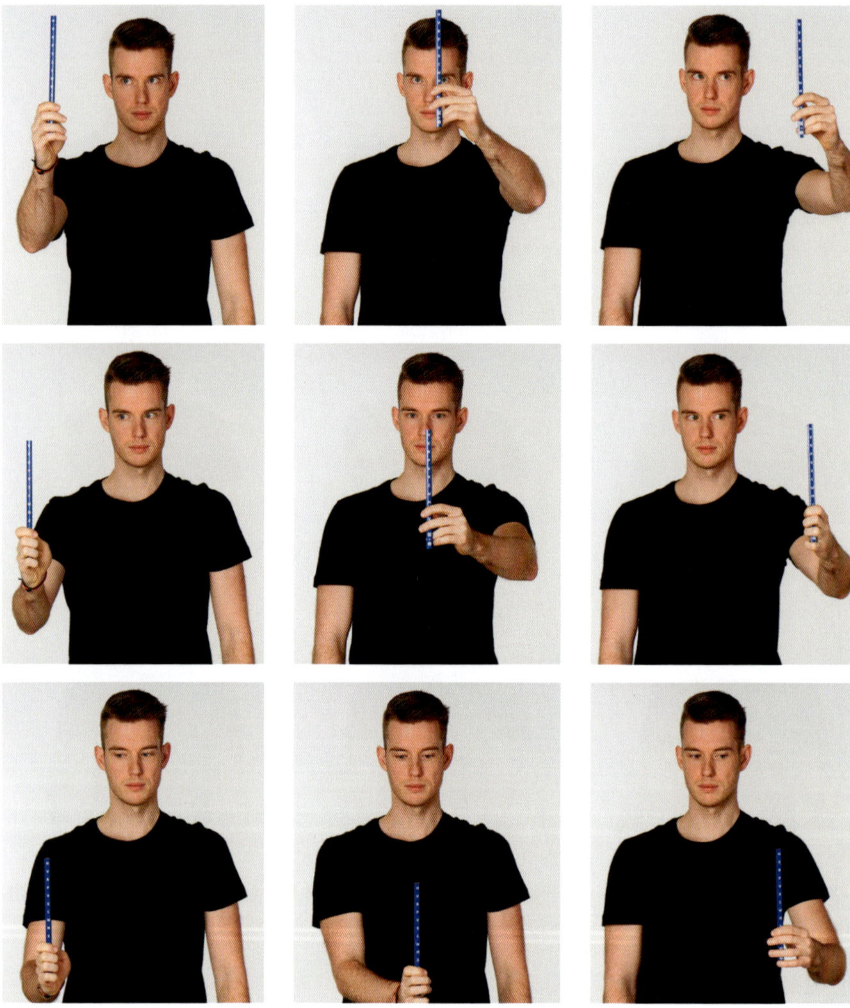

Durch das Training der Augenfolgebewegungen wird die Koordination der Augen geschult. Diese müssen in der Lage sein, bewegte Objekte flüssig verfolgen zu können. Dadurch kann das Gehirn den eigenen Körper im Raum bezüglich der äußeren Umwelt einschätzen und entsprechend ausrichten.

Ausgangsposition

Halte deinen Vision Stick mit ausgestrecktem Arm auf Höhe deiner Augen und fixiere diesen. Dies ist deine Ausgangsposition.

Übungsbeschreibung

Bewege nun den Fixpunkt in eine der acht Richtungen (oben, oben rechts, rechts, unten rechts, unten, unten links, links, oben links) und zurück in die Ausgangsposition, während du dem Fixpunkt über den gesamten Bewegungsumfang mit deinen Augen flüssig folgst.

Achte beim Bewegungsumfang deines Arms darauf, dass deine beiden Augen den Punkt dauerhaft sehen können und das Sichtfeld nicht durch deine Nase eingeschränkt wird.

SAKKADEN

Bei der folgenden Übung geht es darum, mit den Augen zwischen zwei Fixpunkten hin- und herzuspringen. Dies ist wichtig, um die Aufmerksamkeit schnell von einem Ort von Interesse auf einen anderen zu verlegen. Je schneller dieser Prozess funktioniert, desto flexibler kann man auf äußere Veränderungen reagieren.

Ausgangsposition

Nimm jeweils einen Vision Stick in eine deiner beiden Hände. Den ersten Vision Stick hältst du mit ausgestrecktem Arm auf Augenhöhe. Den zweiten Stick hältst du mit ausgestrecktem Arm im Abstand von circa 30 Zentimetern in eine der acht Positionen (oben, oben rechts, rechts, unten rechts, unten, unten links, links, oben links).

Übungsbeschreibung

Fixiere den mittigen Stick mit deinen Augen und springe anschließend mit deinem Blick zum äußeren Stick. Der Wechsel des Blicks sollte zwar schnellstmöglich, aber erst dann erfolgen, wenn du den Fixpunkt scharf erkennen kannst.

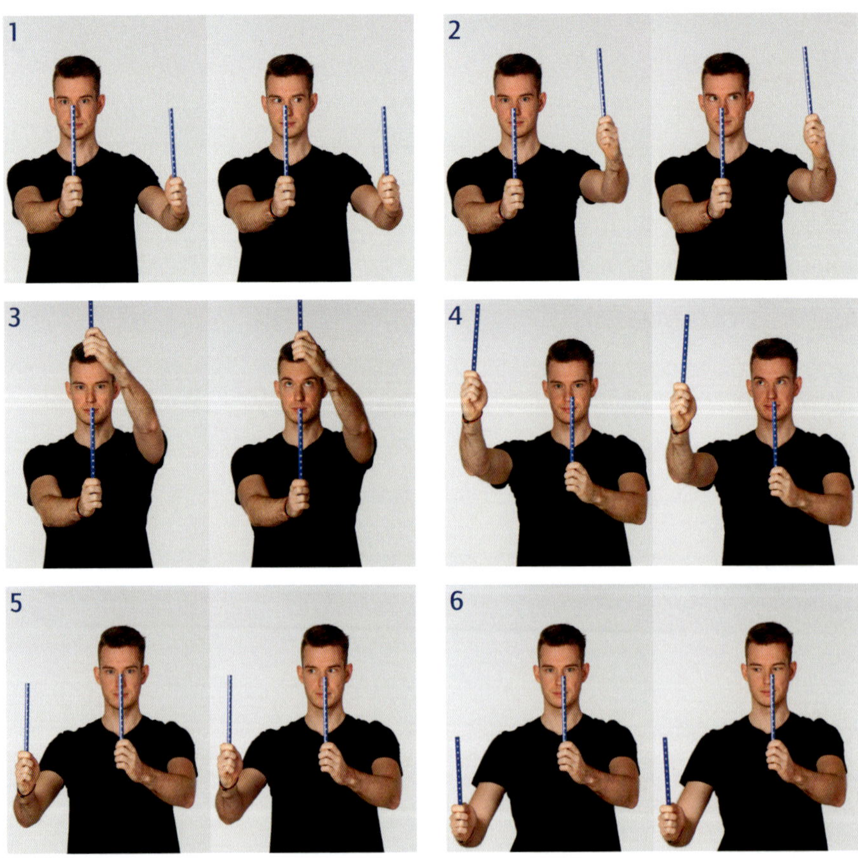

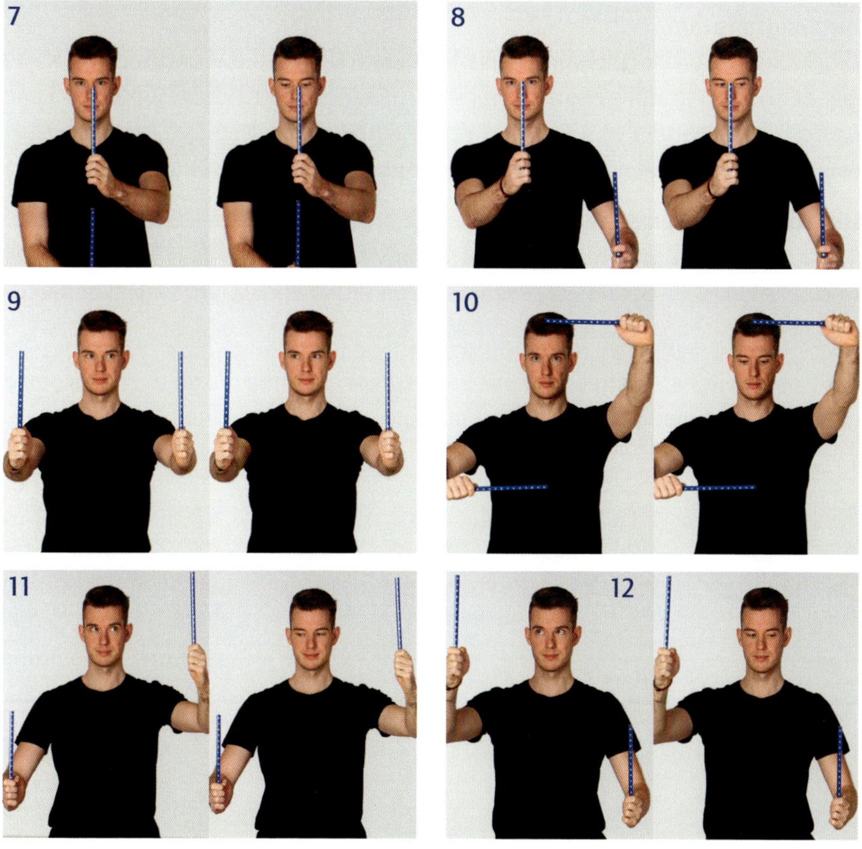
7
8
9
10
11
12

NAH-FERN

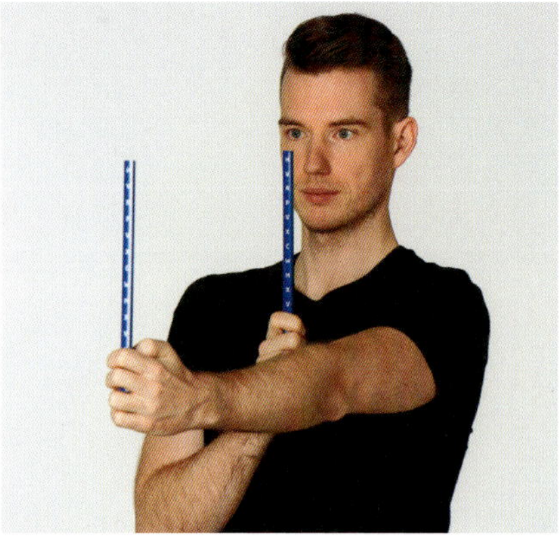

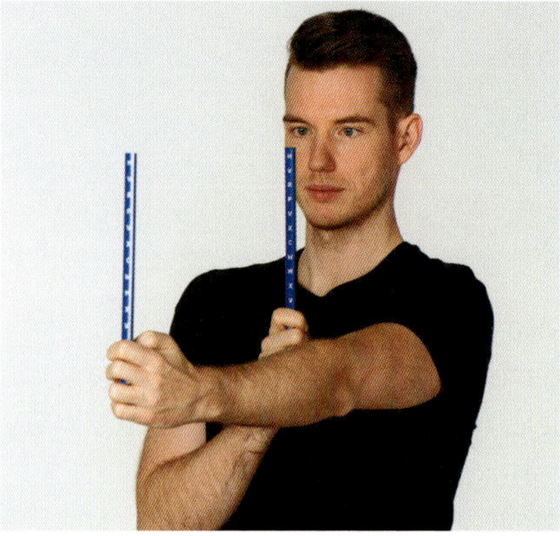

Bei dieser Übung wird das Tiefensehen durch Blicksprünge auf unterschiedliche Distanzen trainiert. Dies ist ein entscheidender Faktor für räumliches Sehen und räumliche Wahrnehmung.

Ausgangsposition

Greife dir zwei Vision Sticks mit beiden Händen. Den ersten Vision Stick hältst du gerade vor dich in Höhe deiner Nasenspitze. Der Stick sollte dabei möglichst nahe an der Nase sein und er sollte noch scharf zu erkennen sein. Den zweiten Vision Stick hältst du gerade mit ausgestrecktem Arm in Nasenhöhe vor dich.

Übungsbeschreibung

Springe nun wechselnd mit deinem Blick von Vision Stick zu Vision Stick. Der Blickwechsel soll erst dann erfolgen, sobald du den Vision Stick scharf sehen kannst.

Als Alternative kannst du die Distanzen zwischen den Vision Sticks variieren oder auf einen weiter entfernten Fixpunkt zurückgreifen. Hierbei bietet es sich an, eine Markierung auf eine Wand zu heften, um eine größere Distanz zu trainieren.

6.2 VESTIBULÄRES SYSTEM

Das vestibuläre System liefert Informationen über die Bewegungen des Körpers im Raum in Bezug zur Schwerkraft. Es ist die Zentrale des Gleichgewichtssinns und bildet die Grundlage für das visuelle System. Sorgt das visuelle System dafür, dass man ein Objekt in Form, Größe, Farbe und Entfernung erkennt, dann ist es die Leistung des vestibulären Systems, das alles auch während einer Bewegung zu ermöglichen.

Wie sehr das vestibuläre System sich auf das visuelle verlässt, kann man mit einem einfachen Test feststellen: Stelle dich mit geschlossenen Füßen aufrecht hin. Vielleicht ist es etwas wacklig, doch im Normalfall sollte diese Position kein Problem für das Gleichgewicht sein. Schalte das visuelle System aus, indem du die Augen schließt. Jetzt merkst du, dass es wesentlich anspruchsvoller ist, das Gleichgewicht zu halten.

Die Abhängigkeit der Systeme voneinander ist auch bei geöffneten Augen deutlich. Nimm dieselbe Ausgangsposition ein und drehe den Kopf und den Blick nach rechts. Das sollte ohne Wackeln funktionieren. Mache das Ganze einbeinig. Jetzt wird es in den meisten Fällen schon aufwendiger, ruhig stehen zu bleiben. Zusätzlich gibt es häufig Seitenunterschiede und man kann auf einem Bein besser stehen als auf dem anderen. Das hat weniger mit dem Bein zu tun, als mit der Aktivität des Gleichgewichtsorgans auf derselben Seite.

Das Gleichgewichtsorgan befindet sich im Innenohr und besteht aus den drei Bogengängen sowie den Makulaorganen Utriculus und Sacculus. Die Bogengänge messen die Drehbeschleunigung, also die Änderung der Rotationsgeschwindigkeit. Wenn sie gut funktionieren, weiß man auch nach mehreren Drehungen um die eigene Achse noch, wo vorne ist.

Die Makulaorgane geben über Mechanorezeptoren Informationen über die lineare Beschleunigung, die Beschleunigung in nur eine Richtung (horizontal oder vertikal), an das Gehirn weiter. Ihre Aktivität ist bei jeder Art von Aufwärts-, Abwärts- und Seitbewegungen wie Sprüngen oder Burpees wichtig.

Das vestibuläre System ist also ausschlaggebend für ein gutes Gleichgewicht und richtet den Körper gegen die Schwerkraft auf. Es gibt Antwort auf die Fragen:

- Wo gehe ich hin?
- Wo ist oben?

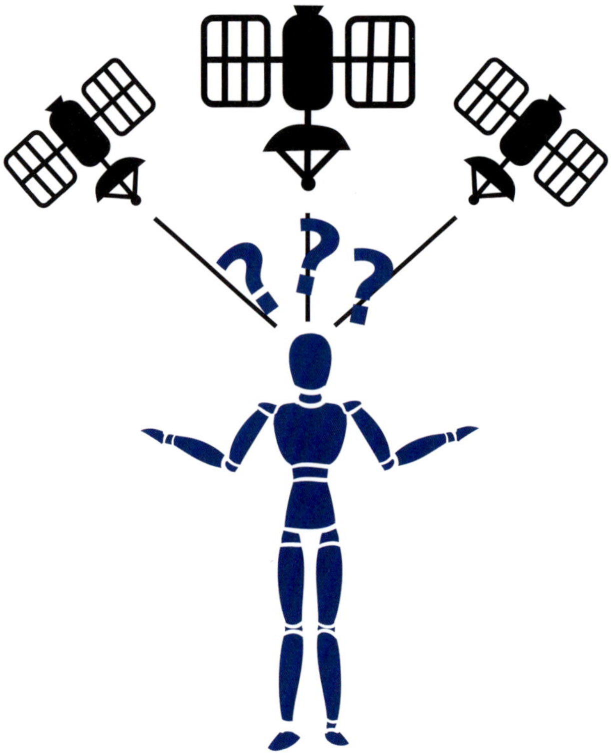

Abb. 5: Das vestibuläre System richtet den Körper gegen die Schwerkraft auf und gibt Antwort auf die Fragen: Wo gehe ich hin? Wo ist oben?

Die zweite wichtige Aufgabe des vestibulären Systems ist, die Augen bei Kopfbewegungen zu stabilisieren. Dabei handelt es sich um einen vestibulären Reflex (vgl. vestibulookulärer Reflex, Kap. 6.2.1), der dafür sorgt, dass, unabhängig von der Bewegungsrichtung des Kopfs, die Augen in der Lage sind, ein Objekt zu fixieren. So kann man beim Training einen Teilnehmer (oder den Trainer) im Auge behalten, auch wenn der Kopf sich in eine andere Richtung dreht oder neigt. Zwei weitere Reflexe, der vestibulospinale Reflex (VSR) und der vestibulocollische Reflex (VCR), werden durch das vestibuläre System beeinflusst.

Der VSR leitet bei kleinsten Störmanövern sofort Gegenmaßnahmen ein. Fällt der Oberkörper zum Beispiel nach vorne, wird durch den VSR ein Schritt ausgelöst. Die Extensoren werden aktiviert, die Flexoren gehemmt. Eine wichtige Reaktion sowohl für den Alltag als Sturzprophylaxe, aber auch bei schnellen Sportarten mit Richtungswechseln.

Der VCR steht im Zusammenhang mit der Nackenmuskulatur. Eine gut gesteuerte Nackenmuskulatur beeinflusst das Gleichgewicht und umgedreht. So tragen Übungen zur Stabilisierung des Nackens dazu bei, dass das Gleichgewicht sich verbessert und Übungen für das vestibuläre System unterstützen die Ansteuerung der Nackenmuskulatur. Die genauen Abläufe sind allerdings noch ungeklärt und weitere Forschung ist notwendig.

Wir empfehlen, alle Übungen zuerst in einer sicheren Ausgangsposition durchzuführen. Hierfür eignet sich ein Hocker oder Stuhl mit wenig Polster auf der Sitzfläche. Danach teste die Übungen im Stand. Erst wenn das funktioniert, werden die vestibulären Übungen individualisiert und in das Trainingsprogramm integriert.

6.2.1 ÜBUNGEN FÜR DAS VESTIBULÄRE SYSTEM

Genau wie bei den visuellen Übungen ist auch hier das Vision Chart ein hilfreiches Übungstool, um alle Richtungen (oben-unten, rechts-links, diagonal) und somit alle Kanäle anzusprechen.

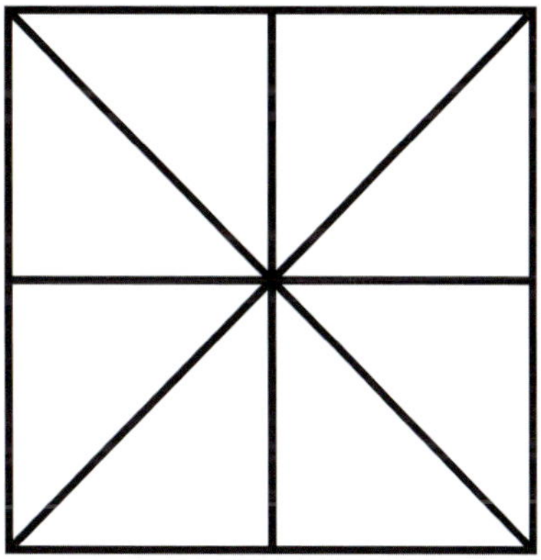

Abb. 6: Vision Chart

„VOR“

Der vestibulookuläre Reflex ist dafür zuständig, den Blick zu fixieren, während sich der Kopf in verschiedene Richtungen dreht oder neigt.

Ausgangsposition

Halte den Vision Stick frontal vor dem Kopf auf Augenhöhe. Dein Blick ist geradeaus gerichtet und du fixierst einen Buchstaben.

Übungsbeschreibung

Drehe den Kopf nach rechts, während der Blick frontal auf den Vision Stick ausgerichtet bleibt. Danach drehe den Kopf wieder zurück in die Ausgangsposition. Diese Übung führst du in alle acht Richtungen des Vision Charts durch. Der Stick bleibt immer auf derselben Position. Halte den Blick auf den Buchstaben gerichtet, während der Kopf in die verschiedenen Richtungen dreht.

1
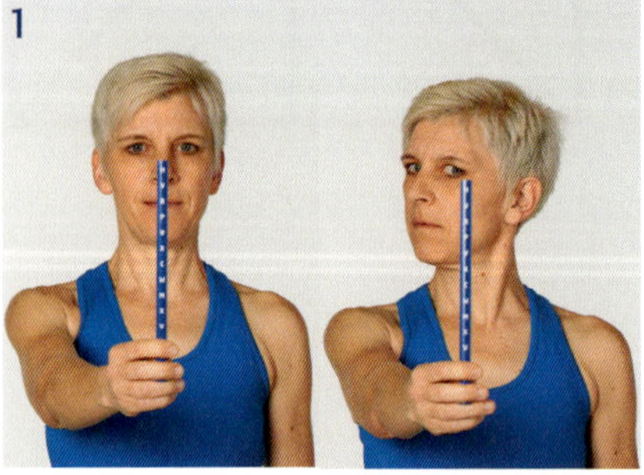

2
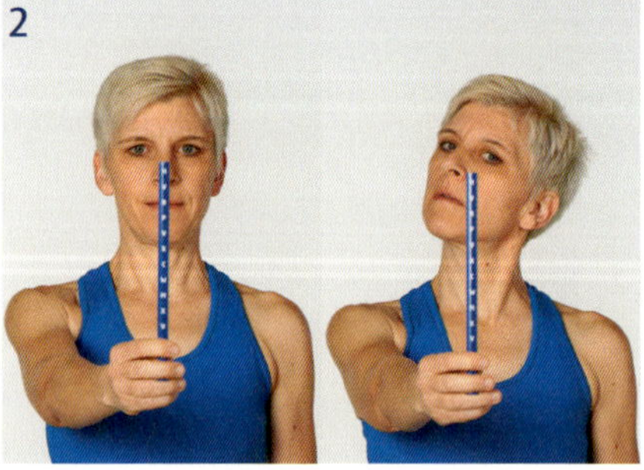

3
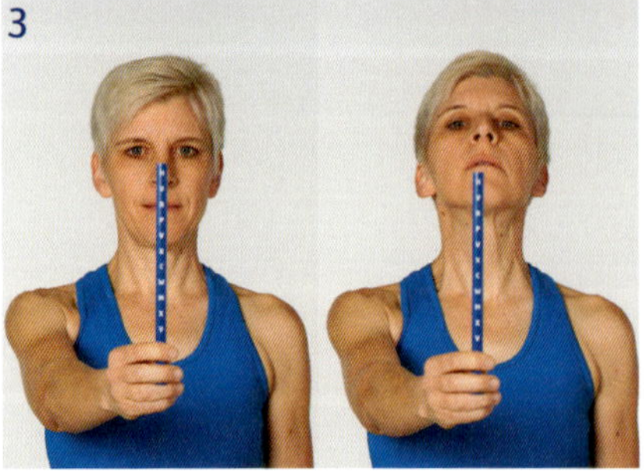

4
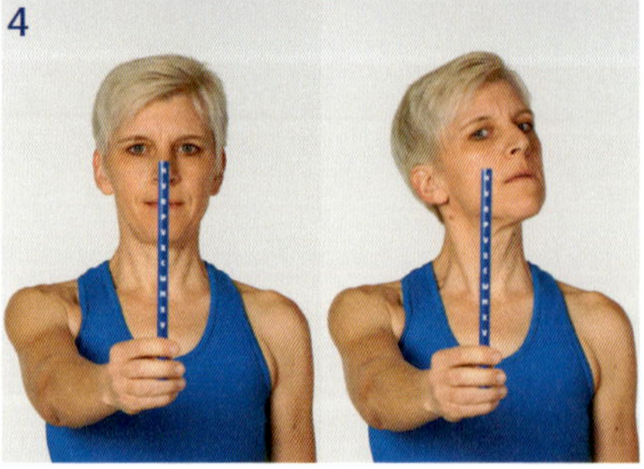

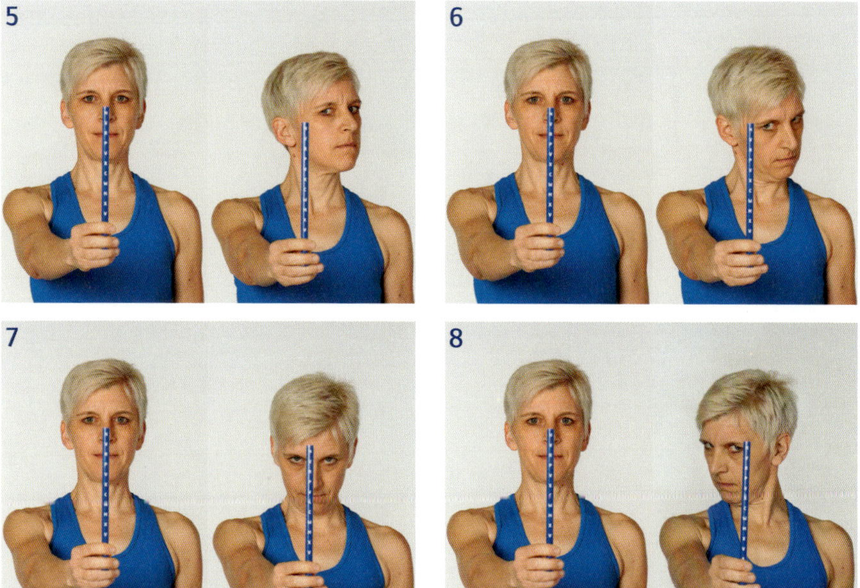
5
6
7
8

„VOR-C“

Das „C“ ist die Abkürzung für Cancellation. Beim VOR-C geht es also um die gewollte Auflösung des vestibulookulären Reflexes. Dies ist erforderlich, um Objekte mit einem fixierten Blick und einer reinen Kopfbewegung verfolgen zu können.

Ausgangsposition

Halte den Vision Stick frontal vor dem Kopf auf Augenhöhe. Dein Blick ist geradeaus gerichtet und du fixierst einen Buchstaben.

Übungsbeschreibung

Führe den Vision Stick auf einer horizontalen Linie nach rechts. Drehe den Kopf mit nach rechts und lasse den Blick auf den Buchstaben gerichtet. Danach drehe den Kopf wieder zurück in die Ausgangsposition.

Diese Übung führst du in alle acht Richtungen des Vision Charts durch. Halte den Blick auf den Buchstaben gerichtet, während der Stick und der Kopf in die verschiedenen Richtungen gehen.

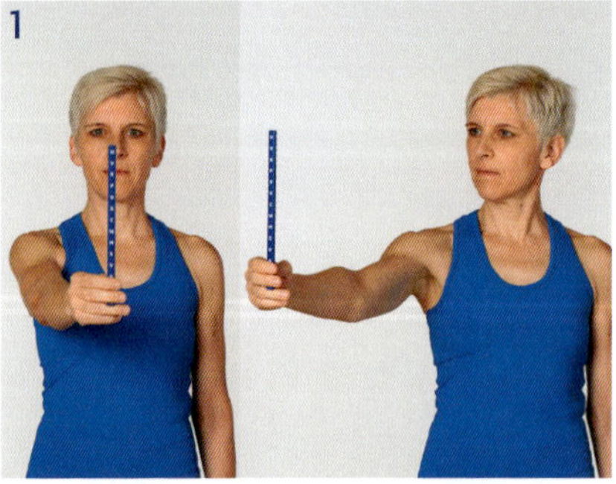

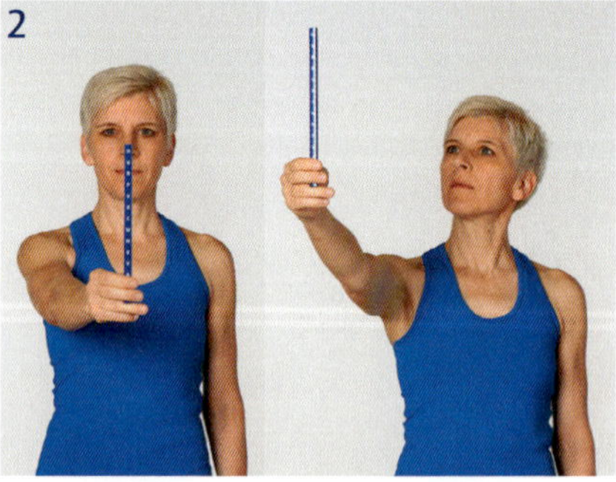

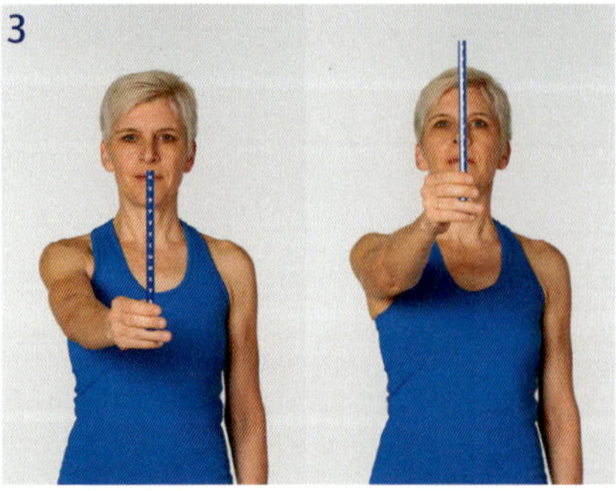

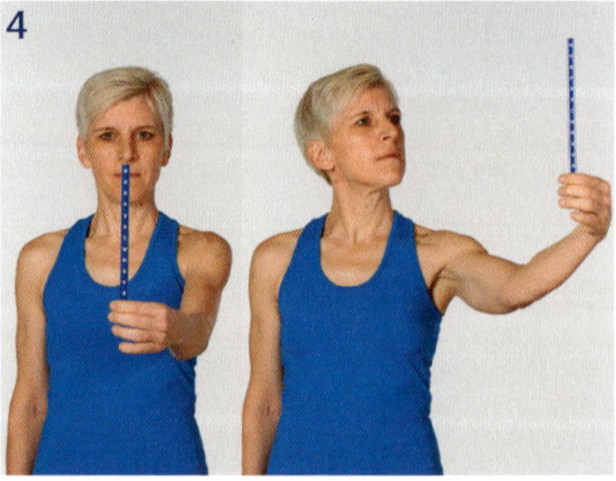

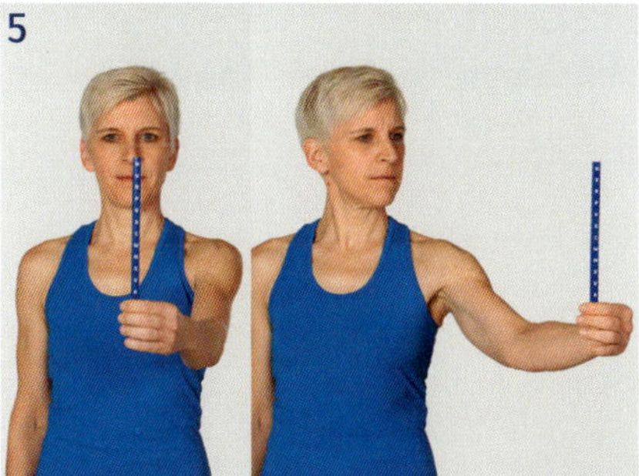
5

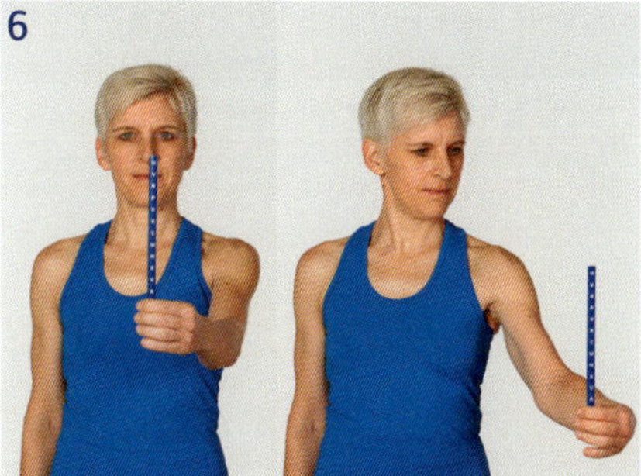
6

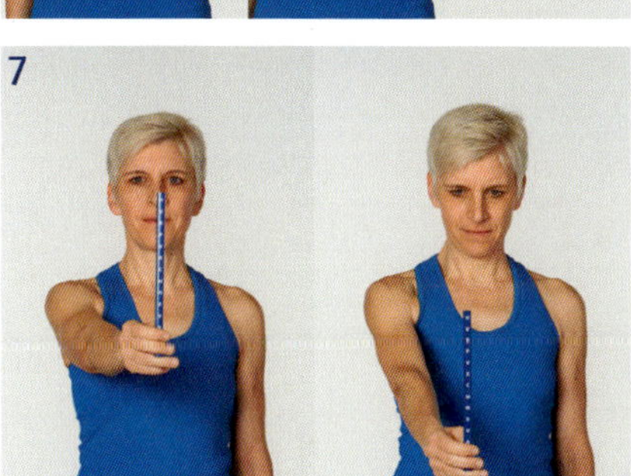
7

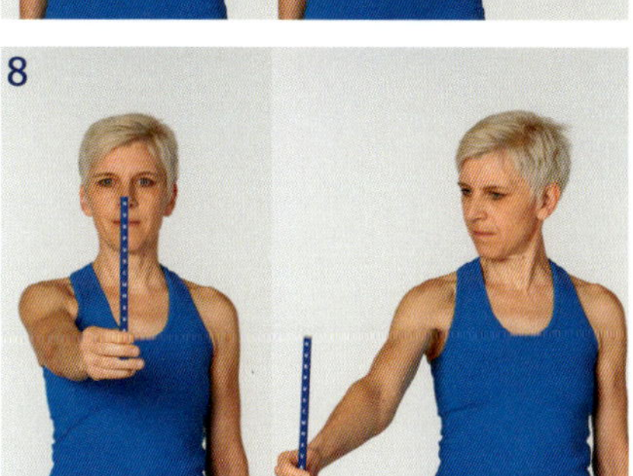
8

„VSR“

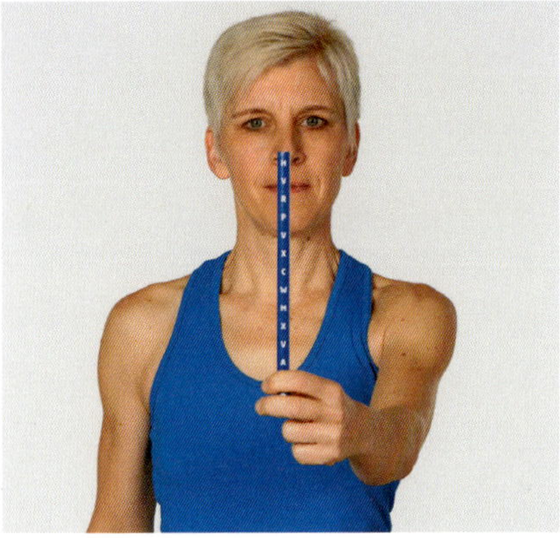

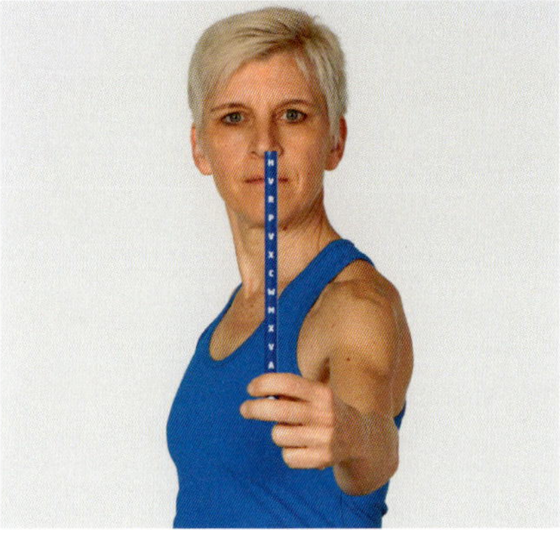

Ein funktionierender vestibulospinaler Reflex trägt maßgeblich zur unwillkürlichen Stabilisation der Körperhaltung bei.

Ausgangsposition
Halte den Vision Stick in der linken Hand frontal vor dem Kopf auf Augenhöhe.

Übungsbeschreibung
Dein Blick ist geradeaus gerichtet und du fixierst einen Buchstaben. Rotiere die Wirbelsäule nach rechts, sodass der Schultergürtel sich dreht. Der Kopf bleibt fixiert und der Blick auf den Stick gerichtet. Wiederhole nach links.

MAKULAORGANE/OTOLITHEN

Otolithen sind kleine Kristalle im Innenohr, deren Aufgabe es ist, Informationen über Beschleunigung und Schwerkraft zu erfassen. Die Makulaorgane Sacculus und Utriculus ermöglichen die Differenzierung in horizontale und vertikale Beschleunigung.

Bei den Übungen „Chicken Head" und „Oriental Neck" geht es um horizontale Bewegungen. Damit wird das Makulaorgan Utriculus trainiert.

CHICKEN HEAD

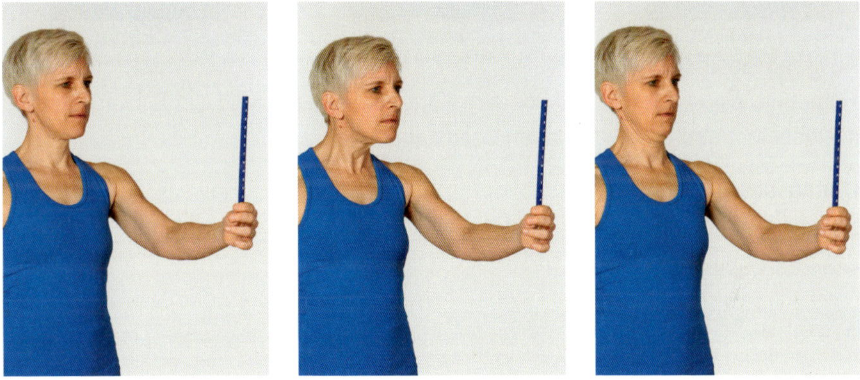

Ausgangsposition
Halte den Vision Stick frontal vor dem Kopf auf Augenhöhe. Dein Blick ist geradeaus gerichtet und du fixierst einen Buchstaben.

Übungsbeschreibung
Schiebe das Kinn nach vorne, sodass der Kopf auf einer horizontalen Linie nach vorne gleitet. Danach ziehe das Kinn zurück und schiebe den Hinterkopf nach hinten. Der Blick bleibt dabei auf den Stick gerichtet.

ORIENTAL NECK

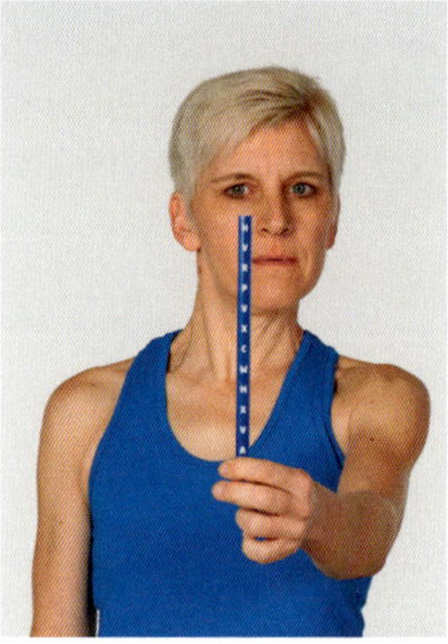
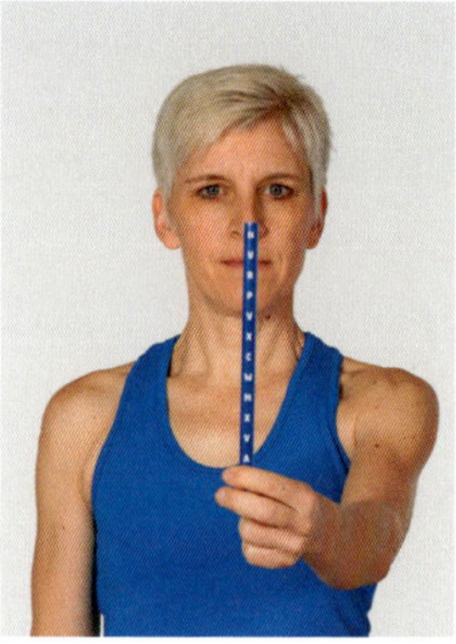
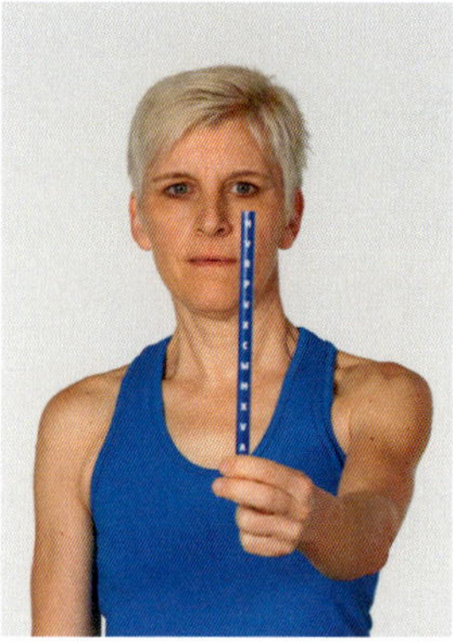

Ausgangsposition

Halte den Vision Stick frontal vor dem Kopf auf Augenhöhe. Dein Blick ist geradeaus gerichtet und du fixierst einen Buchstaben.

Übungsbeschreibung

Schiebe den Kopf auf einer horizontalen Linie seitwärts von rechts nach links und zurück. Der Blick bleibt auf den Stick gerichtet.

Bei den Übungen „Bounces" und „Squat" geht es um vertikale Bewegungen. Damit wird das Makulaorgan Sacculus trainiert.

BOUNCES

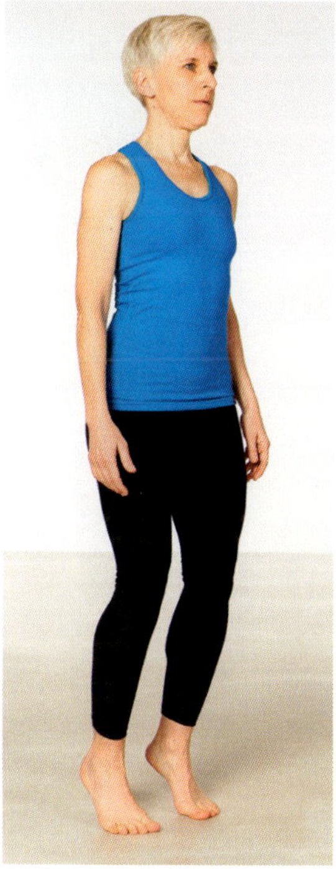

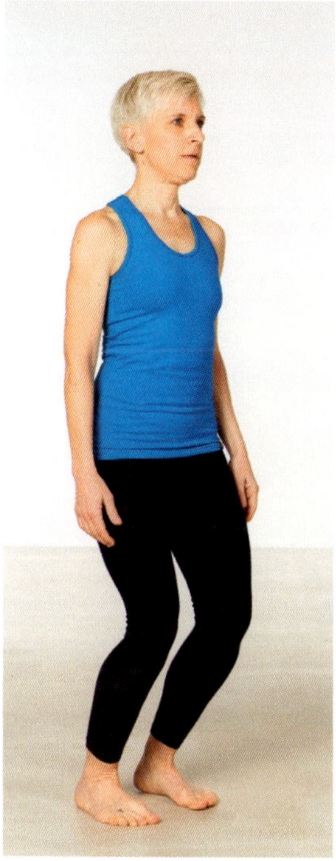

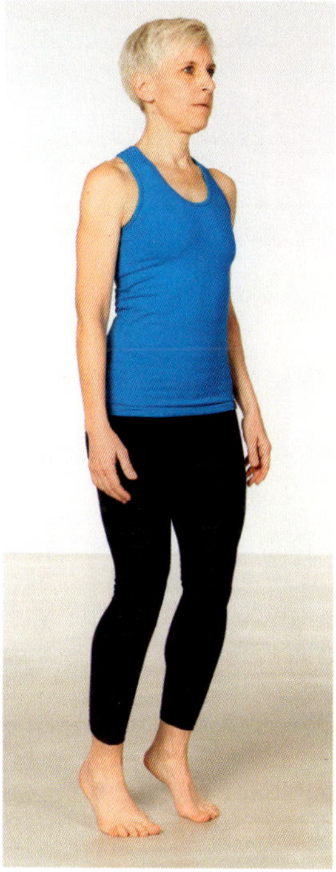

Ausgangsposition

Du stehst aufrecht, der Blick ist geradeaus gerichtet. Fixiere einen Punkt frontal vor dem Kopf.

Übungsbeschreibung

Beginne mit rhythmischen Kniefederungen (Bounces). Der Blick bleibt auf den Punkt gerichtet.

SQUAT

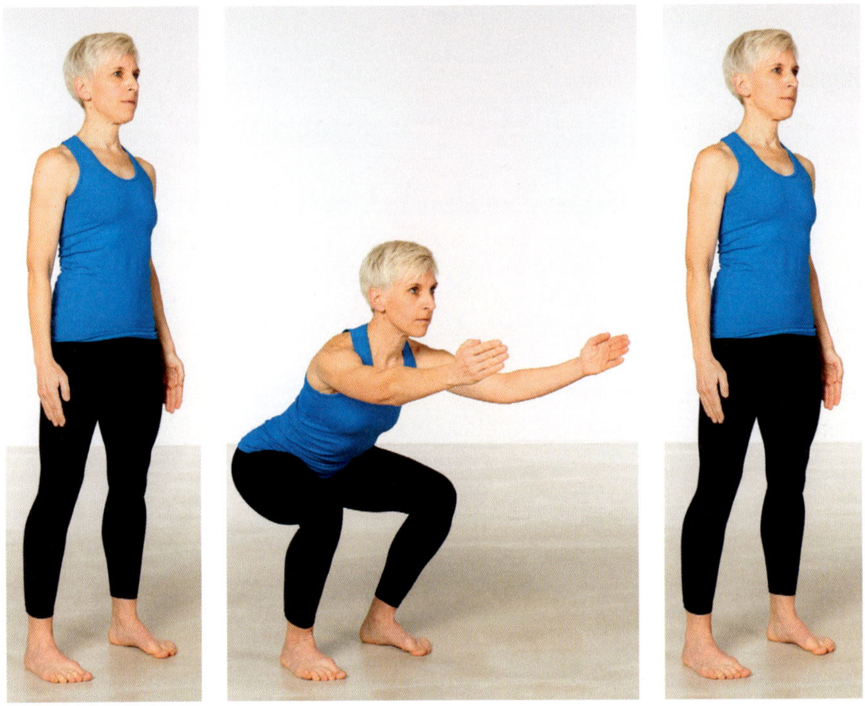

Ausgangsposition

Du stehst aufrecht mit schulterweit geöffneten Füßen. Dein Blick ist geradeaus gerichtet. Fixiere einen Punkt frontal vor dem Kopf.

Übungsbeschreibung

Gehe in die Kniebeuge, komme zurück in die Aufrichtung. Der Blick bleibt auf den Punkt gerichtet.

6.3 PROPRIOZEPTIVES SYSTEM

Das propriozeptive System ist für die Körpereigenwahrnehmung zuständig. Genau wie das visuelle und vestibuläre System lebt die Propriozeption im Gehirn. Hier werden die über unterschiedliche Rezeptoren empfangenen Informationen über Lage, Bewegung und Stellung des Körpers im Raum interpretiert und ausgewertet. Aus der Integration der Informationen kreiert das Gehirn eine dreidimensionale Landkarte des kompletten Körpers, die sich permanent anpasst und aktualisiert.

Je klarer und detaillierter diese Karte ist, desto besser ist die Vorhersehbarkeit und damit auch die Performance. Die Genauigkeit der Karte ergibt sich aus umfangreichen motorischen und sensorischen Reizen. Die Reize werden von unterschiedlichen Nervenenden registriert und über die peripheren Nerven und das Rückenmark zum Gehirn geleitet.

Jede dieser Stationen muss optimal funktionieren, um eine reibungslose Weiterleitung zu gewährleisten. Am Anfang stehen die unterschiedlichen Arten von Nervenenden (Rezeptoren), die Bewegungs- und Umweltreize aufnehmen. Im Trainingsbereich legen wir die Aufmerksamkeit besonders auf die Mechanorezeptoren (s. Tab. 1).

Sie liefern Informationen über Dehnung, Spannung und Druck auf Gelenke, Muskeln und Bänder und sind für jede Art von Berührung, vibrierend, mit leichtem oder starkem Druck usw. zuständig. Diese Eigenschaften liefern Ansatzpunkte, um das eigene Training hinsichtlich einer ausreichenden Vielfalt zu überprüfen:

- Sind alle Gelenkstellungen berücksichtigt?
- Gibt es Tempovariationen?
- Wird auch gegen Widerstand trainiert?

Die Qualität einer Bewegung ist abhängig von der Fähigkeit, die beteiligten Gelenke zu kontrollieren. Das schafft die nötige Sicherheit für das Gehirn und gewährt Zugang zur vollen Leistungsfähigkeit.

Hände, Füße und die Wirbelsäule sind die Regionen mit der größten Anzahl an Gelenken. Daher ist ein großer Teil unserer Übungsvorschläge auf diese Körperteile ausgerichtet. Und sei nicht überrascht, wenn plötzlich auch andere Übungen besser werden. Die Verbesserung der Kartierung eines Körperteils bewirkt eine globale Verbesserung.

Tab. 1: Mechanorezeptoren

Rezeptortyp	Aktivierungsreiz
Ruffini-Körperchen	Dehnungsrezeptoren, Druck, Scherkräfte
Vater-Pacini-Körperchen	Änderung der Geschwindigkeit von Bewegungsreizen, Vibration
Meissner-Tastkörperchen	Druckänderung, Vibration
Freie Nervenendigungen	Hautkontakt
Haarfollikelrezeptoren	Hautkontakt, leichte Berührung
Merkel-Nervenendigungen	Druck

6.3.1 ÜBUNGEN FÜR DAS PROPRIOZEPTIVE SYSTEM

Die folgenden Übungen sind nach Körperregionen geordnet und sprechen mehrere Strukturen an. Wir empfehlen, die zu trainierende Region zunächst sensorisch vorzubereiten. Das passiert durch Klopfen, Reiben, Ausstreichen usw. So wird die Repräsentation der betreffenden Region im Gehirn (das „Mapping") verstärkt. Die eingehenden Informationen durchlaufen erst den sensorischen Kortex, bevor im motorischen Kortex eine Bewegungsanweisung erfolgt. Daher der englische Merksatz: Sensory before Motor. Ohne Fühlen keine Bewegung und kein Training!

Neben dem Aktivieren stellen wir Übungen vor, mit denen periphere Nerven gedehnt werden. Auch dies dient der Verbesserung der Wahrnehmung und optimiert die Qualität der Informationsweiterleitung. Bei vielen Übungen empfehlen wir den Einsatz von Loops oder Superbändern. Das hat mehrere Vorteile: ein deutlicher taktiler Reiz für ein besseres Mapping, mehr Stabilität und klare Führung der Bewegung. Oft bewirkt der Einsatz von Bändern eine bessere und sicherere Ausführung der Übung.

Bitte achte zunächst darauf, dass du eine gerade und aufrechte Haltung einnimmst. Der Blick sollte neutral nach vorne gerichtet sein, während du bei der gesamten Übungsausführung locker und entspannt bleibst. Vielleicht wirst du merken, dass du im Verlaufe einiger Übungen den Atem anhältst, verkrampfst oder ähnliche Kompensationsmuster zeigst. Versuche, dich dann wieder in deine entspannte Ausgangslage zu bringen.

Für die Ausübungsgeschwindigkeit gilt zunächst: „Je langsamer, desto besser." Um eine gute Bewegungskontrolle zu trainieren, sollte die Ausführung zu Beginn mindestens vier Sekunden betragen. Die Bewegungen sollten gleichmäßig und flüssig ausgeführt werden.

Optimalerweise bewegst du deine Gelenke im vollständigen Bewegungsumfang. Dies ist oft zunächst nicht möglich, da man sich gegebenenfalls lange nicht in solchen Umfängen bewegt hat und das Gehirn Schutzmaßnahmen, wie z. B. Verspannungen, ergreift. Mit regelmäßiger Übung wird man hierbei jedoch zügig Fortschritte erreichen.

WICHTIG: Solltest du bei einer der folgenden Übungen Schmerzen empfinden, ist der Bewegungsumfang zu reduzieren und die Bewegung zu verlangsamen. Die Priorität liegt darauf, wieder schmerzfreie und kontrollierbare Bewegungsmuster in dein Nervensystem zu integrieren.

FUSS

Sensorische Vorbereitung: Rollen, massieren und klopfen

DAS FUSSGEWÖLBE AUSROLLEN

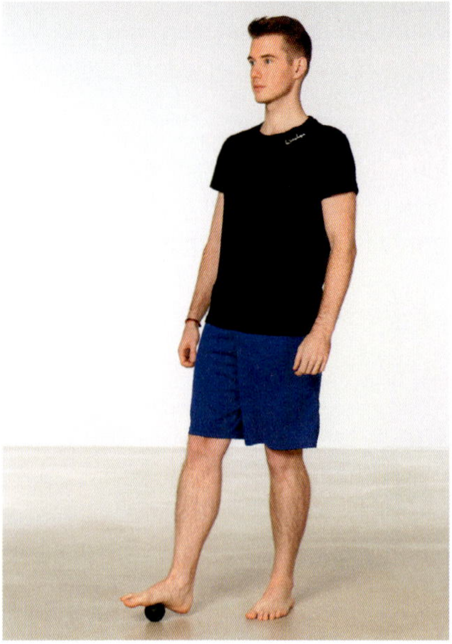

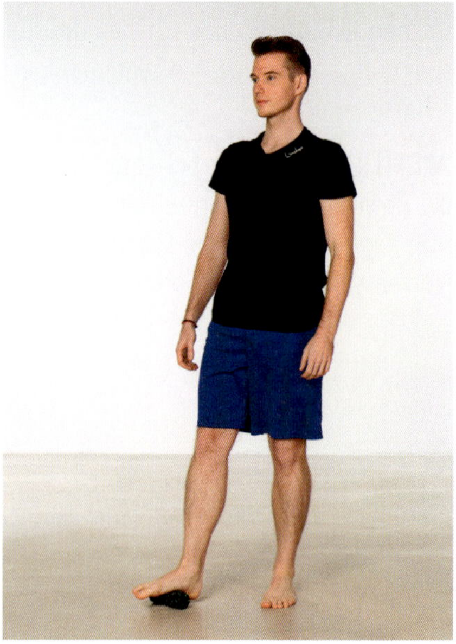

Unter deinem Fußgewölbe befinden sich in Haut, Faszien und Muskulatur viele Nerven, die durch unterschiedliche sensorische Stimuli aktiviert werden können. Hierfür bietet sich ein Faszienball oder eine kleine Faszienrolle an. Die Übung sollte barfuß oder mit Socken ausgeführt werden.

Ausgangsposition
Stehe aufrecht in einem kleinen Ausfallschritt. Dein Gewicht wird vom hinteren Bein getragen, während du unter den vorderen Fuß den Ball bzw. die Rolle platzierst.

Gib nun langsam Druck auf dein vorderes Fußgewölbe, bis du ein leichtes Druckgefühl wahrnimmst. Dieses Gefühl sollte nur leicht unangenehm und gut auszuhalten sein.

Übungsbeschreibung
Fange nun an, den Ball unter dem Druck zu kreisen oder die Rolle unter dem Fuß auf- und abwärtszurollen. Falls du einen schmerzhaften Punkt findest, kannst du dort gerne verweilen, bis du das Gefühl hast, dass sich dieser verändert.

EIGENMASSAGE DES FUSSGEWÖLBES

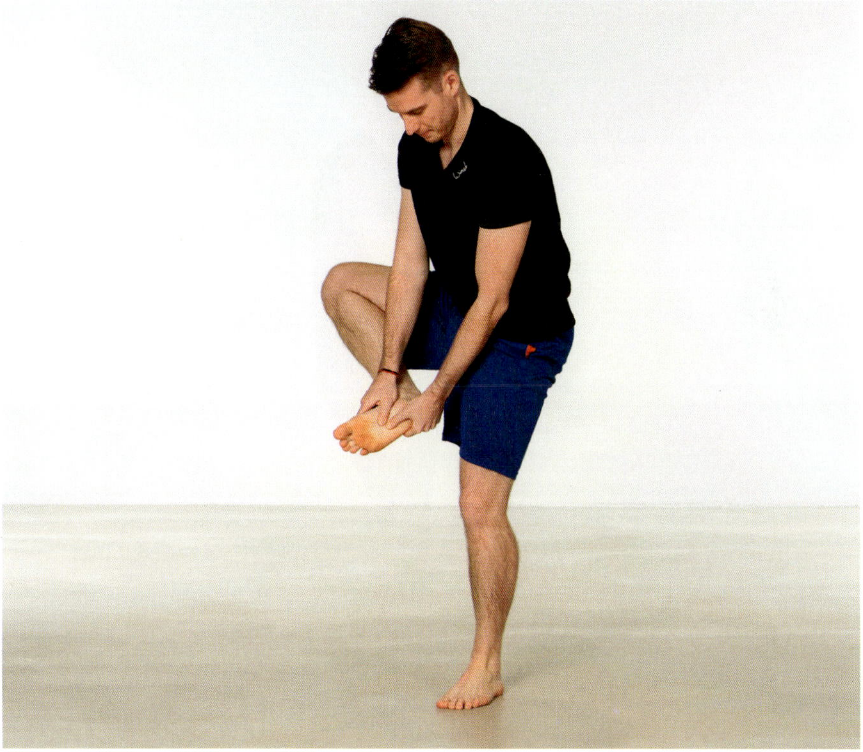

Die folgende Übung kann sowohl im Stehen als auch im Sitzen durchgeführt werden.

Ausgangsposition

Winkle eines deiner Beine an, sodass du mit deinen Händen den entsprechenden Fuß fassen und mit deinen Daumen in das Fußgewölbe drücken kannst.

Übungsbeschreibung

Massiere in kleinen Kreisbewegungen mit individuellem Druck, sodass maximal ein leichtes Druckgefühl entsteht.

DAS FUSSGEWÖLBE KLOPFEN

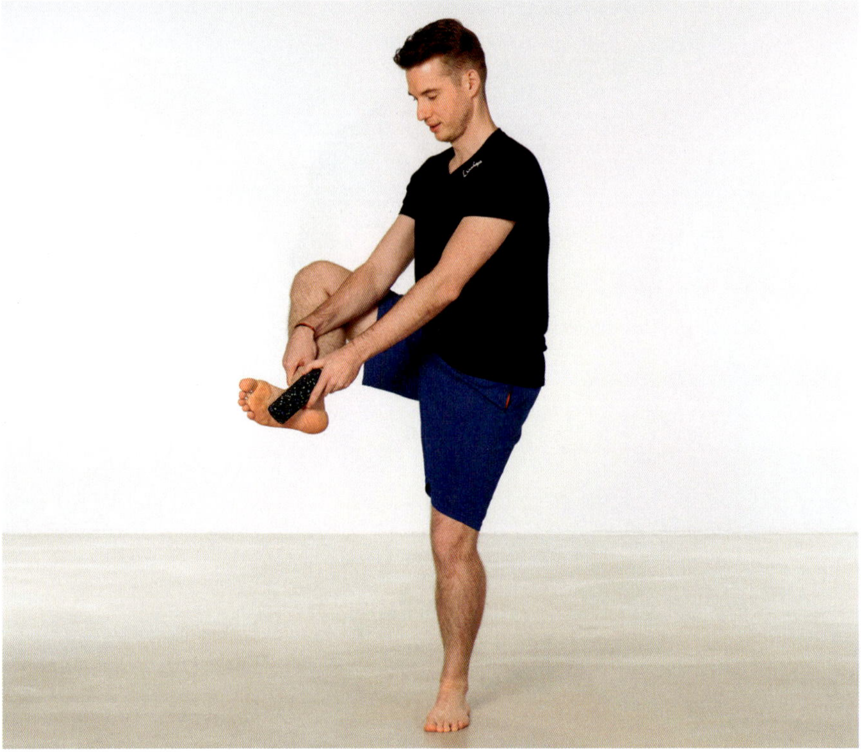

Als alternativen sensorischen Input zur Eigenmassage kannst du mithilfe einer kleinen Faszienrolle dein Fußgewölbe ausklopfen. Die Frequenz und Intensität kannst du dabei variieren (schnell, langsam, locker und fest).

Übungsbeschreibung

Versuche hierbei, den gesamten Fuß auszuklopfen und passe bei den knöchernen Strukturen auf, dass du nicht zu fest klopfst.

DAS SPRUNGGELENK AUSKLOPFEN

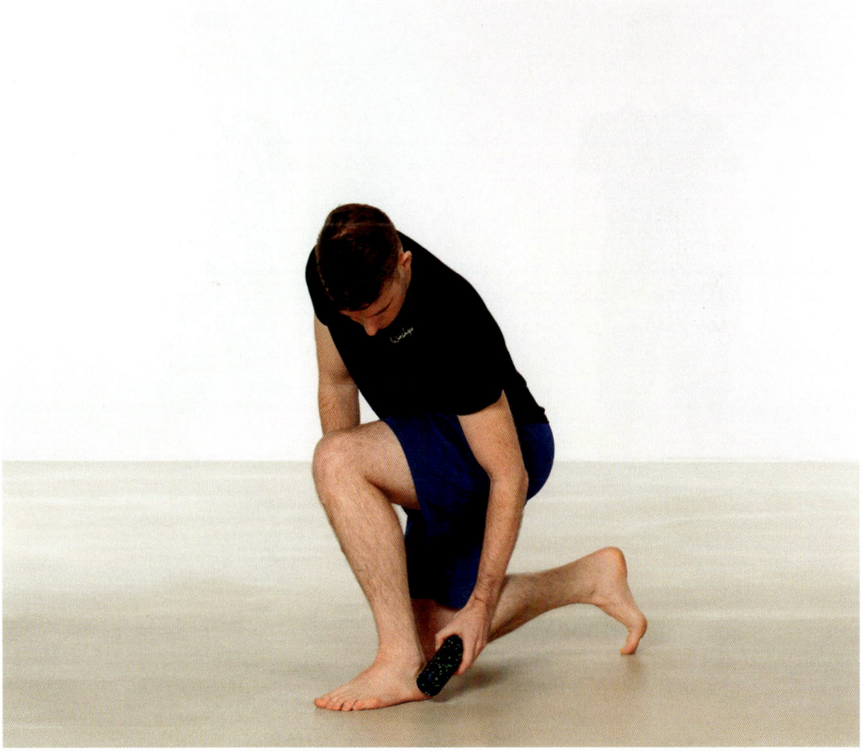

Der Fuß spielt eine große Rolle bei der kinetischen Kraftübertragung in unserem Körper. Durch den Erstkontakt des Fußes mit dem Boden liefert das Sprunggelenk enorme sensorische Informationen an das Gehirn, worüber Muskelketten des ganzen Körpers koordiniert werden.

Übungsbeschreibung

Klopfe mit einer kleinen Faszienrolle das äußere und innere Sprunggelenk (jeweils unter den Knöcheln) ab. Die Frequenz und Intensität kannst du dabei variieren.

DAS ÄUSSERE SPRUNGGELENK

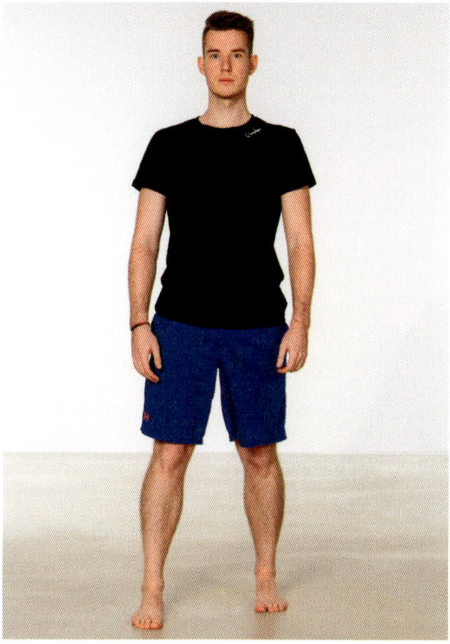

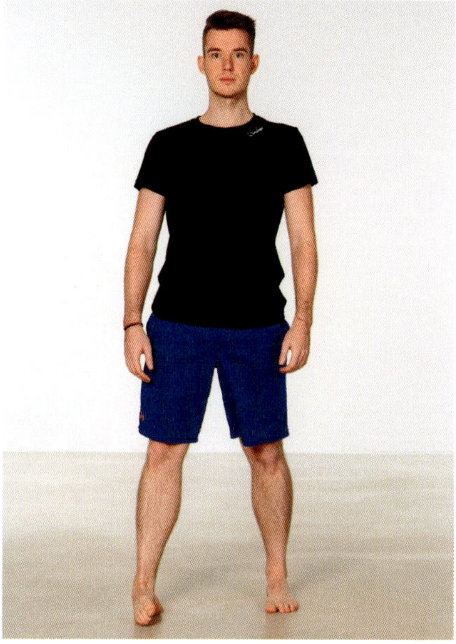

Das Ziel dieser Übung ist die Mobilisation des äußeren Sprunggelenks.

Ausgangsposition

Stelle dich in eine hüftbreite und aufrechte Position. Mache einen kleinen Ausfallschritt, ohne das entsprechende Bein zu viel zu belasten und drehe den Fuß leicht nach innen.

Übungsbeschreibung

Knicke ihn kontrolliert nach außen, wodurch sich das äußere Sprunggelenk öffnet. Versuche, Zusatzbewegungen durch andere Gelenke zu vermeiden.

Führe den Fuß anschließend in die Ausgangsposition zurück und wiederhole die Bewegung. Tausche im Anschluss die Seiten.

VARIATION ÄUSSERES SPRUNGGELENK

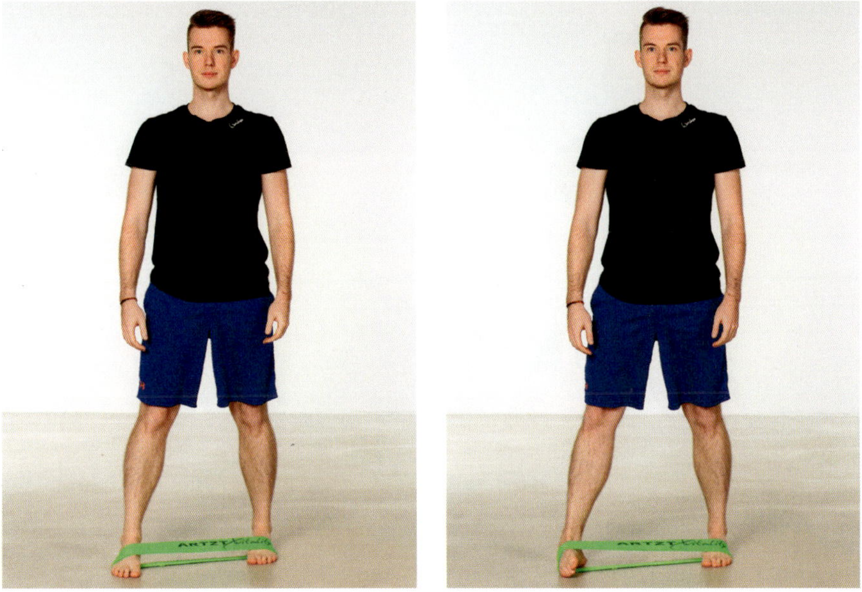

Die folgende Übung wird durch die Nutzung eines Loops erschwert. Ein erzeugter Widerstand kreiert im Nervensystem mehr Stimulus und Aktivierung, der für manche Personen nötig ist.

Ausgangsposition

Stelle dich mit deinen Fußsohlen in ein Loop und wähle eine Standbreite, in der es auf Grundspannung ist.

Übungsbeschreibung

Knicke deinen Fuß nach außen, wodurch sich das äußere Sprunggelenk öffnet. Vermeide Zusatzbewegungen durch andere Gelenke und führe deinen Fuß anschließend langsam in die Ausgangsposition zurück. Wiederhole die Übung und wechsle die Seiten.

INNERES SPRUNGGELENK

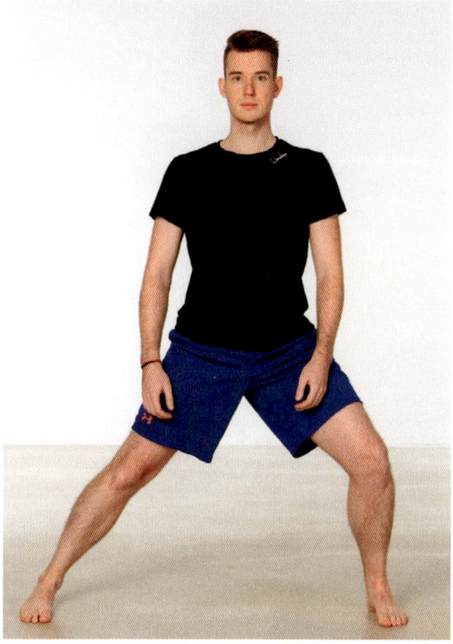

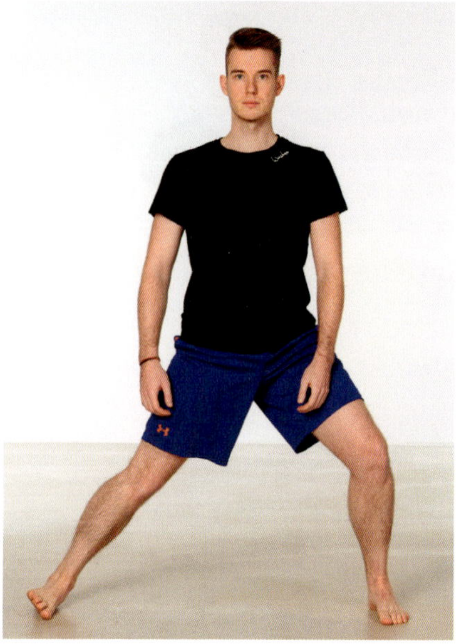

Mit dieser Übung wird das innere Sprunggelenk mobilisiert.

Ausgangsposition

Stelle dich gerade in einen seitlichen Ausfallschritt, sodass beide Füße gerade nach vorne gerichtet sind. Das äußere Bein ist gebeugt und trägt das Gewicht, während das Bein des zu mobilisierenden Fußes gestreckt ist.

Übungsbeschreibung

Knicke den Fuß des gestreckten Beins kontrolliert nach innen und führe ihn anschließend wieder in die Ausgangsposition zurück.

Unter Umständen kann bei dieser Übung durch die Beinstreckung und den damit erhöhten Druck auf das innere Knie ein Schmerz entstehen. Dies kannst du umgehen, wenn du das gestreckte Bein innerhalb des Kniegelenks minimal beugst. Wiederhole die Bewegungsausführung und tausche anschließend die Seite.

OBERES SPRUNGGELENK

Für die folgenden drei Übungen bietet es sich an, einen leicht erhöhten und weichen Untergrund, wie ein Kissen, Bosuball® oder Ähnliches zu nutzen. Vielen sind die Übungen auf hartem Boden unangenehm. Menschen mit Problemen in den Füßen sollten diese Übungen vorsichtig angehen, da es bei mangelnder Bewegungskontrolle schnell zu Krämpfen in Fuß und Zehen kommen kann.

MITTLERES OBERES SPRUNGGELENK

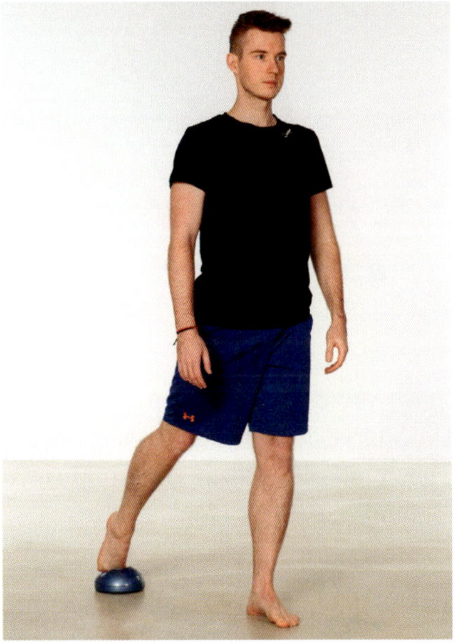

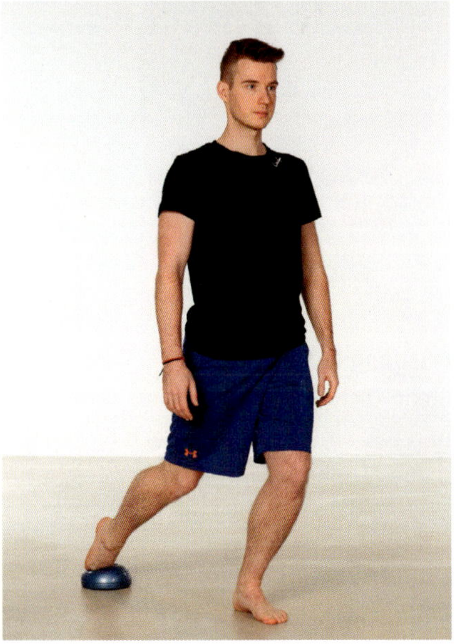

Ausgangsposition
Stelle dich in einen leichten Ausfallschritt nach vorne. Der Oberkörper ist gerade und das hintere Bein ist nach hinten gestreckt. Den hinteren Fuß platzierst du in gestreckter Haltung auf deine Erhöhung. Dabei liegen etwa 1-2 Drittel des Fußes auf, sodass ein leichter Druck im oberen mittleren Sprunggelenk entsteht.

Übungsbeschreibung
Beuge und strecke anschließend dein Standbein. Bei der Beugung solltest du einen erhöhten Druck im Sprunggelenk des hinteren Fußes wahrnehmen können. Wiederhole die Bewegungsausführung und wechsle im Anschluss die Seiten.

ÄUSSERES OBERES SPRUNGGELENK

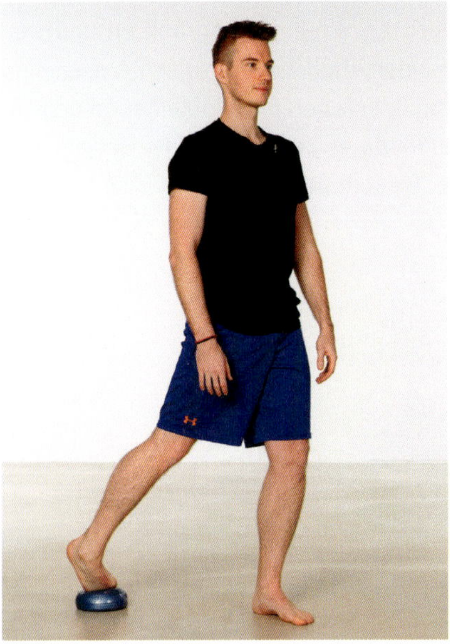

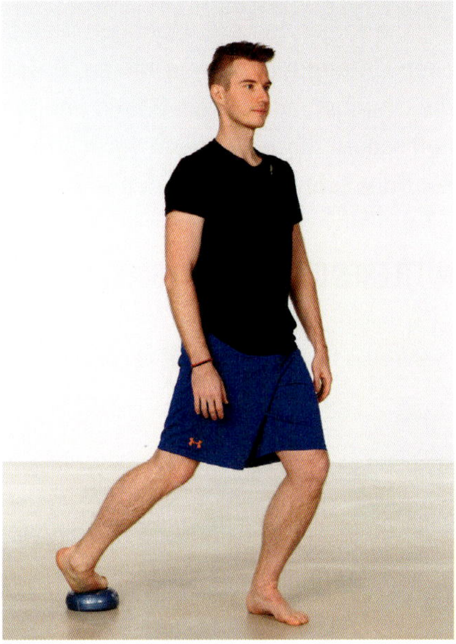

Ausgangsposition

Stelle dich in einen leichten Ausfallschritt nach vorne. Der Oberkörper ist gerade und das hintere Bein ist nach hinten gestreckt. Strecke deinen Fuß, platziere ihn auf deine Erhöhung und lasse ihn leicht nach außen fallen. Dadurch solltest du einen leichten Druck in deinem äußeren oberen Sprunggelenk wahrnehmen.

Übungsbeschreibung

Erhöhe den Druck, indem du dein Standbein abwechselnd beugst und streckst. Führe einige Wiederholungen aus, bevor du die Seiten wechselst.

INNERES OBERES SPRUNGGELENK

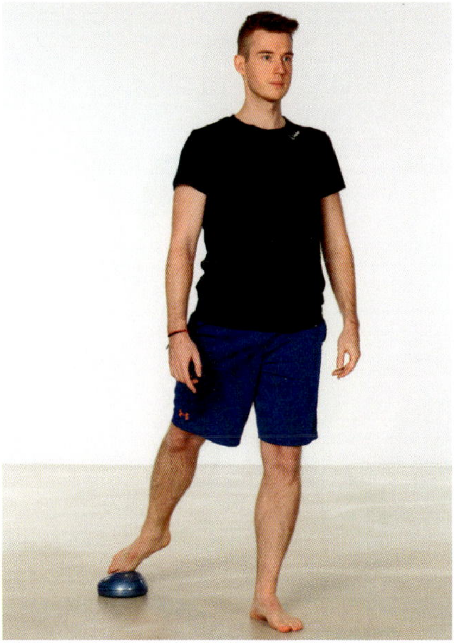

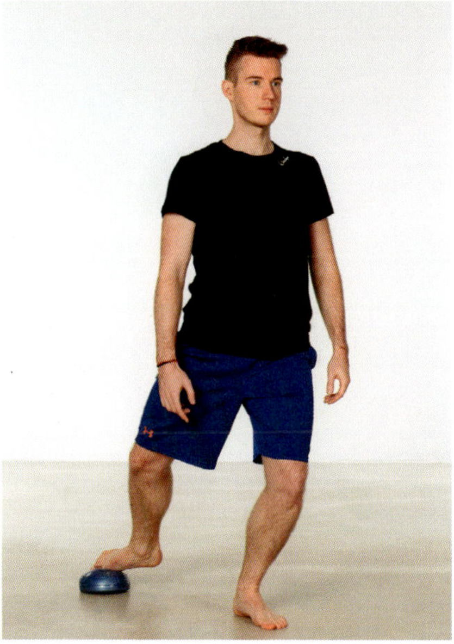

Ausgangsposition

Stelle dich in einen leichten Ausfallschritt nach vorne. Der Oberkörper ist gerade und das hintere Bein ist nach hinten gestreckt. Strecke deinen Fuß, platziere ihn auf deine Erhöhung und lasse ihn leicht nach innen fallen. Dadurch entsteht ein leichter Druck im inneren oberen Sprunggelenk.

Übungsbeschreibung

Mobilisiere das Gelenk durch Beugen und Strecken des Standbeins. Wiederhole die Übung und tausche anschließend die Seite.

FUSSKREISE – GESCHLOSSENE KETTE

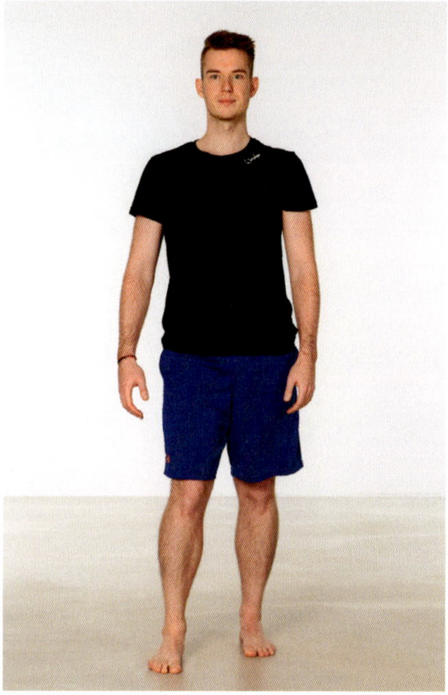

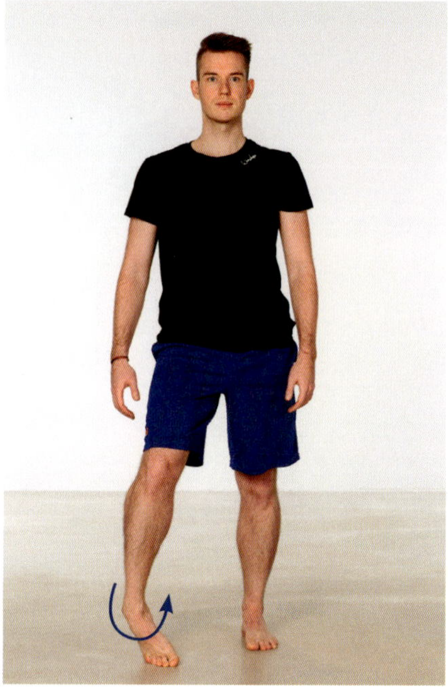

Ausgangsposition

Stelle dich gerade in einen leichten Ausfallschritt. Das Gewicht ist überwiegend auf dem hinteren Bein, sodass du keine Schwierigkeiten hast, deinen vorderen Fuß zu bewegen.

Übungsbeschreibung

Der Fußballen deines vorderen Fußes dient nun als Mittelpunkt, um welchen ein kontrollierter Fußkreis ausgeführt werden soll. Versuche, darauf zu achten, dass der Fußballen während der Bewegung dauerhaft Kontakt zum Boden hält und variiere nach einigen Wiederholungen die Kreisrichtung. Wechsle im Anschluss die Seite.

FUSSKREISE – OFFENE KETTE

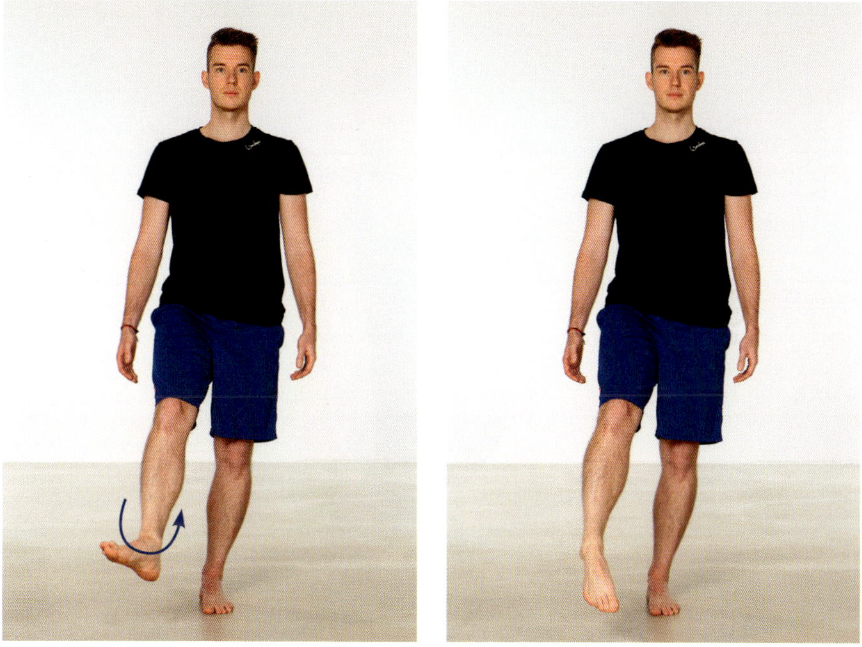

Ausgangsposition
Stelle dich sicher auf ein Bein, während das andere Bein leicht nach vorne gestreckt ist.

Übungsbeschreibung
Versuche nun, den vorderen Fuß in einer kontrollierten Bewegung und im vollen Umfang langsam zu kreisen. Ändere nach einigen Wiederholungen die Bewegungsrichtung und tausche die Seite.

KNIE

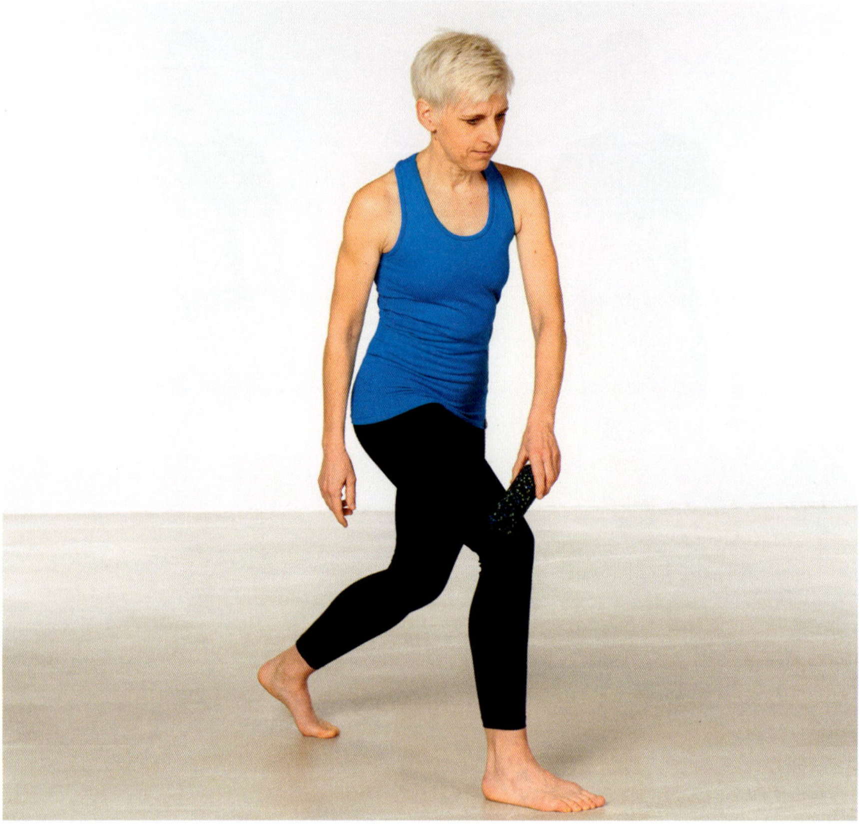

Sensorische Vorbereitung

Um das Knie optimal auf die Übungen vorzubereiten, nimm eine kleine Rolle und klopfe sanft das Gelenk von allen Seiten ab. Auch ein Reiben und Gleiten über das Gewebe ist möglich, um Rezeptoren zu aktivieren. Variiere jeweils in Tempo und Stärke. Alternativ geht das auch mit der flachen Hand.

Hinweis: Unter Umständen gibt es Unterschiede und die Reize fühlen sich je nach Körperseite anders an.

KNIEKREISE IN GESCHLOSSENER KETTE

KNIEKREISE UNILATERAL IM AUSFALLSCHRITT

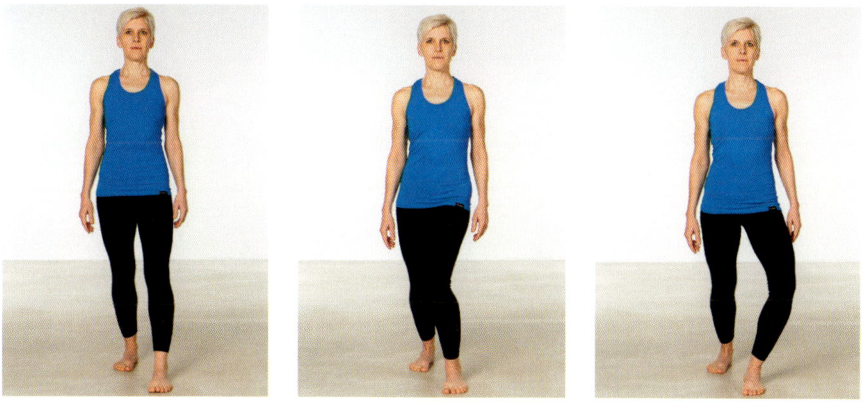

Ausgangsposition
Du stehst in einem leichten Ausfallschritt.

Übungsbeschreibung
Verlagere das Gewicht nach vorne und beschreibe Kreise mit dem vorderen Knie: Das Knie geht nach innen, nach vorne, nach außen und in die komplette Streckung. Wiederhole auch auf der anderen Seite.

Variation mit Loop.

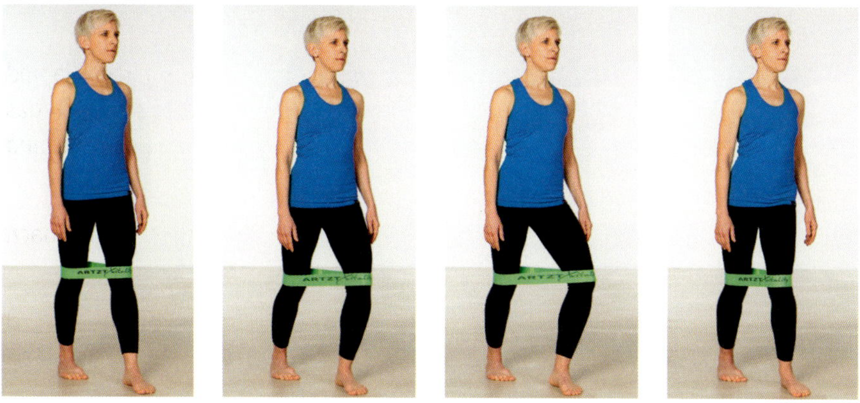

KNIEKREISE, BILATERAL

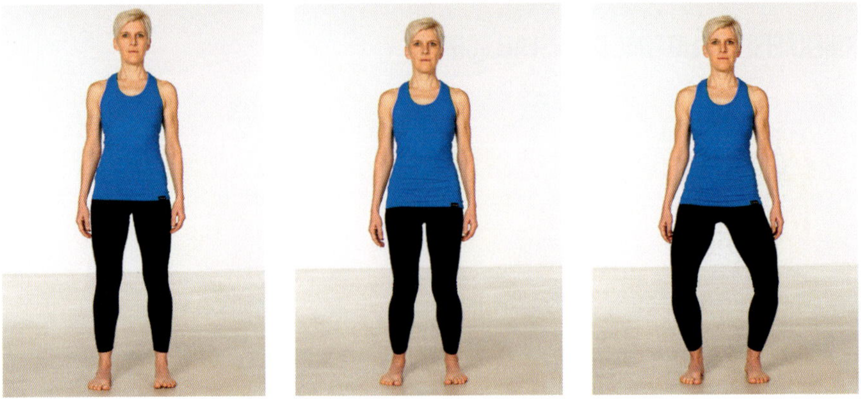

Ausgangsposition

Du stehst aufrecht mit schulterweit geöffneten Füßen.

Übungsbeschreibung

Beuge die Knie und beschreibe Kreise mit den Kniegelenken: Die Knie gehen nach innen, nach vorne, nach außen und zurück in die Ausgangsposition.

Variation mit Loop.

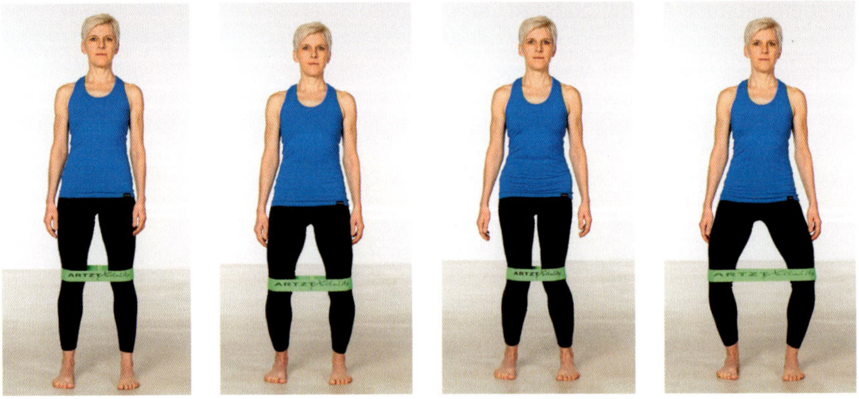

KNIEKREISE IN OFFENER KETTE

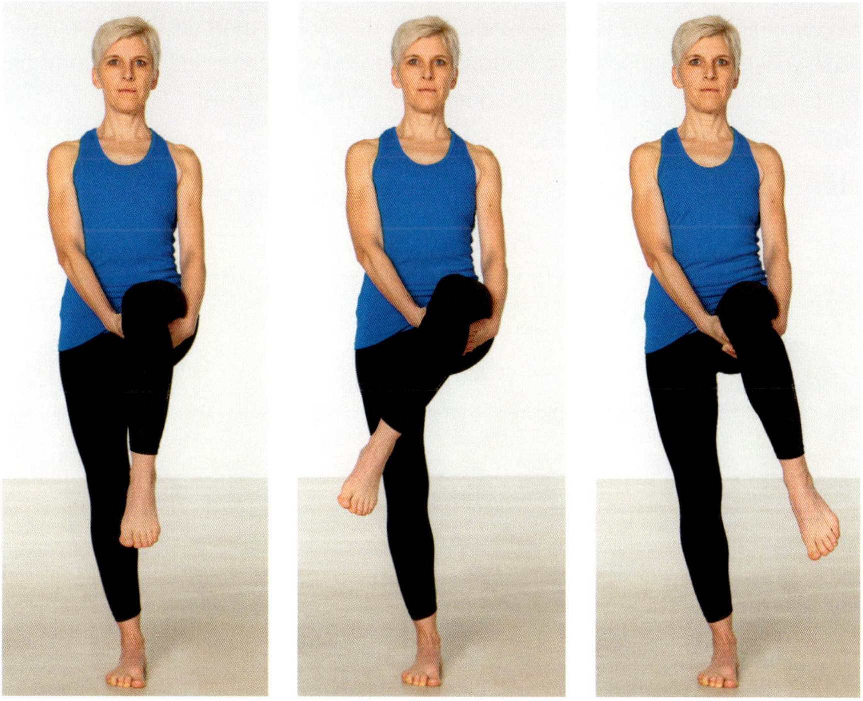

Ausgangsposition

Du stehst aufrecht auf einem Bein. Der Oberschenkel liegt locker in deinen Händen und der Unterschenkel hängt entspannt.

Übungsbeschreibung

Pendle den Unterschenkel hin und her und beschreibe dann lockere Kreise mit dem Unterschenkel. Wiederhole auch auf der anderen Seite.

HÜFTE

Bei den folgenden drei Übungen geht es um die Mobilisation des Hüftgelenks in verschiedenen Stellungen, wie Neutralstellung, Innenrotation und Außenrotation. Achte darauf, dass du einen sicheren und aufrechten Stand hast.

BEINKREISE, NEUTRAL

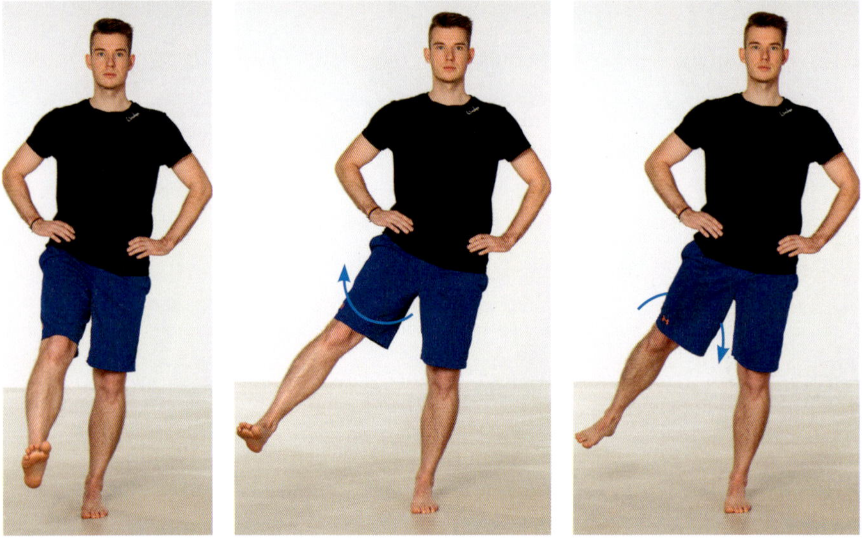

Ausgangsposition

Stelle dich in einen sicheren, aufrechten Stand. Hebe ein Bein leicht seitlich vom Boden ab und strecke es lang aus. Halte den Fuß während der Übung nach vorne ausgerichtet.

Übungsbeschreibung

Führe eine große Kreisbewegung mit deinem Bein aus und vermeide es, das Bein nach innen oder außen zu rotieren. Verändere nach einigen Wiederholungen die Bewegungsrichtung und wechsle anschließend die Seite.

BEINKREISE, INNENROTIERT

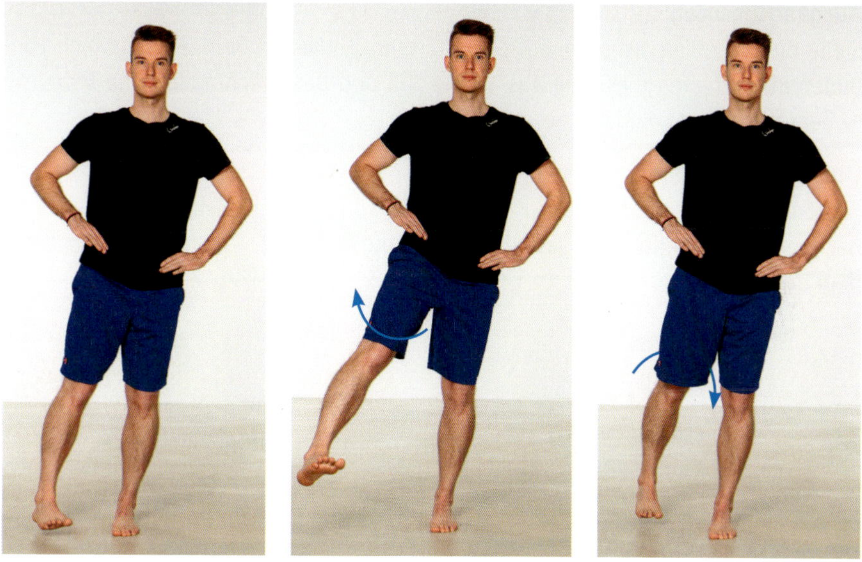

Ausgangsposition

Stelle dich in einen sicheren, aufrechten Stand. Hebe ein Bein leicht seitlich vom Boden ab und strecke es lang aus. Drehe Fuß und Bein nach innen und halte die Innenrotation während der gesamten Übung.

Übungsbeschreibung

Führe eine große Kreisbewegung mit deinem Bein aus und wechsle nach einigen Wiederholungen die Bewegungsrichtung. Tausche anschließend die Seite.

BEINKREISE, AUSSENROTIERT

Ausgangsposition

Stelle dich in einen sicheren, aufrechten Stand. Hebe ein Bein leicht seitlich vom Boden ab und strecke es lang aus. Drehe Fuß und Bein nach außen und halte die Außenrotation während der gesamten Übung.

Übungsbeschreibung

Führe anschließend eine große Kreisbewegung mit deinem Bein aus und tausche nach einigen Wiederholungen die Bewegungsrichtung. Wechsle anschließend dein Bein.

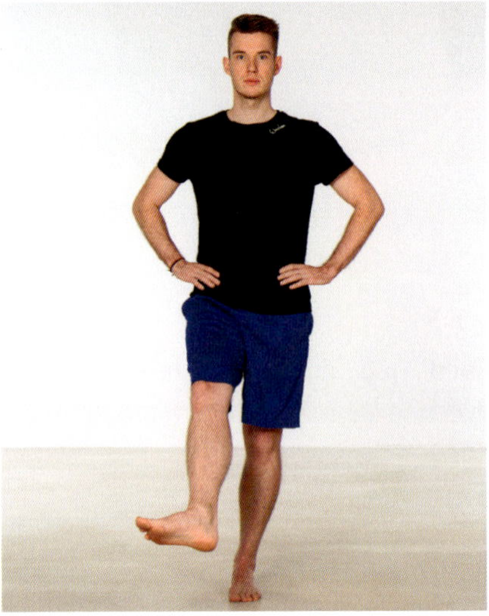

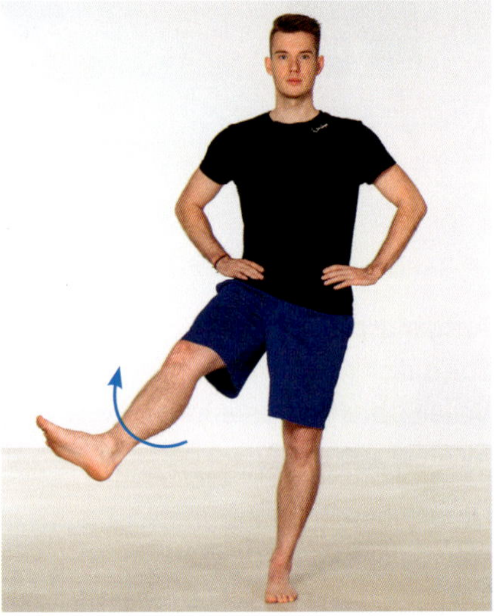

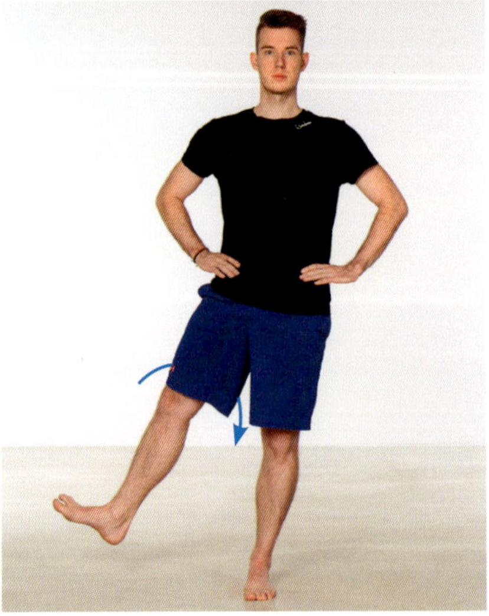

Variation

Viele Menschen haben Probleme, die dauerhafte Streckung des Beins aufrechtzuerhalten. Diesbezüglich macht es Sinn, mit einem Widerstandsband zu arbeiten.

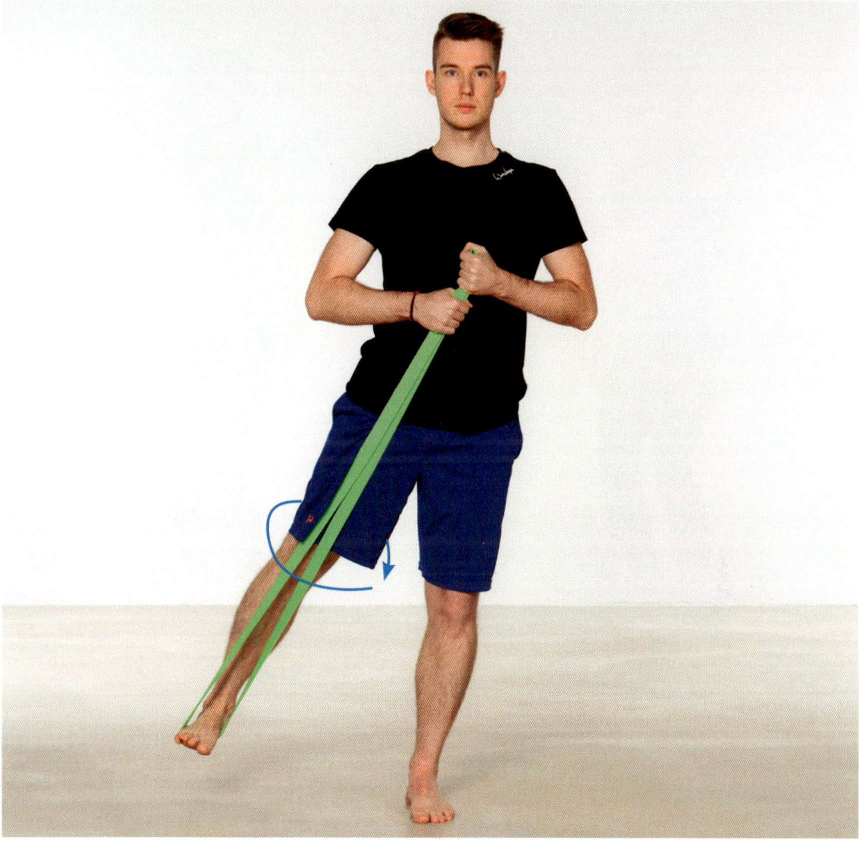

Ausgangsposition

Stelle deinen freien Fuß in das Widerstandsband, während du das Band am anderen Ende körpernah festhältst. Bringe nun so viel Spannung auf das Band, wie es für dich angenehm ist.

Übungsbeschreibung

Führe die Hüftgelenkkreise unter deinem individuell gewählten Widerstand in allen Positionen aus.

BECKEN/LENDENWIRBELSÄULE

BECKENBEWEGUNGEN ANTERIOR/POSTERIOR

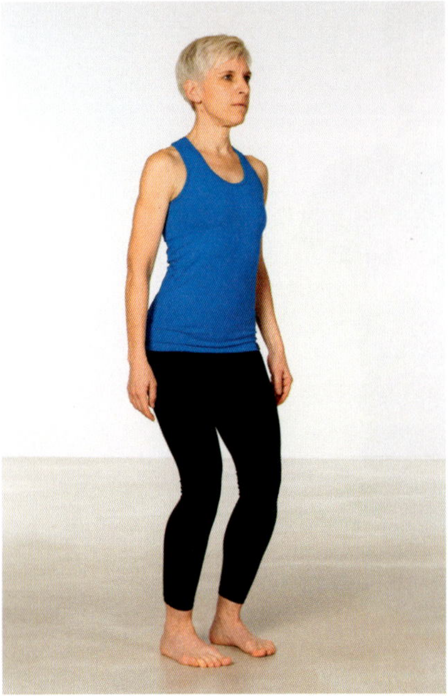

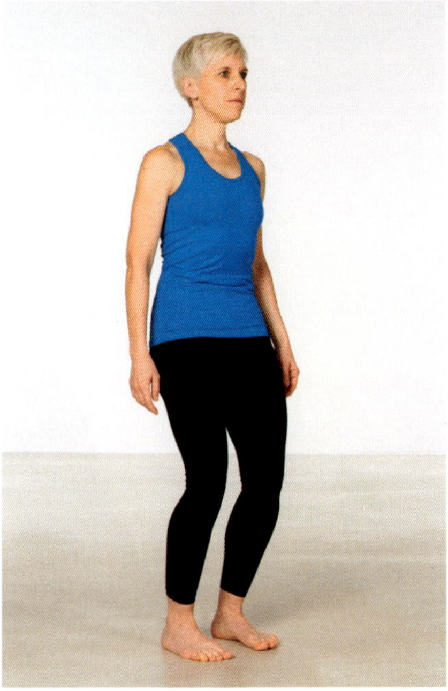

Ausgangsposition
Du stehst aufrecht mit hüftgelenkweit geöffneten Füßen. Beuge die Knie.

Übungsbeschreibung
Kippe das Becken nach vorne (anterior) und hinten (posterior). Nutze dabei so wenig Kraft wie möglich und führe die Bewegung so exakt aus, dass sich nur das Becken bewegt und Rumpf und Beine ruhig bleiben.

BECKENBEWEGUNGEN, LATERAL

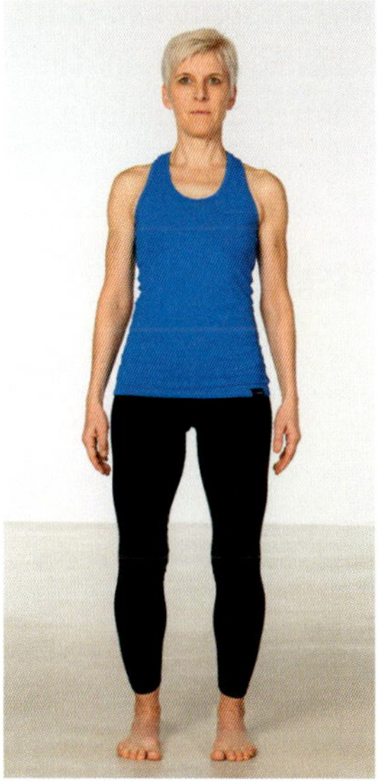
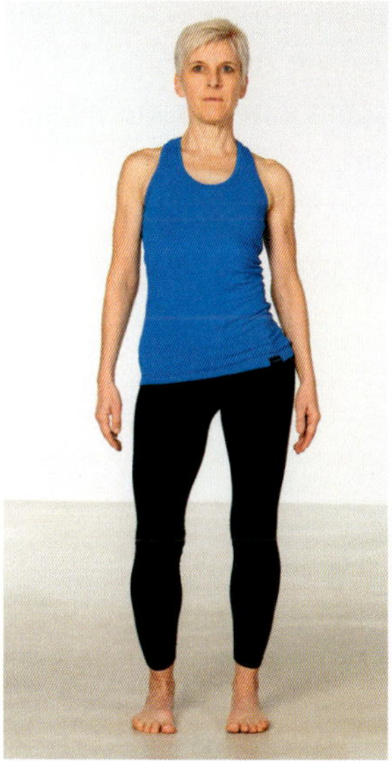
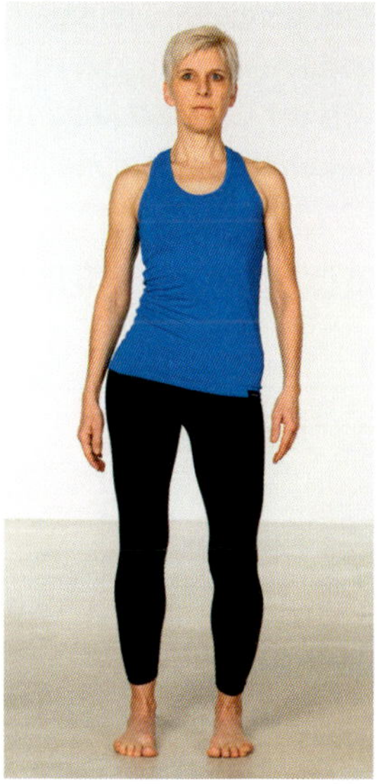

Ausgangsposition

Du stehst aufrecht mit hüftgelenkweit geöffneten Füßen. Beuge die Knie.

Übungsbeschreibung

Kippe das Becken, indem jeweils ein Beckenkamm zum gleichseitigen unteren Rippenbogen zieht. Als Folge verkürzt sich die Flanke und das Knie streckt sich. Führe die Bewegung im Wechsel durch. Kopf und Schultergürtel bleiben ruhig.

BECKENBEWEGUNGEN IN UNTERSCHIEDLICHEN AUSGANGSPOSITIONEN

Alle gezeigten Übungen können in unterschiedlichen Ausgangspositionen durchgeführt werden. Ziel ist die exakte Ausführung der Gelenkbewegung unabhängig von der Grundstellung und somit eine bessere Repräsentation und Abbildung der betreffenden Region im Gehirn.

BECKENKIPPEN POSTERIOR UND ANTERIOR IN INNEN- UND AUSSENROTATION

1. Innenrotation
2. Außenrotation

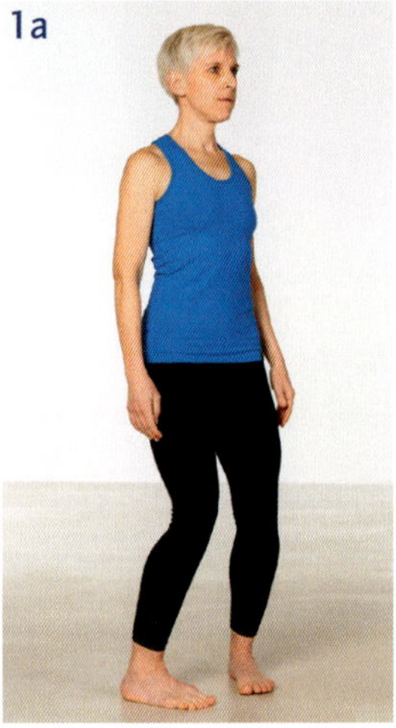
1a

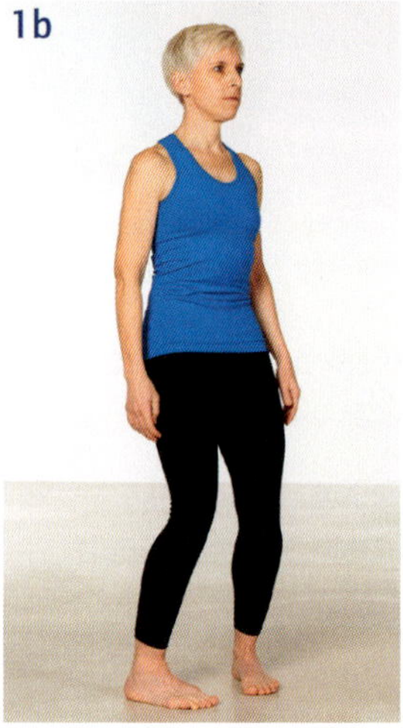
1b

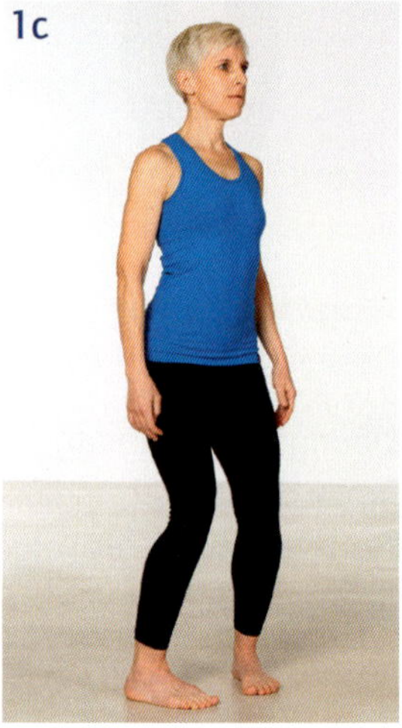
1c

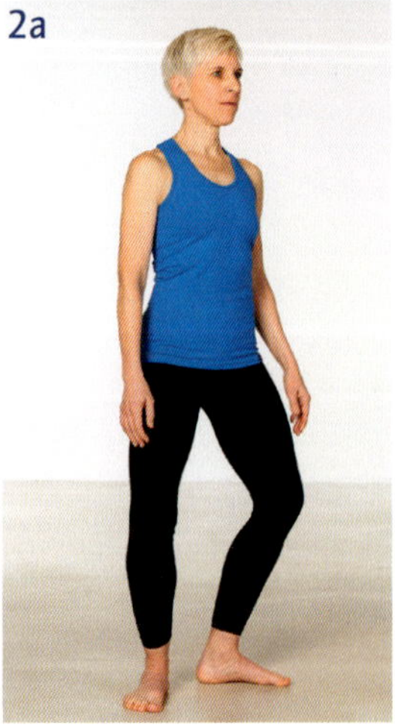
2a

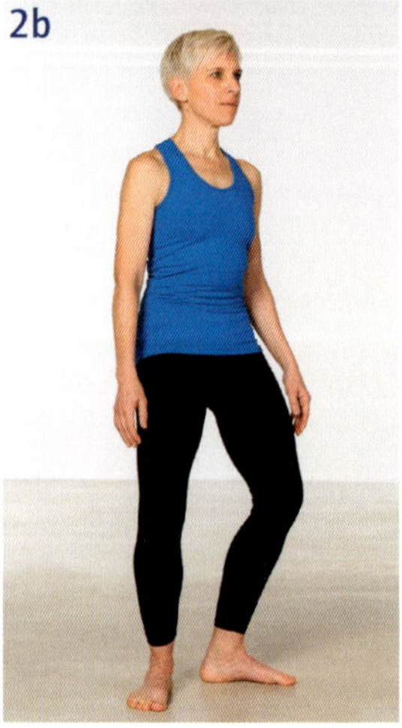
2b

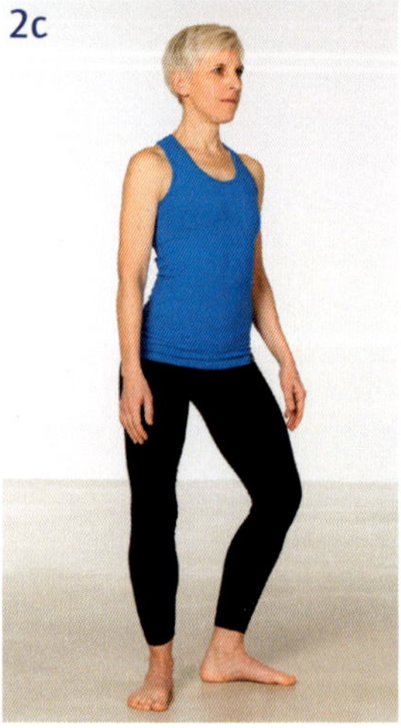
2c

BECKENKIPPEN LATERAL IN INNEN- UND AUSSENROTATION

1. Innenrotation
2. Außenrotation

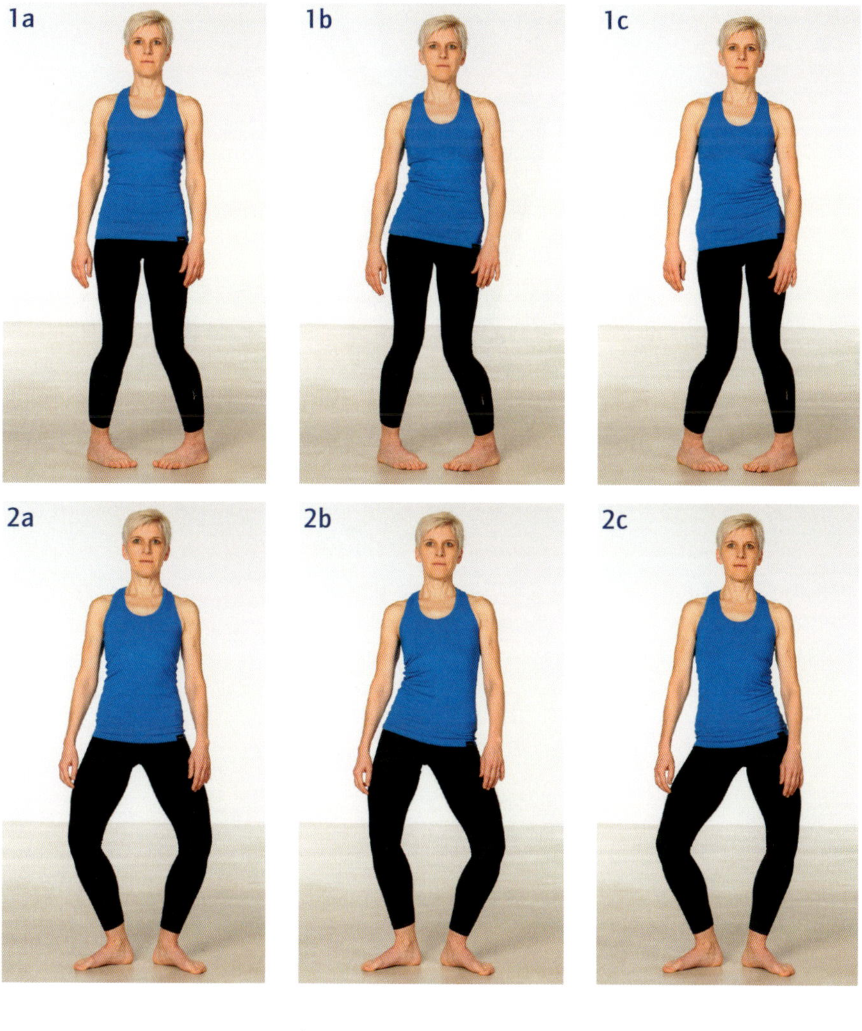

BECKENKREISE

Kombiniere die Übungen „Beckenkippen anterior, posterior" und „Beckenbewegungen, lateral" zu einem exakten Beckenkreis. Die Hände auf den Beckenkämmen unterstützen die Bewegung und führen das Becken.

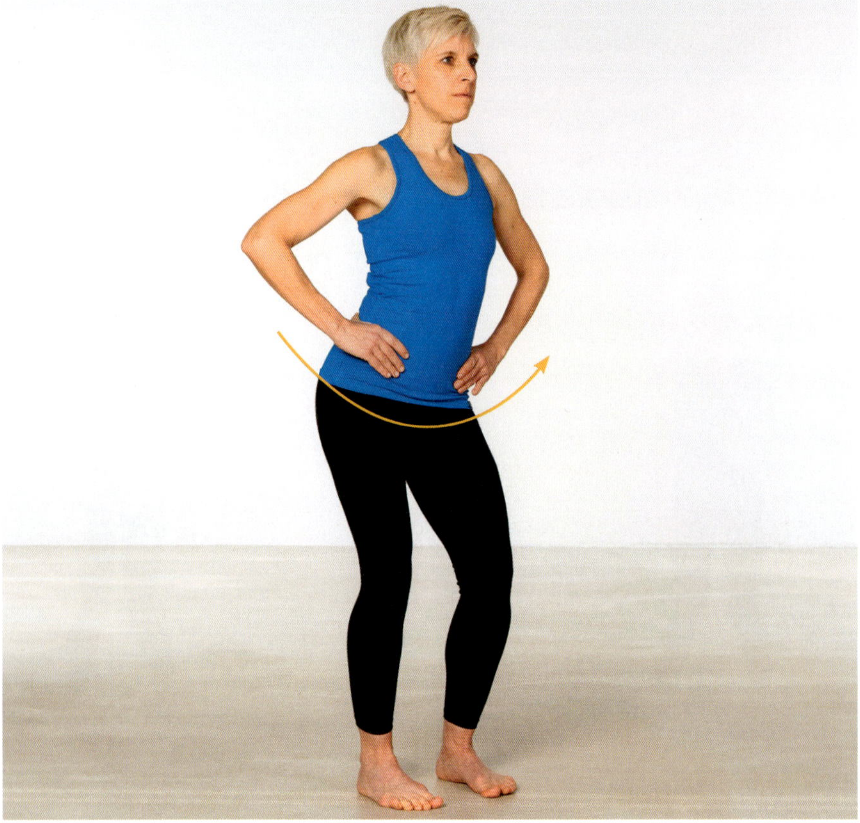

BRUSTWIRBELSÄULE

BRUSTBEINBEWEGUNGEN ANTERIOR/POSTERIOR

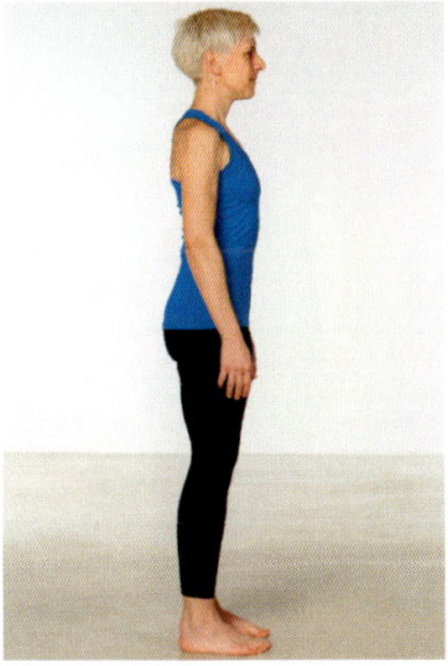
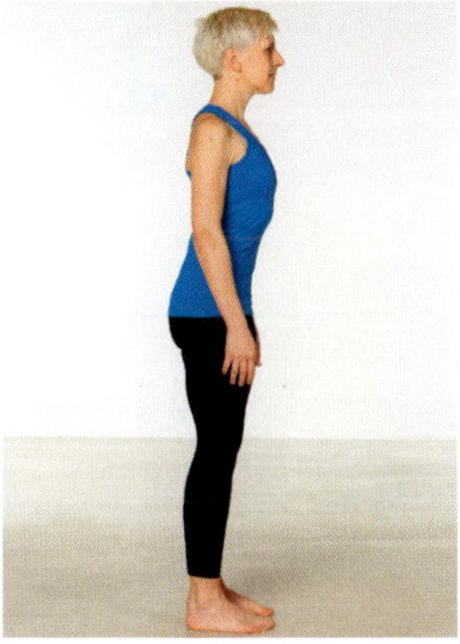
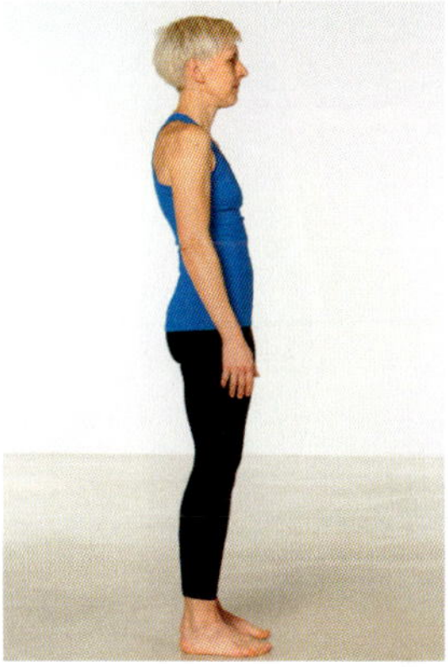

Ausgangsposition

Du stehst aufrecht mit hüftgelenkweit geöffneten Füßen.

Übungsbeschreibung

Lasse das Brustbein nach vorne (anterior) und hinten (posterior) gleiten. Die Bewegung findet auf der horizontalen Ebene statt. Das Becken und der Kopf bleiben ruhig.

Variation mit Superband

Die Brustbeinbewegungen anterior/posterior können auch mit dem Superband durchgeführt werden. Das Band gibt die Richtung der Bewegung vor, liefert durch die Auflagefläche auf dem Körper einen taktilen Reiz und kann so die Bewegung erleichtern.

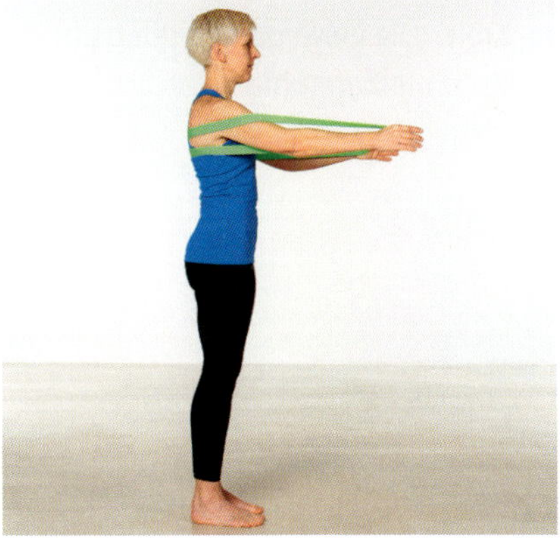
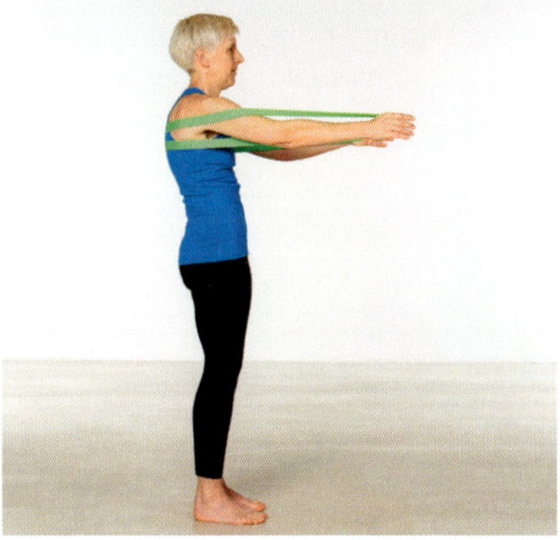

BRUSTBEINBEWEGUNGEN, LATERAL

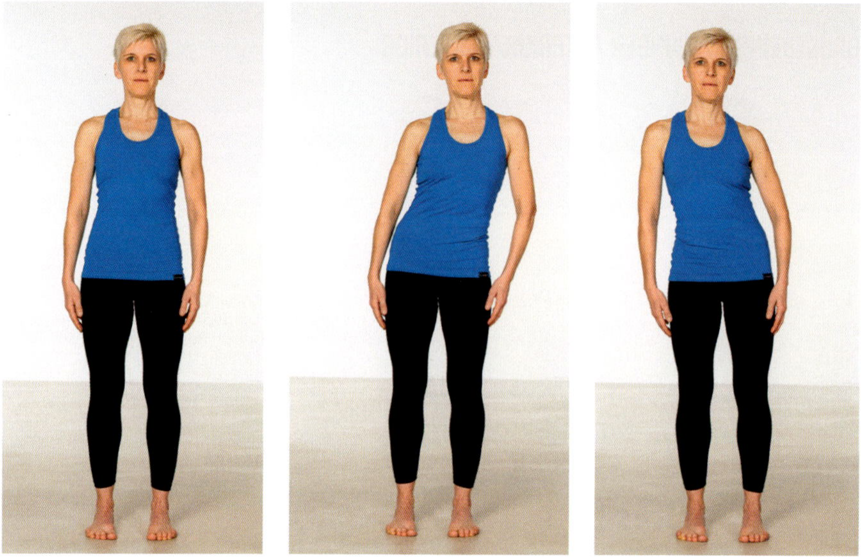

Ausgangsposition
Du stehst aufrecht mit hüftgelenkweit geöffneten Füßen.

Übungsbeschreibung
Lasse das Brustbein seitwärts von rechts nach links und umgekehrt gleiten. Die Bewegung findet auf der horizontalen Ebene statt. Das Becken und der Kopf bleiben ruhig.

BRUSTBEINKREISE

Kombiniere die Übungen „Brustbeinbewegungen anterior, posterior" und „Brustbeinbewegungen, lateral" zu einem exakten Kreis. Die Bewegung findet auf der horizontalen Ebene statt. Das Becken und der Kopf bleiben ruhig.

BRUSTWIRBELSÄULE – FLEXION UND EXTENSION

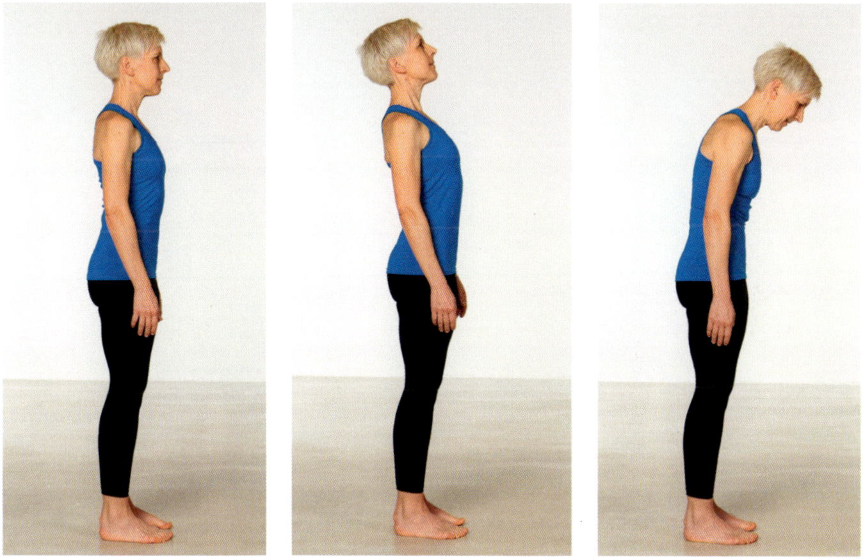

Ausgangsposition

Du stehst aufrecht mit hüftgelenkweit geöffneten Füßen.

Übungsbeschreibung

Strecke die Brustwirbelsäule (Extension), indem du das Brustbein diagonal nach oben schiebst. Der Blick folgt in die Richtung. Das Becken bleibt stabil. Zurück in der aufrechten Position gehst du jetzt in die Beugung der Brustwirbelsäule (Flexion). Die Halswirbelsäule bleibt dabei lang, der Blick folgt der Bewegung nach vorne unten. Das Becken bleibt stabil.

BRUSTWIRBELSÄULE – LATERALFLEXION

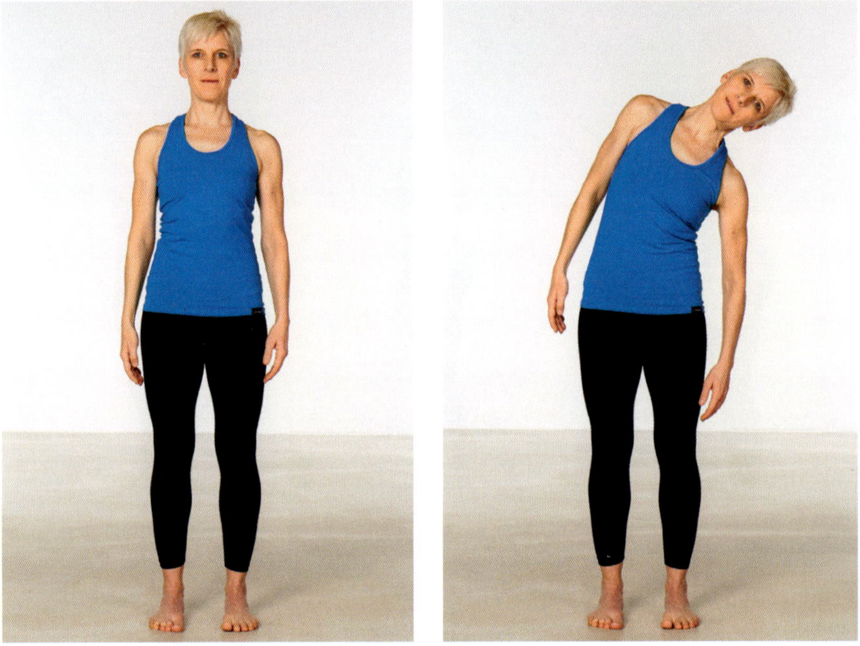

Ausgangsposition

Du stehst aufrecht mit hüftgelenkweit geöffneten Füßen.

Übungsbeschreibung

Biege die Brustwirbelsäule seitwärts (Lateralflexion). Die Halswirbelsäule bleibt dabei lang, der Blick nach vorne gerichtet. Das Becken bleibt stabil.

LATERALFLEXION MIT KLOPFEN UND ATMUNG

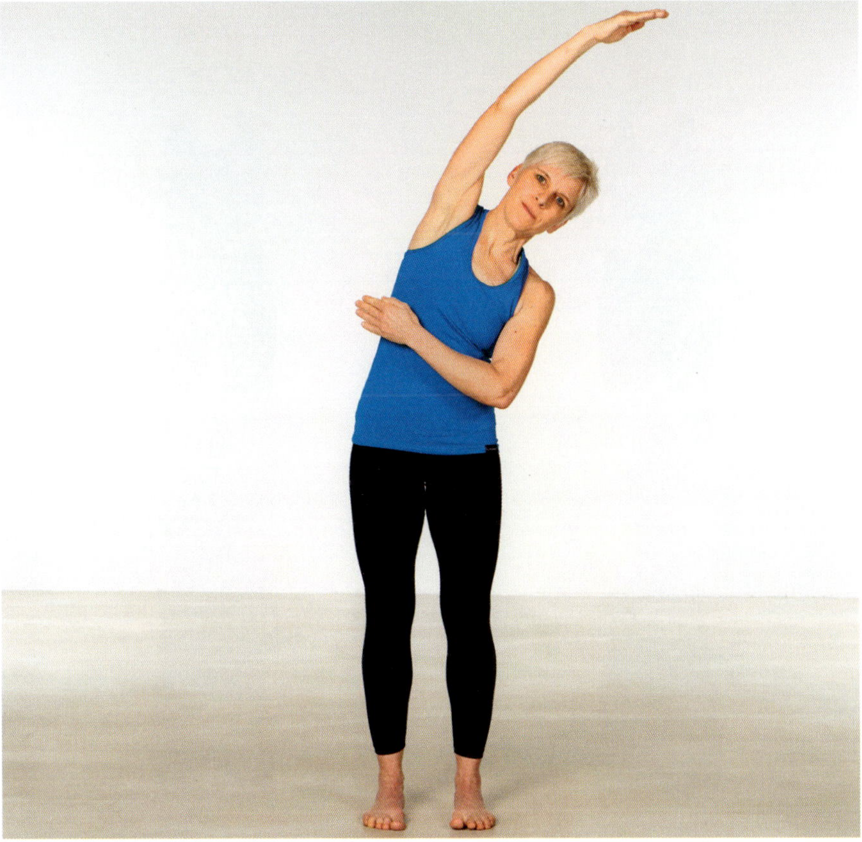

Es gibt mehrere Möglichkeiten, um die Lateralflexion zu vergrößern:

Übungsbeschreibung

Lasse den gestreckten Arm in den Raum ziehen und schiebe den Fuß auf dieser Seite in den Boden. Achte darauf, dass das Schulterblatt angelegt bleibt.

a) In dieser Position atme in die zu dehnende Seite.
b) Klopfe und streiche mit der freien Hand über die Rippen, Achsel und Taille.

BANDED BREATHING

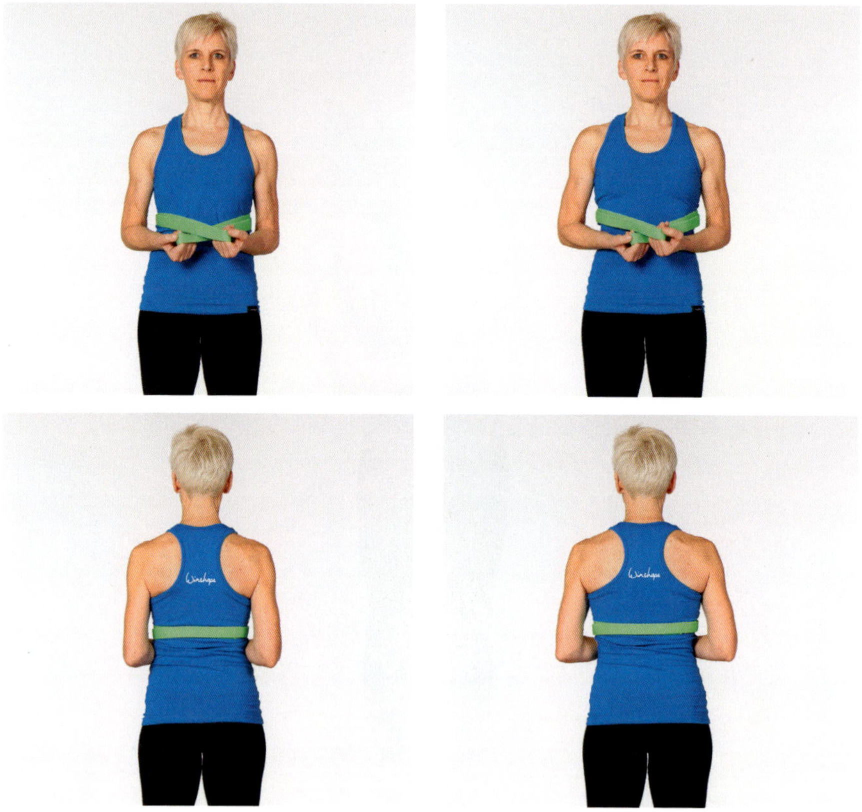

Beim Banded Breathing wird der Brustkorb auf der horizontalen Ebene in alle Richtungen, also um 360 Grad, geweitet. Das Band gibt die Richtung der Bewegung vor, liefert durch die Auflagefläche auf dem Körper einen taktilen Reiz und kann so die Bewegung erleichtern.

Ausgangsposition

Lege das Band um den mittleren Brustkorb, überkreuze die Enden und halte sie fest.

Übungsbeschreibung

Atme gegen den Widerstand des Bandes, sodass der Brustkorb sich 360 Grad gegen das Band weitet. Das Ausweiten des Bandes ist deutlich zu spüren. Mit der Ausatmung senkt sich der Brustkorb und man kann das Band mit den Händen wieder etwas enger ziehen.

Hinweis: Weitere Atemübungen findest du in Kap. 11.1.

HALSWIRBELSÄULE

Bei den folgenden Übungen geht es um die Mobilisation der Halswirbelsäule. Bitte achte hier besonders auf eine kontrollierte Ausführung, da es bei einigen Menschen schnell zu Schwindel, Übelkeit oder anderen Stressreaktionen kommen kann. Für Anfänger ist zu empfehlen, zunächst den Bewegungsumfang zu reduzieren.

DIE HALSWIRBELSÄULE VOR- UND RÜCKGLEITEN

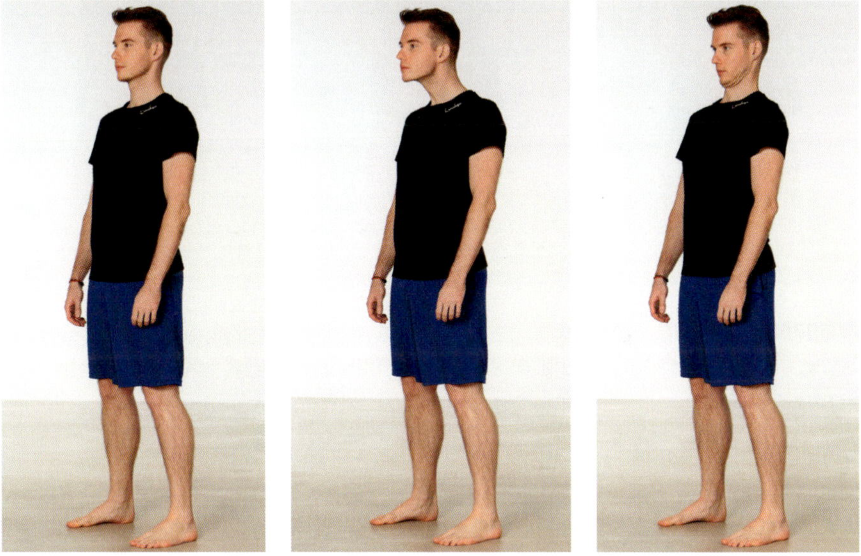

Ausgangsposition
Stehe in einem neutralen und aufrechten Stand.

Übungsbeschreibung
Versuche nun, deinen Kopf kontrolliert nach vorne zu bewegen, ohne das Kinn zu heben. Anschließend bewegst du den Kopf so weit wie möglich nach hinten, sodass sich eine leichte Spannung in der Muskulatur des Hinterkopfs aufbaut. Diese kannst du intensivieren, wenn du in der Endposition dein Kinn leicht in Richtung deines Kehlkopfs bewegst. Wiederhole anschließend die Bewegungsausführung.

SEITLICHES GLEITEN DER HALSWIRBELSÄULE

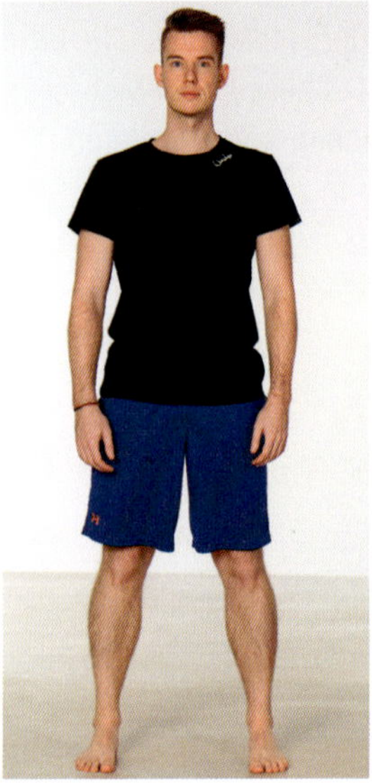

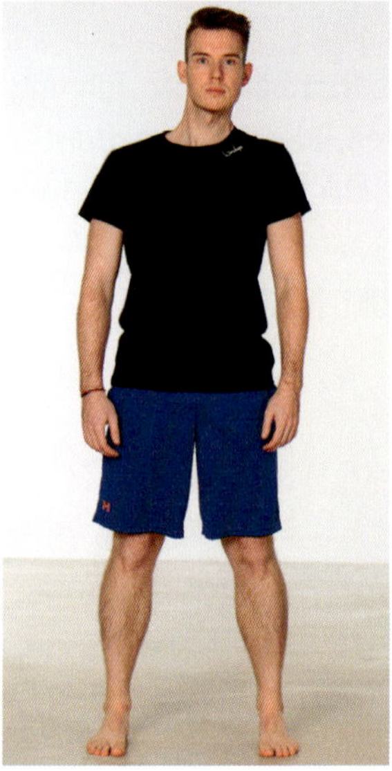

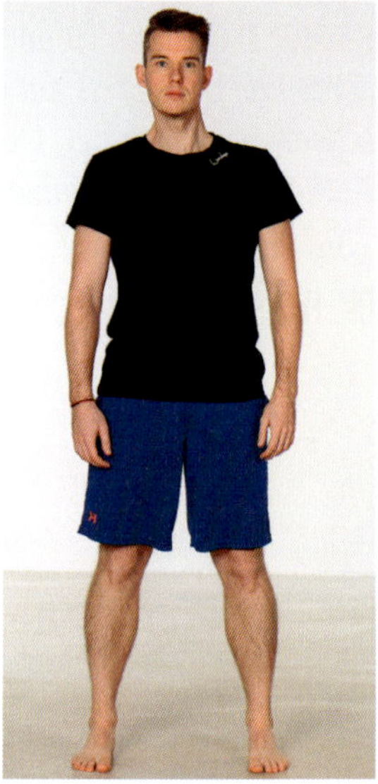

Ausgangsposition

Stehe in einem neutralen und aufrechten Stand. Stelle den Kopf in eine gerade, neutrale Position.

Übungsbeschreibung

Gleite mit deinem Kopf seitlich aus der Körpermitte, ohne diesen zu neigen oder zu drehen. Führe ihn anschließend in die Ausgangsposition zurück und wiederhole die Bewegung zu beiden Seiten.

HALSWIRBELSÄULE – BEUGUNG-STRECKUNG

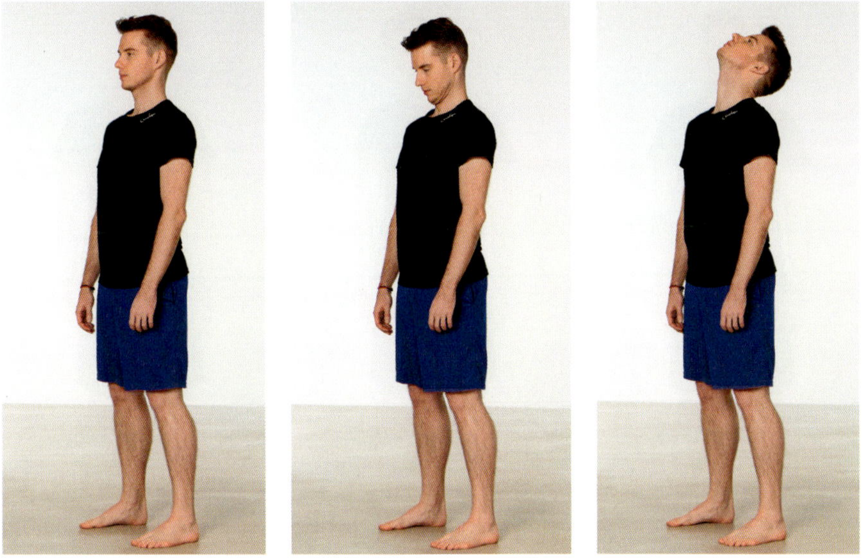

Übungsbeschreibung

Aus einem neutralen, aufrechten Stand versuchst du, deinen Kopf langsam nach vorne zu beugen (Kinn zwischen die Schlüsselbeine).

Anschließend legst du deinen Kopf vorsichtig in den Nacken. Bitte beachte, dass die Überstreckung des Kopfs vor allem bei älteren Personen unter Umständen zu Schwindel oder ähnlichen Stressreaktionen führen kann. Deswegen sollte diese Übung besonders vorsichtig durchgeführt werden. Führe einige langsame Wiederholungen durch.

SEITLICHES NEIGEN DER HALSWIRBELSÄULE

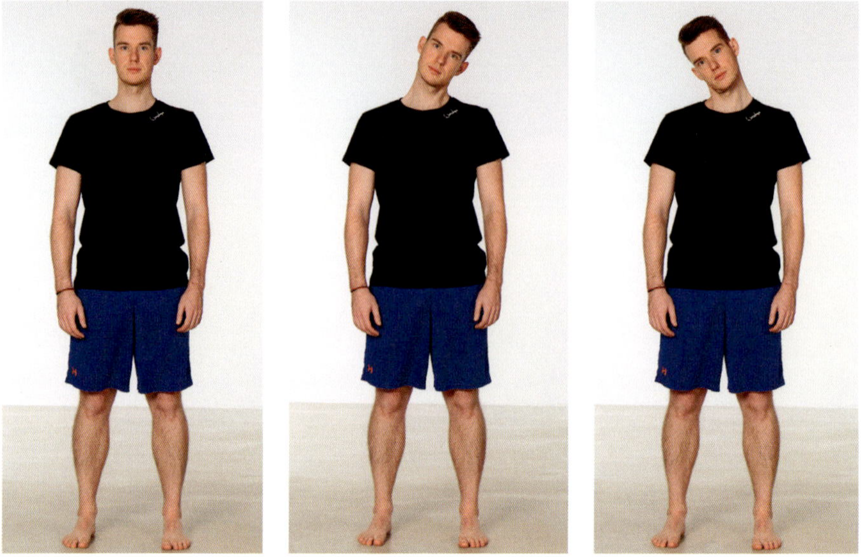

Ausgangsposition

Die Seitneigung deines Kopfs erfolgt aus einer neutralen, aufgerichteten Position.

Übungsbeschreibung

Neige den Kopf zur Seite, indem du das Ohr zur gleichseitigen Schulter bewegst. Achte darauf, dass du in der seitlichen Achse bleibst, sodass du den Kopf weder beugst, streckst oder rotierst und die Schultern unbewegt bleiben. Wiederhole die Bewegungsausführung zu beiden Seiten.

KIEFER

Auf unseren Kiefer legen wir innerhalb unseres Trainings nur selten oder gar keinen Fokus. Dabei ist die Notwendigkeit enorm. Hier verlaufen viele nervale Strukturen, die sehr wichtig für unser gesamtes „Funktionieren" sind. Besonders bei Kieferübungen sollte man vorsichtig agieren, da es hier oft zu Stressreaktionen wie Schwindel, Übelkeit oder sogar emotionalen Ausbrüchen kommen kann.

KIEFERMOBILISATION – VOR- UND RÜCKGLEITEN

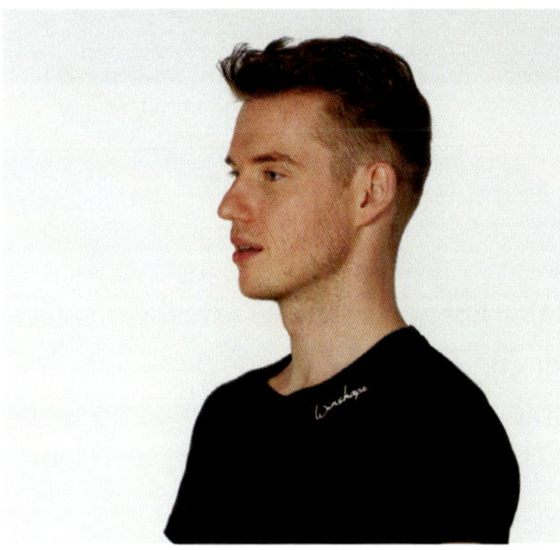

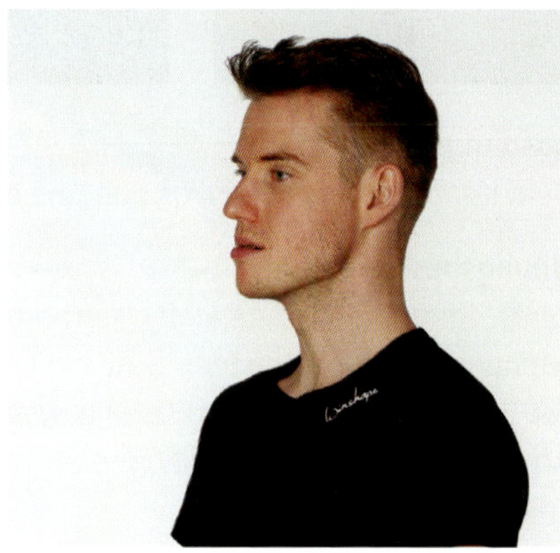

Ausgangsposition
Halte deinen Kopf in neutraler Position.

Übungsbeschreibung
Öffne nun leicht deinen Mund und schiebe den Unterkiefer langsam auf horizontaler Ebene nach vorne. Achte darauf, dass nicht zu viel Spannung in den Kiefergelenken entsteht. Bringe den Unterkiefer wieder kontrolliert in die Ausgangsposition und wiederhole den Vorgang.

SEITLICHE KIEFERMOBILISATION

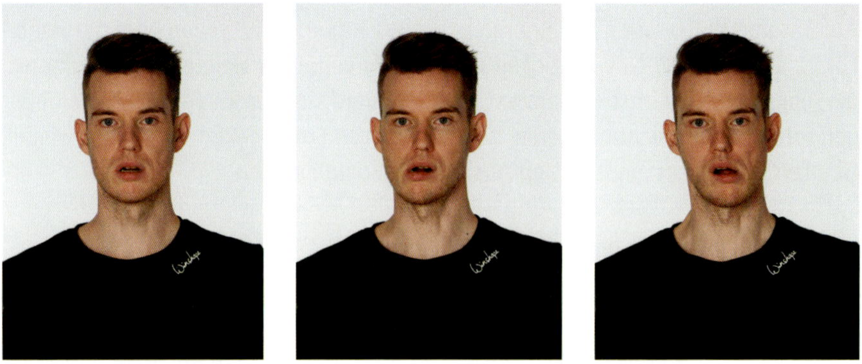

Ausgangsposition

Dein Kopf ist in neutraler Position und dein Mund leicht geöffnet.

Übungsbeschreibung

Versuche nun, den Unterkiefer auf horizontaler Ebene seitlich zu schieben, sodass auf der gegenüberliegenden Seite ein leichter Zug entsteht. Bewege den Kiefer wieder langsam zur Mitte zurück und wiederhole die Übung auf der anderen Seite. Achte darauf, dass die Bewegung aus dem Unterkiefer und nicht über die Lippen erfolgt.

SCHULTERBLÄTTER

SCHULTERBLATT PROTRAKTION/RETRAKTION

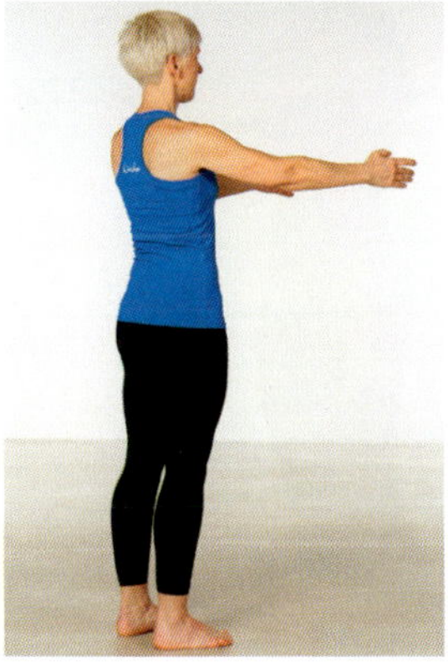

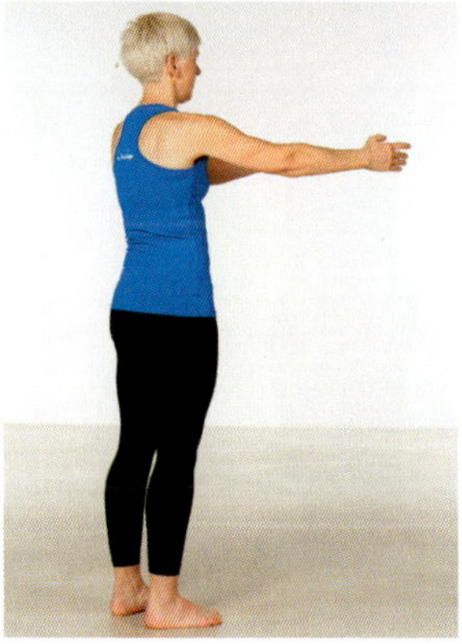

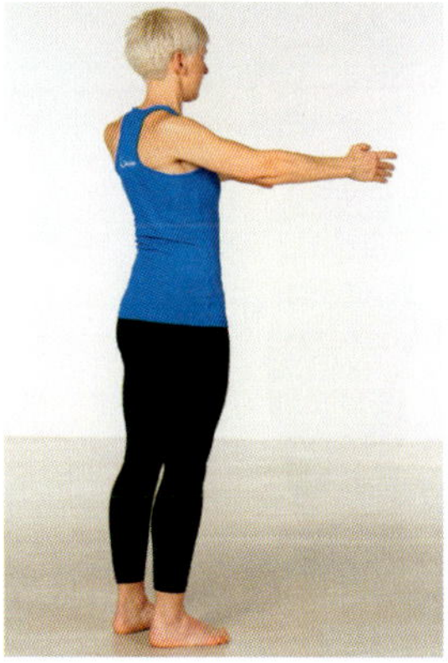

Ausgangsposition

Du stehst aufrecht mit nach vorne ausgestreckten Armen.

Übungsbeschreibung

Lasse die Arme nach vorne ziehen, sodass die Schulterblätter nach außen und vorne gleiten (Protraktion). Ziehe die Schulterblätter anschließend nach hinten (Retraktion). Die Arme bleiben parallel zum Boden, die Ellbogen gestreckt.

Variation, unilateral, mit Superband

Die „Schulterblattbewegungen Protraktion/Retraktion" können auch mit dem Superband durchgeführt werden. Das Band gibt die Richtung der Bewegung vor, liefert durch die Auflagefläche auf dem Körper einen taktilen Reiz und kann so die Bewegung erleichtern.

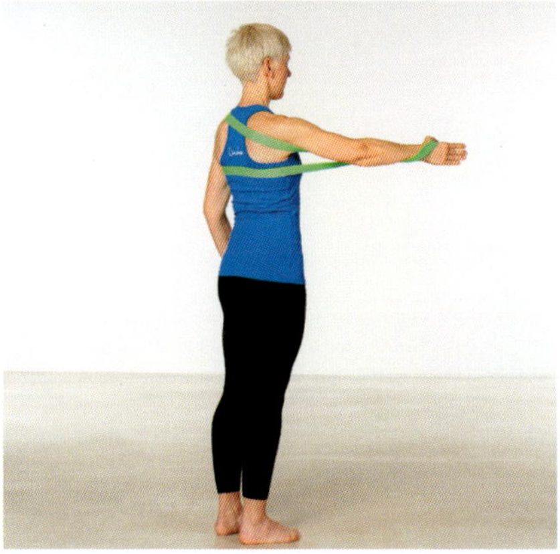

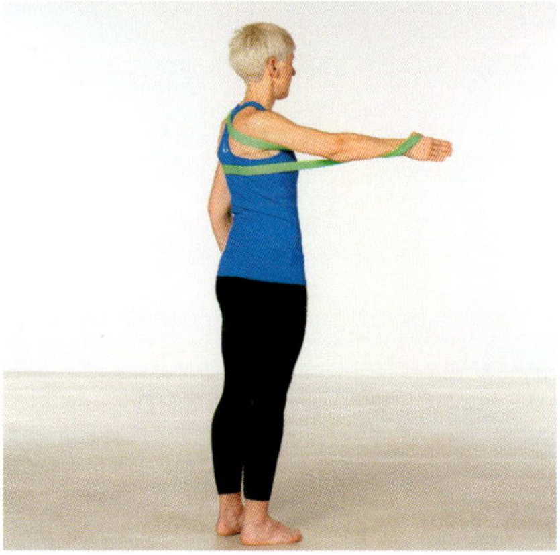

SCHULTERBLATT ELEVATION/DEPRESSION

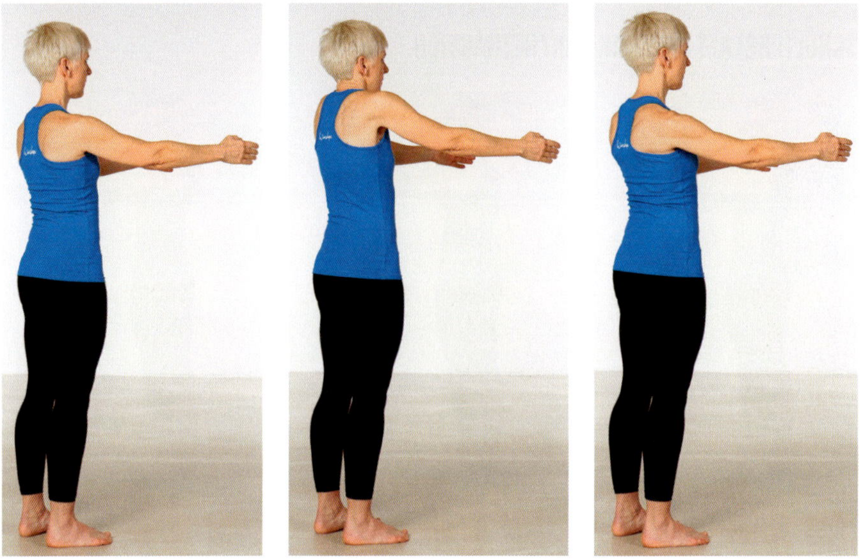

Ausgangsposition

Du stehst aufrecht mit nach vorne ausgestreckten Armen.

Übungsbeschreibung

Ziehe die Schultern und Schulterblätter hoch in Richtung Ohren (Elevation). Dann gleiten die Schulterblätter nach unten (Depression). Die Arme bleiben parallel zum Boden, die Ellbogen sind gestreckt.

SCHULTERBLATTKREISE

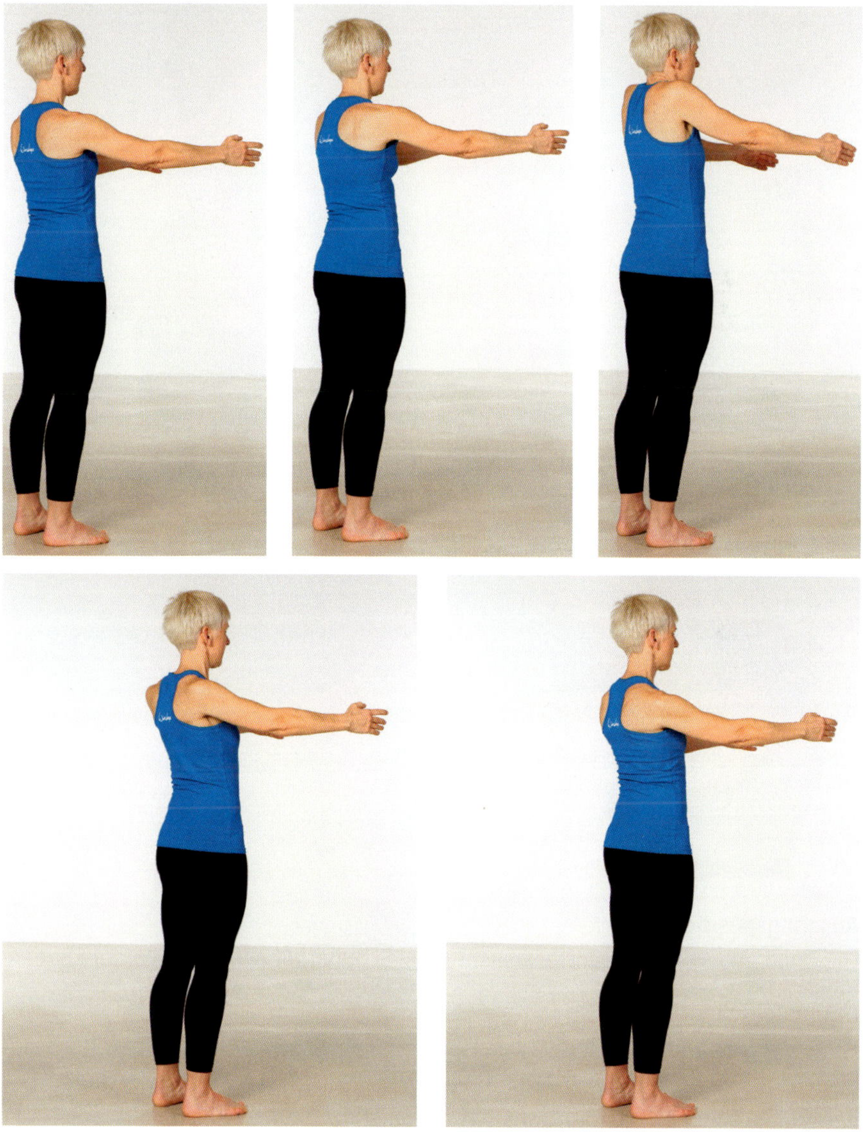

Kombiniere die Übungen „Schulterblatt Protraktion/Retraktion“ und „Schulterblatt Elevation/Depression“ zu einem Kreis. Jede einzelne Position muss deutlich erkennbar sein und die Verbindung der einzelnen Positionen ist ein größtmöglicher Bogen. Die Arme bleiben während der Bewegung parallel zum Boden, die Ellbogen sind gestreckt.

SCHULTERBLÄTTER ZUEINANDER/AUSEINANDER

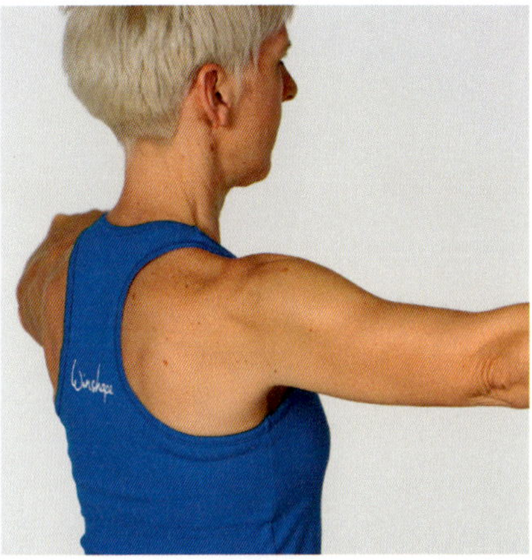

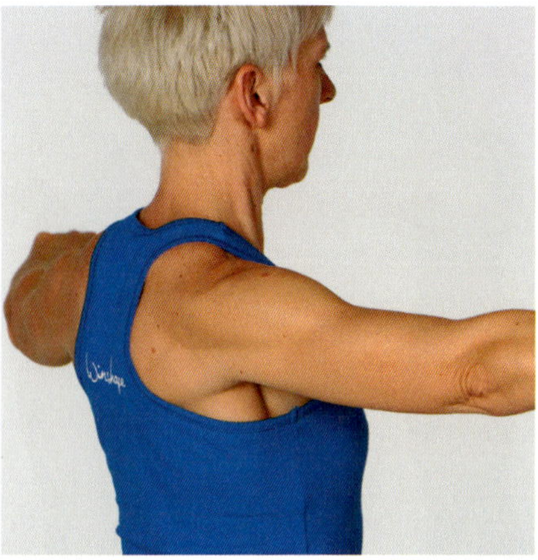

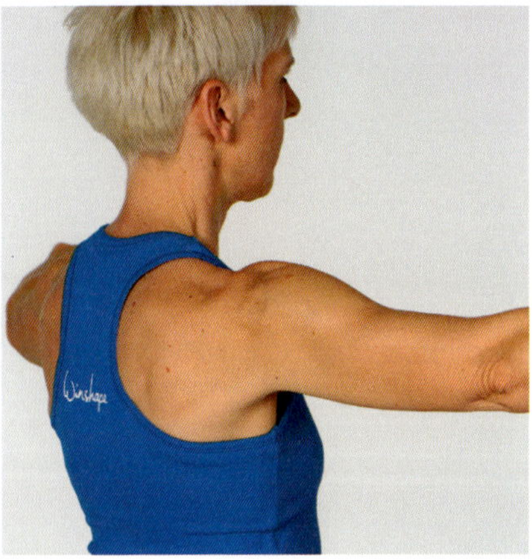

Ausgangsposition

Die Arme sind seitwärts geöffnet, leicht unter Schulterhöhe und parallel zum Boden.

Übungsbeschreibung

Führe die Schulterblätter seitwärts auseinander, lasse sie von der Wirbelsäule weggleiten. Dann ziehe sie zur Wirbelsäule, sodass sie sich einander annähern. Die Bewegung findet auf der horizontalen Ebene statt, die Arme bleiben parallel zum Boden.

SCHULTERGELENK

OBERARMKREISE

Bei den Oberarmkreisen ist das Ziel, das Schulterblatt flach auf den Rippen gleiten zu lassen, während der Oberarm Kreise beschreibt. Die Kontrolle über das Schultergelenk und die exakte Ausführung der Übung wird in allen möglichen Positionen und Gelenkstellungen geübt. Hier einige Beispiele, die durch jede erdenkliche andere Kombination ergänzt werden können.

OBERARMKREISE IN PRONATION

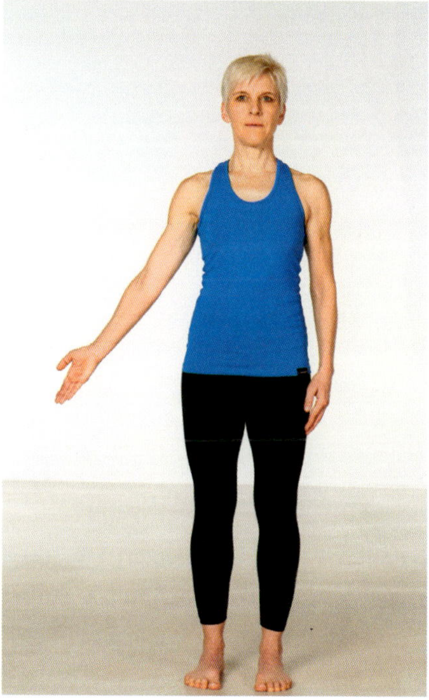

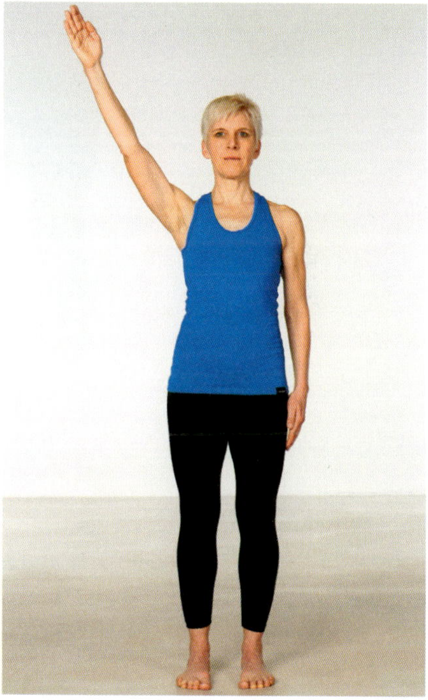

Übungsbeschreibung

Beschreibe Kreise mit dem Oberarm und halte den Arm dabei außenrotiert. Variiere die Bewegungsrichtung und kreise auch z. B. mit dem gestreckten Arm vor oder hinter dem Körper.

OBERARMKREISE IN SUPINATION

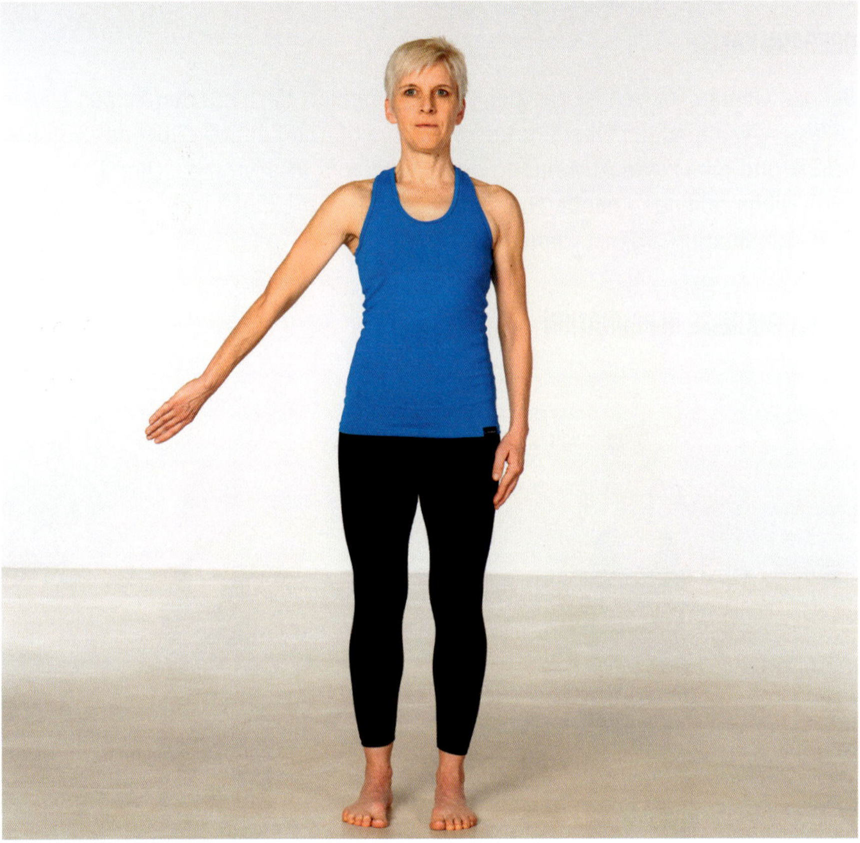

Übungsbeschreibung

Beschreibe Kreise mit dem Oberarm und halte den Arm dabei innenrotiert. Variiere die Bewegungsrichtung und kreise auch z. B. mit dem gestreckten Arm vor oder hinter dem Körper.

Für alle Übungen gilt:

- Variiere die Ausgangsposition der Armpositionen (Innen- oder Außenrotation).
- Nutze unterschiedliche Höhen.
- Nutze auch Widerstandsbänder.

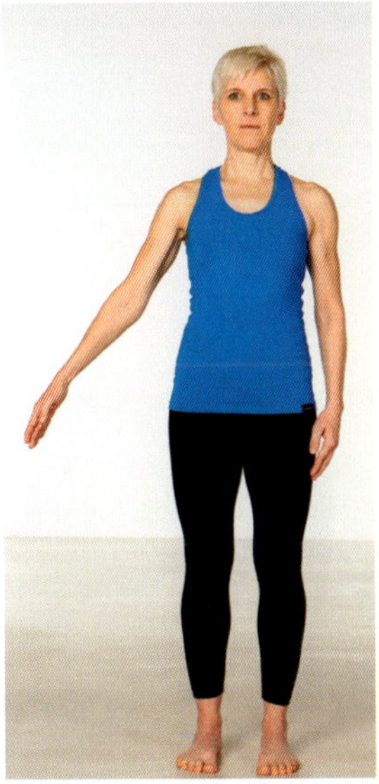
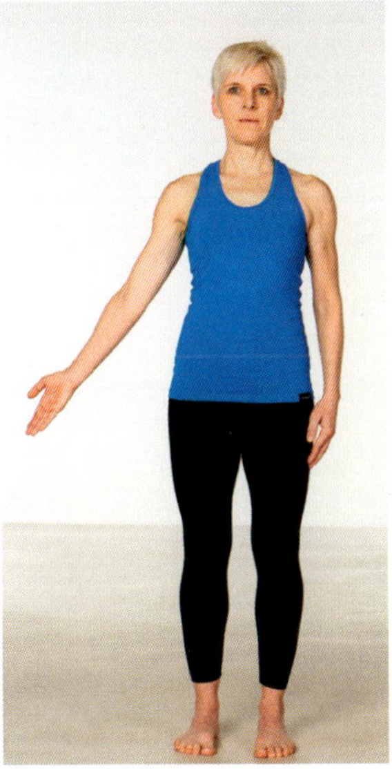
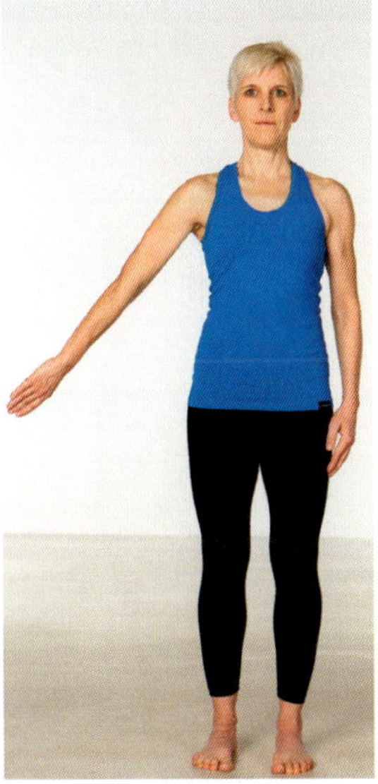
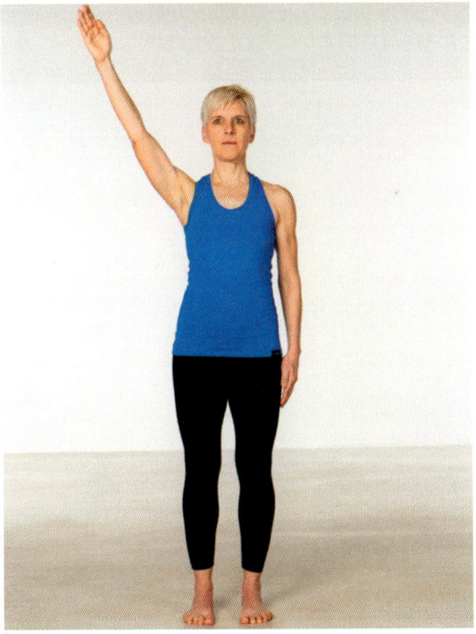
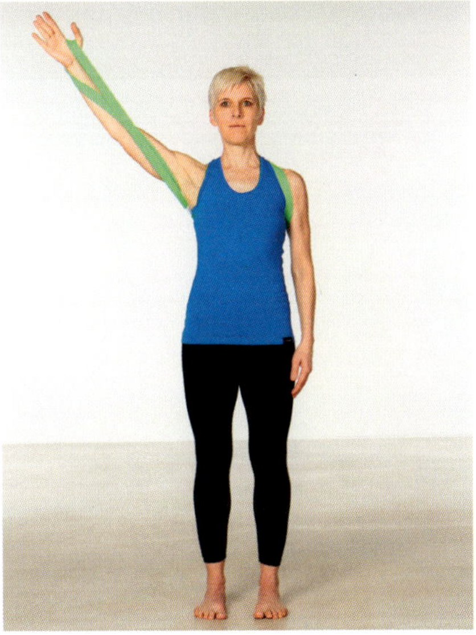

MIT SUPERBAND

Alle gezeigten Übungen können auch mit dem Superband durchgeführt werden. Das Band gibt die Richtung der Bewegung vor, liefert durch die Auflagefläche auf dem Körper einen taktilen Reiz und kann so die Bewegung erleichtern.

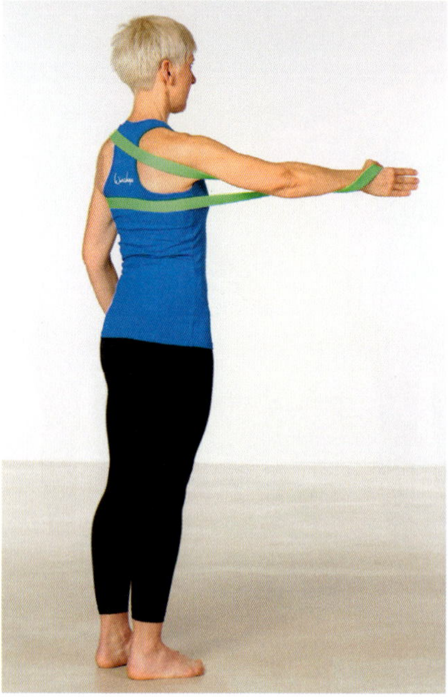

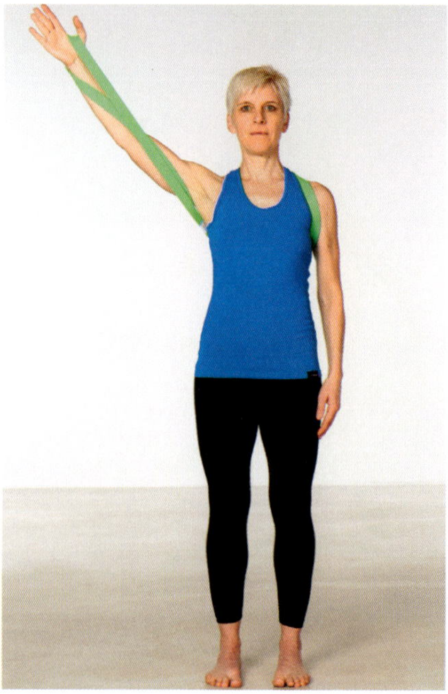

ELLBOGEN

Im Folgenden werden dir zwei Übungen für eine Ellbogenmobilisation beschrieben.

Da es sich beim Ellbogengelenk um ein komplexes Gelenk handelt, werden durch unterschiedliche Bewegungsansätze unterschiedliche Gelenkpunkte (Elle und Speiche) mobilisiert.

ELLBOGENMOBILISATION, FOKUS ELLE

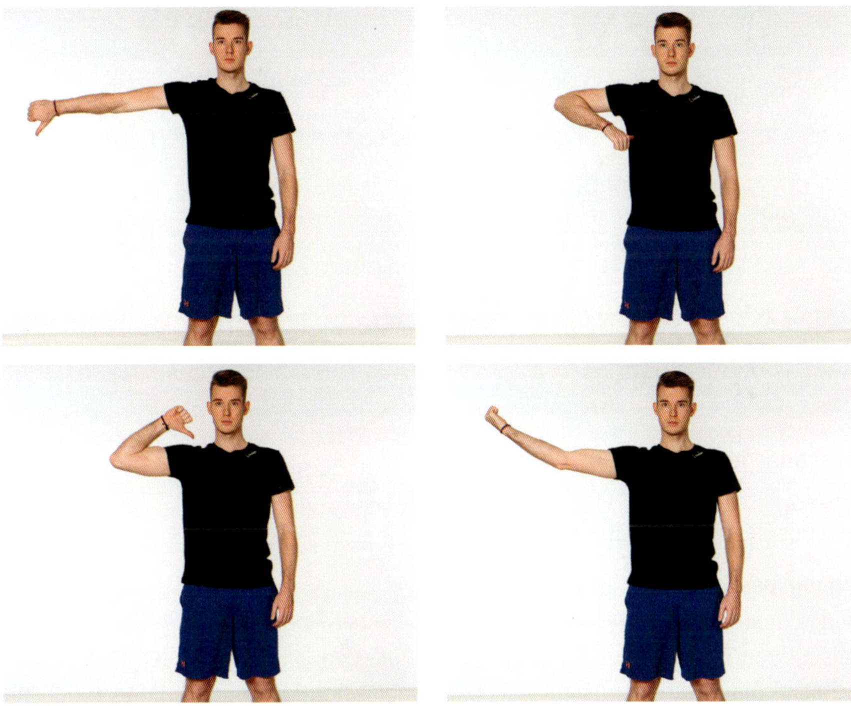

Ausgangsposition
Strecke einen deiner Arme seitlich von dir aus. Der Arm ist nach innen rotiert, sodass der Daumen nach unten zeigt.

Übungsbeschreibung
Führe deinen Daumen durch eine Beugung des Arms in Richtung deiner gleichseitigen Achselhöhle. Fahre mit deinem Daumen an deinem Brustmuskel entlang, bis du mit ihm oben auf der Schulter angekommen bist. Strecke von dort aus den Arm, sodass dein Daumen in der Endstreckung nach hinten und die Ellbogenbeuge nach oben zeigt. Wechsle nach einigen Wiederholungen die Bewegungsrichtung und tausche anschließend den Arm.

ELLBOGENMOBILISATION, FOKUS SPEICHE

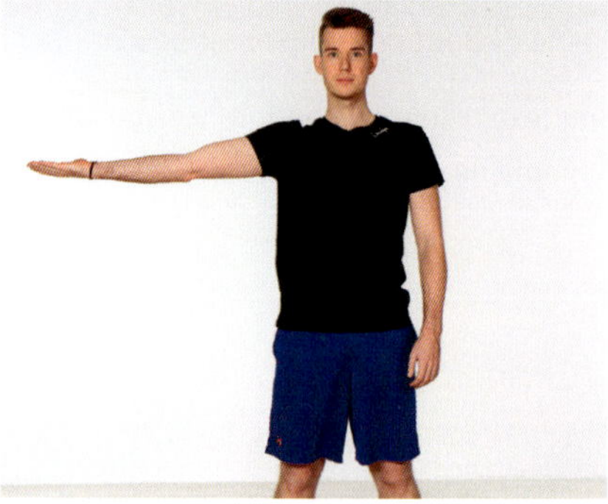

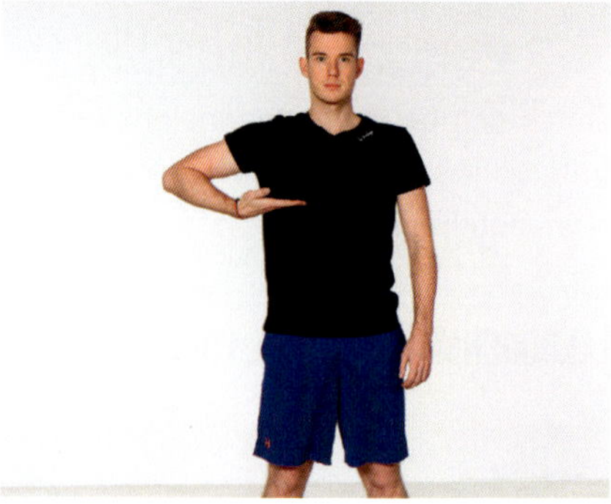

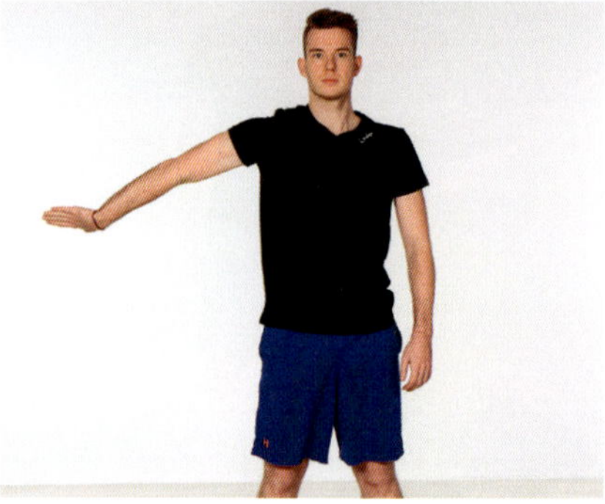

Ausgangsposition

Strecke einen deiner Arme seitlich von dir aus. Die Ellbogenbeuge zeigt nach oben und der Daumen nach hinten.

Übungsbeschreibung

Beuge deinen Arm nach innen, sodass dein kleiner Finger unterhalb des Brustmuskels an den Rippenbögen entlanggleitet. Führe den Unterarm weiter nach hinten, während die Handinnenfläche stets nach oben zeigt. Führe den Arm anschließend in eine seitliche Streckung auf Höhe der Ausgangsposition, während die Handinnenfläche nach oben gerichtet bleibt.

Wiederhole die Übung und wechsle nach einigen Wiederholungen die Richtung. Im Anschluss führst du die Bewegung mit dem anderen Arm aus.

ELLBOGENMOBILISATION IN VERSCHIEDENEN POSITIONEN

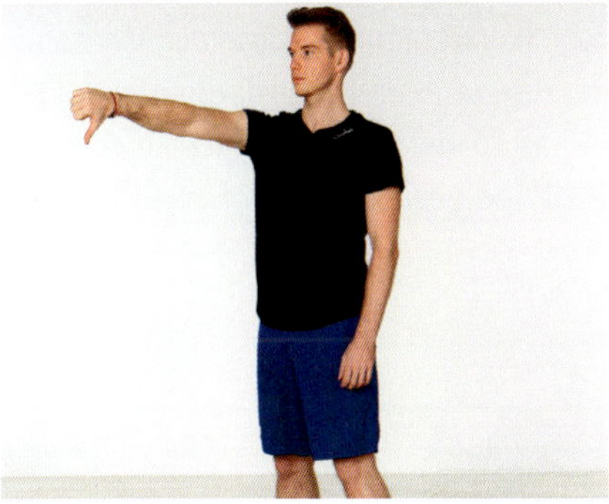

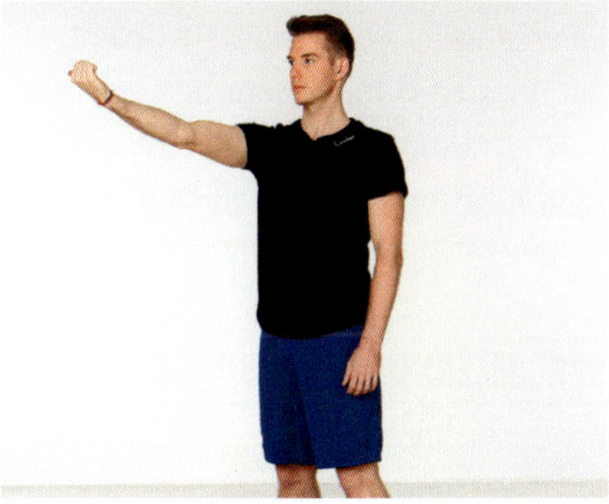

Da der Arm aufgrund seiner Gelenkstrukturen viele verschiedene Positionen einnehmen kann, ist es ratsam, das Ellbogengelenk in unterschiedlichen Gelenkstellungen zu mobilisieren.

Die folgende Übung ist ein Beispiel, wie man den Ellbogen in einer frontal ausgerichteten Position mobilisieren kann.

Ausgangsposition

Strecke einen deiner Arme zentral vor dir aus und rotiere ihn nach innen, sodass der Daumen nach unten zeigt.

Übungsbeschreibung

Führe deinen Daumen durch eine Beugung des Arms in Richtung deiner gleichseitigen Achselhöhle. Fahre mit deinem Daumen an deinem Brustmuskel entlang, bis du mit ihm oben auf der Schulter angekommen bist. Strecke von dort aus den Arm, sodass dein Daumen in der Endstreckung nach hinten und die Ellbogenbeuge nach oben zeigt. Wechsle nach einigen Wiederholungen die Bewegungsrichtung und tausche anschließend den Arm.

HANDGELENK

Eines unserer komplexesten Gelenke ist unser Handgelenk. Da wir als Menschen mit unseren Händen sehr geschickt sind und diese in allen Lebenslagen täglich benutzen, erfordert die Ansteuerung und Koordination viel „Speicherplatz" in unserem Gehirn. Dementsprechend ist es wichtig, die Hände gezielt in allen Bewegungsumfängen ansteuern zu können.

HANDGELENKMOBILISATION AUF UND AB

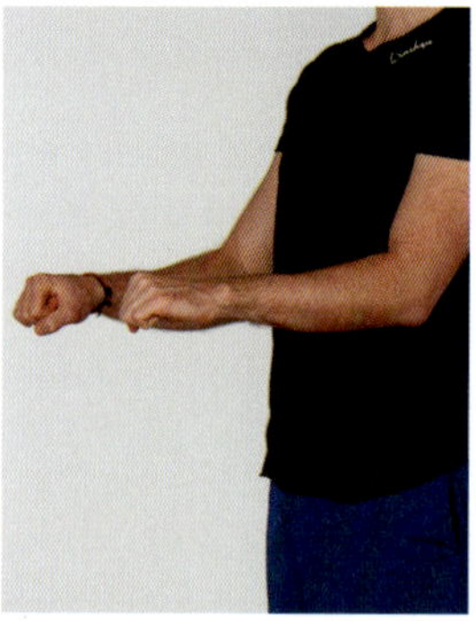

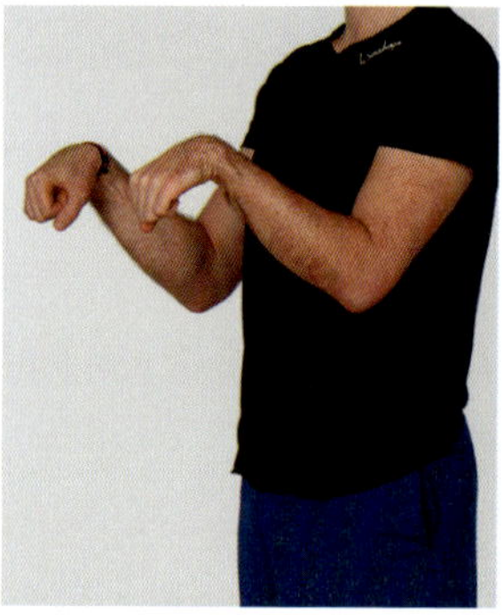

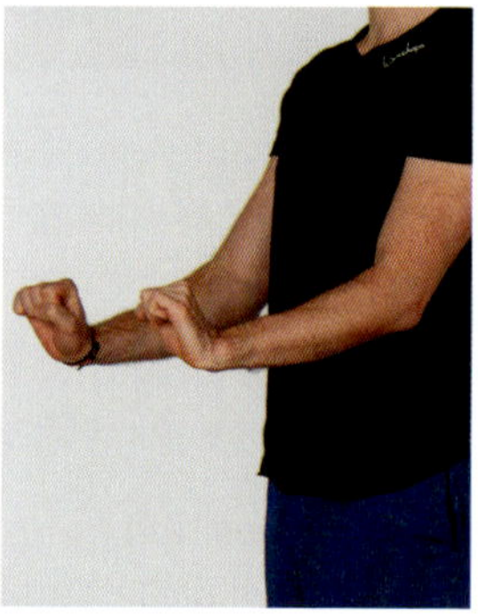

Ausgangsposition
Strecke deine Unterarme zentral vor dir aus und fixiere deine Ellbogen an deinen Rippen. Die Hände sind entspannt nach vorne gerichtet (die Handinnenfläche zeigt nach unten).

Übungsbeschreibung
Stelle dir nun vor, dass vertikal durch deine Handgelenke eine Schnur verläuft, sodass sich die Handgelenke nach oben bzw. nach unten bewegen, sobald man an der Schnur zieht. Es ist wichtig, dass die Bewegung überwiegend aus dem Handgelenk erfolgt. Sowohl die Hand als auch der Unterarm sind jedoch an der Bewegung beteiligt.

Bei dieser Mobilisationsübung soll sich bei der Handgelenkbeugung deine Hand nach unten bewegen, während sich dein Unterarm nach oben richtet. In der Handgelenkstreckung bewegt sich deine Hand nach oben, während sich dein Unterarm nach unten neigt.

Es erfolgt immer eine gegensätzliche Bewegung von Unterarm und Hand. Diese sollte wellenartig und fließend auf der imaginären vertikalen Schnur erfolgen. Führe einige Wiederholungen durch.

SEITLICHE HANDGELENKMOBILISATION

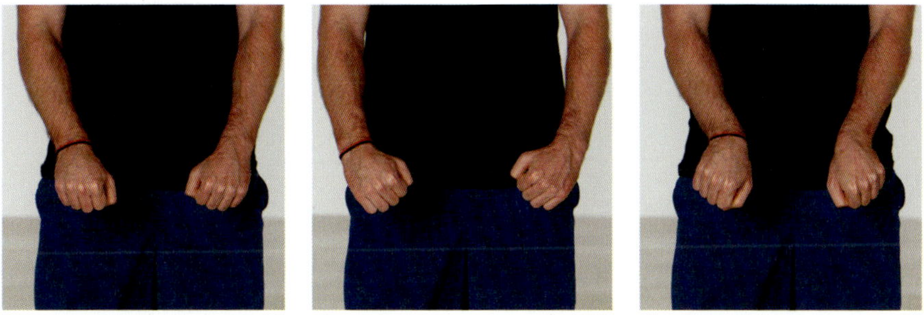

Ausgangsposition

Strecke deine Unterarme vor dir aus und fixiere deine Ellbogen an deinen Rippen. Die Handgelenke sind locker und gerade.

Übungsbeschreibung

Stelle dir nun vor, dass horizontal durch deine Handgelenke eine Schnur verläuft, sodass sich die Handgelenke nach innen und außen bewegen, sobald man an der Schnur zieht. Die Bewegung soll aus dem kompletten Gelenk erfolgen. Bewege deine Unterarme nach außen, sodass sich die Hände nach innen bewegen. Anschließend erfolgt eine Bewegung mit den Unterarmen nach innen, sodass sich die Hände nach außen bewegen.

Achte dabei darauf, dass die Ellbogen während der Bewegung dauerhaft fixiert bleiben. Wiederhole die Übung.

Variation

Gerne kannst du mithilfe eines Loops einen Widerstand bei der Übung erzeugen, um sie anspruchsvoller zu gestalten. Achte dabei darauf, dass das Loop auf dem Handgelenk platziert ist.

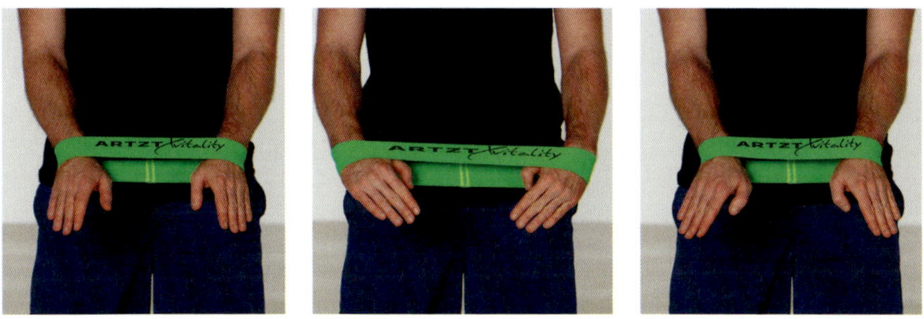

HANDGELENKKREISE – „LIEGENDE ACHT“

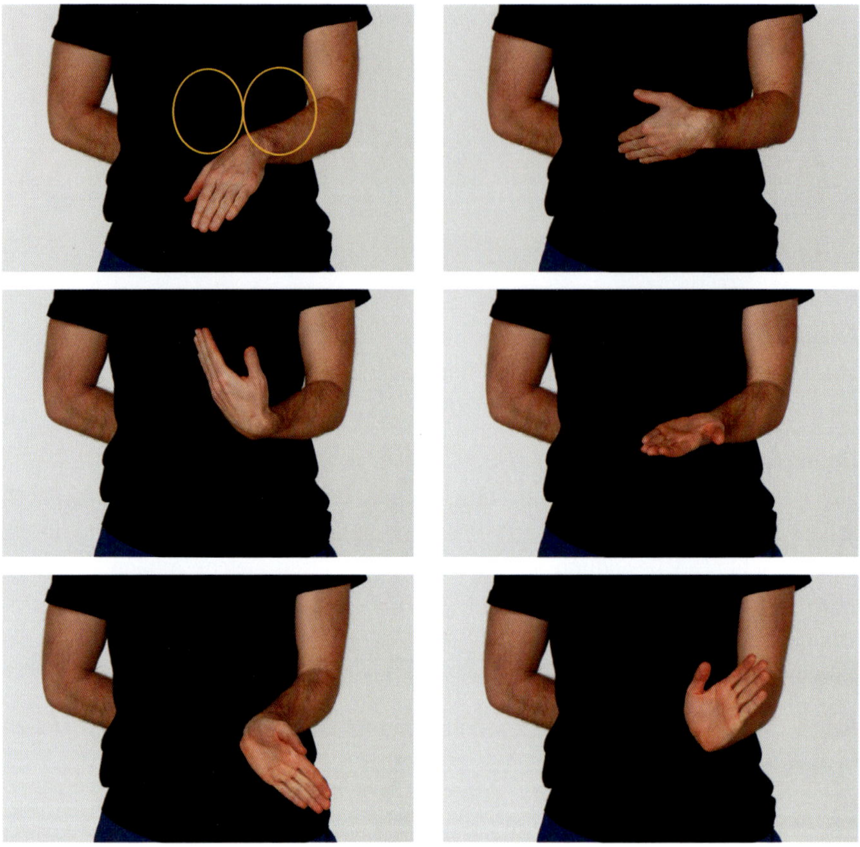

Ausgangsposition

Strecke einen deiner Unterarme vor dir aus und fixiere das Ellbogengelenk an deinen Rippenbögen. Die Hand ist locker und in einer neutralen Position (die Handinnenfläche zeigt nach unten).

Übungsbeschreibung

Versuche, möglichst ohne Beugung und Streckung des Ellbogengelenks eine „liegende Acht" mit deiner Hand zu „malen". Zunächst beugst du deine Hand nach unten innen. Anschließend „malst" du einen Halbkreis, sodass du die Hand nach oben mittig bewegst und sich die Handinnenfläche nach oben dreht. Wieder in der Mitte angekommen, streckst du nun das Handgelenk nach unten außen, gefolgt von einer Beugung, die die Hand durch eine Halbkreisbewegung wieder in die Ausgangsposition zurückbewegt (die Handfläche zeigt wieder nach unten).

Führe einige Wiederholungen durch und wechsle anschließend die Seite.

FINGER

Die Finger beherbergen, genau wie Füße, eine hohe Dichte an Gelenken und somit eine Vielzahl an Mechanorezeptoren. Daher gehören Übungen für die Finger in das Trainingsprogramm.

FINGERWELLEN

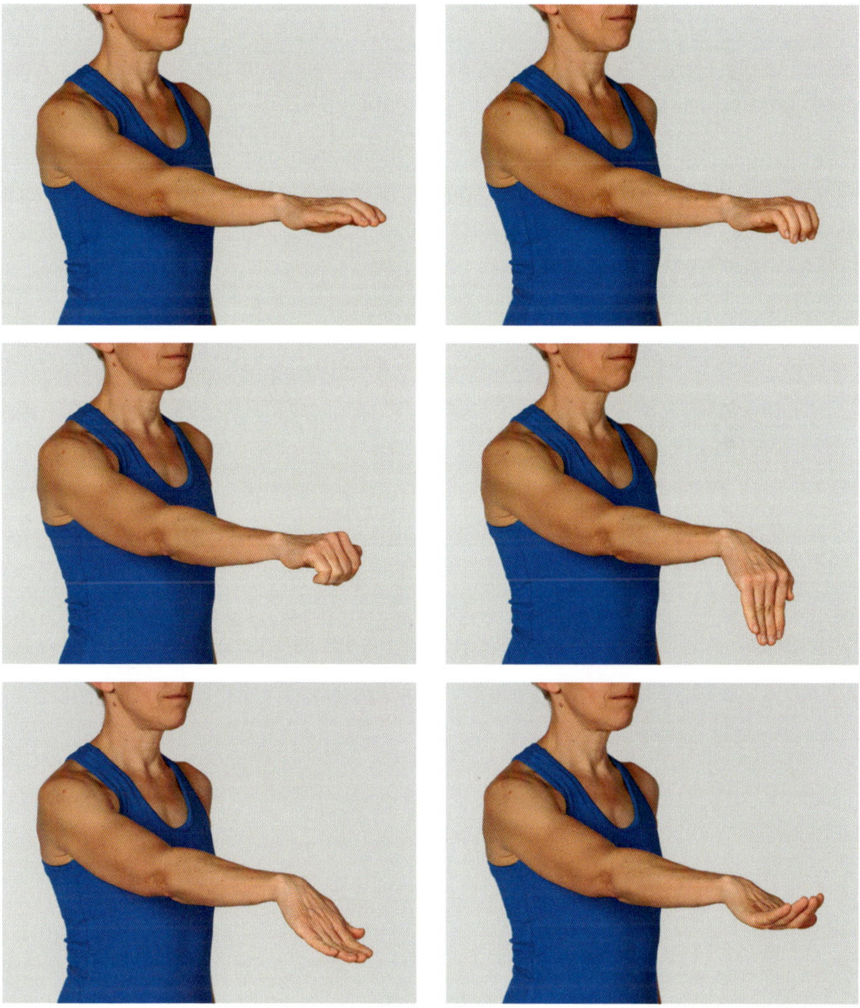

Übungsbeschreibung

Beschreibe mit den Fingern eine Welle, indem du die Finger einrollst, nach unten streckst und nach vorne wieder auftauchen lässt. Wechsle die Richtung.

NERVENDEHNUNG

Unsere Extremitäten werden durch verschiedenste periphere Nerven innerviert. Für eine optimale Sensorik und Ansteuerung ist demnach eine qualitativ hochwertige Reizweiterleitung unabdingbar. Klappt dies nicht, äußern sich oft Problematiken wie Taubheitsgefühle, Kraftverluste, Schmerzen und ähnliche Stressreaktionen. Häufig hilft eine gezielte Nervendehnung, um die genannten Symptome in den Griff zu bekommen.

Im Folgenden werden verschiedene Übungen zu unterschiedlichen Nerven dargestellt. Da diese meist über viele Gelenkpunkte laufen, wird der Zug auf den Nerv durch unterschiedlichste Gelenkstellungen manipuliert.

Bitte achte dabei darauf, dass der Zug auf die Nerven nicht zu groß ist. Auf einer Skala von 0-10 sollte das Spannungsgefühl bei maximal 3 liegen. Oft äußert sich dies in einem leichten Kribbeln an verschiedenen Stellen. Führe etwa 10-15 Wiederholungen pro Nervendehnung aus.

NERVUS FIBULARIS COMMUNIS

Probleme mit dem Nervus fibularis communis sind oft der Grund für eine Fußheberschwäche. Des Weiteren führt die entsprechende Problematik oft zu instabilen Fußgelenken und damit zu häufigem Umknicken. Dies hat ein erhöhtes Verletzungsrisiko zur Folge. Eine hilfreiche Dehnung stellt die nächste Sequenz dar:

1. Die Zehen beugen.
2. Den Fuß und das Bein strecken.
3. Den Fuß nach innen knicken.
4. Den Oberkörper nach vorne beugen und diese Bewegung für die entsprechende Dehnung und Entspannung nutzen.

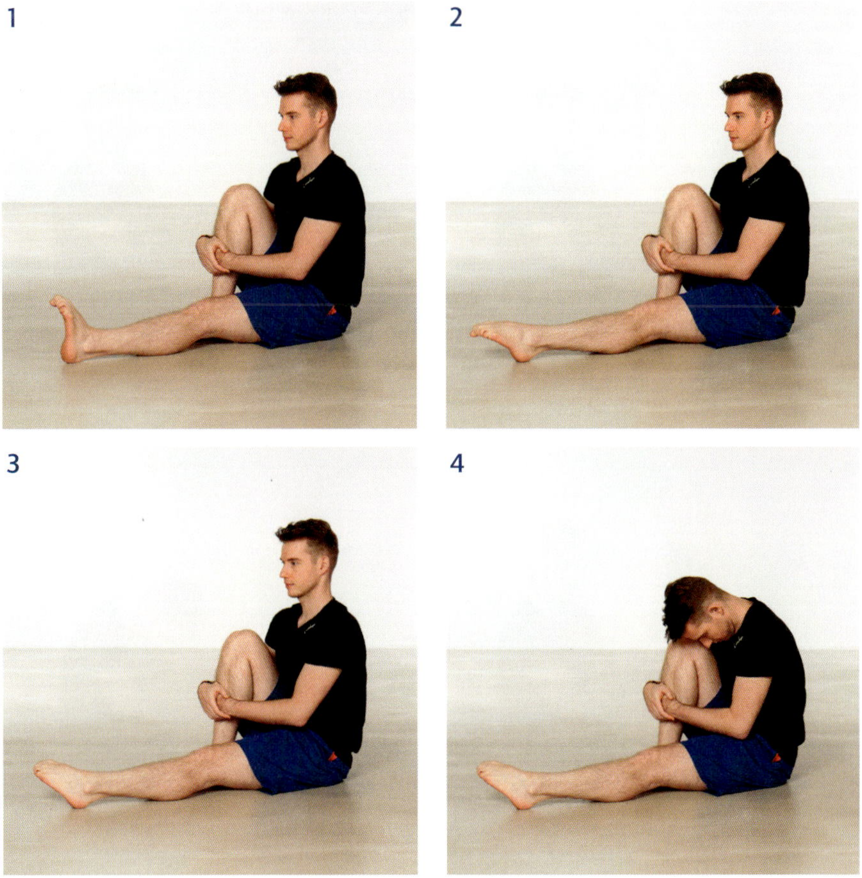

NERVUS TIBIALIS

Probleme im Nervus tibialis führen oft zu einer eingeschränkten Fußstreckung. Des Weiteren kommt es häufig zu Problematiken in der Oberschenkelrückseite, welche sich durch Schmerzen, Krämpfe und Ansteuerungsschwierigkeiten äußern. In der folgenden Sequenz wird eine entsprechende Dehnung dargestellt:

1. Die Zehen strecken.
2. Die Fußspitze ranziehen und das Bein strecken.
3. Die Fußinnenkante nach vorne schieben.
4. Den Oberkörper abwechselnd nach vorne runden und nach hinten aufrichten, um den Nerv zu dehnen und zu entlasten.

1

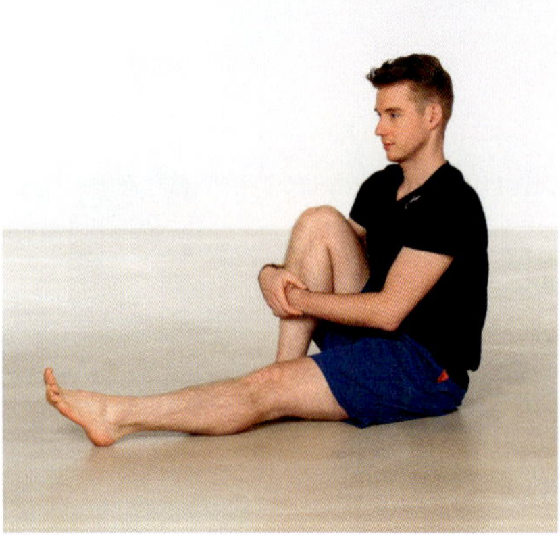

2

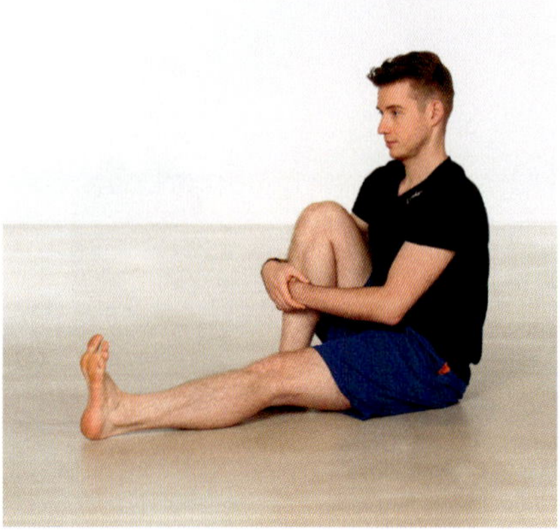

3

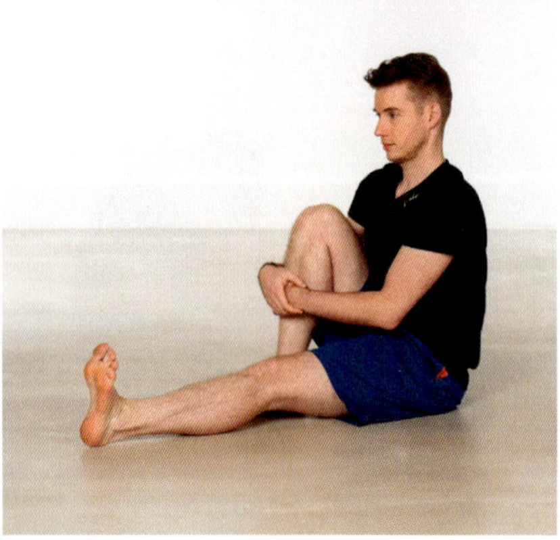

4

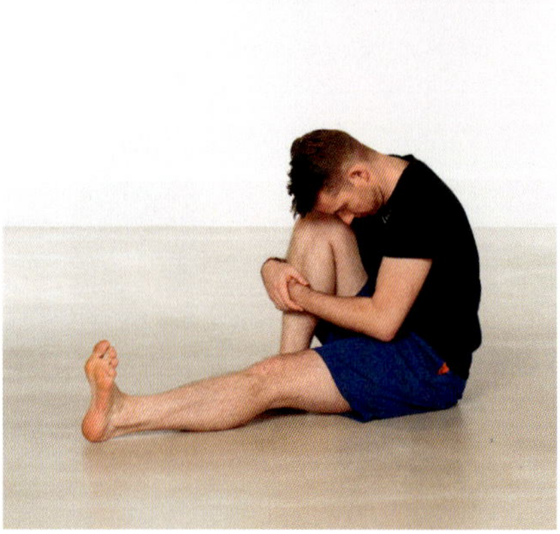

NERVUS SURALIS

Häufiges Umknicken kann auf Probleme des Nervus suralis zurückgeführt werden. Außerdem äußern sich diese oft durch Beschwerden der Achillessehne. Die anschließende Sequenz bildet die entsprechende Dehnung ab:

1. Die Zehen strecken.
2. Die Fußspitze ranziehen und das Bein strecken.
3. Die Fußaußenkante nach vorne schieben.
4. Den Oberkörper abwechselnd nach vorne runden und nach hinten aufrichten, um den Nerv zu dehnen und zu entlasten.

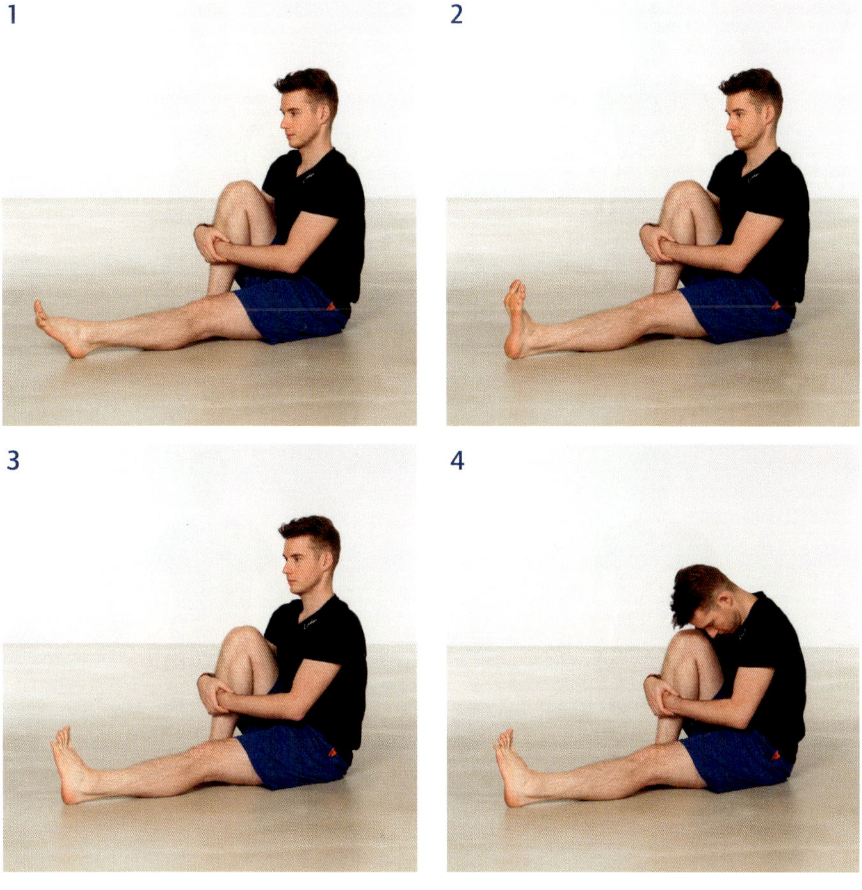

NERVUS MEDIANUS

Probleme mit dem Nervus medianus äußern sich oft als Karpaltunnelsyndrom oder durch Schmerzen bei der Finger- und Handgelenkbeugung. Die folgende Bewegungskette dehnt den Nervus medianus. Führe die Übungsabfolge Schritt für Schritt durch.

1. Die Finger spreizen.
2. Das Handgelenk beugen und den Ellbogen strecken.
3. Den Oberarm nach außen rotieren.
4. Den Arm leicht seitlich anheben.
5. Den Kopf zur gegenüberliegenden Seite neigen.
6. Die Schulter als Ankerpunkt für Auf- und Abbewegungen wählen, um abwechselnd Zug und Entspannung auf den Nerv zu erzeugen. Bewegt sich die Schulter nach unten, erhöht sich der Zug, bewegt sich die Schulter nach oben, wird der Nerv entlastet.

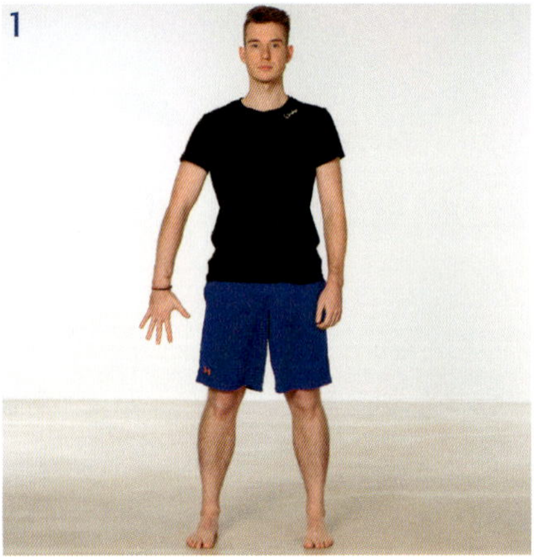

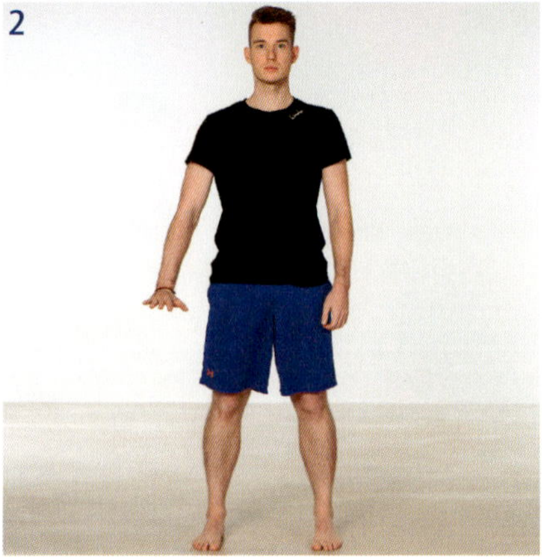

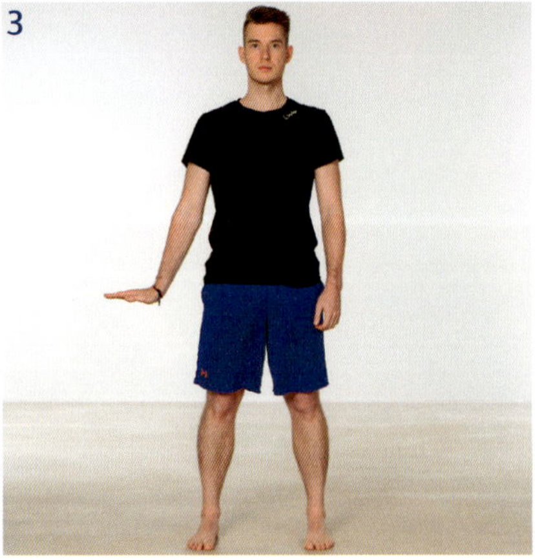

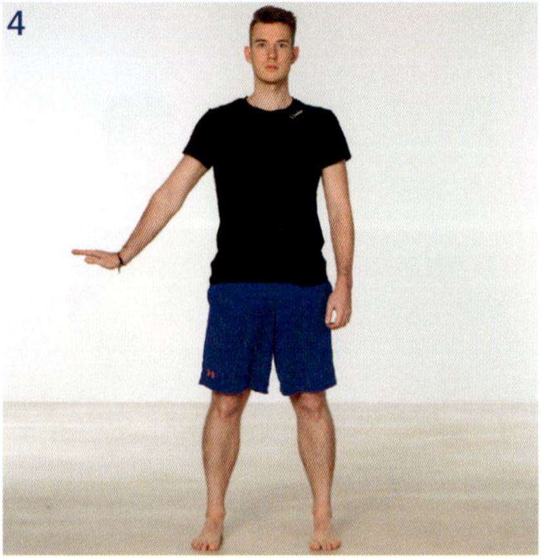

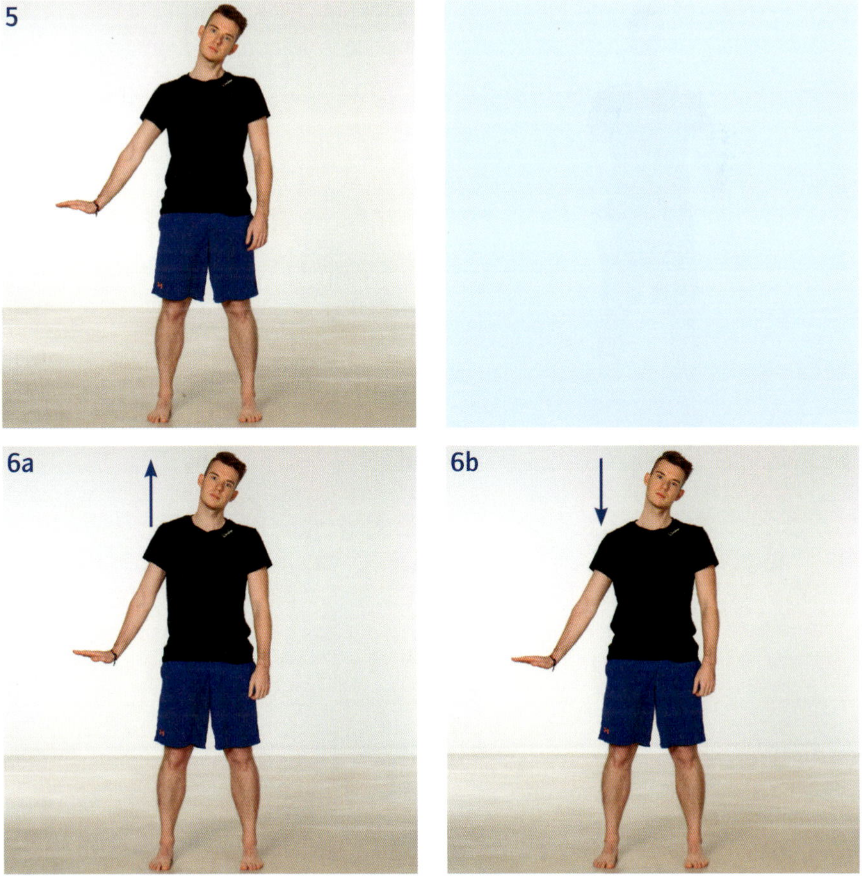
5
6a
6b

NERVUS ULNARIS

Hat man Probleme mit dem Nervus ulnaris, äußert sich dies oft durch Kraft- und Ansteuerungsverluste an Klein- und Ringfinger sowie durch Ellbogenschmerzen. Führe die folgende Bewegungssequenz durch, um eine gezielte Dehnung zu erreichen.

1. Die Finger spreizen.
2. Das Handgelenk beugen.
3. Den Ellbogen beugen.
4. Den Ellbogen anheben.
5. Den Ellbogen nach außen bewegen und die Handinnenfläche nach oben drehen.
6. Den Kopf zur gegenüberliegenden Seite neigen.
7. Die Schulter dient als Ankerpunkt für die Auf- und Abbewegung, um abwechselnd Zug und Entlastung zu erzeugen.

1

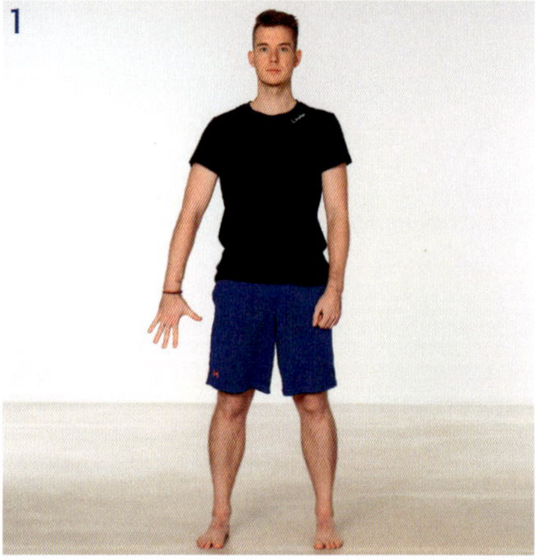

2

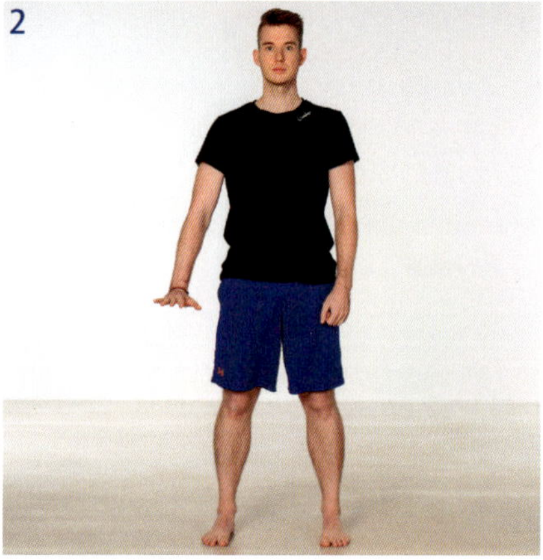

3

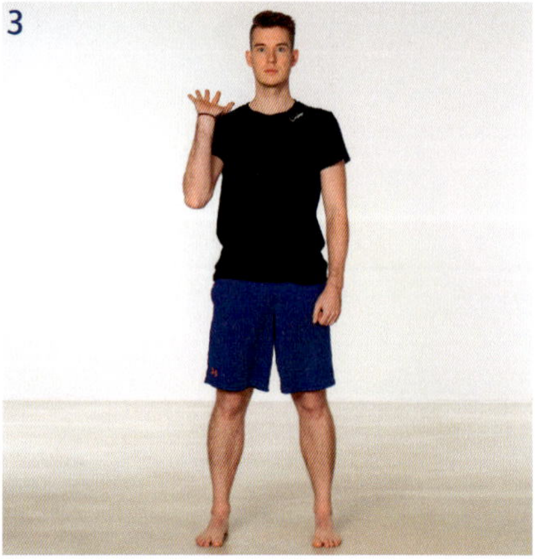

4

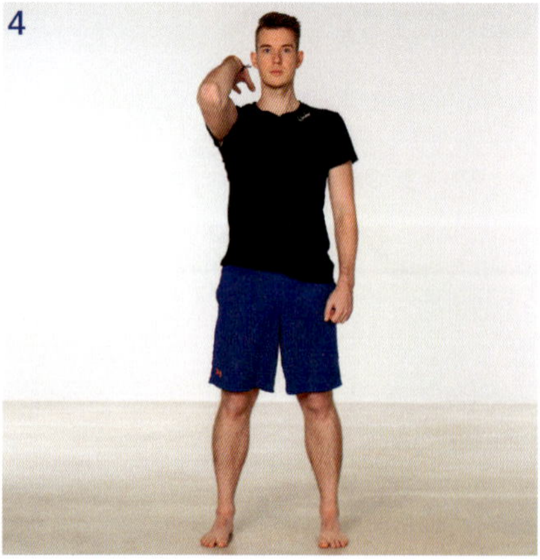

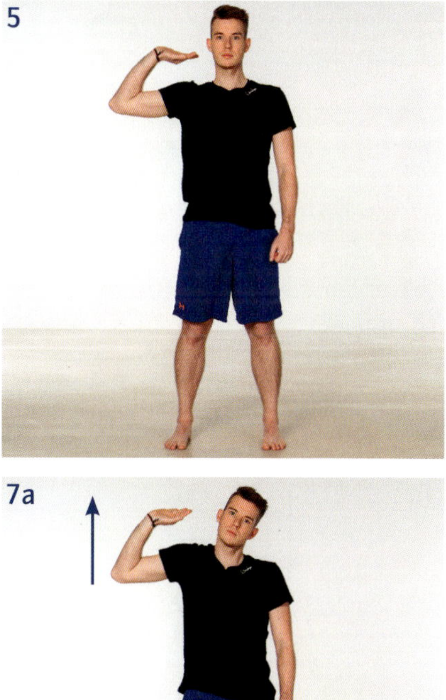
5

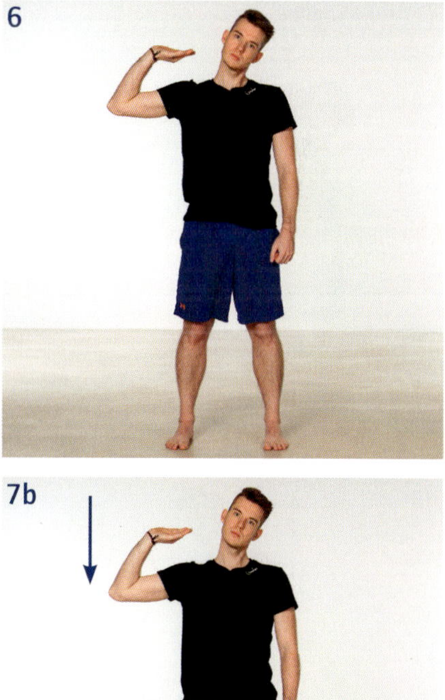
6

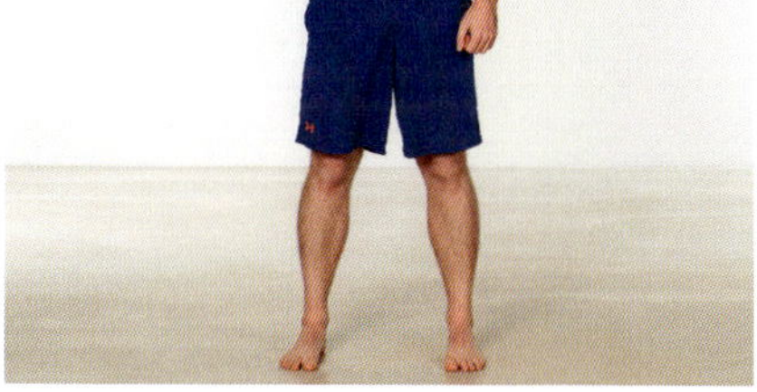
7a

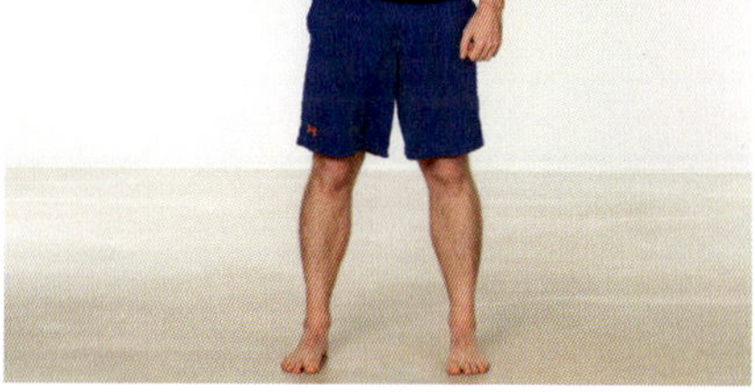
7b

NERVUS MUSCULOCUTANEUS

Der klassische „Tennisellbogen" ist oft Problemen des Nervus musculocutaneus zuzuschreiben. Es äußern sich Schwierigkeiten bei der Armbeugung und Außenrotation. Die entsprechende Dehnung findest du in der folgenden Sequenz:

1. Den Daumen beugen und mit den anderen Fingern umfassen und das Handgelenk zur Kleinfingerseite klappen.
2. Den Ellbogen strecken und den Arm nach hinten bewegen.
3. Den Kopf in die entgegengesetzte Richtung neigen.
4. Die Schulter als Ankerpunkt durch Auf- und Abbewegungen für Zug und Entlastung benutzen.

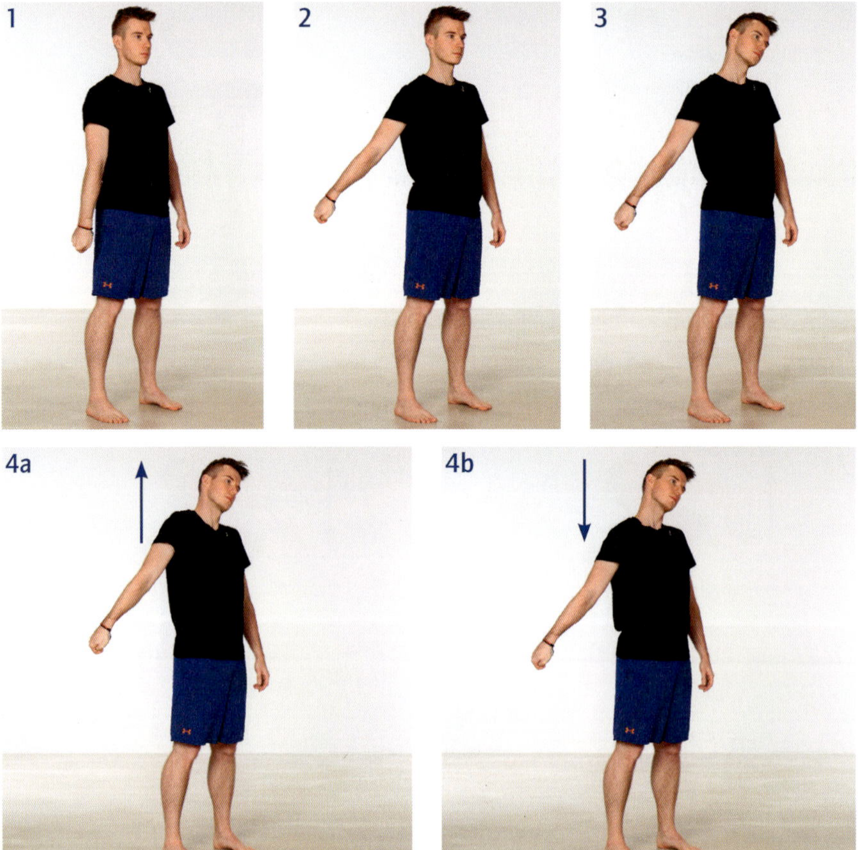

NERVUS RADIALIS

Probleme mit dem Nervus radialis äußern sich häufig in der Handgelenk- und Fingerstreckung. Oft ist auch der Ellbogen sowohl in der Beugung als auch in der Streckung betroffen. Die folgende Übungssequenz zeigt die entsprechende Dehnung:

1. Den Daumen beugen.
2. Das Handgelenk beugen, den Oberarm nach innen drehen und den Ellbogen strecken.
3. Den Arm nach hinten strecken.
4. Den Kopf in die entgegengesetzte Richtung neigen.
5. Die Schulter als Ankerpunkt für Auf- und Abbewegung wählen, um abwechselnd Zug und Entlastung auf dem Nerv zu erzeugen.

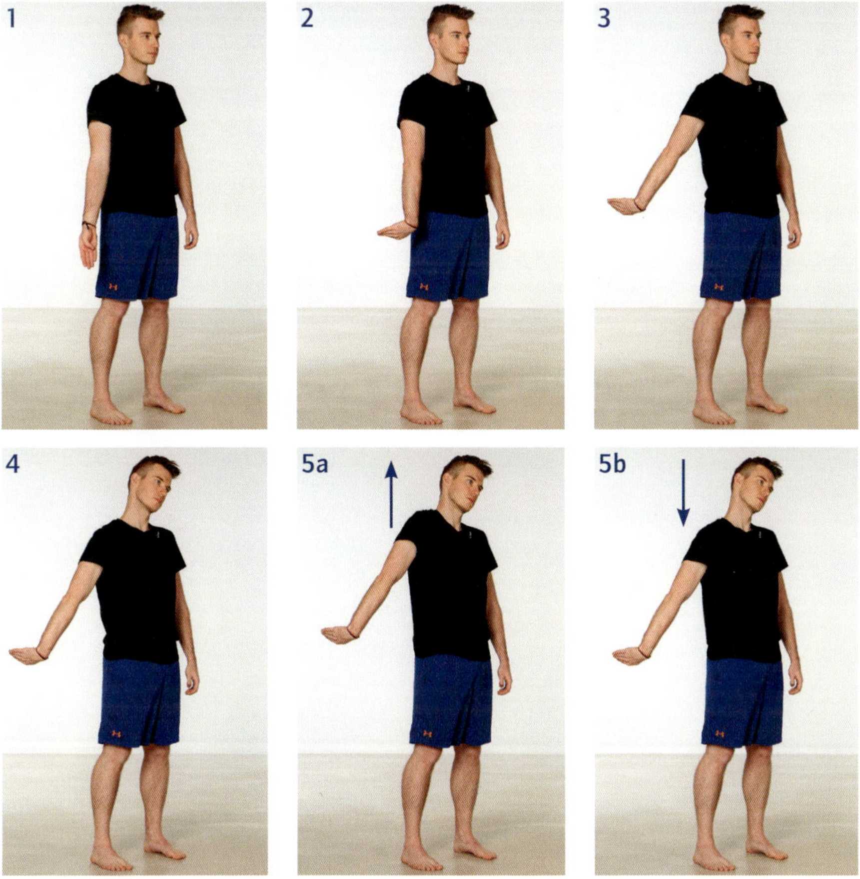

7

ASSESSMENT

Assessments geben die Möglichkeit, zu überprüfen, welche der neurofokussierten Übungen zum aktuellen Zeitpunkt wirksam sind. Dafür steht das Assessment am Anfang, dann folgt die Intervention und im Anschluss ein Re-Assessment. Ähnlich dem T.O.T.E.-Modell, Test-Operate-Test-Exit (s. Abb. 6 und 7) findet man so heraus, welche Übung zum aktuellen Zeitpunkt indiziert ist.

Auch wenn alle in diesem Buch gezeigten Übungen sinnvoll sind, muss nicht jede Übung für den Übenden hilfreich sein. Allerdings haben alle Übungen Effekte. Im Groben gibt es drei mögliche Outcomes nach dem Einsatz von neurozentrierten Übungen:

1. Es gibt im Anschluss an die Übung keine Veränderung des aktuellen Zustandes.
2. Es gibt im Anschluss an die Übung eine Verbesserung des aktuellen Zustandes.
3. Es gibt im Anschluss an die Übung eine Verschlechterung des aktuellen Zustandes.

Jedes Ergebnis liefert wertvolle Informationen zum Trainings- und Allgemeinzustand des Übenden und ist somit wieder Ansatzpunkt für weitere Interventionen. Also keine Angst vor keiner Veränderung nach einer Intervention oder einer Verschlechterung. Stelle nur sicher, dass du als Trainer auch auf eine Verschlechterung adäquat reagieren und Alternativen anbieten kannst. Besonders im Gruppentraining ist daher eine sorgfältige Planung nötig.

7.1 ÜBUNGEN ZUM ASSESSMENT

Hier stellen wir Übungen vor, die im Gruppenkontext gut anwendbar sind. Sie sind eindimensional, einfach durchzuführen und sowohl der Trainer als auch der Ausführende kann Unterschiede in der Ausführung deutlich erkennen. Die Unterschiede sind meist in den Bereichen Bewegungsausmaß (ROM), Kraft oder Gleichgewicht zu sehen und zu spüren. Die Vorgehensweise ist bei allen Übungen gleich.

7.1.1 TEST

Die jeweilige Übung (Assessment) durchführen und den Status quo feststellen.

- Wie groß ist die ROM (das Bewegungsausmaß)?
- Wie sicher ist das Gleichgewicht?
- Wie lange kann eine Position sicher gehalten werden?

Als Trainer fordere die Teilnehmer auf, sich die Ergebnisse zu merken.

7.1.2 OPERATE

Jetzt folgt die gewählte neurozentrierte Übung. Die Ausführung erfolgt in einer mäßigen Dosierung und in einer sicheren Ausgangsposition. Besonders in den Anfängen sind Übungen aus dem Bereich der Propriozeption zu bevorzugen.

7.1.3 RE-TEST

Hier wird das Assessment wiederholt und das Ergebnis mit den Ergebnissen der ersten Durchführung verglichen.

Sind die Resultate überwiegend besser oder vergleichbar mit dem ersten Test, kann die Trainingseinheit fortgeführt werden (= Exit). Wenn die Resultate überwiegend schlechter sind, dann wähle eine andere Übung, um das gewünschte Ziel zu erreichen.

Passt das nicht zum Stundenbild, dann biete den Teilnehmern eine bekannte Übung an, die als angenehm empfunden wird, z. B. schwingen, federn, räkeln. Nutze diese Informationen, um in weiteren Trainingseinheiten entweder direkt eine Regression der ausgewählten Übung anzubieten oder auf eine andere Übung auszuweichen.

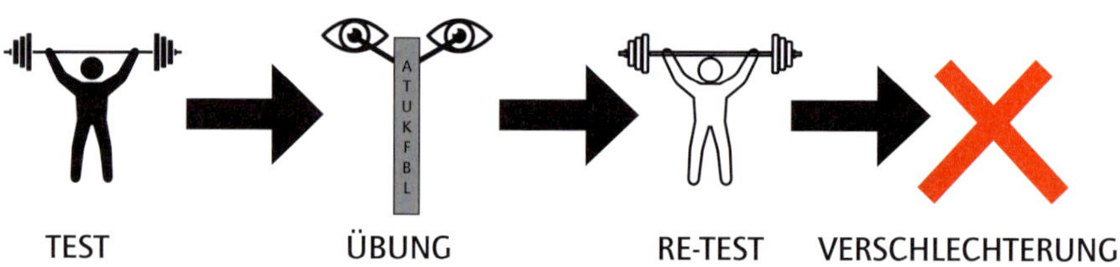

Abb. 7: Die Resultate sind schlechter. Wähle eine andere Übung, um das gewünschte Ziel zu erreichen.

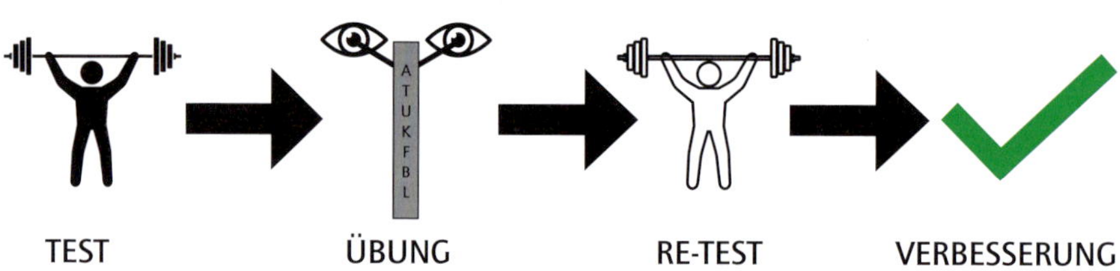

Abb. 8: Die Resultate sind überwiegend besser und/oder vergleichbar mit dem ersten Test. Die Trainingseinheit kann fortgeführt werden.

7.2 ÜBUNGSPROGRAMM ZUM ASSESSMENT

FULL ROTATION

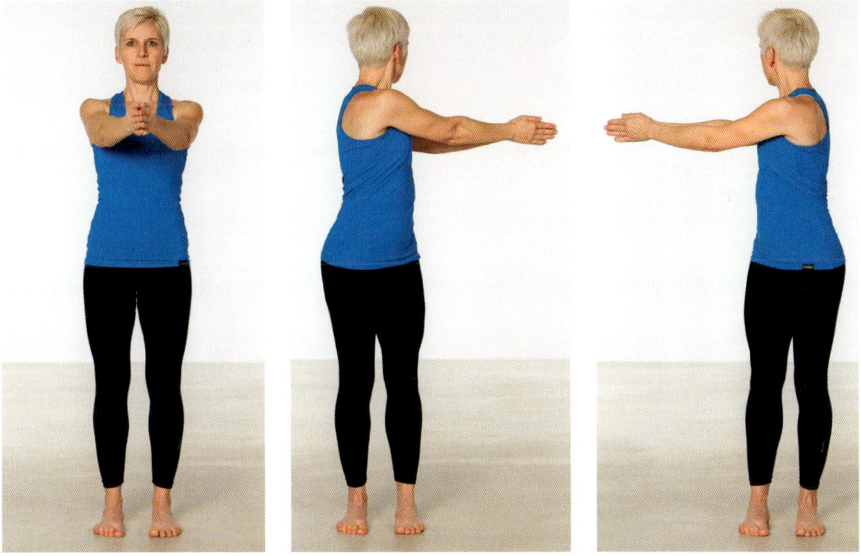

Bei der „Full Rotation" wird die ROM in Rotation als Ausgangspunkt gewählt.

Ausgangsposition

Im aufrechten Stand mit hüftgelenkweiter Fußposition sind die gestreckten Arme vor dem Körper, die Hände sind geschlossen.

Übungsbeschreibung

Von hier drehe den Körper um die Längsachse, das Becken darf sich mitbewegen. Drehe zu beiden Seiten und merke dir, wie weit die Rotation zu beiden Seiten geht. Ein Exitkriterium ist die Vergrößerung der Rotation.

SCHULTERGELENKINNENROTATION UND -AUSSENROTATION

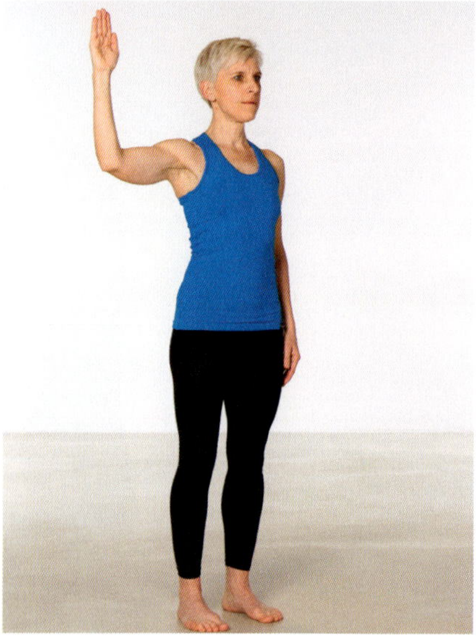

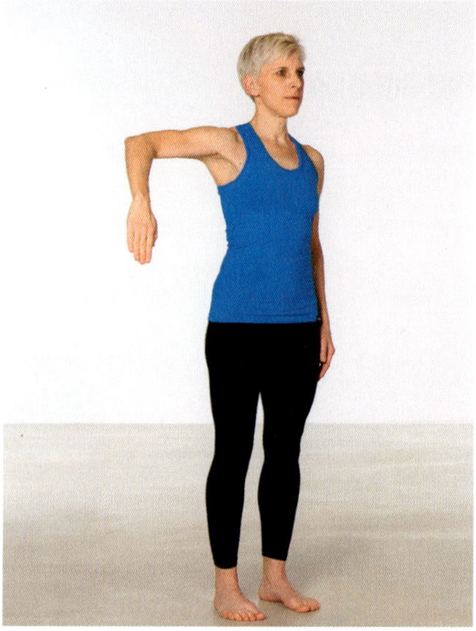

Auch bei dieser Übung steht das ROM in Rotation im Vordergrund.

Ausgangsposition

Der Arm ist bis auf Schulterhöhe abduziert und im Ellbogen 90 Grad gebeugt.

Übungsbeschreibung

Aus dieser Position rotiere den Arm nach innen und außen. Wiederhole mit dem anderen Arm und merke dir, wie weit die Rotation geht. Ein Exitkriterium ist die Vergrößerung der Rotation.

ROMBERG-TEST

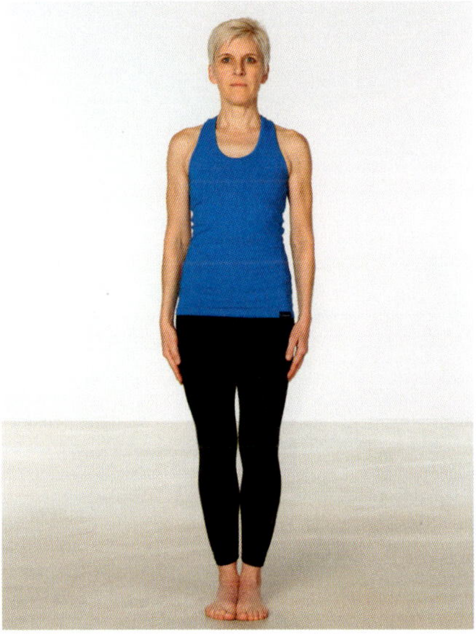

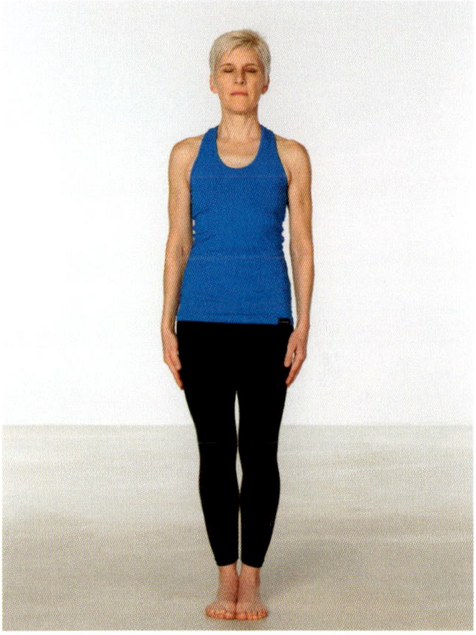

Mit dem Romberg-Test werden Störungen des vestibulären Systems aufgezeigt.

Übungsbeschreibung

Stelle dich mit geschlossener Fußposition aufrecht hin und halte diese Position circa 5-10 Sekunden.

Als Steigerung führe denselben Test mit geschlossenen Augen durch. Ein Exitkriterium ist ein ruhigeres Stehen über einen längeren Zeitraum als zu Anfang.

FINGER-BODEN-ABSTAND

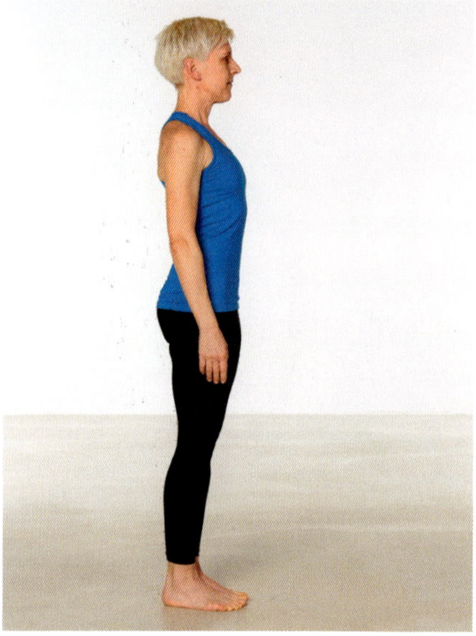

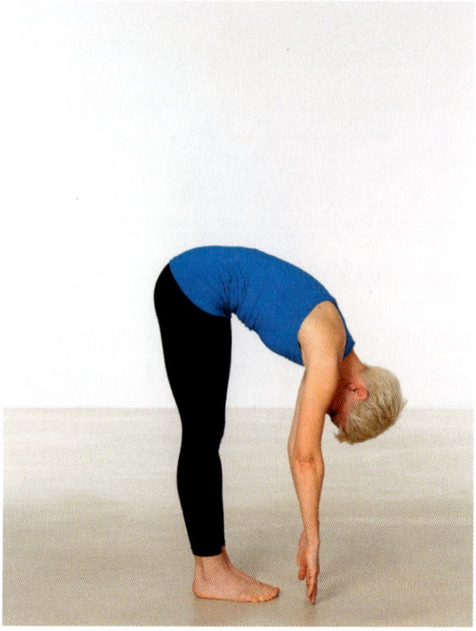

Mit diesem klassischen Test wird die Dehnfähigkeit der rückwärtigen Kette und die Beweglichkeit der Wirbelsäule anhand des Abstandes zwischen Fingerspitzen und Boden getestet.

Übungsbeschreibung

Beuge dich aus dem aufrechten Stand nach vorne und halte die Knie dabei gestreckt. Merke dir den Abstand zwischen den Fingern und dem Boden und die Intensität des Zugs auf der Körperrückseite. Der Re-Test sollte einen deutlich kleineren Abstand und/oder weniger Zug auf der Körperrückseite aufweisen.

ROTATION DER HALSWIRBELSÄULE

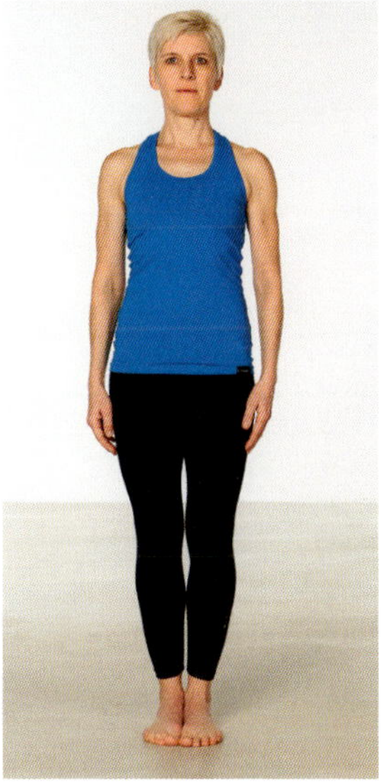
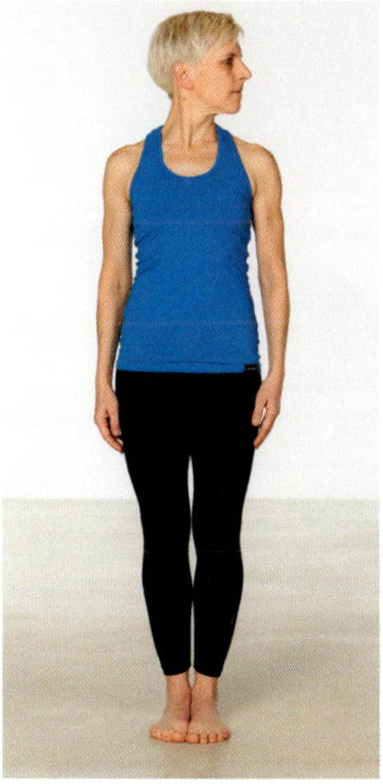
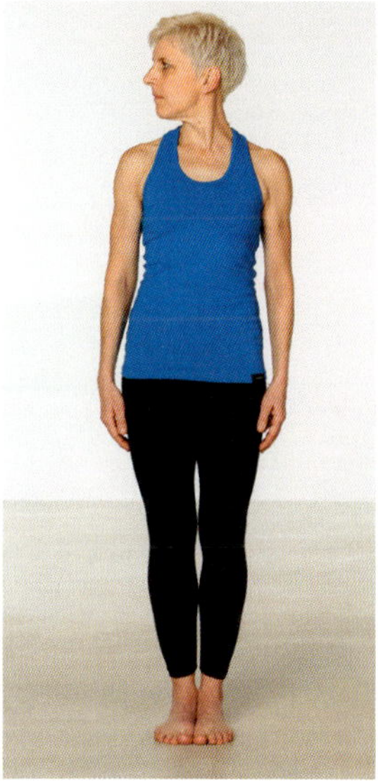

Bei dieser Übung geht es um das Bewegungsausmaß der Rotation der Halswirbelsäule.

Übungsbeschreibung

Aus einer aufrechten Position drehe den Kopf zu beiden Seiten und merke dir, wie groß die Rotation ist. Ein Exitkriterium ist die Vergrößerung der Rotation.

Als Trainer kannst du hier auch noch auf Abweichungen in den Bewegungsrichtungen achten. Oft wird die Rotation nicht akkurat durchgeführt und man sieht ein Verschieben oder Abknicken des Kopfs. Bei ungeübten Gruppen wird diese Übung bevorzugt im Sitzen durchgeführt, da der Stand für das Gleichgewicht eine Herausforderung sein kann.

PLANK

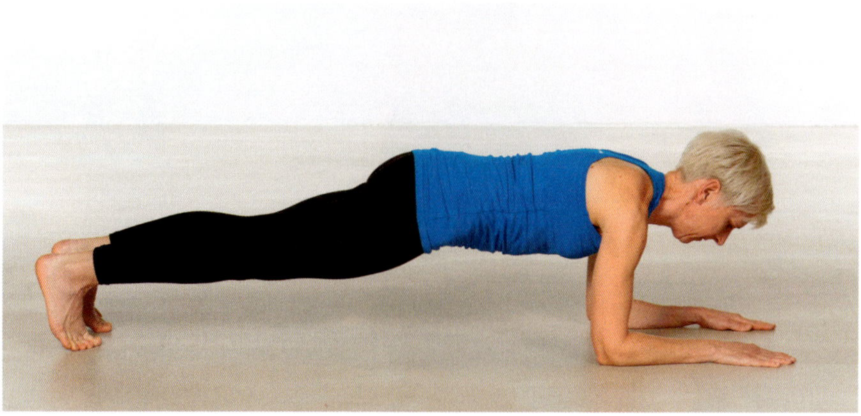

Mit der Plank werden Ausrichtung, Kraft und Stabilität getestet. Beides ist am deutlichsten im Schulter- und Beckenbereich zu erkennen.

Der Schultergürtel ist gut ausgerichtet, wenn die Schulterblätter flach auf dem Brustkorb liegen. Ein „Flügeln" der Schulterblätter oder ein Einsinken deutet auf Instabilität und Kraftmangel. Dasselbe gilt für das Becken. Ein Absenken oder Hochziehen des Beckens weist auf eine schlechte Rumpfstabilität hin. Die optimale Ausrichtung kann mindestens 10-20 Sekunden gehalten werden.

DOUBLE LEG STRETCH

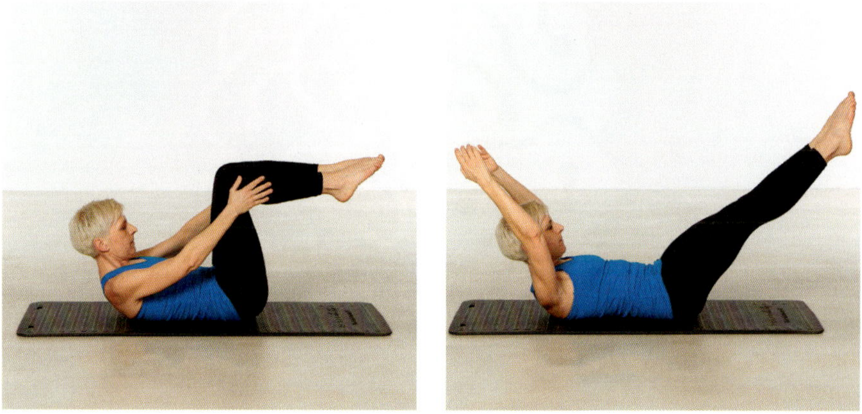

Der Double Leg Stretch ist eine klassische Pilates-Übung für die Kräftigung der Bauchmuskulatur.

Als Testübung wird die Rumpfstabilität während des Bewegungsablaufs, das Beugen und Strecken der Arme und Beine, bewertet. Sowohl Becken- als auch Schultergürtel bleiben, unabhängig von der Position der Arme und Beine, immer in derselben Position. Besonders beim Heben der Arme soll der Oberkörper aufgerollt bleiben.

8

INTEGRATION IN GROUPFITNESS

Das folgende Kapitel soll beispielhaft darstellen, inwiefern man die gelernten Übungen praktisch in ein klassisches Training integrieren kann. Letzten Endes kann und sollte man alle visuellen, vestibulären und propriozeptiven Übungen mit den klassischen Trainingsübungen kombinieren, um das eigene Bewegungsprofil an die individuellen Anforderungen anzupassen.

Übungsspezifisch können je nach Muskelgruppe und Übungsziel neuronale „Tricks" angewendet werden, um z. B. eine effektivere Ansteuerung der entsprechenden Muskulatur zu erzeugen. Dies kann unter anderem eine bessere Kraftentwicklung, Schnelligkeit und Beweglichkeit ausmachen.

Das Training im klassischen Kurs- und Fitnessbereich beinhaltet häufig nur geradlinige und klinische Bewegungen. Muskeln und Gelenke werden oftmals nur entsprechend ihrer anatomischen Grundfunktion trainiert. Dies ist keineswegs falsch, allerdings sind die Bewegungsmöglichkeiten des Menschen deutlich komplexer und umfangreicher und sollten daher auch entsprechend geübt werden.

Mit der Kombination aus klassischen Übungen und neurozentrierten Ansätzen wird das Repertoire an kontrollierten Bewegungsmustern erweitert. Je mehr man auf gute Bewegungsmuster zurückgreifen kann, desto besser kann man die Anforderungen des Alltags bestehen. Damit wird ein geringeres Verletzungsrisiko, eine erhöhte Stresstoleranz und eine bessere Leistungsfähigkeit erreicht.

Im Folgenden werden die bereits in Kap. 6 beschriebenen neurozentrierten Übungen aus dem visuellen, vestibulären und propriozeptiven System mit klassischen Trainingsübungen kombiniert und entsprechende Beispiele für verschiedene Trainingsinterventionen und Kombinationsmöglichkeiten vorgestellt.

Zudem muss im Vorfeld sichergestellt sein, dass die Grundpositionen und Grundübungen bekannt sind und ihre Ausführung technisch sauber ist. Eine Progression kann nur dann erfolgen, wenn die Grundlagen stimmen. Und hier liegt auch die Gefahr, eine Trainingsgruppe zu demotivieren.

Sind die Übungsschritte zu groß, die Dosis und das Maß zu hoch, bleiben zu viele Trainierende auf der Strecke. Für die Konzeption und die Durchführung eines Trainings ist es wichtig, das passende Maß zu treffen und die Fortschritte aufzuzeigen. Die Wiederholungszahlen richten sich nach dem Ermessen der Kursleitung und dem Fitnesslevel der Trainingsgruppe.

Aus Erfahrung wissen wir, dass die Integration visueller und vestibulärer Ansätze zu schnelleren Ermüdungserscheinungen führen kann als ein rein propriozeptiver Ansatz. Deswegen sollten die Übungen für Augen und Gleichgewicht vorsichtig und langsam ins Training eingeführt werden.

8.1 VISUELLES TRAINING INTEGRIEREN

In den Übungsbeschreibungen verwenden wir Vision Sticks. Diese können natürlich durch den eigenen Finger, einen Stift oder einen Spot (Punkt an der Wand) ersetzt werden. Allerdings zeigt sich in der Handhabung, dass der Einsatz der Vision Sticks einfacher und effektiver ist. Zudem steigert der Einsatz von professionellem Equipment die Motivation.

AUSFALLSCHRITTE MIT BLICKSTABILISIERUNG

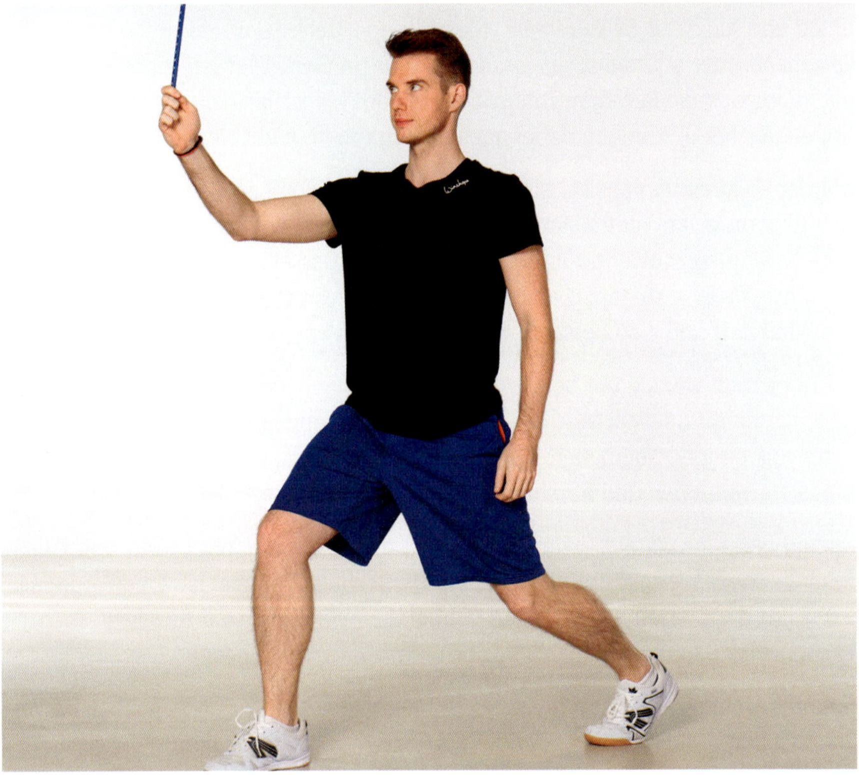

Ausfallschritte können mit Blickstabilisierungen in allen neun Positionen kombiniert werden. Achte darauf, dass du während der Schrittausführung den Blick auf deinem Fixpunkt hältst, ohne den Kopf zu bewegen.

Übungsbeschreibung

Als Beispiel kannst du jeweils einen Ausfallschritt rechts und links machen und dabei deinen Blick rechts oben auf einem Fixpunkt halten. Im nächsten Durchgang hältst du den Blick oben mittig, dann oben links usw.

KNIEBEUGE MIT AUFSTEIGENDEN AUGENFOLGEBEWEGUNGEN

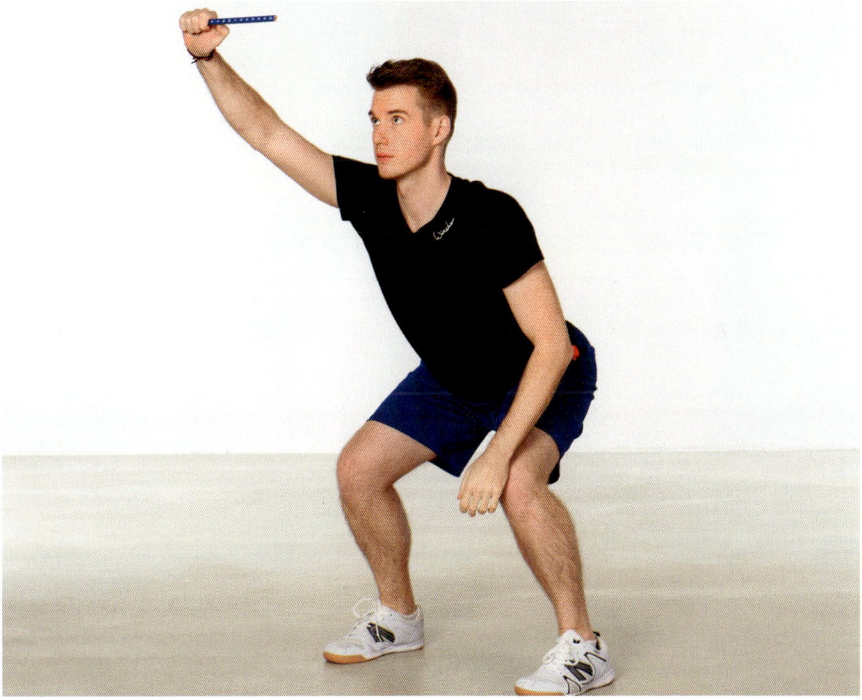

Die klassische Kniebeuge lässt sich gut mit aufsteigenden Augenfolgebewegungen kombinieren. Der okulomotorische Reflex (mehr dazu in Kapitel 9.2, Seite 214) hilft, bei einem Blick nach oben die Streckerkette zu aktivieren, die bei der Kniebeuge für eine aufrechte Haltung sorgt.

Ausgangsposition

Fixiere mit deinen Augen einen Punkt.

Übungsbeschreibung

Während du die Kniebeuge ausführst, bewegst du den Fixpunkt innerhalb deines Sehfeldes über deinem Kopf und verfolgst diesen mit deinen Augen. Komme anschließend zurück in die Ausgangsposition, stelle deine Augen neutral und wiederhole die Übung.

RÜCKENMUSKULATUR MIT AUGENFOLGEBEWEGUNGEN

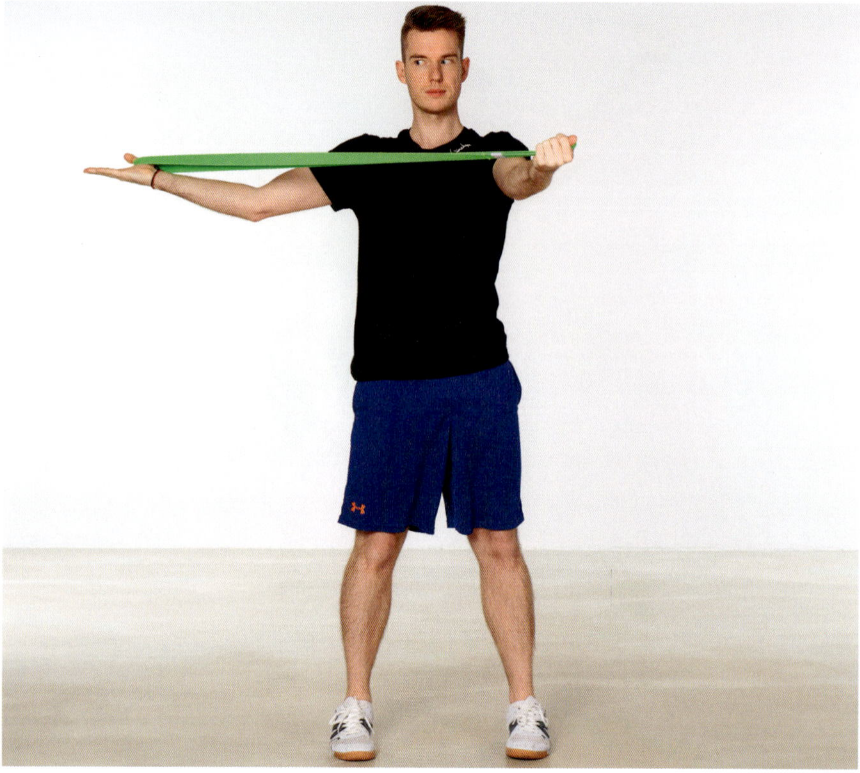

Mithilfe des okulomotorischen Reflexes wird im Folgenden eine bessere Ansteuerung der Rückenmuskulatur erzielt. Augenfolgebewegungen zur Seite aktivieren die Streckerkette auf der Seite der Blickrichtung und die Beugemuskeln auf der gegenüberliegenden Seite.

Ausgangsposition

Halte deine gestreckten Arme vor deinen Körper (parallel zum Boden, Handinnenfläche nach oben).

Übungsbeschreibung

Greife mit deinen Händen ein Superband und ziehe es mit einem Arm seitlich nach hinten. Der andere bleibt dabei vorne fixiert. Richte deinen Blick in die Bewegungsrichtung, in welche du den Arm nach hinten bewegst. Damit erreichst du eine Aktivierung der gleichseitigen Rückenmuskulatur. Führe den Arm zurück und wiederhole die Bewegungsausführung, bis du die Seite wechselst.

GROSSER RÜCKENMUSKEL MIT AUGENFOLGEBEWEGUNGEN

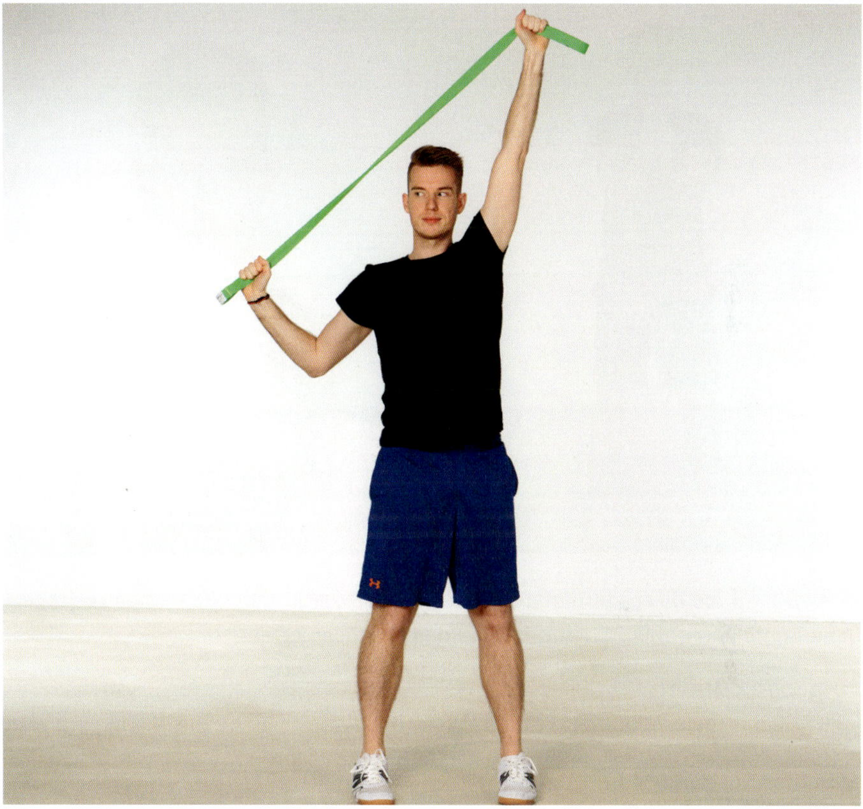

Ausgangsposition

Strecke deine Arme über den Kopf und baue eine leichte Spannung in deinem Superband auf.

Übungsbeschreibung

Ziehe einen Arm seitlich nach unten, indem du dein Ellbogengelenk beugst und dein Schulterblatt nach hinten unten fixierst. Der andere Arm hält die Position. Blicke mit deinen Augen in die entsprechende Bewegungsrichtung, ohne den Kopf zu drehen, um den großen Rückenmuskel besser zu aktivieren. Kehre anschließend in die Ausgangsposition zurück und wiederhole die Übung. Wechsle im Anschluss die Seite.

BIZEPS CURLS MIT „AUGENLIEGESTÜTZ“

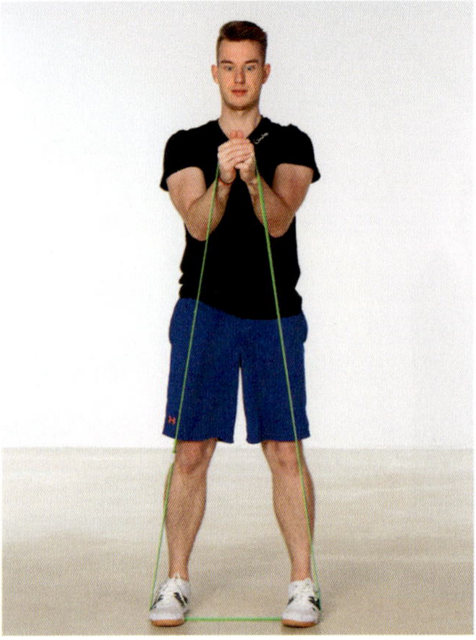

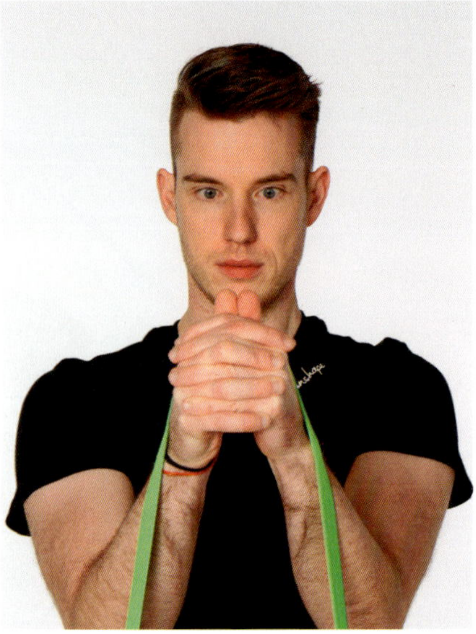

In Bezug auf die Bizepsmuskulatur ist es sinnvoll, die Augen nach innen zu stellen, um erhöhte neuronale Aktivität der Beugemuskeln zu erzeugen.

Ausgangsposition

Stelle dich auf ein Superband und halte es am anderen Ende mit beiden Händen eng beieinander fest. Satz ergänzen: Die Arme sind gestreckt.

Übungsbeschreibung

Strecke deine Daumen nach oben aus und drücke sie beide zusammen. Fixiere die Daumenspitzen mit deinen Augen. Nun mache eine Curl-Bewegung, während du deine Daumen mit deinen Augen verfolgst. Strecke anschließend wieder deine Arme, ohne die Blickfixation aufzugeben und wiederhole die Armbeugung.

TRIZEPS CURLS MIT NACH OBEN GERICHTETER BLICKPOSITION

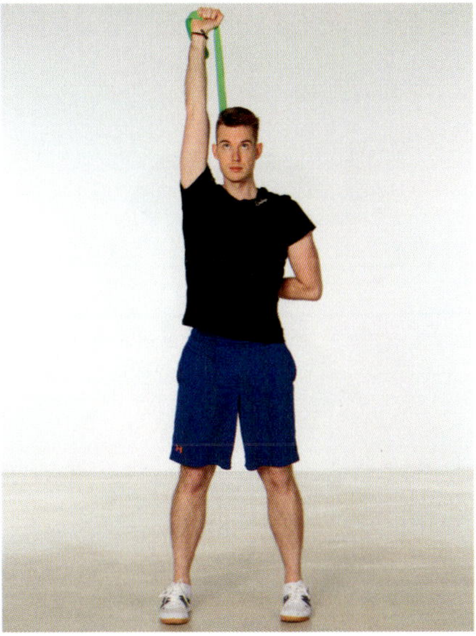

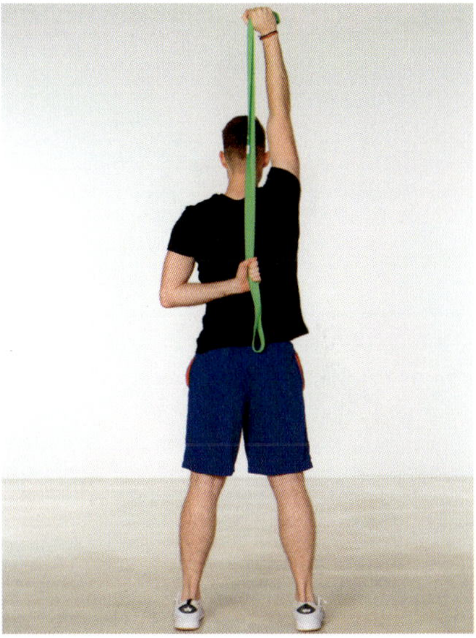

Der Trizeps lässt sich als Armstrecker durch eine nach oben gerichtete Blickposition in seiner Aktivität unterstützen.

Ausgangsposition

Halte hinter deinem Rücken ein Superband auf Spannung. Eine Hand greift es hinter dem Rücken und die andere Hand hinter dem Kopf.

Übungsbeschreibung

Versuche nun, den Arm hinter dem Kopf nach oben zu strecken, während du deinen Blick nach oben richtest. Beuge anschließend deinen Arm und wiederhole die Übungsausführung, bis du den Arm wechselst.

SUMO-KNIEBEUGE MIT AUGENFOLGEBEWEGUNGEN

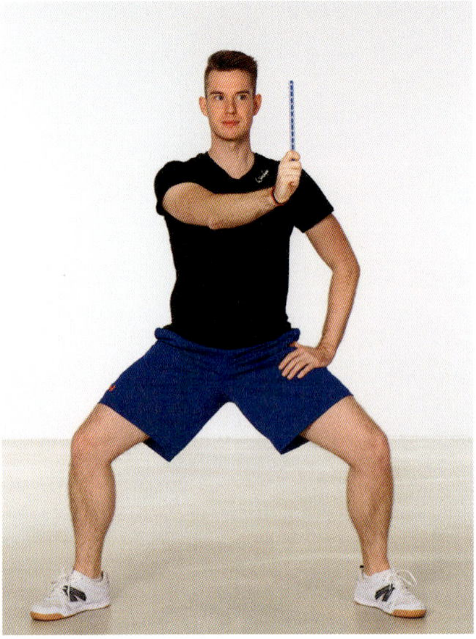

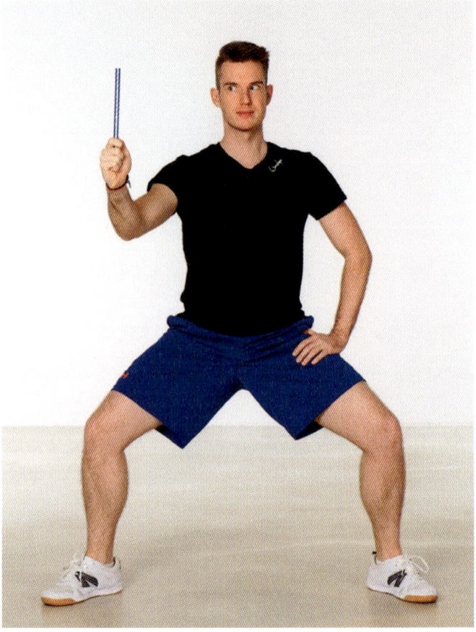

Ausgangsposition
Stelle dich in eine tiefe Sumo-Kniebeuge (breiter Stand, Füße 45 Grad).

Übungsbeschreibung
Versuche, in dieser Position Augenfolgebewegungen in alle acht Richtungen durchzuführen.

Im Fotobeispiel werden horizontale Bewegungen über die komplette Länge durchgeführt. Natürlich kannst du zusätzlich die Vertikale und die Diagonalen sowie eine Kombination aus allen Varianten wählen.

AUSFALLSCHRITT MIT SAKKADEN

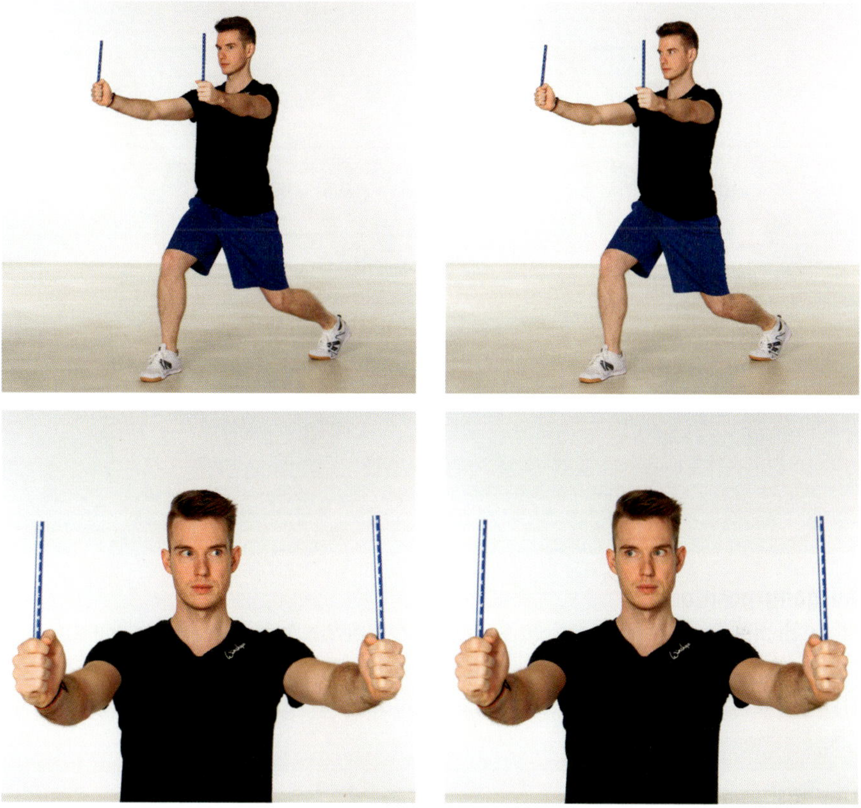

Ausgangsposition

Stelle dich in einen tiefen Ausfallschritt und strecke deine Arme schulterbreit gerade vor dich aus. Halte deine Vision Sticks in den Händen.

Übungsbeschreibung

Fixiere mit deinen Augen einen der Punkte und springe mit den Augen immer zwischen den beiden Punkten hin und her, ohne dabei den Kopf zu bewegen. Du kannst die Bewegung durch die Änderungen der Sprungrichtung der Augen individuell variieren.

KNIEBEUGE MIT SAKKADEN

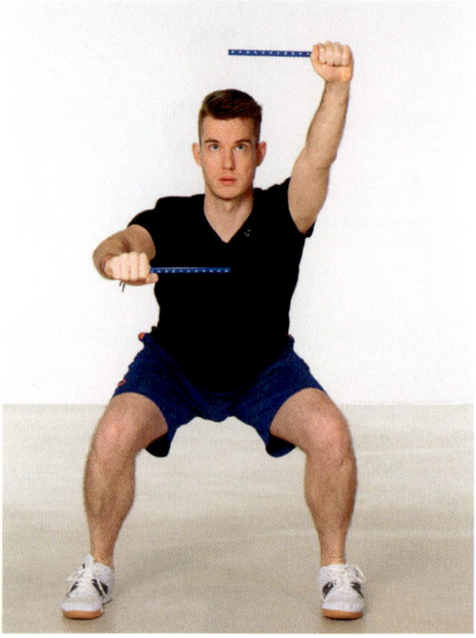

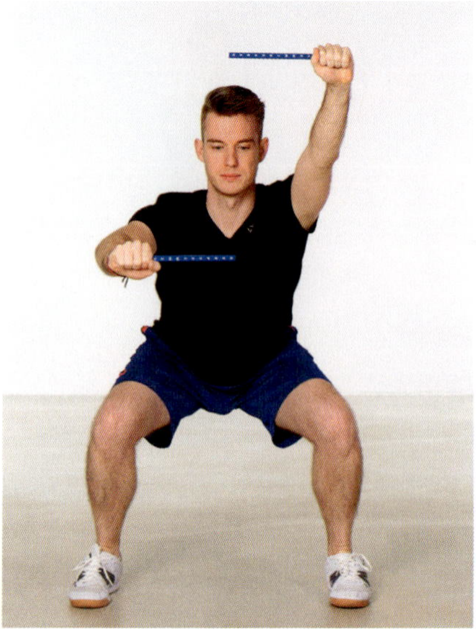

Ausgangsposition

Stelle dich in eine tiefe Kniebeuge und strecke deine Arme gerade vor dir aus. Ein Arm ist vorne über Kopf-, der andere auf Brustbeinhöhe positioniert. Halte in deinen Händen jeweils einen Vision Stick. Achte darauf, dass sich die Sticks in einer Linie übereinander befinden.

Übungsbeschreibung

Springe mit den Augen zwischen den beiden Vision Sticks hin und her, ohne den Kopf zu bewegen. Die Bewegungsrichtungen der Augen können individuell in alle Richtungen (diagonal, horizontal) variiert werden.

BIZEPS-HALTEÜBUNG MIT HORIZONTALEN SAKKADEN

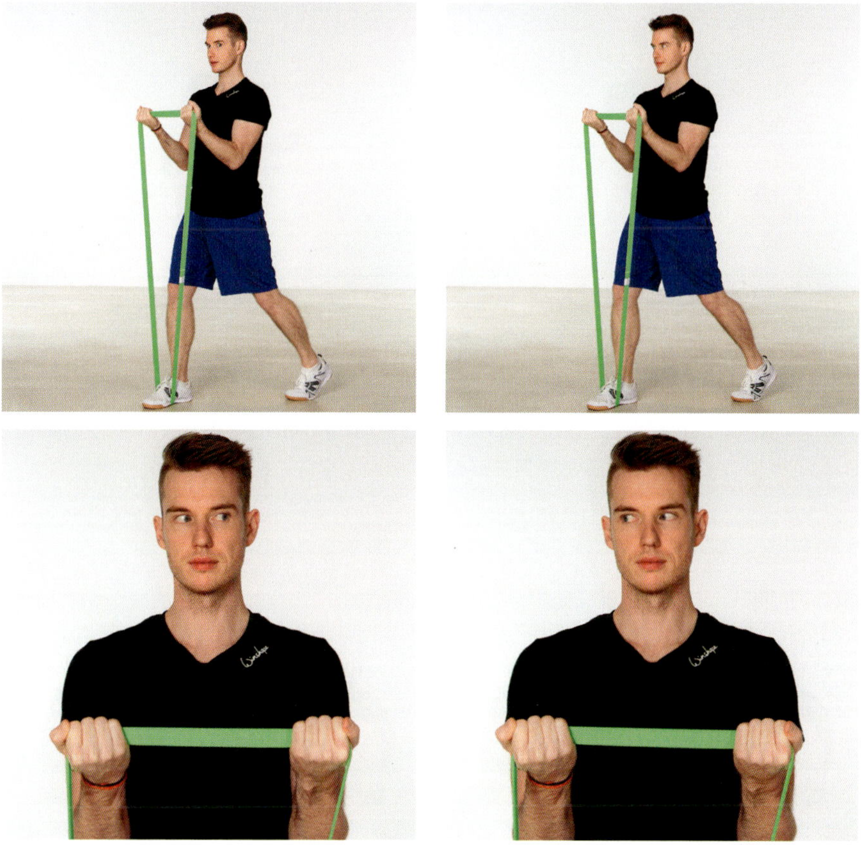

Ausgangsposition

Stelle dich in einen leichten Ausfallschritt und platziere deinen vorderen Fuß in ein Superband.

Übungsbeschreibung

Ziehe nun mit beiden Händen das Superband durch einen Bizeps Curl nach oben und versuche, die Spannung zu halten. Bewege deine Augen rechts und links auf horizontaler Ebene zwischen zwei imaginären Punkten hin und her.

AUSFALLSCHRITTE MIT DER BROCK-SCHNUR

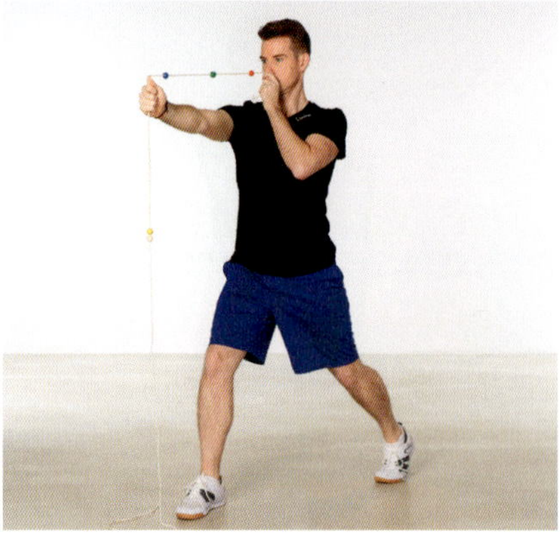
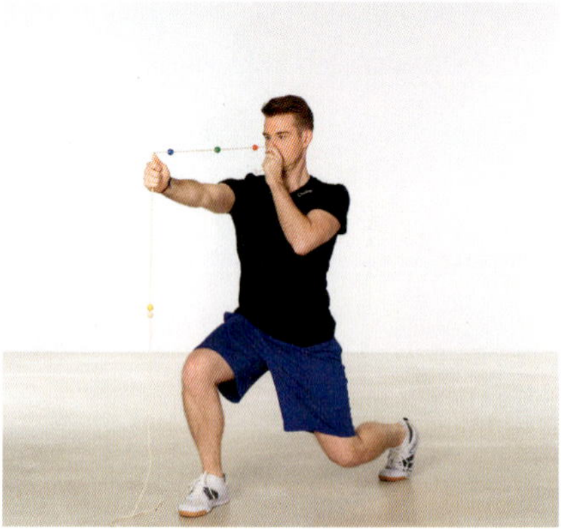
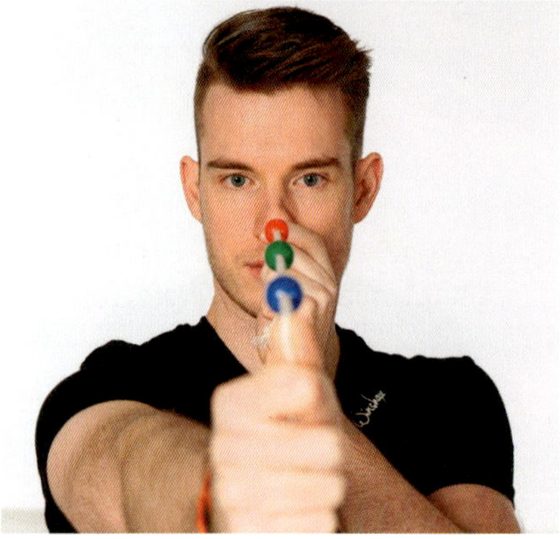
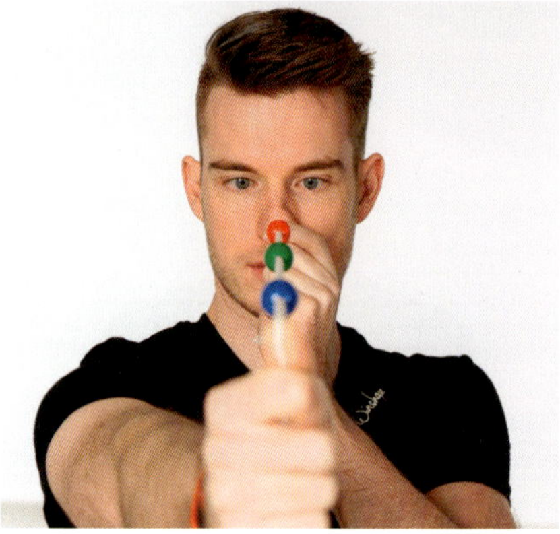

Ausgangsposition

Mache einen Ausfallschritt nach vorne, während du die Brock-Schnur horizontal auf Spannung hältst. Mit der einen Hand fixierst du die Schnur auf deinem Nasenrücken und die andere Hand hält die Schnur mit ausgestrecktem Arm geradeaus auf Spannung. Achte darauf, dass du die Schnur zur Nase und nicht die Nase zur Schnur führst. Die Kugel, die deinem Kopf am nächsten ist, sollte einen Abstand von etwa 10-20 Zentimeter zu deiner Nase haben. Die anderen Kugeln werden auf der Schnur in etwa gleichen Abständen verteilt.

Übungsbeschreibung

Führe eine langsame Kniebeuge in deinem Ausfallschritt aus, während du mit deinen Augen zwischen den Kugeln hin- und herspringst (von nah nach fern und umgekehrt). Versuche, während der Auf- und Abbewegung mindestens drei Kugeln mit deinen Augen zu fixieren, wiederhole anschließend die Übung und tausche dann die Beine.

BAUCHÜBUNG MIT AUGENFOLGEBEWEGUNGEN

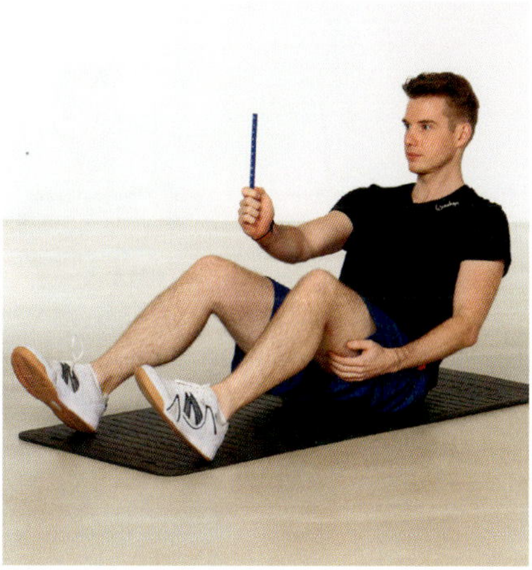

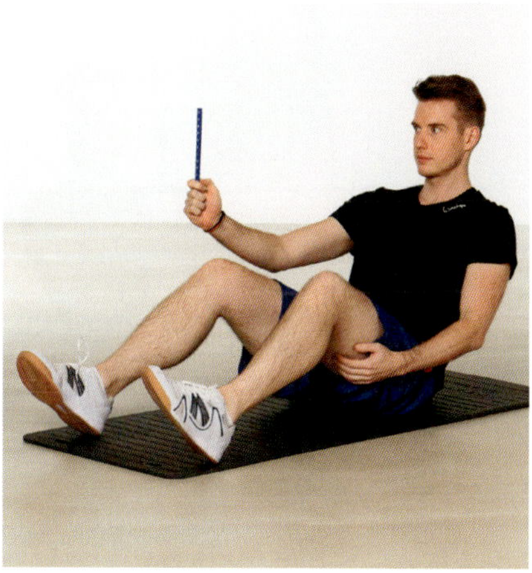

Ausgangsposition

Setze dich auf eine Matte. Winkle deine Beine an, während die Füße Bodenkontakt halten und neige deinen Oberkörper leicht nach hinten, sodass eine Spannung in der Bauchmuskulatur entsteht. Der Kopf ist leicht nach vorne geneigt fixiert. Nimm einen Vision Stick in deine Hand und strecke deinen Arm auf Augenhöhe aus.

Übungsbeschreibung

Halte die Bauchspannung und fixiere den Vision Stick. Bewege den Vision Stick horizontal nach außen, sodass du diesen flüssig mit beiden Augen verfolgen kannst und kehre anschließend in die Ausgangsposition zurück. Wiederhole die Bewegungsausführung.

BAUCHÜBUNG MIT SAKKADEN

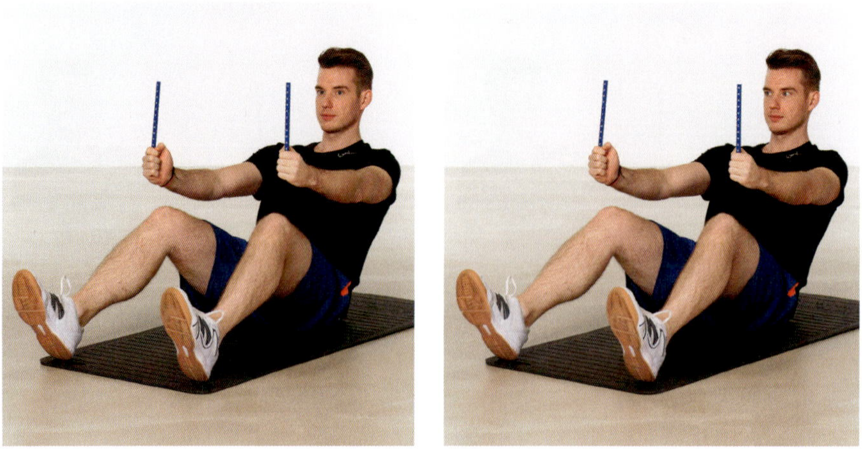

Ausgangsposition

Setze dich auf eine Matte. Winkle deine Beine an, während die Füße Bodenkontakt halten und neige deinen Oberkörper leicht nach hinten, sodass eine Spannung in der Bauchmuskulatur entsteht. Fixiere deinen Kopf leicht nach vorne geneigt. Halte in jeder Hand einen Vision Stick und strecke beide Arme nach vorne.

Übungsbeschreibung

Auf den Sticks befinden sich Buchstaben, die du nun abwechselnd laut vorliest, bis du unten bei dem letzten Buchstaben angekommen bist. Wiederhole die Übung, von oben beginnend.

SEITSTÜTZ MIT AUGENFOLGEBEWEGUNGEN

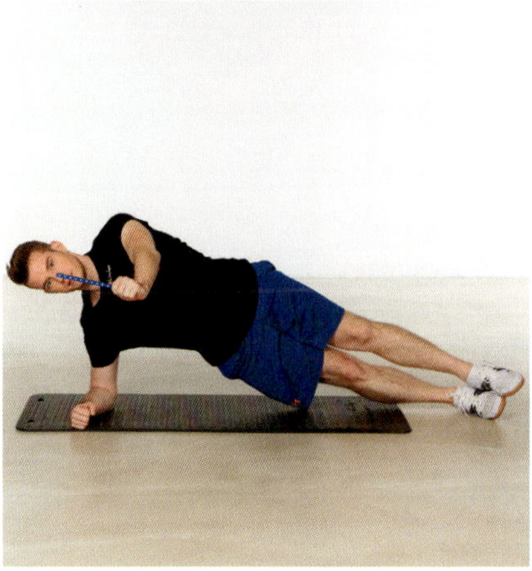

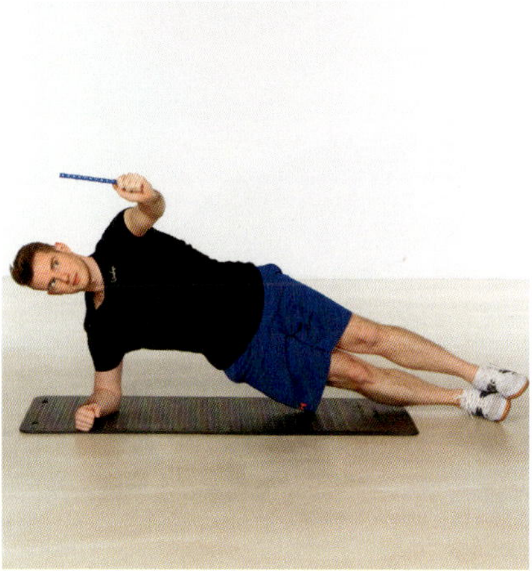

Ausgangsposition

Positioniere dich in einem langen Seitstütz auf dem Unterarm. Der Stützarm befindet sich unter der Schulter und die Schultern, Hüfte sowie Füße sind auf einer Linie positioniert. Strecke nun deinen freien Arm nach vorne und fixiere den Vision Stick in deiner Hand.

Übungsbeschreibung

Bewege den Arm so weit nach oben, wie beide Augen dem Fixpunkt folgen und ihn sehen können. Bringe dann den Fixpunkt wieder in die Ausgangsposition. Die Augen sollten dem Fixpunkt in beide Bewegungsrichtungen flüssig folgen können. Führe einige Wiederholungen aus, bis du schließlich die Seite wechselst.

LIEGESTÜTZ MIT KONVERGENZ

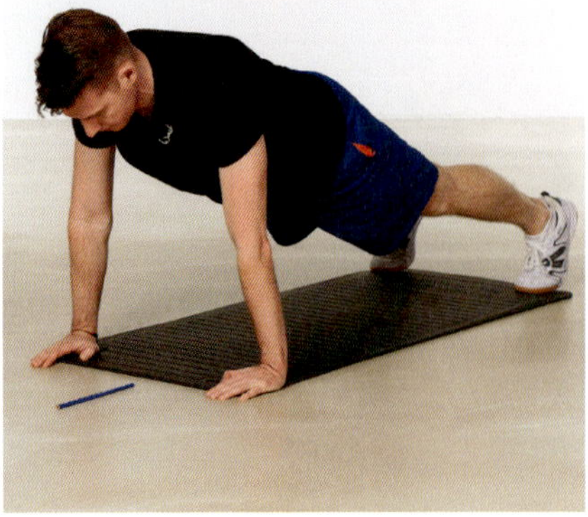

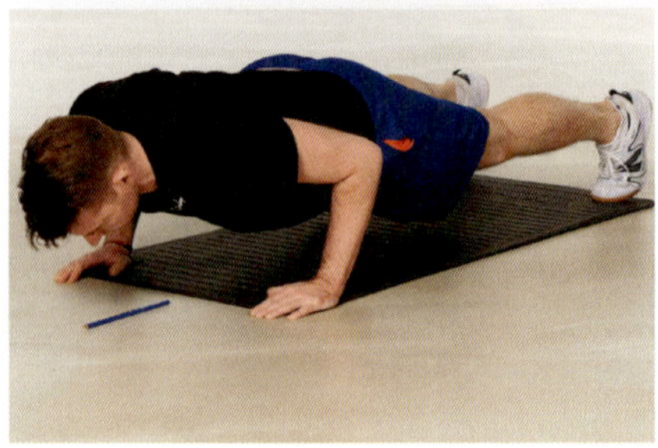

Ausgangsposition

Positioniere dich in einem Liegestütz. Die Arme sind gestreckt, die Hände befinden sich unter den Schultern und der Rest des Körpers ist leicht nach vorne geneigt in einer Linie.

Übungsbeschreibung

Lege mittig zwischen deine Hände einen Vision Stick und schaue diesen an. Halte diese Blickstabilisierung, während du deine Liegestütze ausführst.

8.2 VESTIBULÄRES TRAINING INTEGRIEREN

Die Integration der Übungen des vestibulären Systems muss, genau wie bei den Übungen des visuellen Systems, sehr gut dosiert werden. Ein sorgfältig gewählter methodischer und kleinschrittiger Aufbau ist extrem wichtig, um eine Gruppe zum gewünschten Ziel zu bringen und niemanden zu überfordern.

Erfahrungsgemäß ist die Motivation einer Trainingsgruppe hoch, wenn es darum geht, das Gleichgewicht zu trainieren. Meist hat jeder Teilnehmer bereits eigene Defizite im Alltag oder beim Training erlebt. Sei es, im Dunkeln durch das Haus zu gehen, auf einer Leiter zu stehen, über unebenes Gelände zu joggen, Schwindel nach schnellen Positionswechseln oder im Einbeinstand zu wackeln.

„VOR" INTEGRIEREN

Zur Erinnerung: Der vestibulookuläre Reflex („VOR") ist dafür verantwortlich, den Blick zu fixieren, während sich der Kopf in verschiedene Richtungen dreht oder neigt. Dieser Reflex hat enorme Relevanz für den Alltag, wenn auch bei Unebenheiten der Blick auf einen Punkt gerichtet bleiben soll. Dies ist zum Beispiel beim Gehen, Laufen, Fahrrad- oder Autofahren der Fall.

SIDE TOUCH MIT „VOR"

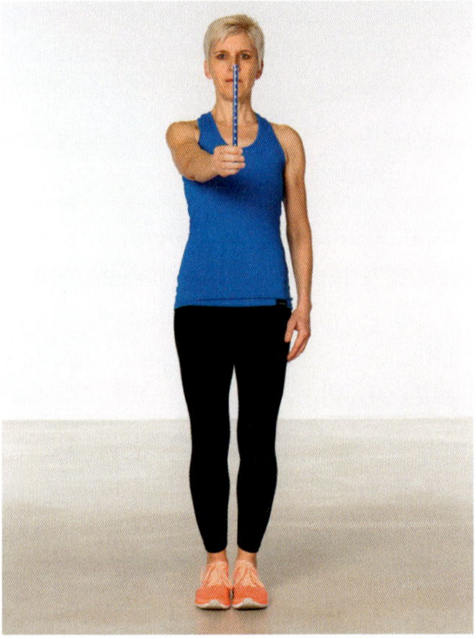

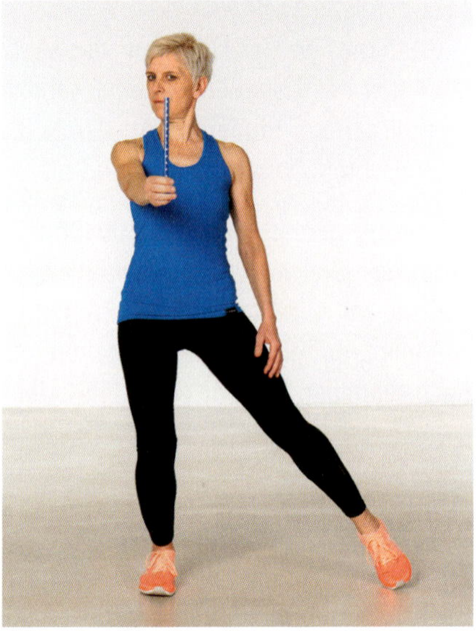

Ausgangsposition

Stehe aufrecht und halte den Vision Stick mit der rechten Hand in Kopfhöhe vor dem Körper. Fixiere einen Buchstaben.

Übungsbeschreibung

Beuge das rechte Bein und stelle das linke Bein nach außen, die Fußspitze berührt den Boden (Touch) und das Gewicht bleibt auf dem Standbein. Gleichzeitig rotiere den Kopf nach rechts, der Blick bleibt auf den Vision Stick gerichtet. Achte darauf, dass das Standbein parallel und das Becken stabil bleibt. Die Wirbelsäule bleibt aufgerichtet, die Rotation ist nur in der Halswirbelsäule. Wiederhole diese Übung 5-10-mal und wechsle die Seite.

Variation 1: Der Kopf wird in alle acht Richtungen (vgl. Vision Chart) bewegt.

Variation 2: Der Touch wird in alle acht Richtungen (vgl. Vision Chart) ausgeführt.

LUNGE MIT „VOR“

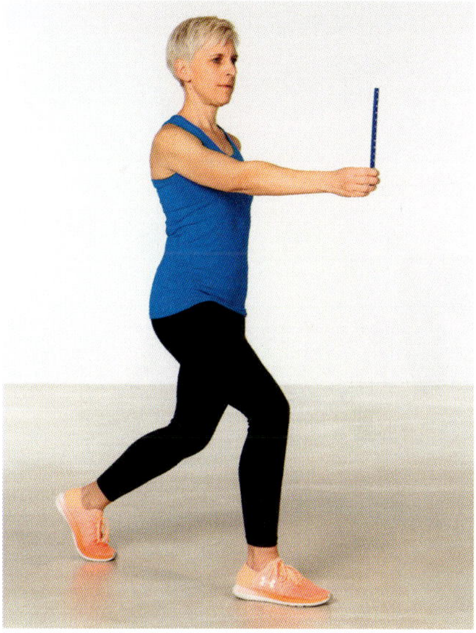 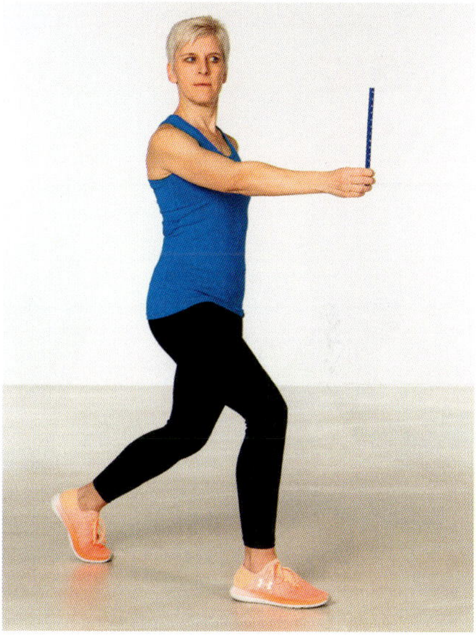

Ausgangsposition

Gehe in einen Ausfallschritt, das rechte Bein ist vorne, und halte den Vision Stick mit der rechten Hand in Kopfhöhe vor dem Körper. Fixiere einen Buchstaben.

Übungsbeschreibung

Rotiere den Kopf nach rechts, der Blick bleibt auf den Vision Stick gerichtet. Achte darauf, dass das Becken stabil bleibt und die Beine im Alignment bleiben. Die Wirbelsäule bleibt aufgerichtet, die Rotation ist nur in der Halswirbelsäule. Wiederhole diese Übung 5-10-mal und wechsle die Seite.

Variation 1: Der Kopf wird in alle acht Richtungen (vgl. Vision Chart) bewegt.

LUNGE MIT KNEELIFT MIT „VOR“

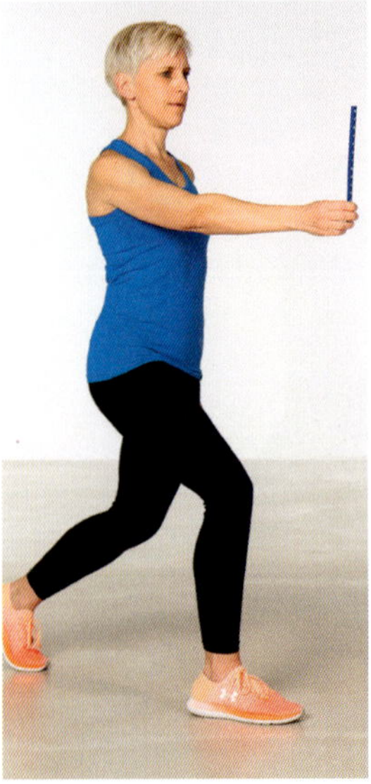
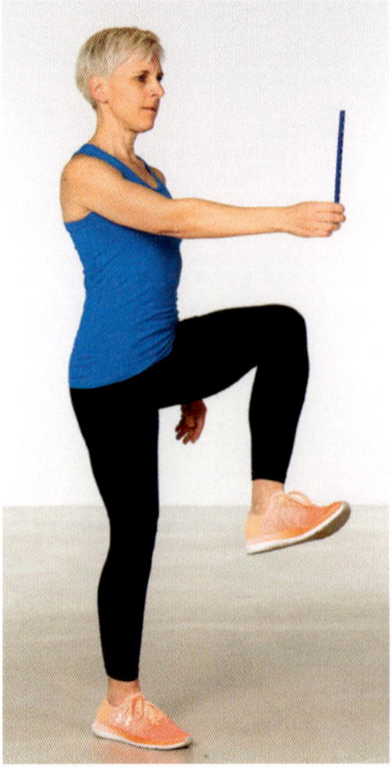
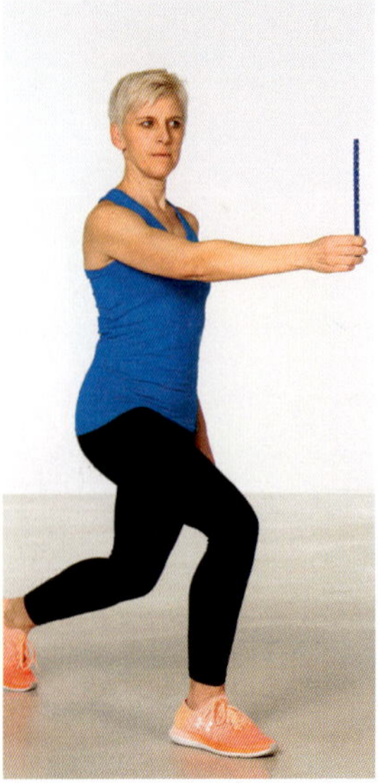

Ausgangsposition

Gehe in einen Ausfallschritt, das rechte Bein ist vorne, und halte den Vision Stick mit der rechten Hand in Kopfhöhe vor dem Körper. Fixiere einen Buchstaben.

Übungsbeschreibung

Verlagere das Gewicht nach vorne auf das rechte Bein und hebe das linke Knie. Der Blick ist noch immer auf den Buchstaben gerichtet. Von hier verlagerst du das Gewicht zurück bis in den Ausfallschritt. Gleichzeitig rotiere den Kopf nach rechts, der Blick bleibt auf den Vision Stick gerichtet.

Achte darauf, dass das Becken stabil bleibt und die Beine im Alignment bleiben. Die Wirbelsäule bleibt aufgerichtet, die Rotation ist nur in der Halswirbelsäule. Wiederhole diese Übung 5-10-mal und wechsle die Seite.

Durch die Gewichtsverlagerung ist diese Übung eine große Herausforderung an das Gleichgewicht. Daher empfehlen wir, erst dann den VOR einzufügen, wenn der Wechsel vom Ausfallschritt in den Einbeinstand (und zurück) sicher ausgeführt wird. Erst danach wird die Kopfbewegung hinzugefügt. Und zwar so, dass alle Bewegungen nacheinander und noch nicht gleichzeitig passieren.

LIEGESTÜTZPOSITION MIT „VOR“

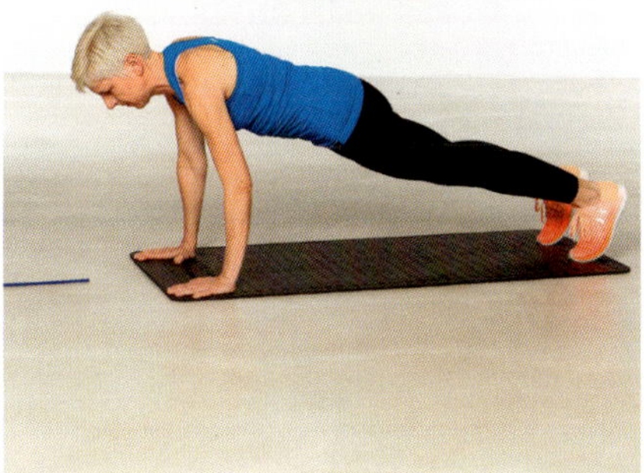

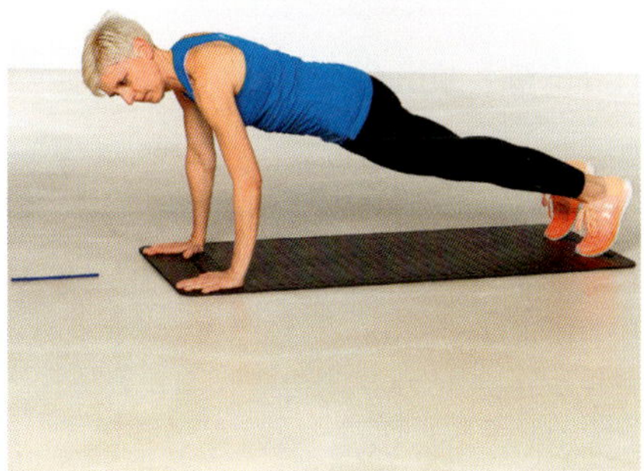

Ausgangsposition

Du bist in einer Liegestützposition. Der Vision Stick liegt unter dir am Boden, sodass du einen Buchstaben fixieren kannst.

Übungsbeschreibung

Rotiere den Kopf nach links, der Blick bleibt auf den Vision Stick gerichtet. Achte darauf, dass Becken und der Schultergürtel stabil bleiben.

Variation 1: Der Kopf wird in alle acht Richtungen bewegt. Hierfür nutze das Vision Chart anstelle des Vision Sticks.

Variation 2: Kombiniere mit Push-up und drehe den Kopf beim Beugen oder Strecken der Arme.

„VOR-C“ INTEGRIEREN

Zur Erinnerung: Das „C“ ist die Abkürzung für Cancellation. Beim VOR-C geht es also um die gewollte Auflösung des vestibulookulären Reflexes, sodass der Blick der Kopfbewegung folgt.

LUNGE MIT „VOR-C“

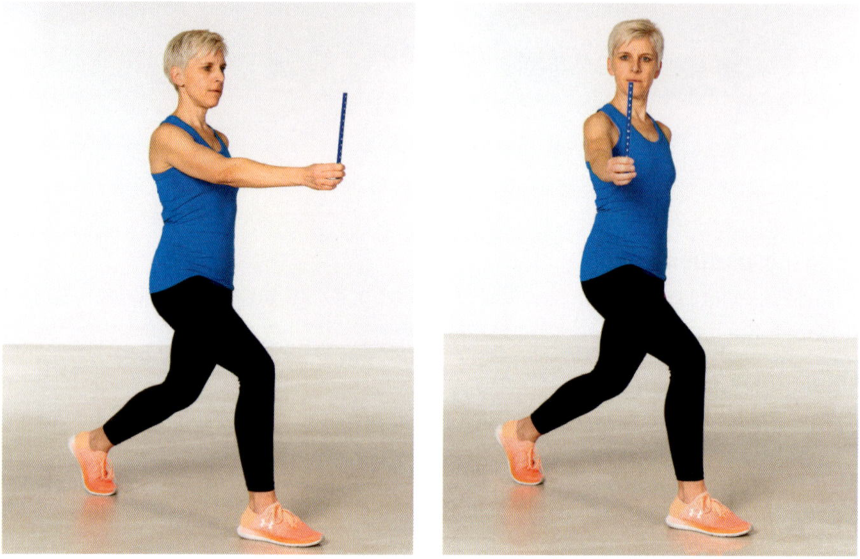

Ausgangsposition

Gehe in einen Ausfallschritt, das rechte Bein ist vorne, und halte den Vision Stick mit der rechten Hand in Kopfhöhe vor dem Körper. Fixiere einen Buchstaben.

Übungsbeschreibung

Rotiere den Oberkörper nach rechts, der Blick bleibt auf den Vision Stick gerichtet. Achte darauf, dass das Becken stabil bleibt und die Beine im Alignment bleiben. Die Wirbelsäule bleibt aufgerichtet, die Rotation ist nur um die Längsachse. Wiederhole diese Übung 5-10-mal und wechsle die Seite.

Variation 1: Die Bewegung geht in alle acht Richtungen (vgl. Vision Chart).

TISCHPOSITION MIT „VOR-C“

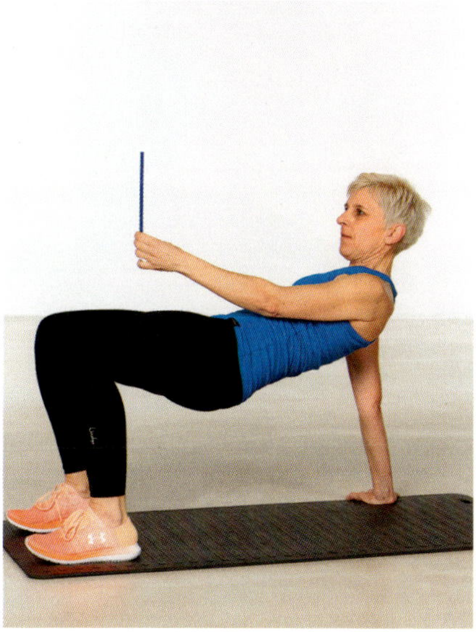

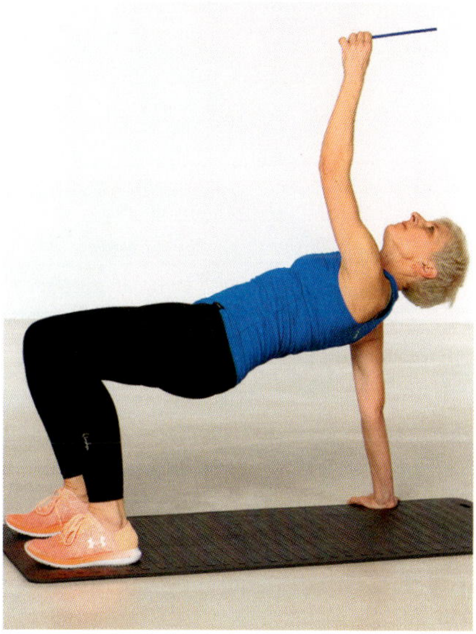

Ausgangsposition

Ausgangsposition ist die Tischposition, ein rückwärtiger Stütz. Halte den Vision Stick in der Hand vor dem Körper und fixiere einen Buchstaben.

Übungsbeschreibung

Führe den Stift zur Decke, strecke die Wirbelsäule und halte den Blick auf den Vision Stick gerichtet. Komme zurück in die Ausgangsposition. Achte darauf, dass das Becken und der Schultergürtel stabil bleiben.

Wiederhole diese Übung 5-10-mal und wechsle die Seite. Variiere auch hier in mehrere Richtungen.

SIDEPLANK MIT „VOR-C"

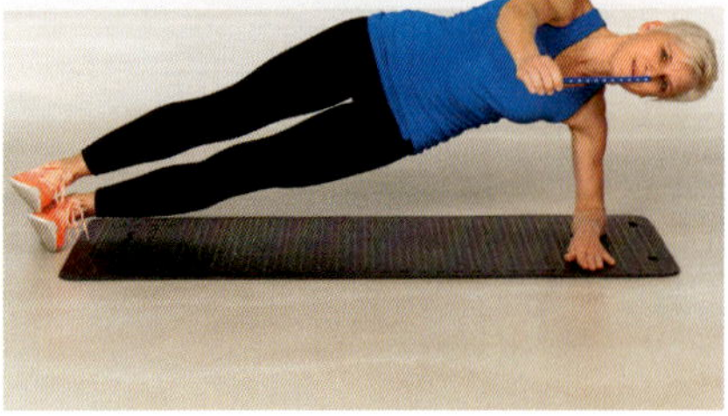

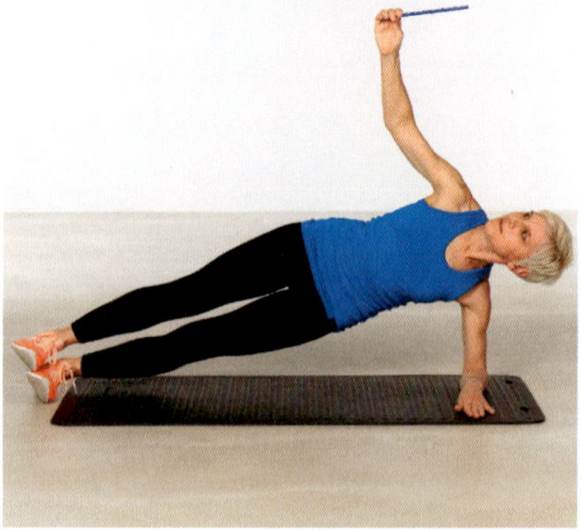

Ausgangsposition

Ausgangsposition ist die Sideplank. Halte den Vision Stick in der Hand vor dem Körper und fixiere einen Buchstaben.

Übungsbeschreibung

Führe den Stift zur Decke, rotiere den Kopf und halte den Blick auf den Vision Stick gerichtet. Komme zurück in die Ausgangsposition. Achte darauf, dass Becken und Schultergürtel stabil bleiben. Wiederhole diese Übung 5-10-mal und wechsle die Seite.

„VSR“ INTEGRIEREN

Der vestibulospinale Reflex („VSR“) ist ein weiterer Reflex, der für die Stabilität des Körpers zuständig ist. Bei kleinsten Störmanövern leitet er sofort Gegenmaßnahmen ein, hat demzufolge genau wie VOR und VOR-C eine hohe Alltagsrelevanz. Der Name des Reflexes gibt Auskunft über die Funktionsweise. Bei rotierter Wirbelsäule (lat. spinal = die Wirbelsäule betreffend) bleiben Kopf und der Blick fixiert.

LUNGE MIT „VSR“

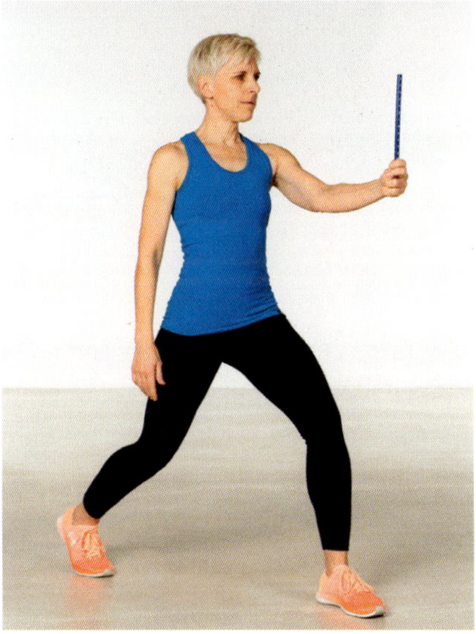

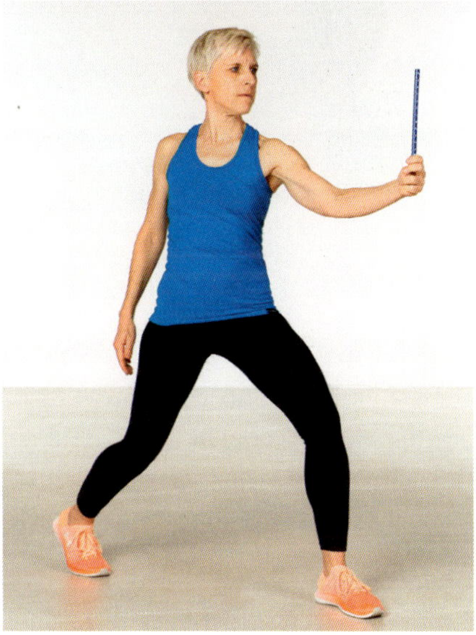

Ausgangsposition
Gehe in einen Ausfallschritt, das linke Bein ist vorne, und halte den Vision Stick mit der linken Hand in Kopfhöhe vor dem Körper. Fixiere einen Buchstaben.

Übungsbeschreibung
Rotiere nur den Oberkörper nach rechts, Kopf und Arm sind fixiert. Der Blick bleibt auf den Vision Stick gerichtet. Achte darauf, dass das Becken stabil bleibt und die Beine im Alignment bleiben. Die Wirbelsäule bleibt aufgerichtet, die Rotation ist nur um die Längsachse.

Wiederhole diese Übung 5-10-mal und wechsle die Seite.

KNIESTAND MIT „VSR“

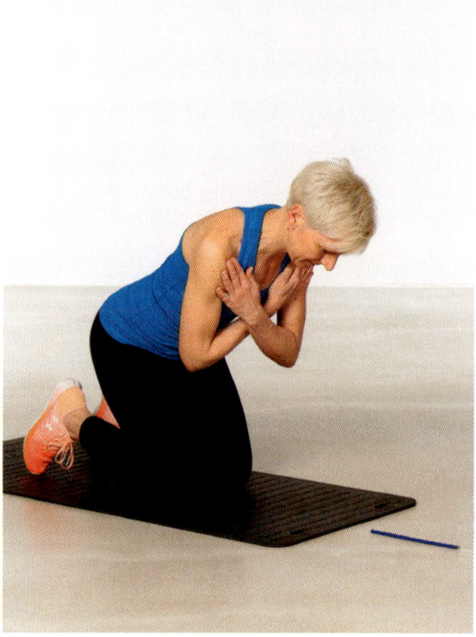

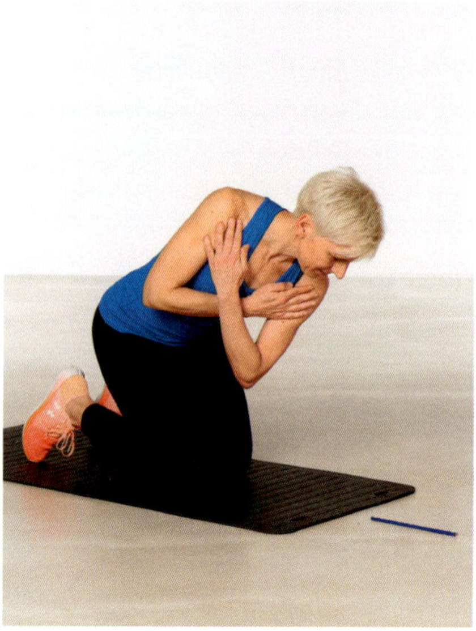

Ausgangsposition

Du bist im Kniestand, das Becken ist nach hinten verlagert und der Oberkörper ist aus der Hüfte diagonal nach vorne gebeugt. Die Arme sind verschränkt vor dem Oberkörper. Der Vision Stick liegt unter dir am Boden, sodass du einen Buchstaben fixieren kannst.

Übungsbeschreibung

Rotiere den Oberkörper nach rechts, der Kopf bleibt in der Ausgangsposition fixiert und der Blick ist auf den Vision Stick gerichtet. Achte darauf, dass Becken und Schultergürtel stabil bleiben. Die Wirbelsäule bleibt aufgerichtet, die Rotation ist nur um die Längsachse. Wiederhole diese Übung 5-10-mal und wechsle jeweils die Seite.

VIERFÜSSLERSTAND MIT „VSR“

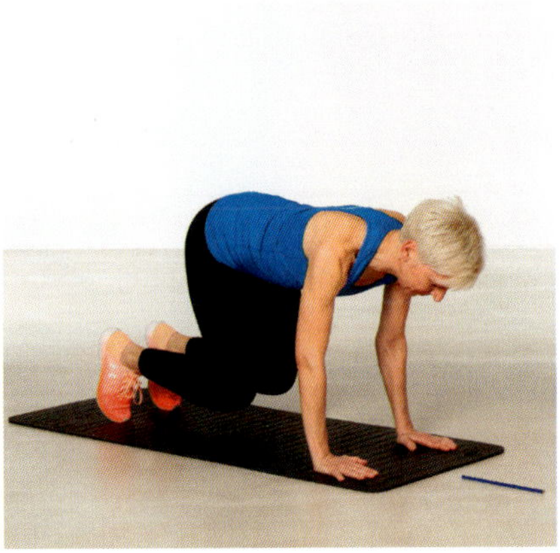

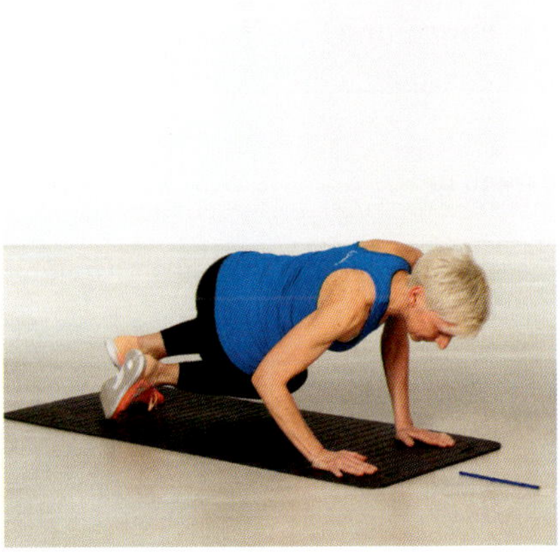

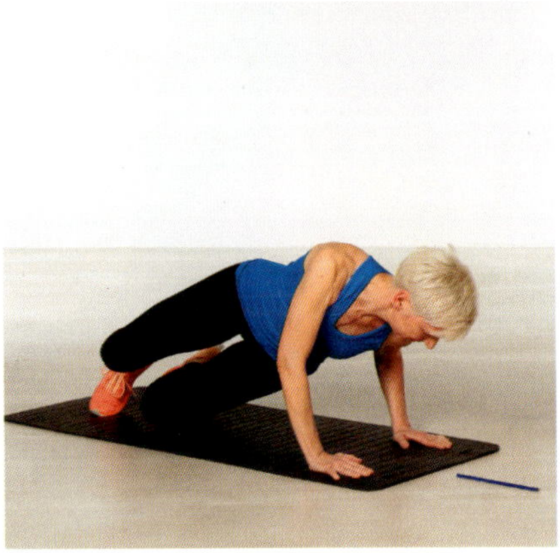

Ausgangsposition

Im Vierfüßlerstand sind die Knie vom Boden gelöst. Der Vision Stick liegt unter dir am Boden, sodass du einen Buchstaben fixieren kannst.

Übungsbeschreibung

Rotiere das Becken nach links. Die Knie gehen mit in die Richtung, der Kopf bleibt in der Ausgangsposition fixiert und der Blick ist auf den Vision Stick gerichtet.

Wiederhole diese Übung 5-10-mal und wechsle jeweils die Seite.

MAKULAORGANE

Zur Erinnerung: Die Makulaorgane ermöglichen die Differenzierung in vertikale und horizontale Beschleunigung.

SACCULUS

Der Sacculus ermöglicht eine Differenzierung in vertikale Beschleunigung, also in alle senkrechten Bewegungen.

SUMO-SQUAT

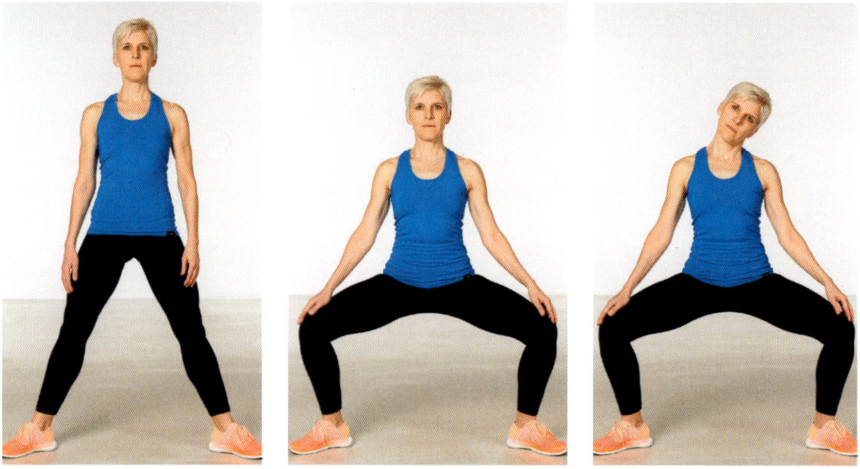

Ausgangsposition
Für den Sumo-Squat stehst du mit aufrechtem Oberkörper in einer Grätsche. Fixiere einen Punkt vor dir in Augenhöhe.

Übungsbeschreibung
Beuge und strecke die Knie und halte den Blick auf den Punkt gerichtet.

Variation: In der Kniebeuge angekommen, neige den Kopf in eine Lateralflexion und halte den Blick auf den Punkt gerichtet. Die Lateralflexion aktiviert den Sacculus auf derselben Seite.

BOUNCES

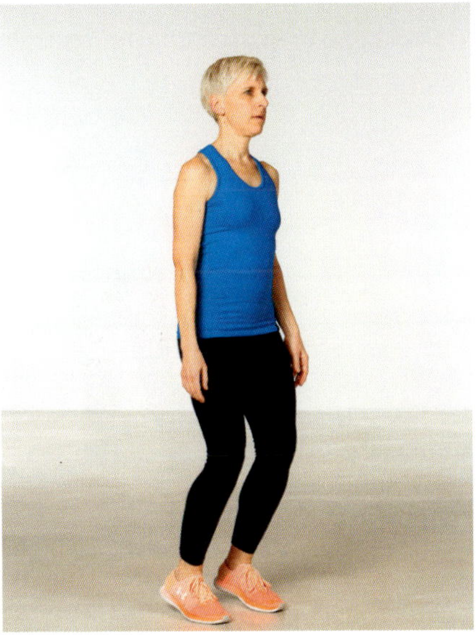 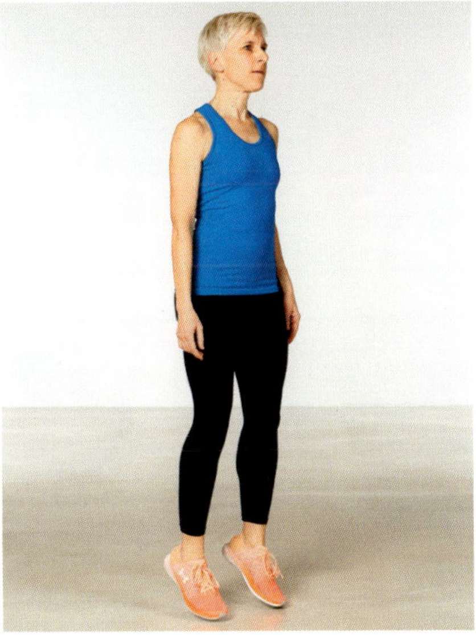

Ausgangsposition

Du stehst aufrecht, die Füße stehen hüftgelenkweit auseinander und der Blick ist auf einen Punkt vor dir in Augenhöhe gerichtet.

Übungsbeschreibung

Gehe leicht in die Knie und lasse die Knie rhythmisch federn. Es entsteht eine Auf-ab-Bewegung. Der Blick bleibt über den gesamten Bewegungsablauf auf einen Punkt gerichtet.

Achte auf eine exakte Knie-Fuß-Ausrichtung bei jeder Landung. Wiederhole die Bewegung 10-15-mal.

Variation: Ändere die Beinposition und führe die Übung in Innen- und Außenrotation durch.

GESPRUNGENE KNIEBEUGE

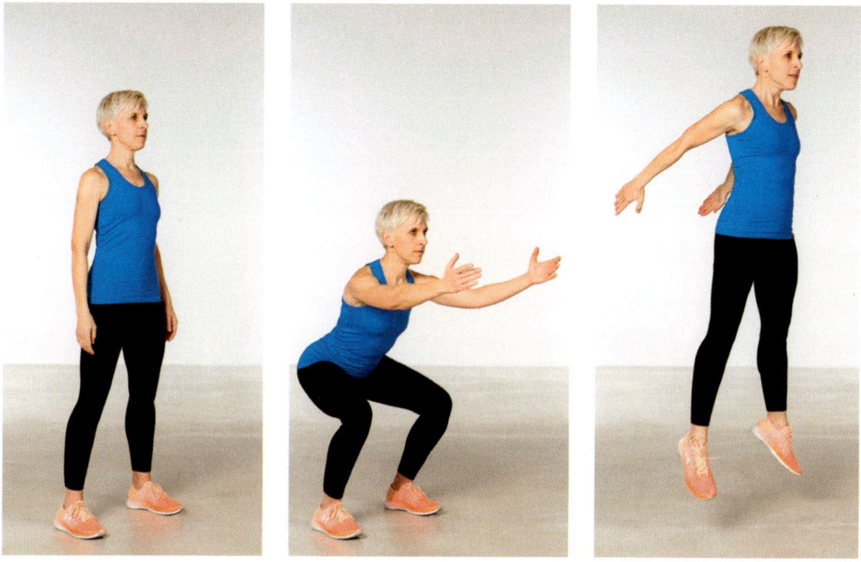

Ausgangsposition
Du stehst aufrecht, die Füße stehen schulterweit auseinander und der Blick ist auf einen Punkt vor dir in Augenhöhe gerichtet.

Übungsbeschreibung
Gehe in die Kniebeuge, um von hier kraftvoll hochzuspringen und wieder kontrolliert in der Kniebeuge zu landen. Der Blick bleibt über den gesamten Bewegungsablauf auf einen Punkt gerichtet. Achte auf eine exakte Knie-Fuß-Ausrichtung bei der Landung.

Wiederhole die Übung 5-10-mal.

UTRICULUS

Der Utriculus ermöglicht eine Differenzierung in horizontale Beschleunigung, also alle Bewegungen von vorne nach hinten, Seite zu Seite und deren Kombinationen auf der horizontalen Ebene.

AUSFALLSCHRITTE NACH VORNE

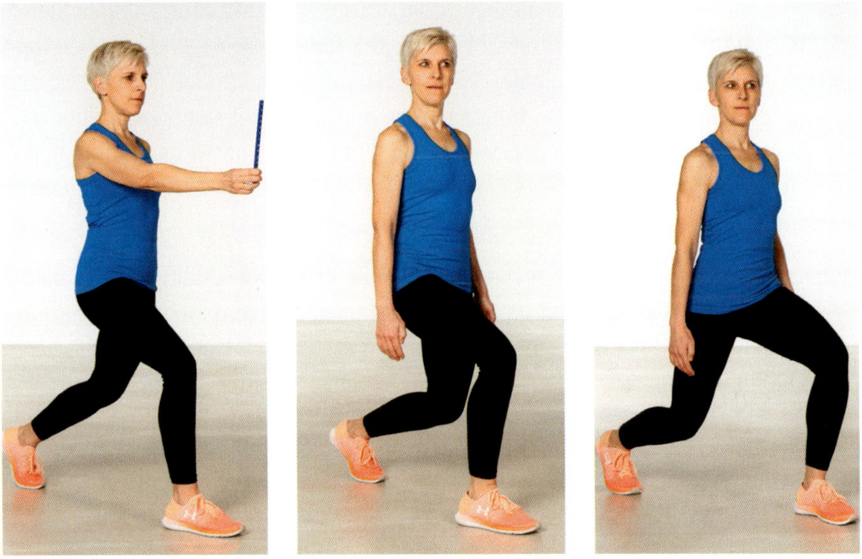

Ausgangsposition
Stehe aufrecht und fixiere einen Punkt vor dir (oder nutze einen Vision Stick wie auf dem Foto).

Übungsbeschreibung
Mache einen großen Schritt abwechselnd nach vorne und hinten bis in den Ausfallschritt. Der Blick bleibt fixiert. Achte auf eine korrekte Knie-Fuß-Einstellung.

Variation: Ausfallschritte nach vorne und hinten mit leichter Kopfrotation.

8.3 PROPRIOZEPTIVES TRAINING INTEGRIEREN

Im Gegensatz zu den visuellen und vestibulären Übungen ist die Integration der propriozeptiven Übungen eher einfach und gut an die Teilnehmenden zu vermitteln. Viele der Übungen sind bekannt und gehören in das bestehende Repertoire. Meist werden sie zum methodischen Aufbau, zum Anbahnen oder zur Vorbereitung von komplexeren Übungen eingesetzt.

Das Ungewöhnliche sind eher die Bewegungsrichtungen und Ausgangspositionen. Da wird im Ausfallschritt ein Knie gekreist und X- oder O-Beine sind plötzlich ganz normal. Wo ein Sprunggelenk in der Regel immer in einer neutralen Position ist, darf es nun kontrolliert sicheln. Das fühlt sich eigenartig an und sieht auch eigenartig aus. Doch nur, wenn in einem gesicherten Umfeld unter sicheren Bedingungen diese Position geübt wird, kann eine klare Karte für die betreffende Region im Gehirn entstehen.

Durch den erhöhten propriozeptiven Input werden im Nervensystem komplexere Bewegungsmuster angelegt. Und im Ernstfall, wenn es zum klassischen Supinationstrauma kommt, ist das Gehirn auf die Bewegung vorbereitet, kann schnell reagieren und einen Bänderriss verhindern. Also keine Angst vor unattraktiven Übungen.

Wir empfehlen, zu Beginn 10-15 Wiederholungen auszuführen. Diese richten sich nach dem Fitnesslevel der Teilnehmenden und können selbstverständlich reduziert oder erhöht werden.

FUSS

AUSFALLSCHRITTE MIT MOBILISATION DES ÄUSSEREN SPRUNGGELENKS

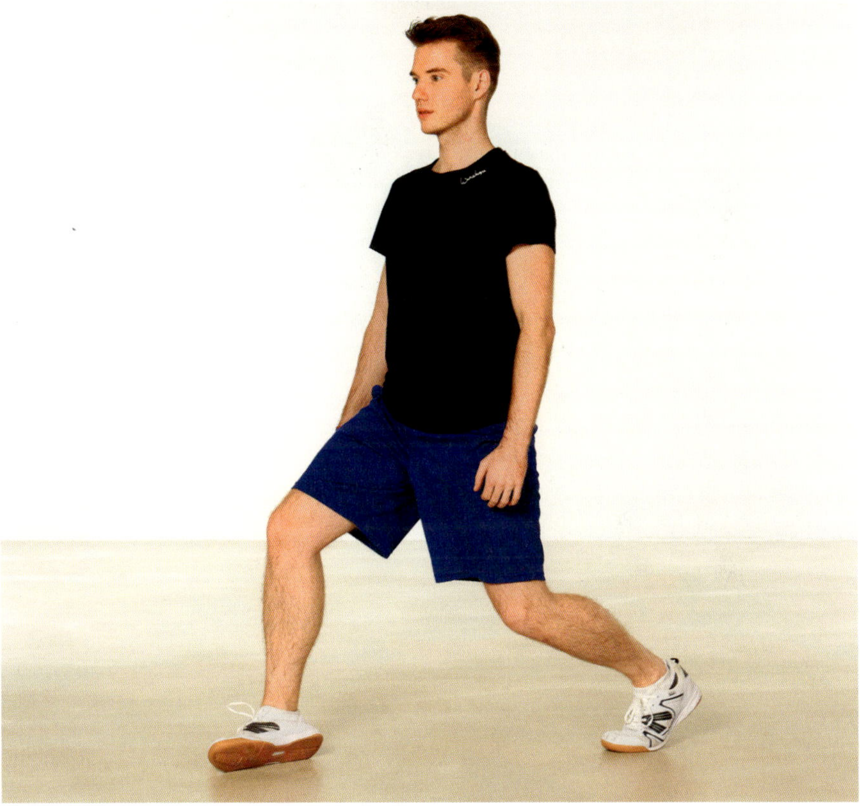

Ausgangsposition

Stelle dich in einen Ausfallschritt und bringe so viel Gewicht auf das vordere Bein, dass du sicher stehst.

Übungsbeschreibung

Beginne vorsichtig und kontrolliert, den vorderen Fuß nach außen zu knicken, um unter Belastung das Sprunggelenk zu öffnen. Bringe anschließend den Fuß wieder in die Ausgangsposition, wiederhole die Übung und tausche die Seite.

KNIEBEUGE MIT MOBILISATION DES ÄUSSEREN SPRUNGGELENKS

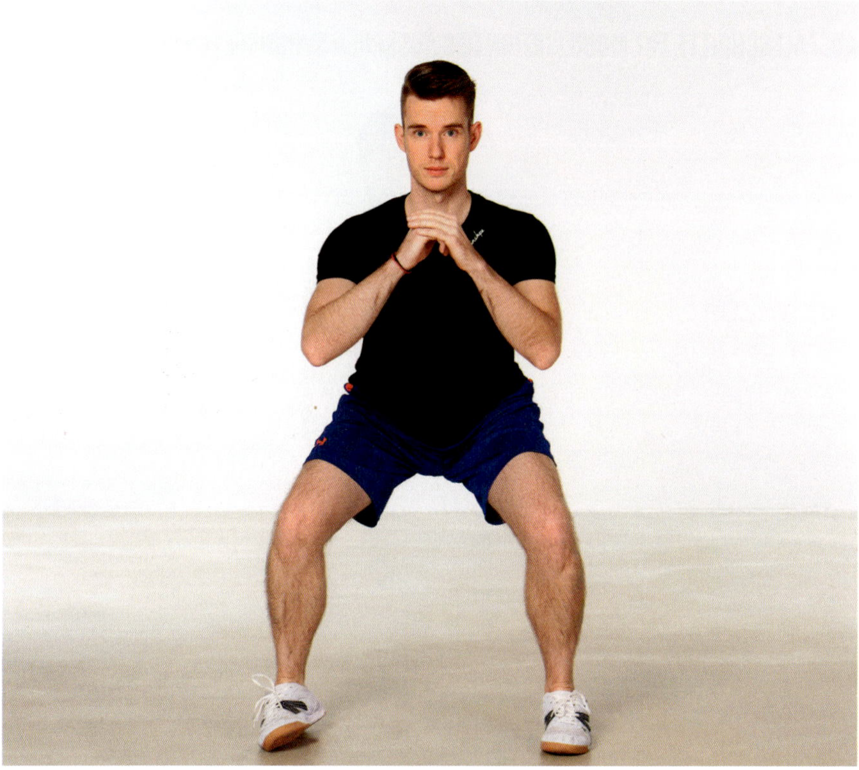

Ausgangsposition

Stelle dich in eine tiefe Kniebeuge und verteile dein Gewicht gleichmäßig auf beide Füße.

Übungsbeschreibung

Knicke kontrolliert einen deiner Füße nach außen und öffne dadurch das Sprunggelenk. Führe anschließend den Fuß in die Ausgangsposition zurück und wiederhole die Übung, bevor du die Seite wechselst.

LIEGESTÜTZ UND OBERES SPRUNGGELENK

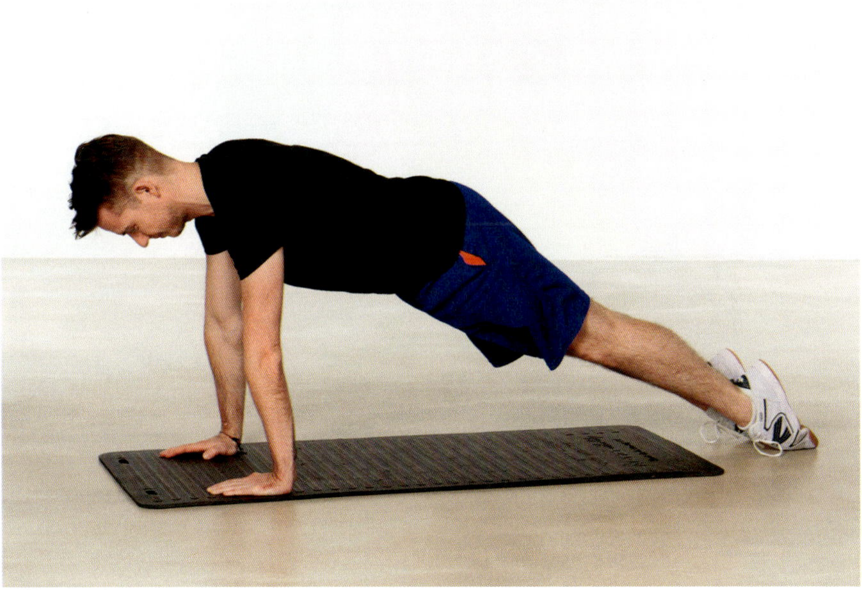

Ausgangsposition

Positioniere dich in einen Liegestütz. Die Arme sind gestreckt, die Hände befinden sich unter den Schultern und der Rest des Körpers ist leicht nach vorne geneigt in einer Linie. Strecke deine Füße und lege deine Fußrücken auf dem Boden ab, sodass in deinen oberen Sprunggelenken ein leichter Zug entsteht.

Übungsbeschreibung

Führe anschließend einen klassischen Liegestütz aus, welcher dazu führt, dass sich der Zug in den Sprunggelenken intensiviert. Drücke dich anschließend in die Ausgangsposition und wiederhole die Übung.

OFFENE FUSSKREISE IN DER BRÜCKE

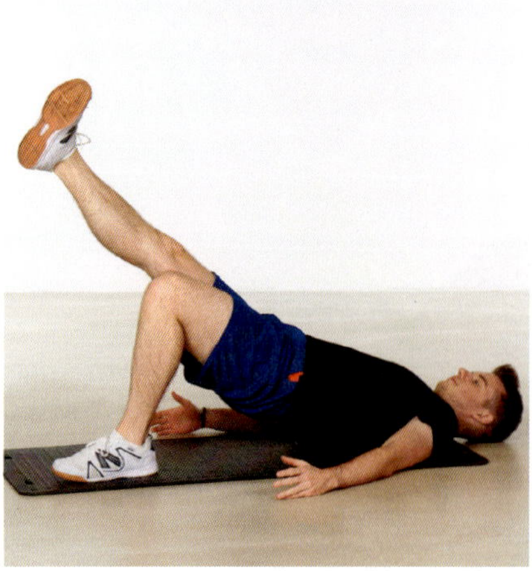

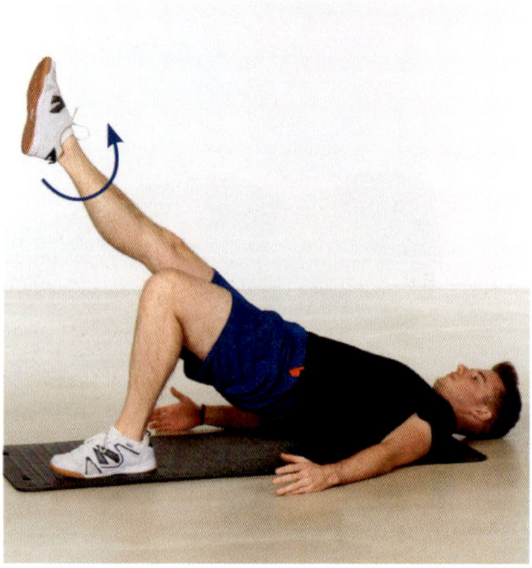

Ausgangsposition

Lege dich in Rückenlage auf eine Matte. Platziere einen Fuß nah am Gesäß, während du das andere Bein streckst und anhebst, bis die Knie auf einer Höhe sind.

Übungsbeschreibung

Hebe dein Gesäß hoch und versuche, mit dem Fuß des gestreckten Beins langsame, größtmögliche Kreisbewegungen durchzuführen. Achte dabei darauf, dass die Bewegung trotz der langsamen Geschwindigkeit flüssig ausgeführt wird und das Becken stabil angehoben bleibt.

Wiederhole die Kreisbewegung, wechsle die Bewegungsrichtung und führe die Übung anschließend mit dem anderen Fuß aus.

GESCHLOSSENE FUSSKREISE IN DER BRÜCKE

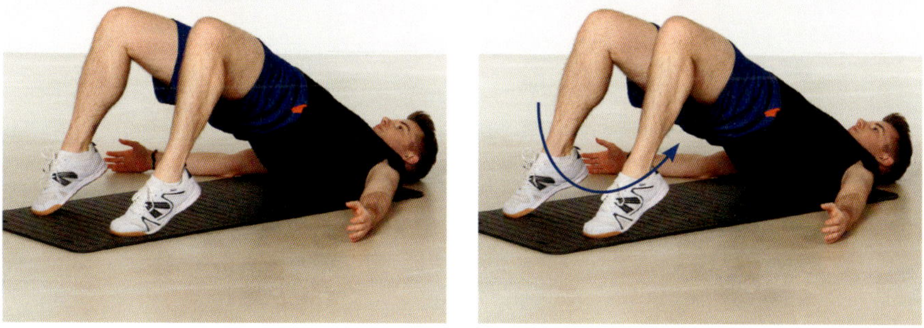

Ausgangsposition

Lege dich in Rückenlage auf eine Matte und platziere beide Füße nah an deinem Gesäß. Hebe das Gesäß an und gehe mit den Füßen auf die Zehenspitzen.

Übungsbeschreibung

Versuche nun, in dieser Position mit beiden Füßen Kreisbewegungen auszuführen, während die Fußballen dauerhaft Bodenkontakt halten und als Mittelpunkt für die Kreisbewegungen dienen. Wiederhole die Übung und wechsle anschließend die Bewegungsrichtung.

KNIE

KNIEKREISE IM AUSFALLSCHRITT

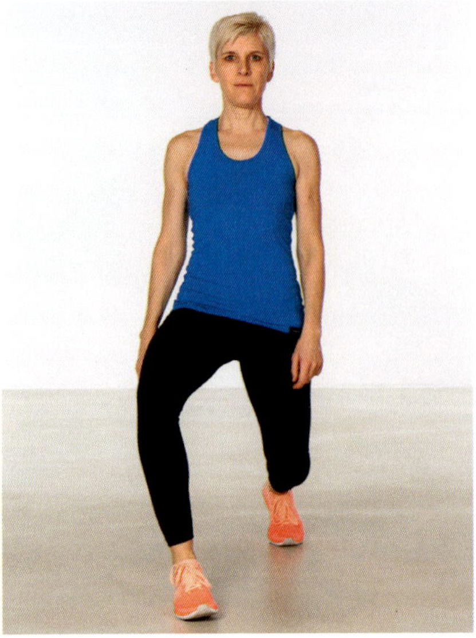

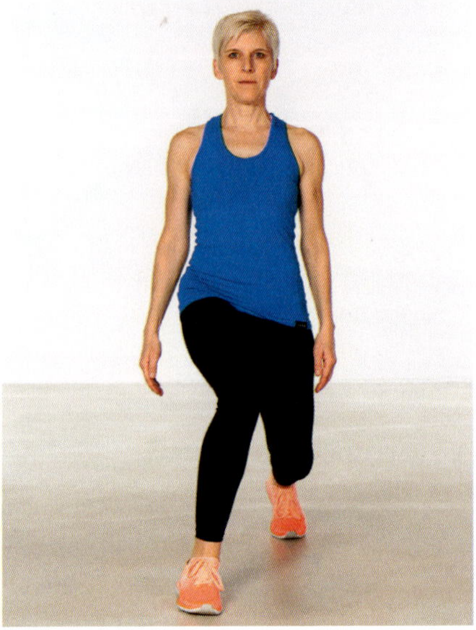

Ausgangsposition
Du stehst in einem Ausfallschritt mit dem rechten Bein vorne.

Übungsbeschreibung
Beschreibe Kreise mit dem Knie. Dabei bewegt sich das Knie nach innen, nach vorne, nach außen und wieder in die Ausgangsposition. Die Fußsohle hält den Bodenkontakt unabhängig von der Kniebewegung. Wechsle die Kreisrichtung.

Achtung: Es mag sich ungewöhnlich anfühlen und auch ungewöhnlich aussehen, das Knie nach innen und außen zu kippen. Doch es geht genau darum, Gelenke aus einer sicheren Position heraus auch mit ungewöhnlichen Bewegungsrichtungen vertraut zu machen. So kann das Gehirn einen Plan für diese Gelenkstellung anlegen und im Fall einer plötzlichen Aktion wie Fallen oder Stolpern auf diesen Plan zurückgreifen, schnell reagieren und so das Gelenk besser sichern.

KNIEKREISE IM SEITLICHEN AUSFALLSCHRITT

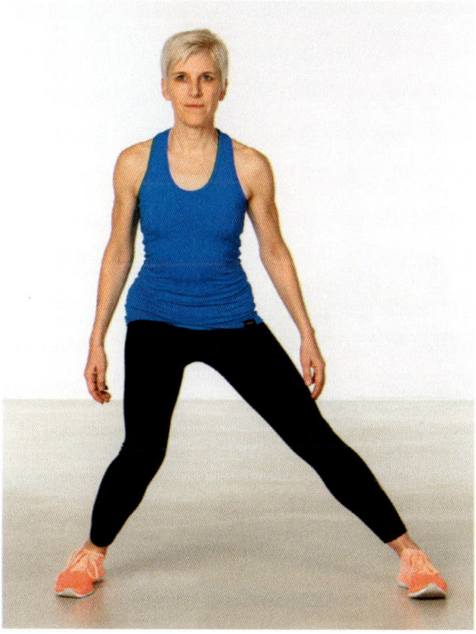

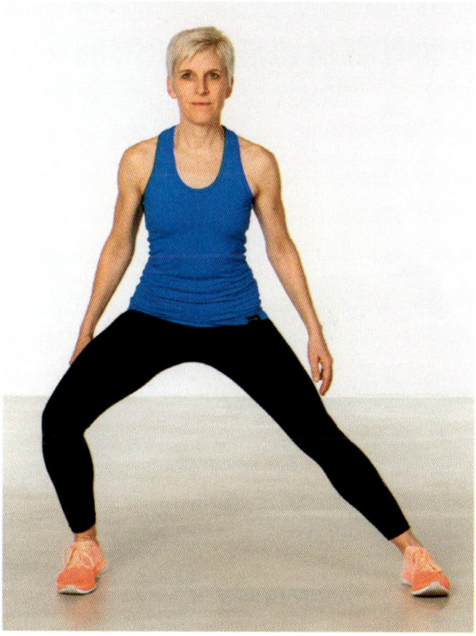

Ausgangsposition

Genau wie bei der vorherigen Übung stehst du in einem Ausfallschritt. Diese Mal in einem seitlichen Ausfallschritt.

Übungsbeschreibung

Beschreibe Kreise mit dem gebeugten Knie. Dabei bewegt sich das Knie nach innen, nach vorne, nach außen und wieder in die Ausgangsposition. Die Fußsohle hält den Bodenkontakt unabhängig von der Kniebewegung. Wechsle die Kreisrichtung.

HÜFTE

BEINKREISE IM VIERFÜSSLERSTAND

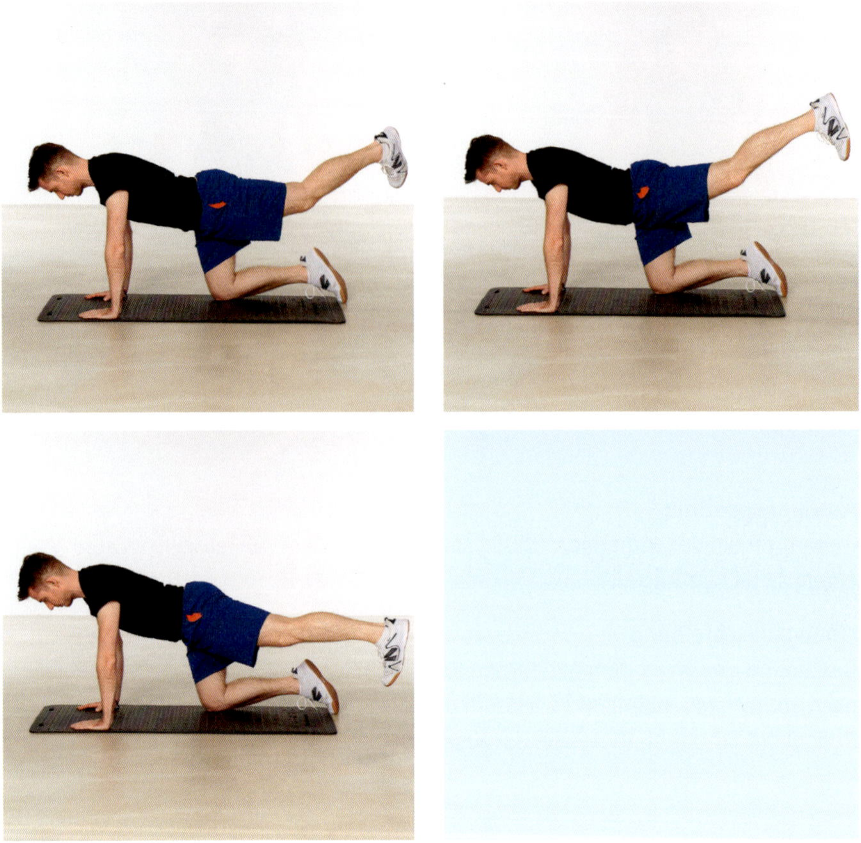

Ausgangsposition
Positioniere dich auf einer Matte in einem Vierfüßlerstand. Die Arme sind gestreckt unter den Schultern und die Knie und Füße aufgestellt.

Übungsbeschreibung
Strecke nun eines deiner Beine nach hinten und führe mit diesem eine große, langsame Kreisbewegung durch. Achte dabei darauf, dass das Bein während der Bewegung gestreckt bleibt und die Kreisbewegung ausschließlich aus dem Hüftgelenk stattfindet.

Wiederhole die Kreisbewegung, wechsle die Bewegungsrichtung und führe die Übung anschließend mit dem anderen Bein aus.

BEINKREISE IN SEITENLAGE

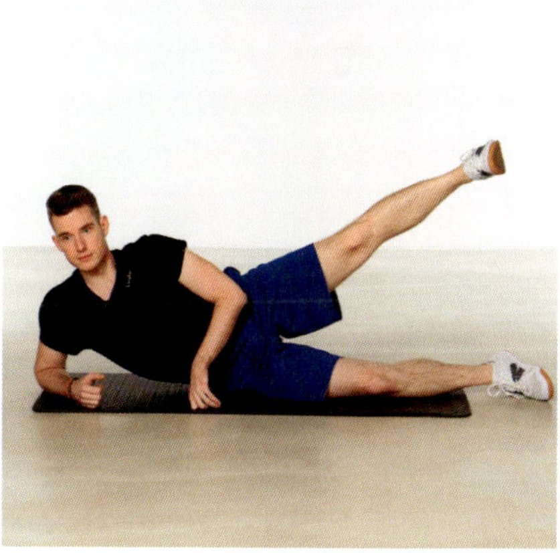

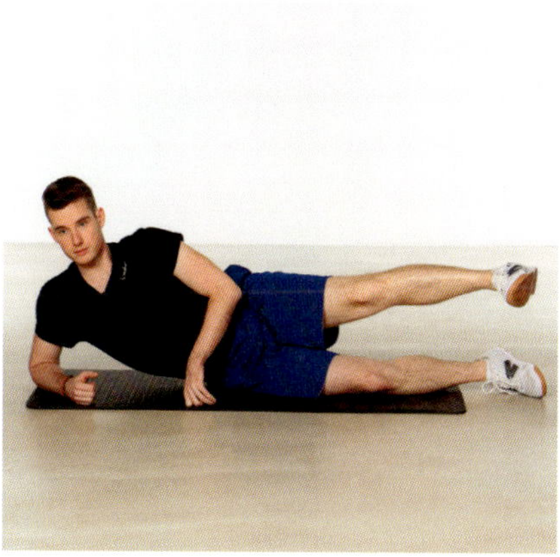

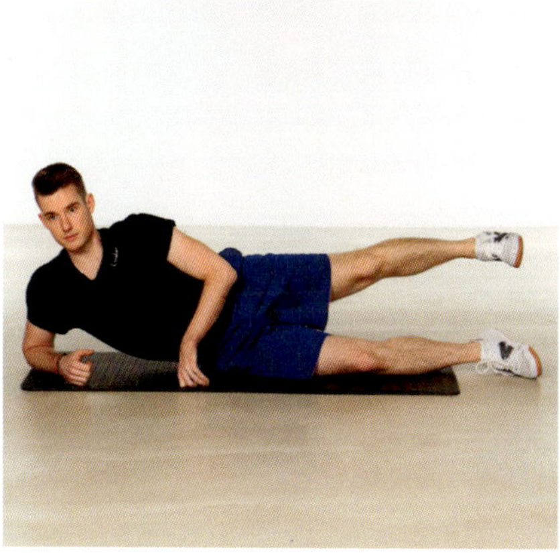

Ausgangsposition

Lege dich seitlich auf eine Matte, sodass sich Knie, Hüfte und Schultern auf einer Linie befinden.

Übungsbeschreibung

Hebe das obere Bein gestreckt an und führe aus dem Hüftgelenk einen großen, langsamen Kreis aus. Achte dabei darauf, dass das Bein während der Bewegung gestreckt bleibt und die Kreisbewegung ausschließlich aus dem Hüftgelenk stattfindet. Wiederhole die Kreisbewegung, verändere die Bewegungsrichtung und führe die Übung anschließend mit dem anderen Bein durch.

BEINKREISE IN RÜCKENLAGE

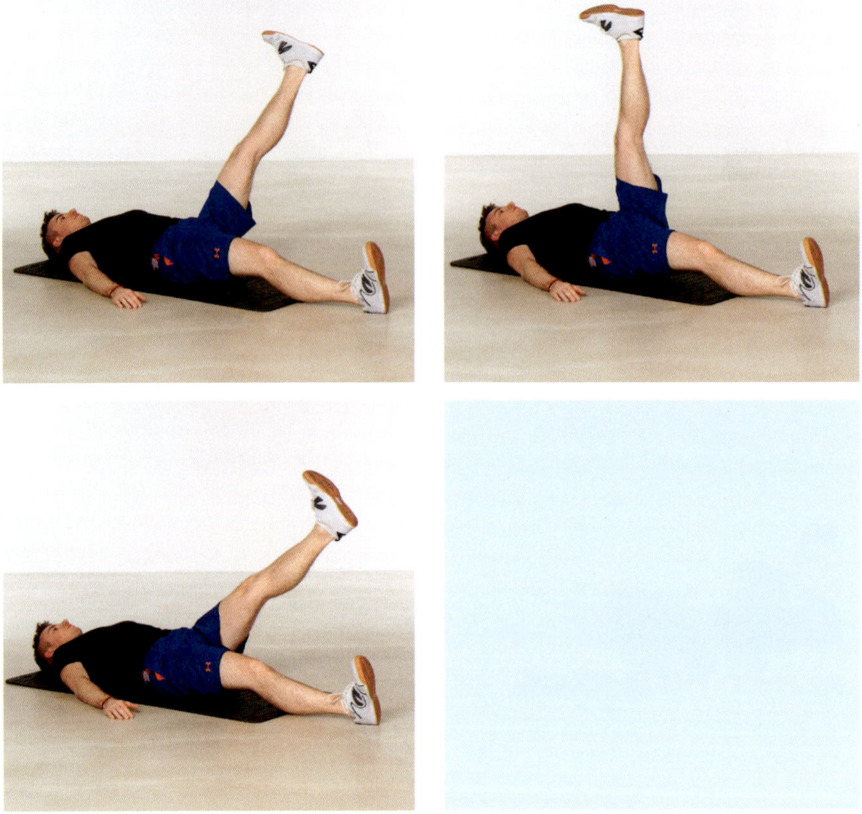

Ausgangsposition

Lege dich in Rückenlage auf eine Matte und strecke die Beine.

Übungsbeschreibung

Versuche nun, ein Bein in gestreckter Haltung nach oben zu heben und eine langsame Kreisbewegung in einem möglichst großen Bewegungsumfang durchzuführen. Wiederhole die Kreisbewegung, wechsle die Bewegungsrichtung und führe die Übung anschließend mit dem anderen Bein aus.

BEINKREISE IN DER BRÜCKE

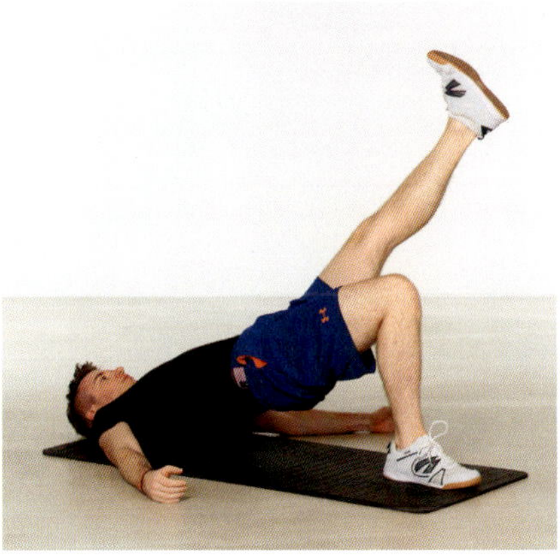

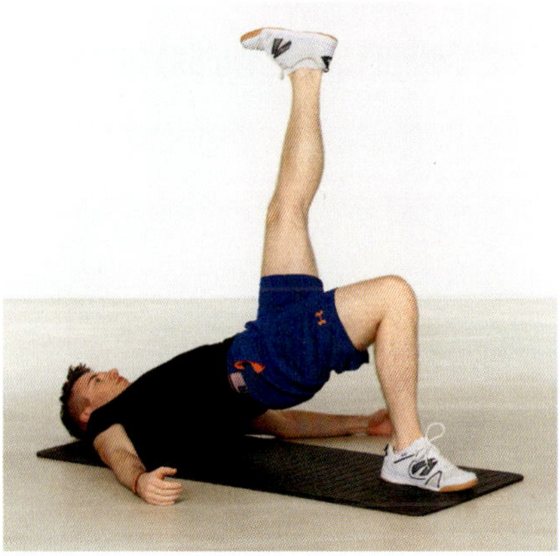

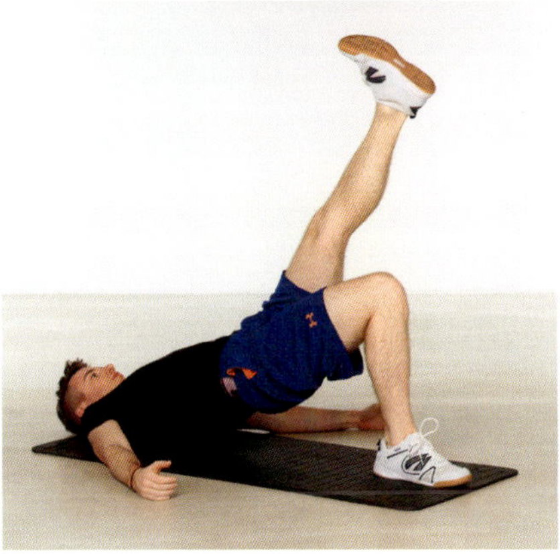

Ausgangsposition

Lege dich in Rückenlage auf eine Matte und stelle deine Füße hüftbreit nah an dein Gesäß. Hebe das Gesäß an und strecke ein Bein nach oben.

Übungsbeschreibung

Führe aus dieser Position langsame, große Kreisbewegungen mit deinem Bein durch. Wiederhole die Kreisbewegung, kehre die Bewegungsrichtung um und führe die Übung dann mit dem anderen Bein aus.

BECKEN/LENDENWIRBELSÄULE

LENDENWIRBELSÄULENMOBILISATION IM VIERFÜSSLERSTAND

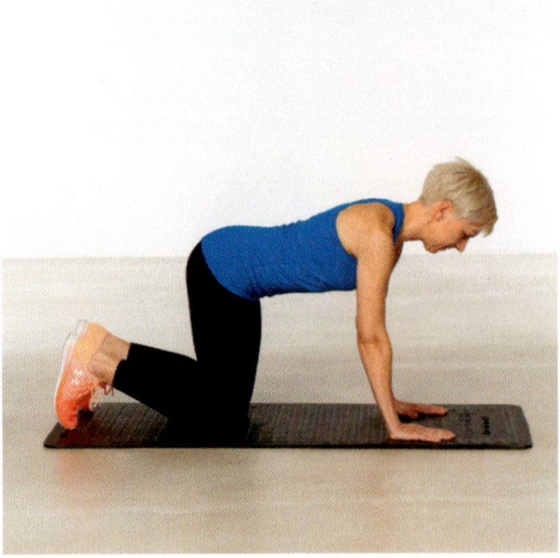

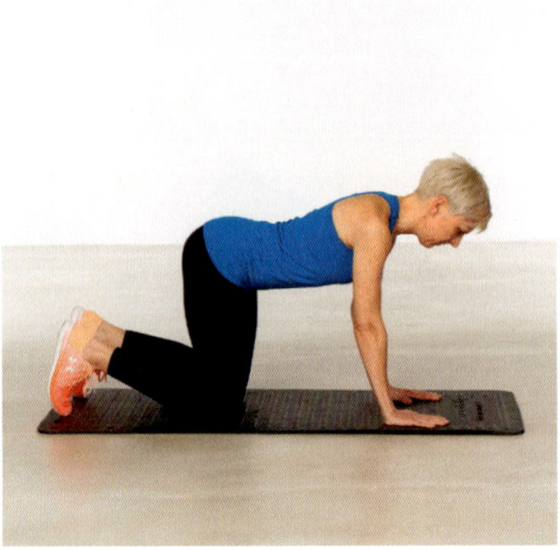

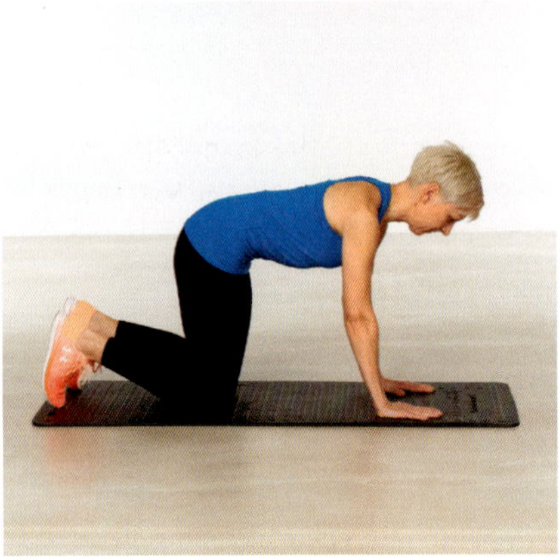

Ausgangsposition

Richte im Vierfüßlerstand die Hüftgelenke über den Kniegelenken und die Schultergelenke über den Handgelenken aus. Die Wirbelsäule ist lang und in ihrer doppelten S-Form ausgerichtet. Schiebe die Hände in den Boden, um den Schultergürtel aufzuspannen.

Übungsbeschreibung

Aus dieser Position kippe das Becken im Wechsel nach vorne und hinten. Der Schultergürtel bleibt stabil.

LENDENWIRBELSÄULENMOBILISATION – HÄNDE AUF DEN OBERSCHENKELN

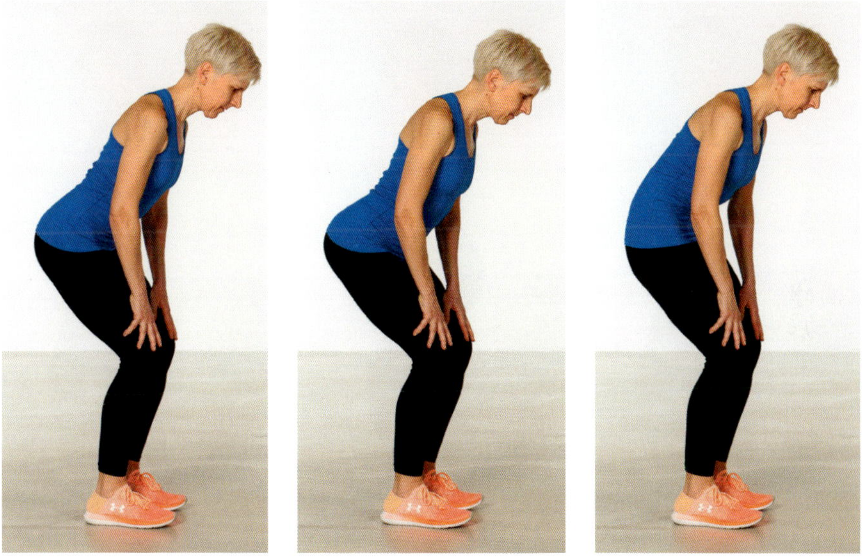

Ausgangsposition

Du stehst mit dem Oberkörper leicht nach vorne gebeugt, die Hände stützen auf den Oberschenkeln. Die Wirbelsäule ist lang und in ihrer doppelten S-Form ausgerichtet, der Blick ist nach vorne unten gerichtet.

Übungsbeschreibung

Aus dieser Position kippe das Becken im Wechsel nach vorne und hinten. Der Schultergürtel bleibt ruhig.

LENDENWIRBELSÄULENMOBILISATION IM TANDEMSTAND

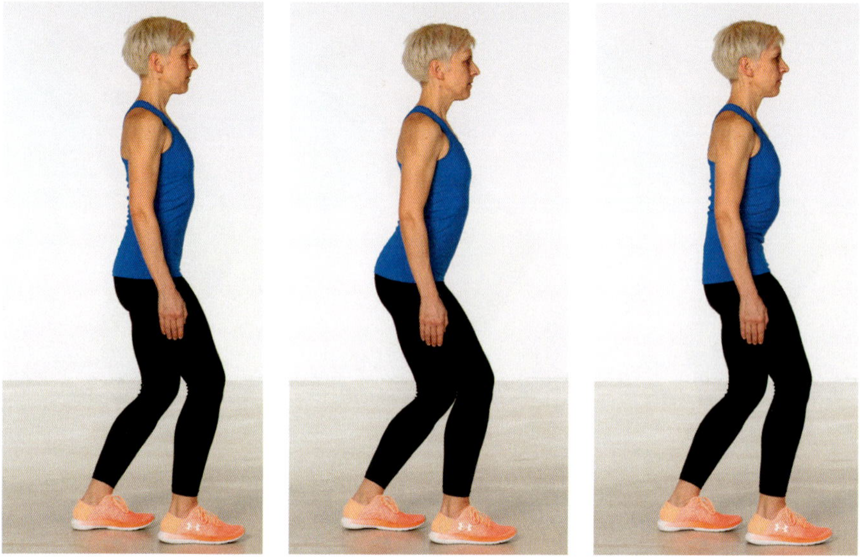

Ausgangsposition

Du stehst aufrecht mit leicht in Schrittstellung versetzten Füßen (Tandemstand). Die Knie sind leicht gebeugt. Die Wirbelsäule ist lang und in ihrer doppelten S-Form ausgerichtet, der Blick ist nach vorne gerichtet.

Übungsbeschreibung

Aus dieser Position kippe das Becken im Wechsel nach vorne und hinten. Der Rest des Körpers bleibt ruhig. Wiederhole auch auf der anderen Seite.

BRUSTWIRBELSÄULENMOBILISATION

BRUSTWIRBELSÄULENMOBILISATION IM VIERFÜSSLERSTAND

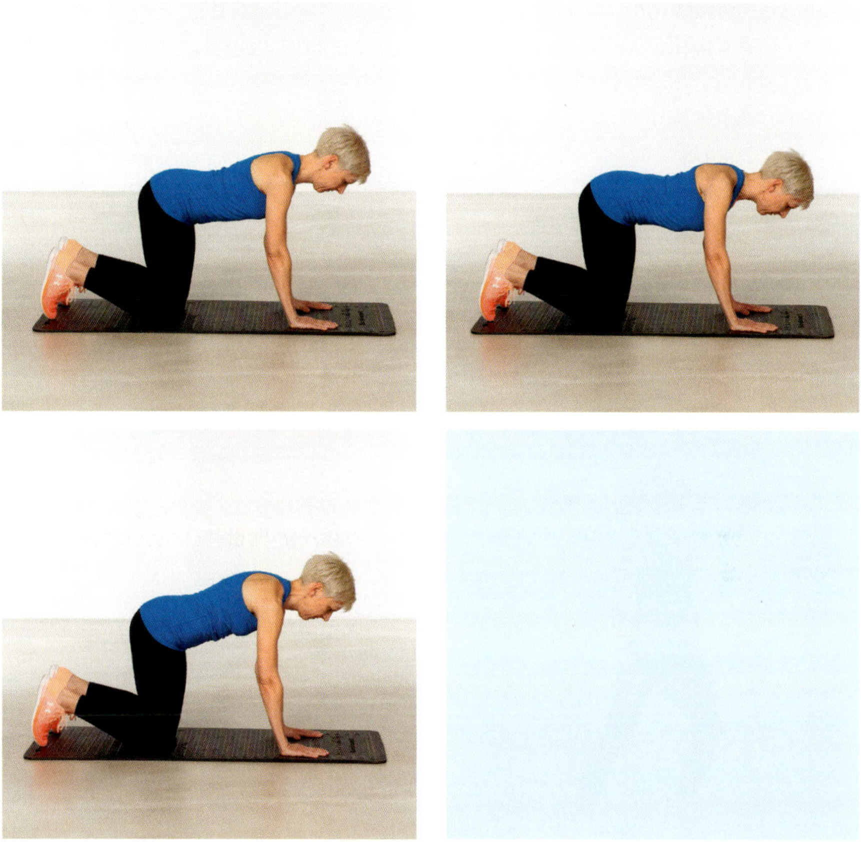

Ausgangsposition

Richte im Vierfüßlerstand die Hüftgelenke über den Kniegelenken und die Schultergelenke über den Handgelenken aus. Die Wirbelsäule ist lang und in ihrer doppelten S-Form ausgerichtet. Schiebe die Hände in den Boden, um den Schultergürtel aufzuspannen.

Übungsbeschreibung

Aus dieser Position schiebe nur das Brustbein im Wechsel in Richtung Boden und Decke.

BRUSTWIRBELSÄULENMOBILISATION IM SEITLICHEN AUSFALLSCHRITT

Ausgangsposition

Stehe mit aufrechtem Oberkörper in einem seitlichen Ausfallschritt.

Übungsbeschreibung

Von hier verschiebe die Brustwirbelsäule bzw. das Brustbein auf der horizontalen Ebene nach vorne und hinten. Der Rest des Körpers bleibt ruhig. Wiederhole auch auf der anderen Seite.

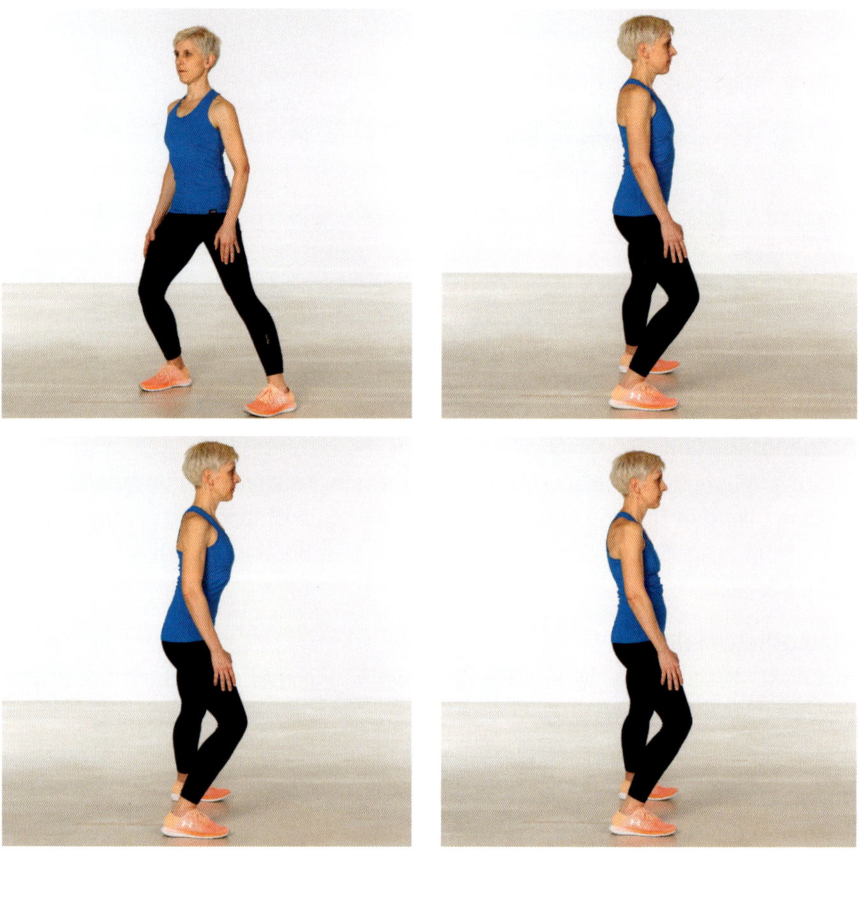

Variation: Mit Superband

Ausgangsposition

Das Superband liegt um den hinteren Brustkorb und ist vorne mit den Händen fixiert.

Übungsbeschreibung

Die Hände bleiben an ihrer Position und du schiebst die Brustwirbelsäule auf der horizontalen Ebene nach hinten gegen das Band. Danach gib dem Widerstand des Bandes nach und lasse das Brustbein nach vorne gleiten. Auch hier bleiben die Arme fixiert.

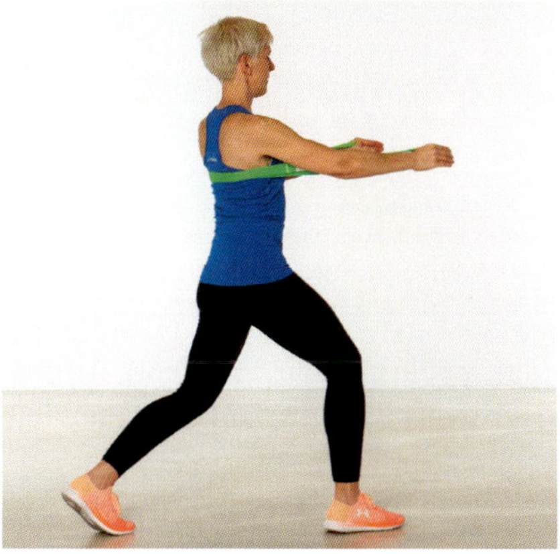

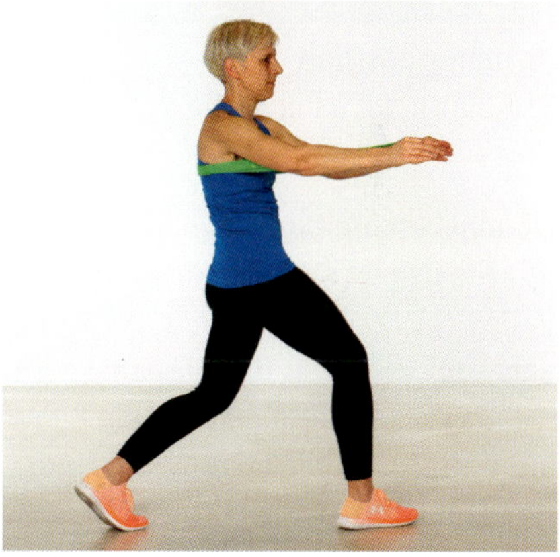

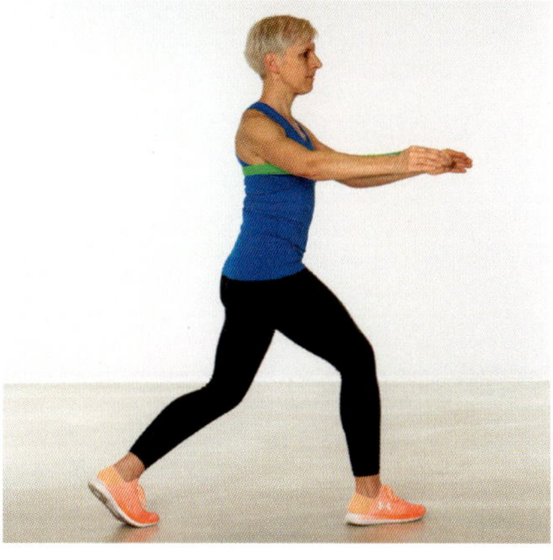

HALSWIRBELSÄULE

HALSWIRBELSÄULENMOBILISATION IM VIERFÜSSLERSTAND

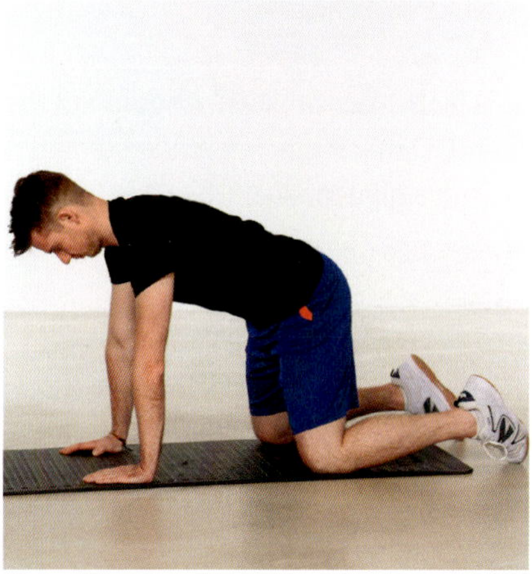

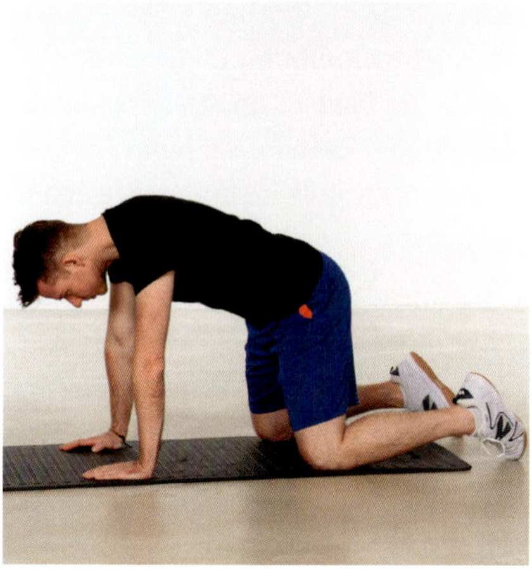

Ausgangsposition

Begib dich auf einer Matte in den Vierfüßlerstand. Die Arme sind gestreckt und die Knie und Füße aufgestellt.

Übungsbeschreibung

Schiebe deinen Kopf gerade und langsam in Richtung Boden, ohne dabei den Kopf in den Nacken zu legen oder in Richtung Brust zu bewegen. Bringe anschließend den Kopf wieder in die Ausgangsposition und, wenn möglich, ein wenig darüber hinaus. Achte darauf, dass du die Bewegung ausschließlich aus der Halswirbelsäule ausführst. Wiederhole im Anschluss die Bewegungsausführung.

HALSWIRBELSÄULENMOBILISATION IN RÜCKENLAGE

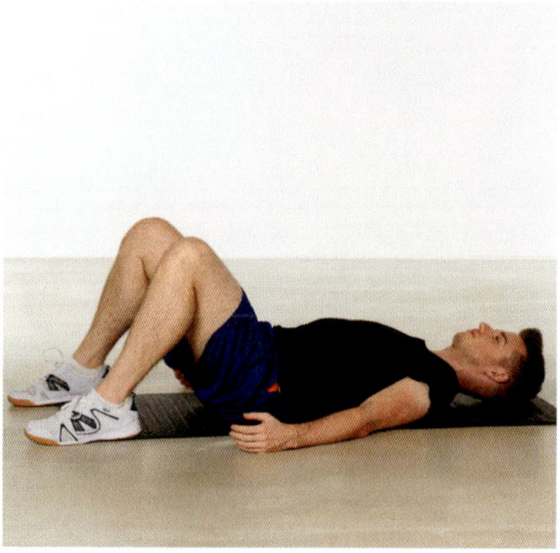

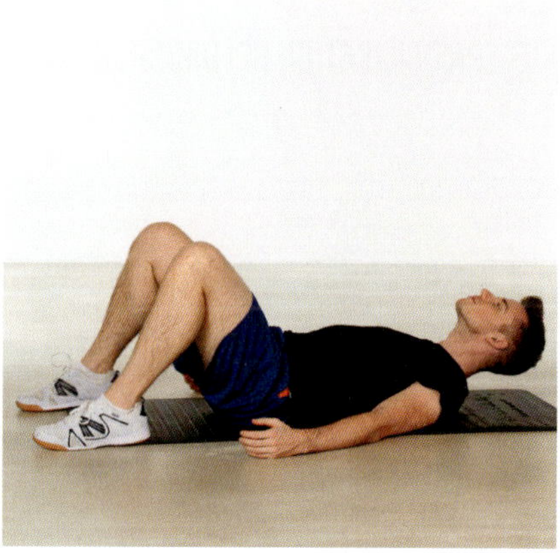

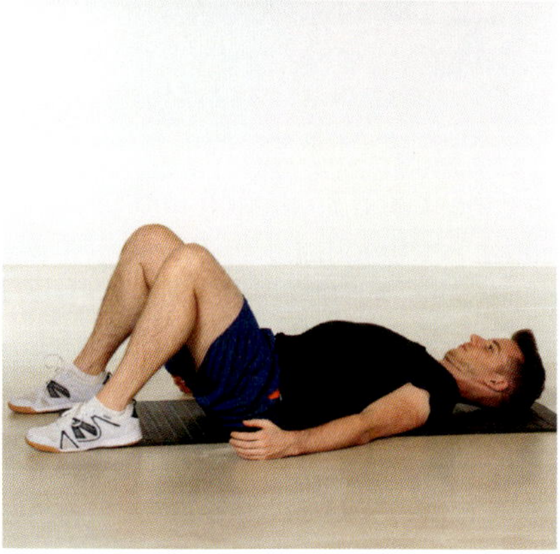

Ausgangsposition

Lege dich in Rückenlage auf eine Matte und stelle deine Füße auf.

Übungsbeschreibung

Schiebe deinen Kopf gerade und langsam in Richtung Decke, ohne dabei den Kopf in den Nacken zu legen oder in Richtung Brust zu bewegen. Führe anschließend den Kopf wieder in die Ausgangsposition und erzeuge mit dem Hinterkopf einen leichten Druck in Richtung Boden. Dies kannst du intensivieren, indem du das Kinn leicht in Richtung deines Kehlkopfs ziehst. Wiederhole anschließend die Übung.

KIEFER

KIEFERMOBILISATION BEI BAUCHÜBUNG

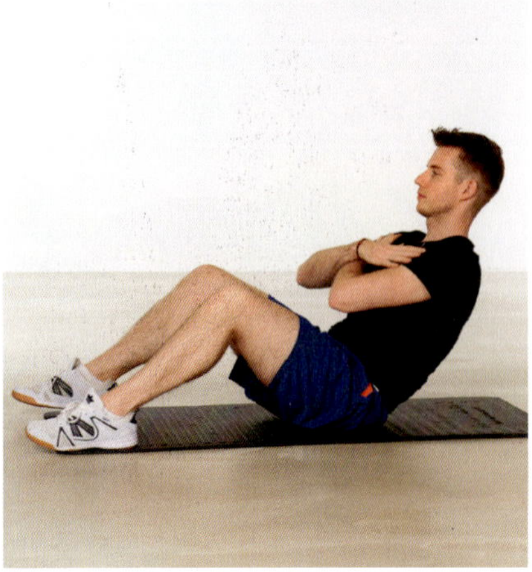

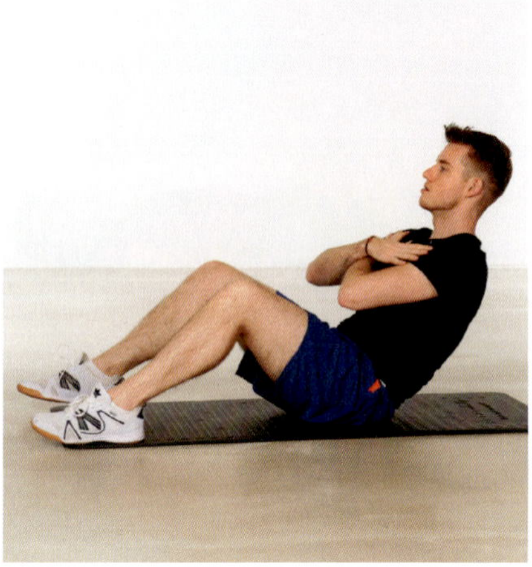

Oft erzeugen wir durch unbewusstes Beißen zunehmend Spannung und Druck in der Körpermitte. Dies kann helfen, führt jedoch oft langfristig zu Problemen wie Verspannungen und Schmerzen im Nacken. Mithilfe der Mobilisation des Kiefers ist es möglich, die Bauchmuskulatur unabhängig von einer Spannung in der Kiefermuskulatur anzusteuern.

Ausgangsposition
Setze dich mit angewinkelten Beinen auf eine Matte und neige den Oberkörper leicht nach hinten, sodass eine Spannung in der Bauchmuskulatur entsteht. Die Füße sind hüftbreit auf den Boden gestellt.

Übungsbeschreibung
Öffne leicht deinen Mund und bewege deinen Unterkiefer locker und entspannt vor und zurück. Achte darauf, dass du die Bewegung flüssig und kontrolliert ausführst und wiederhole anschließend die Übung.

SCHULTERGELENK

SCHULTERGELENKMOBILISATION IM KNIESTAND

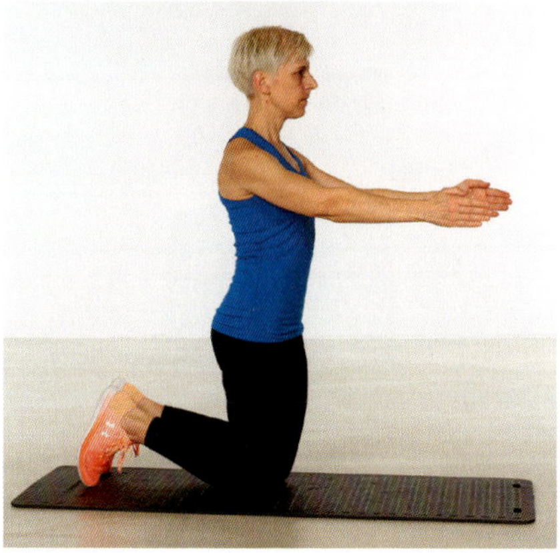

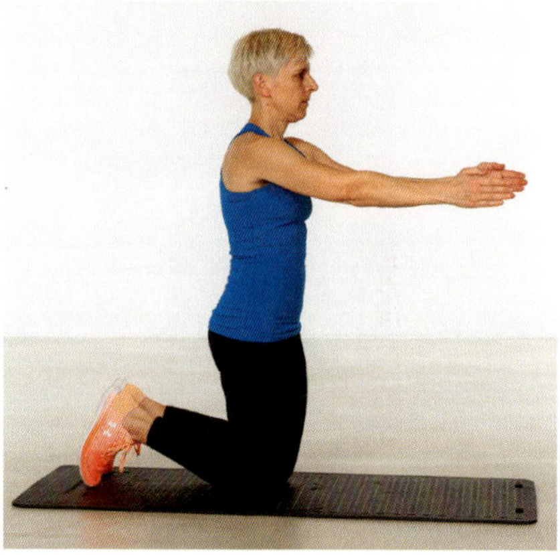

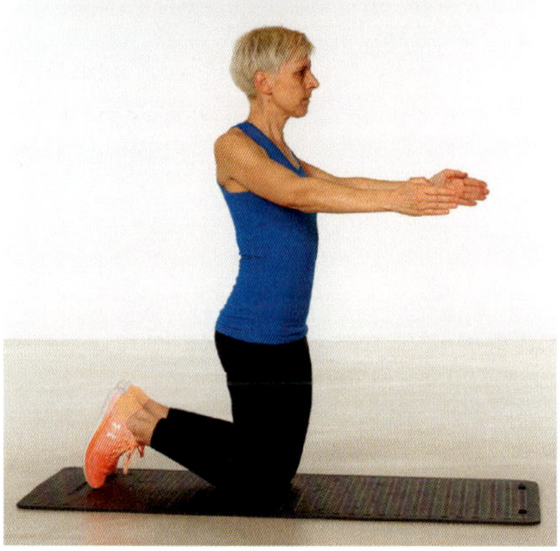

Ausgangsposition

Im Kniestand sind die Arme etwas unter Schulterhöhe nach vorne ausgestreckt. Die Handinnenflächen zeigen zueinander.

Übungsbeschreibung

Schiebe die Arme nach vorne, sodass die Schultern in eine Protraktion kommen, die Schulterblätter gleiten auseinander. Von hier ziehe die Arme wieder zurück in eine Retraktion. Die Schulterblätter gleiten zusammen.

Variation: Beschreibe Kreise mit den Schultern.

SCHULTERGELENKMOBILISATION IN BAUCHLAGE

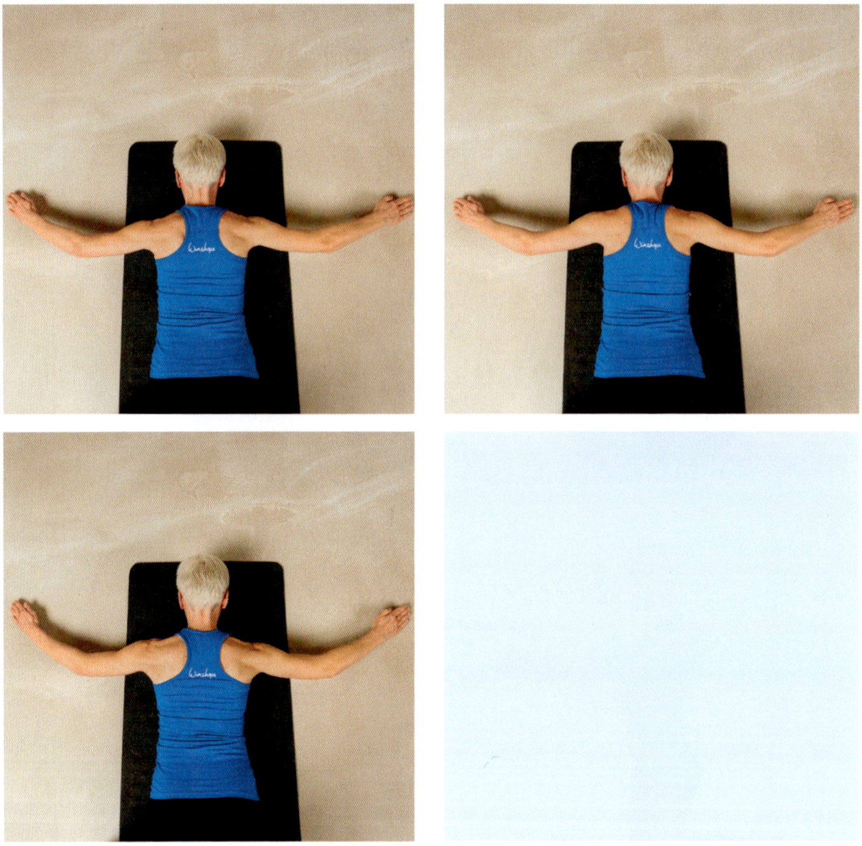

Ausgangsposition

Du liegst auf dem Bauch, die Arme sind zur Seite hin geöffnet und die Handinnenflächen zeigen zum Boden.

Übungsbeschreibung

Aus dieser Position ziehst du die Schulterblätter zusammen. Danach schiebst du die Schulterblätter auseinander. Die Arme folgen jeweils der Bewegung.

Achtung: Bei Trainierenden mit starker Kyphose werden die Hände eher über den Boden gleiten. Bei zu starker Kyphose ist eine Unterlagerung (Bauchlage auf einem Step oder Ähnliches) nötig.

SCHULTERGELENKMOBILISATION IN DER LIEGESTÜTZPOSITION

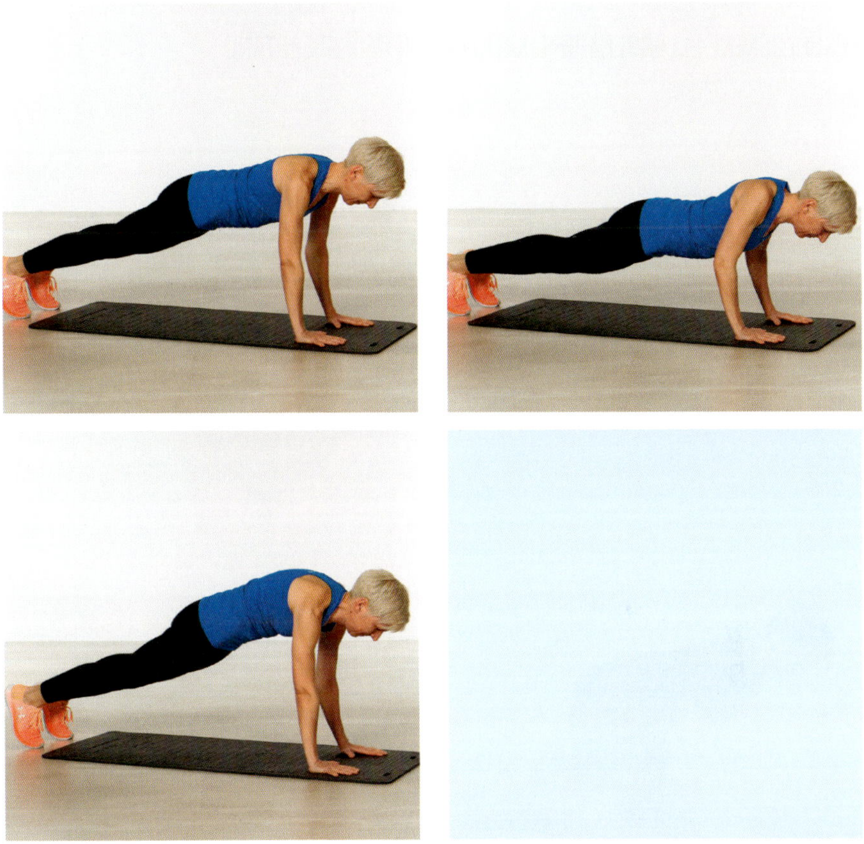

Ausgangsposition

Der Körper ist in der Liegestützposition optimal ausgerichtet, Schulter- und Beckengürtel sind stabil.

Übungsbeschreibung

Aus dieser Position sinke kontrolliert zwischen die Schulterblätter, sodass diese zusammen gleiten. Danach schiebe die Hände in den Boden und lasse die Schulterblätter wieder nach vorne auseinandergleiten. Wiederhole einige Male, solange die Stützposition sicher gehalten werden kann.

ELLBOGEN

GESCHLOSSENE ELLBOGENMOBILISATION IM VIERFÜSSLERSTAND

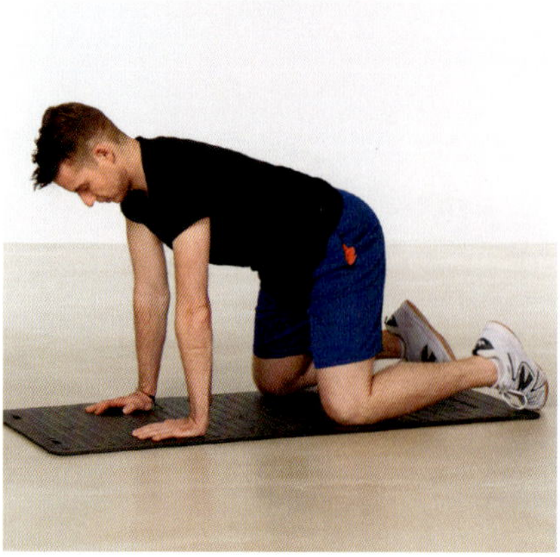

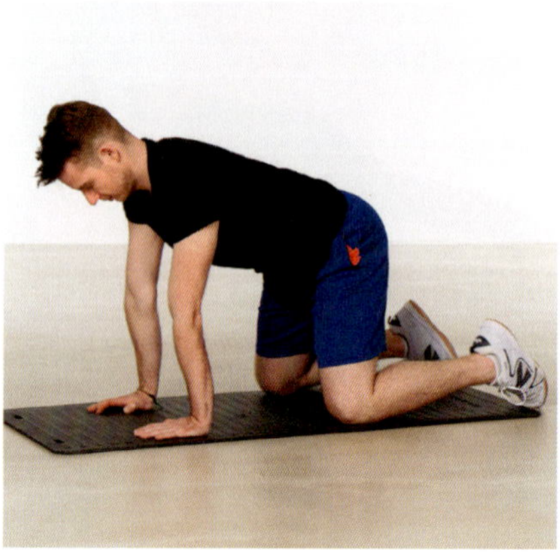

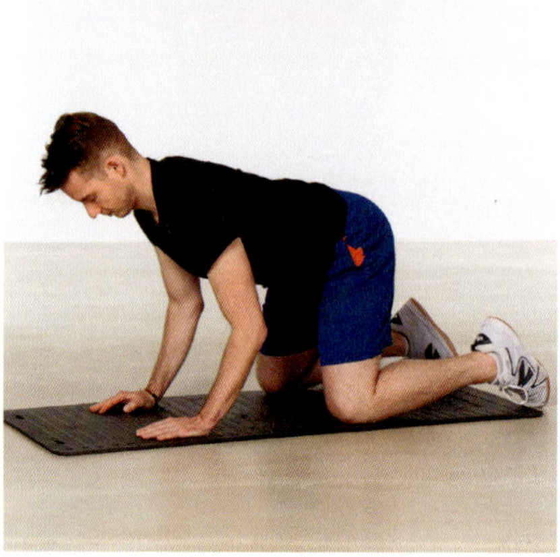

Ausgangsposition

Begib dich in den Vierfüßlerstand auf eine Matte. Die Arme sind unter den Schultern gestreckt und die Knie und Füße haben Bodenkontakt.

Übungsbeschreibung

Drehe nun die Ellbogenbeuge nach vorne und beuge deine Arme nach hinten. Führe deine Ellbogengelenke nach außen und bringe sie in einem Halbkreis wieder in die Ausgangsposition zurück. Die Handflächen sollten dabei dauerhaft Bodenkontakt halten. Führe im Anschluss einige Wiederholungen durch und wechsle dann die Bewegungsrichtung.

ELLBOGENKREISE MIT KURZHANTEL

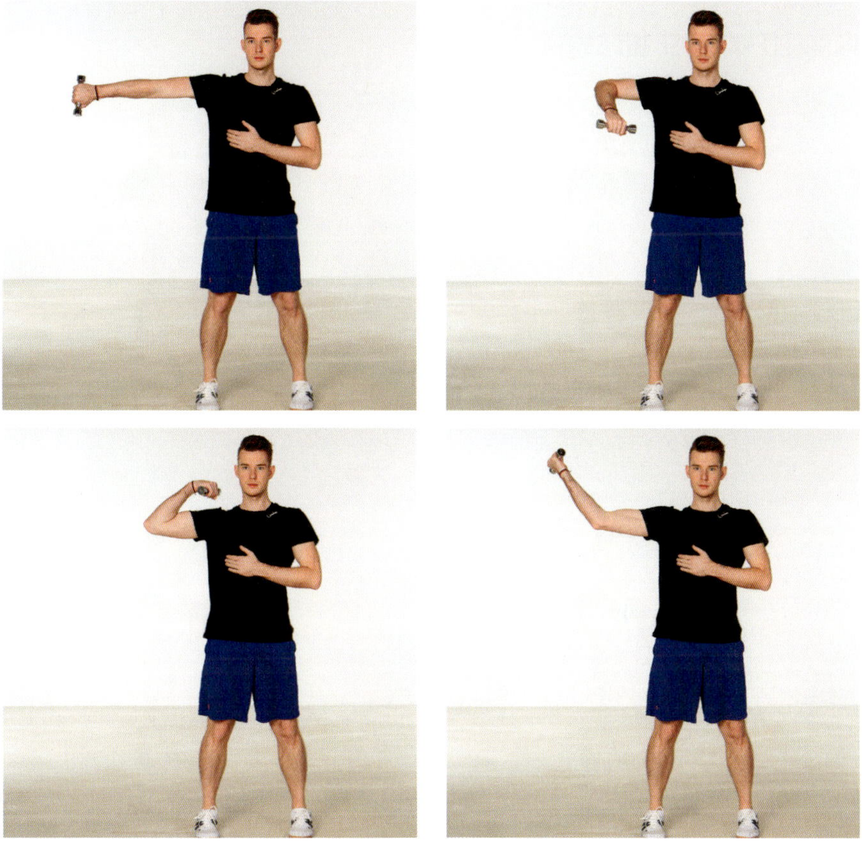

Ausgangsposition

Halte eine Kurzhantel mit zur Seite ausgestrecktem Arm. Rotiere den Arm nach innen, sodass die Hantel nach unten zeigt.

Übungsbeschreibung

Versuche nun, eine Kreisbewegung mit deinem Unterarm durchzuführen, indem du die Hantel in Richtung Achsel, Schulter und letztendlich wieder in die Streckung (die Armbeuge zeigt nach oben) bewegst.

Wiederhole die Übung und tausche die Bewegungsrichtung. Trainiere anschließend deinen anderen Ellbogen.

HANDGELENK

HANDGELENKKREISE MIT GRIFFKRAFT

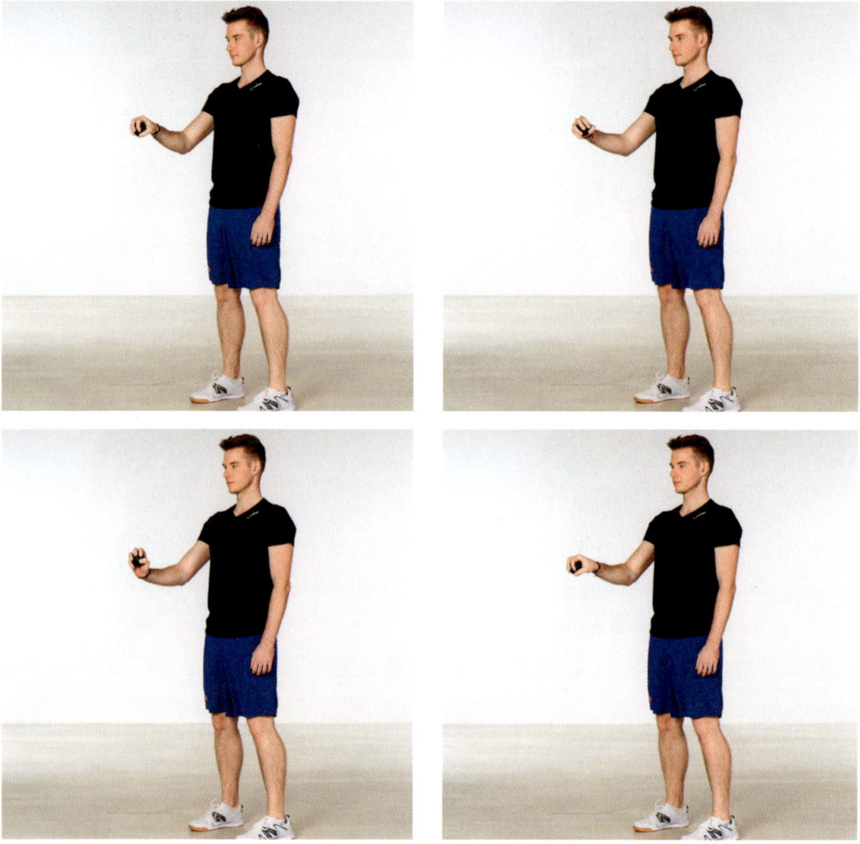

Ausgangsposition
Greife einen kleinen Faszien- oder Tennisball. Diesen solltest du vollständig mit deinen Fingern umschließen können, um möglichst viel Druck erzeugen zu können.

Übungsbeschreibung
Führe nun eine kreisförmige Handgelenkbewegung durch und stelle dir dabei den Ball als Mittelpunkt vor, um den sich die Bewegung abspielt. Versuche, während der gesamten Übung den Druck des Griffs gleichmäßig aufrechtzuerhalten.

Führe einige Wiederholungen durch und ändere im Anschluss die Richtung der Kreisbewegung. Trainiere anschließend deine andere Hand.

FINGER

DIE FINGER SPREIZEN IN DER LIEGESTÜTZPOSITION

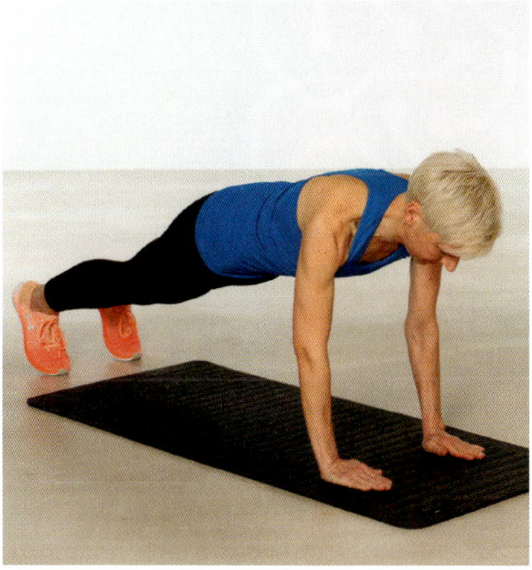

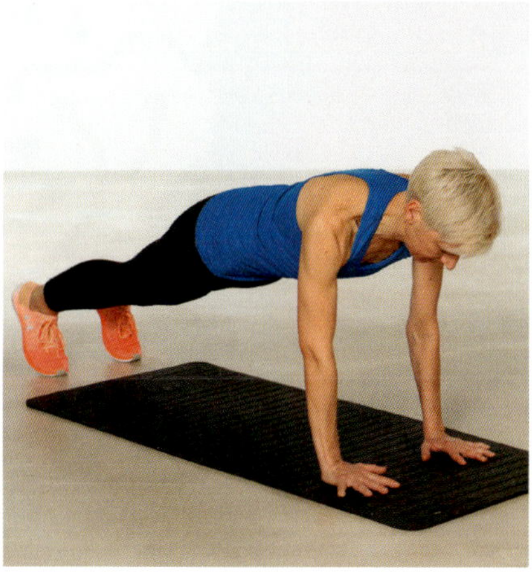

Ausgangsposition
Richte dich in der Liegestützposition optimal aus.

Übungsbeschreibung
Halte diese Stützposition und variiere die Handstellung von geschlossen zu aufgefächert.

Regression: Die Übung im Vierfüßlerstand durchführen.

Variation: Die Übung in anderen Stützpositionen durchführen (z. B. Seitstütz, Tischposition).

9

NEURO HACKS

Das Wort **Hack** hat seinen Ursprung in der englischen Sprache und bedeutet **Trick** oder **Kniff**. Und genau das möchten wir dir in diesem Kapitel vorstellen. Kleine Tricks mit verblüffender Wirkung. Wie durch Geisterhand ist ein Gelenk beweglicher oder man hat innerhalb kürzester Zeit mehr Kraft.

Auch wenn die Effekte nicht bei allen Teilnehmern gleichermaßen auftreten, wird es in jeder Gruppe erkennbare Resultate geben. Verwende die Tricks sinnvoll und gut dosiert.

9.1 OPPOSING JOINTS

Mit dem Prinzip der Opposing Joints kannst du die Beweglichkeit und Kraft deiner Teilnehmer erhöhen. Das Prinzip basiert auf der Idee, dass gegenüberliegende Gelenke (Opposing Joints) neuronal und biomechanisch gekoppelt sind.

Wenn man das grundlegendste aller Bewegungsmuster, das Gehen, betrachtet, erschließt sich diese Idee direkt: Schwingt bei einem Schritt vorwärts das rechte Bein nach vorne, wird der linke Arm zeitgleich ebenfalls nach vorne schwingen und umgekehrt. Genauso verhalten sich Hüfte und Schulter zueinander. Alle Formen der Fortbewegung, gehen, laufen, rennen, kriechen usw., sind durch kontralaterales Bewegen gekennzeichnet. Die gegenüberliegenden Gelenke agieren miteinander und beeinflussen sich.

Dieses Phänomen wird auch im therapeutischen Kontext genutzt, wenn ein Gelenk aufgrund seiner Verletzung oder Einschränkung nicht direkt behandelt werden kann. In so einem Fall kann der Therapeut auf das gekoppelte Gelenk ausweichen und von hier eine Veränderung im eingeschränkten Gelenk bewirken. Diese Methode ist auch als **Cross Education** oder **Transfer Effect** bekannt (Green & Gabriel, 2018).

Im Training ist das Prinzip genauso wert- und wirkungsvoll. Die Kopplung passiert nach einem einfachen Prinzip von körperfernen (distalen) zu körpernahen (proximalen) Gelenken. Die Finger der rechten Hand sind gekoppelt mit den Zehen des linken Fußes, das rechte Handgelenk ist kombiniert mit dem linken Fußgelenk. Ebenso verhalten sich der rechte Ellbogen mit dem linken Knie, das rechte Schultergelenk mit dem linken Hüftgelenk.

Auch im Bereich der Wirbelsäule ist diese Art der Verbindung zu finden und auch hier gehören die distalen sowie die proximalen Regionen zueinander. So ist der Kiefer mit dem Steißbein gekoppelt, die Halswirbelsäule mit den Iliosakralgelenken im Becken und die Brustwirbelsäule mit der Lendenwirbelsäule.

Gegenüberliegende Gelenke

- Finger – Zehen
- Handgelenk – Fußgelenk
- Ellbogen – Knie
- Schulter – Hüfte
- Kiefer – Steiß
- HWS – ISG
- BWS – LWS

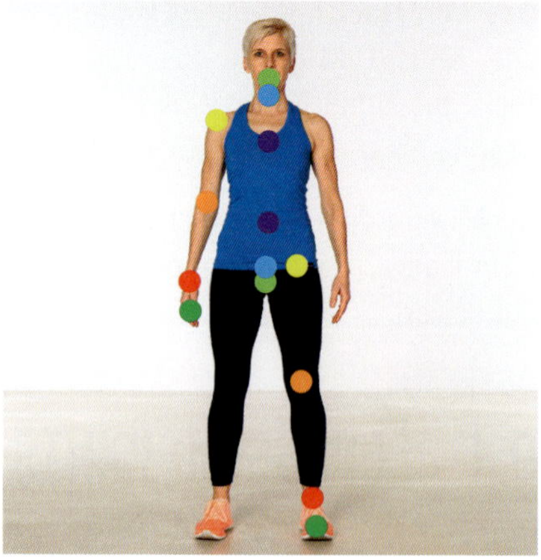

Abb. 9: Opposing Joints

Tab. 2: Gegenüberliegende Gelenke sind neuronal gekoppelt.

Finger	Zehen
Fußgelenk	Handgelenk
Kniegelenk	Ellbogen
Hüftgelenk	Schultergelenk
Kiefer	Steißbein
Halswirbelsäule	Iliosakralgelenk
Brustwirbelsäule	Lendenwirbelsäule

Meist sind auch die Bewegungsrichtungen konträr zueinander geschaltet. So steht der Flexion die Extension gegenüber: Die Flexion der rechten Hüfte ist gekoppelt an die Extension der linken Schulter, genau wie die Streckung des linken Fußes verbunden ist mit der Beugung des rechten Handgelenks. Eine Außenrotation wird kombiniert mit der Innenrotation des gegenüberliegenden Gelenks.

Möchte man die Außenrotation der rechten Schulter verbessern, geschieht dies durch die Innenrotation des linken Hüftgelenks.

Tab. 3: Gekoppelte Bewegungsrichtungen

Flexion	Extension
Innenrotation	Außenrotation
Abduktion	Adduktion
Lateralflexion, rechts	Lateralflexion, links

Für Trainer heißt das, dass sie erst eine Übungsauswahl treffen und dann die Richtung der Bewegung festlegen, die optimiert werden soll. Hier ist bei einigen Gelenken darauf zu achten, dass die Bewegungsrichtungen anatomisch sauber definiert werden. Gerade bei Fuß-, Hand- und Schultergelenken gibt es häufig Verwechslungen bei Flexion und Extension.

HANDGELENK

Extension

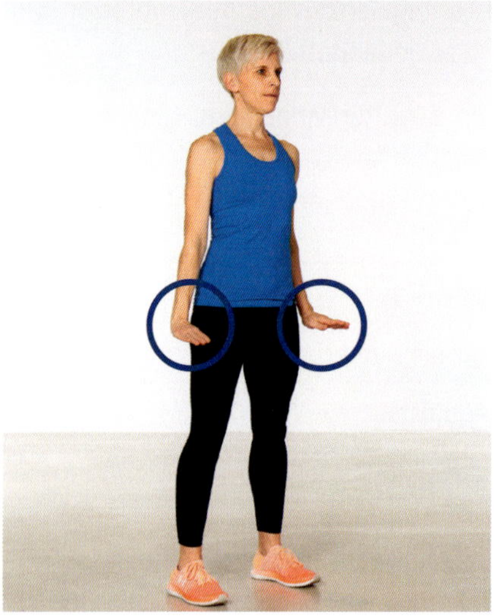

Flexion

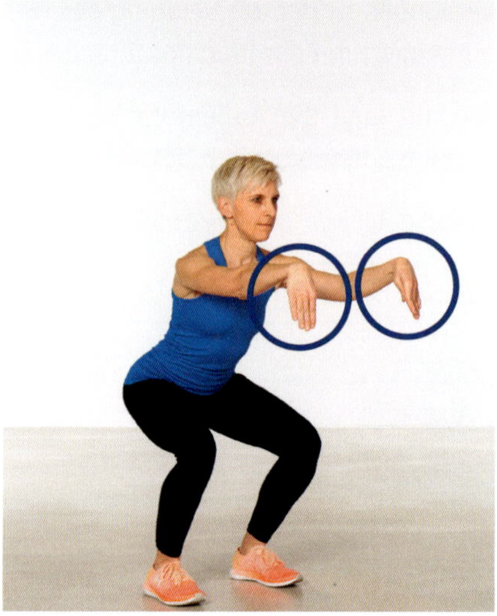

FUSSGELENK

Dorsalextension (im Folgenden nur noch Extension genannt)

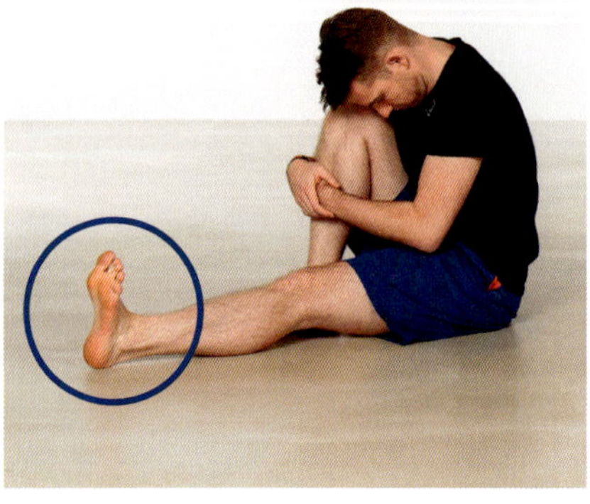

Plantarflexion (im Folgenden nur noch Flexion genannt)

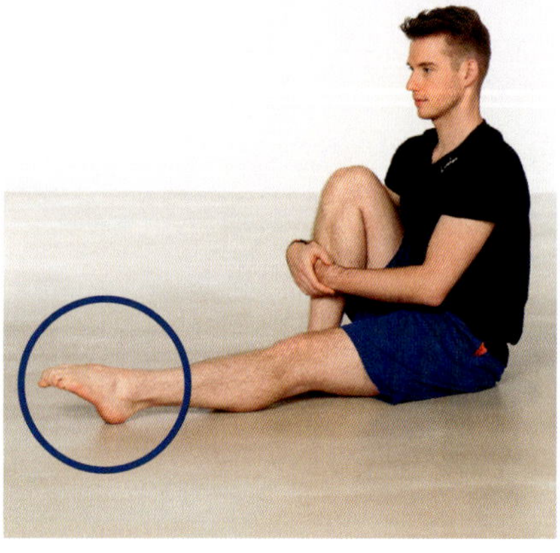

SCHULTERGELENK

Extension

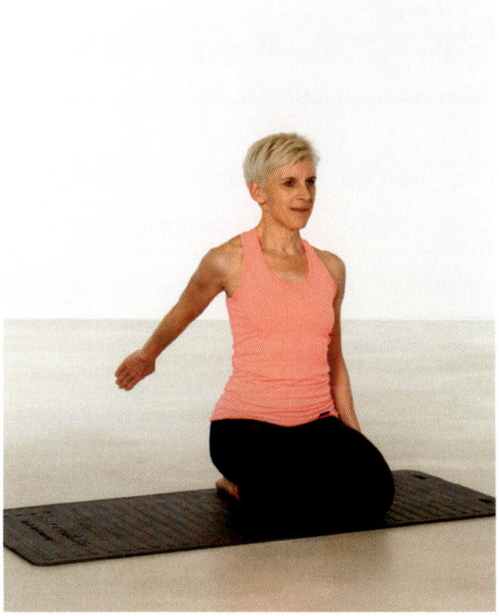

Flexion

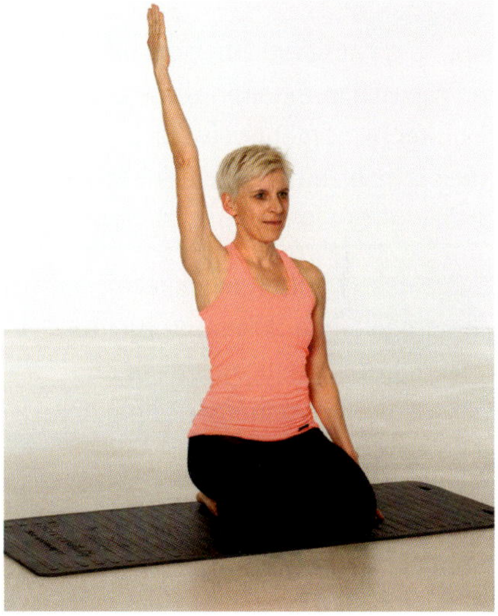

Sind Zielübung und Bewegungsrichtung ausgewählt, kann die „Opposing"-Übung konzipiert werden. Dafür gibt es zwei Möglichkeiten, die beiden Übungen durchzuführen: nacheinander oder gleichzeitig. Die Auswahl richtet sich nach dem Aufbau des Trainings oder der Art der gewählten Übungen. Zu Anfang ist es ratsam, die Übungen nacheinander durchzuführen: erst die Zielübung, dann die Opposing-Übung und danach eine Wiederholung der Zielübung als Re-Test (vgl. T.O.T.E.-Modell in Kap. 7).

Bei der Art der Durchführung ist sowohl konzentrische als auch isometrische Anspannung möglich, kleine Federungen können ergänzt werden, ebenso der Einsatz von elastischen Bändern.

Beispiele

SCHULTERGELENKFLEXION

Eine Tasse aus dem Oberschrank nehmen oder die Kofferraumklappe schließen. Vielen Menschen bereiten diese alltäglichen Bewegungen bereits Probleme, weil die Schulter nicht mehr beweglich ist. Mithilfe des Prinzips der Opposing Joints können auch schmerzhafte Schultern trainiert werden, ohne das betroffene Schultergelenk noch mehr zu belasten.

Zielgelenk: Schultergelenk rechts
Zu optimierende Bewegungsrichtung: Flexion
Opposing Joint: Hüftgelenk links
Gekoppelte Bewegungsrichtung: Extension

Ausgangsposition

Bevor die Opposing Joints eingesetzt werden, hebe einige Male den rechten Arm, um den Status quo festzustellen.

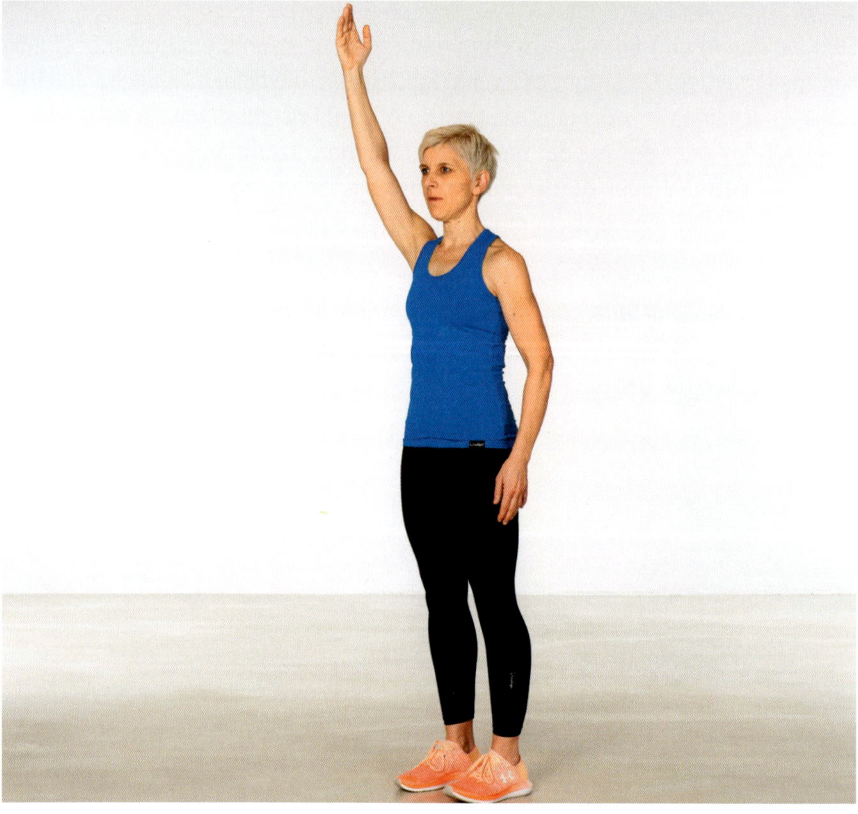

- Wie fühlt sich das Schultergelenk an?
- Wie weit kannst du den Arm nach oben und hinten beugen?

Übungsbeschreibung

Bleibe im Stand, verlagere das Gewicht auf das rechte Bein. Du kannst dich auch festhalten, um sicherer zu stehen. Jetzt strecke das linke Bein nach hinten und federe mehrmals nach hinten in die Hüftstreckung. Stelle das Bein wieder auf und teste erneut die Flexion in der rechten Schulter.

- Gibt es eine Veränderung im Bewegungsausmaß oder fühlt sich das Gelenk anders an?

Variation: Diese Übung kann auch in Rückenlage (Flexion der Schulter) und Seitenlage (Extension des Hüftgelenks) durchgeführt werden.

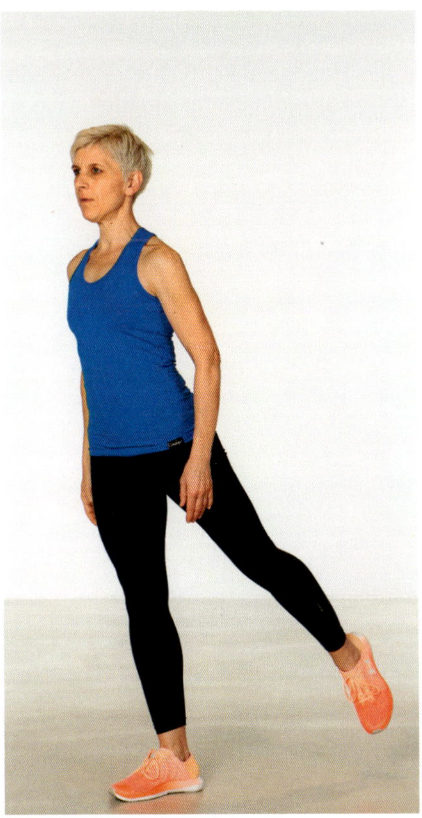

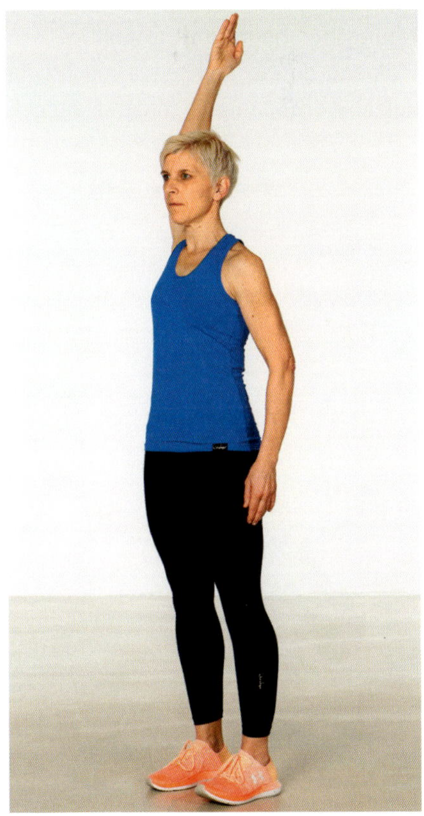

KNIEBEUGE

Die Qualität einer Kniebeuge hängt entscheidend von der Beweglichkeit der Sprung- und Hüftgelenke ab. Wie oben beschrieben, muss erst ein Gelenk und die Ziel-Bewegungsrichtung bestimmt werden.

Da die Kniebeuge eine bilaterale Übung ist, werden die Gelenke auf beiden Seiten, rechts und links, gleichzeitig bearbeitet. Die Übungen sind differenziert nach Verbesserung der Beweglichkeit der Sprunggelenke und Optimierung der Beweglichkeit der Hüftgelenke.

Zielgelenk: Sprunggelenke
Zu optimierende Bewegungsrichtung: Extension
Opposing Joint: Handgelenke
Gekoppelte Bewegungsrichtung: Flexion

Ausgangsposition

Gehe einige Male in die Kniebeuge, um den Status quo festzustellen.

- Wie fühlen sich die Sprunggelenke an, wie tief kommst du?

Übungsbeschreibung

Während du die Kniebeuge machst, beuge die Handgelenke. Richte dich wieder auf, löse die Spannung in den Handgelenken und wiederhole die Übung.

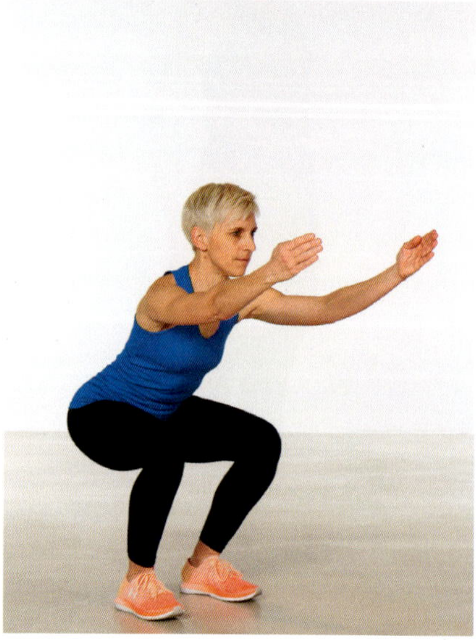

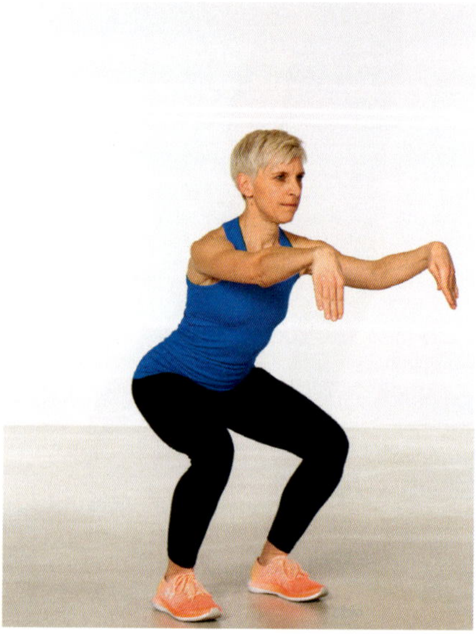

Variation: Die Übungen nacheinander ausführen.

Ausgangsposition
Stehe aufrecht, die Arme sind entspannt.

Übungsbeschreibung
Beuge die Handgelenke, indem du die Finger zu den Unterarmen ziehst und den Handrücken zum Boden schiebst. Halte die Spannung und federe einige Male in den Handgelenken nach. Dann lasse locker und wiederhole die Kniebeuge. Spüre nach, ob es Veränderungen in den Sprunggelenken gibt.

Zielgelenk: Hüftgelenk
Zu optimierende Bewegungsrichtung: Flexion
Opposing Joint: Schultergelenk
Gekoppelte Bewegungsrichtung: Extension

Ausgangsposition
Gehe einige Male in die Kniebeuge, um den Status quo festzustellen.

- Wie fühlen sich die Hüftgelenke an, wie weit kannst du sie beugen?

Übungsbeschreibung
Bleibe im aufrechten Stand und bringe beide Arme in eine Streckung nach hinten. Halte die Spannung und federe sanft nach, um die Bewegung zu vergrößern. Dann wiederhole die Kniebeuge. Spüre nach, ob es Veränderungen in den Hüftgelenken gibt.

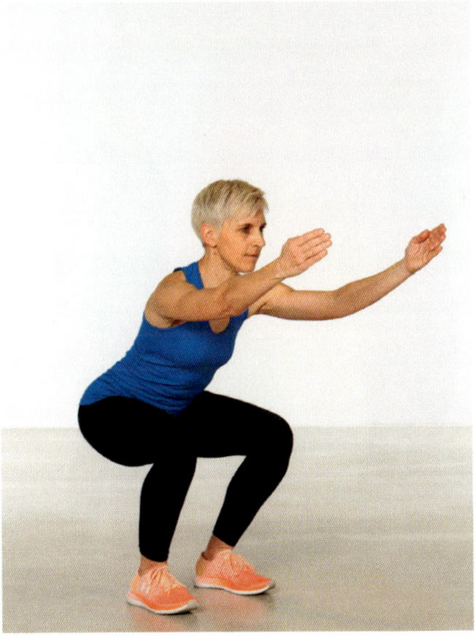

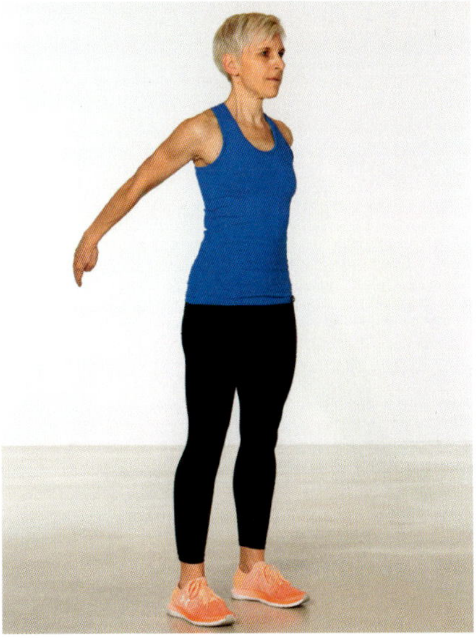

LUNGE

Der Ausfallschritt ist umso tiefer, je mehr sich die hintere Hüfte strecken lässt. Im Gegensatz zur Kniebeuge ist hier nur eine Seite zu bearbeiten.

Zielgelenk: Hüftgelenk links
Zu optimierende Bewegungsrichtung: Extension
Opposing Joint: Schultergelenk rechts
Gekoppelte Bewegungsrichtung: Flexion

Ausgangsposition

Gehe einige Male in den Lunge, um den Status quo festzustellen.

- Wie fühlt sich das hintere Hüftgelenk an?
- Wie weit kannst du es strecken?

Übungsbeschreibung

Im neutralen Stand bringe den rechten Arm nach oben und unter Spannung nach hinten in die Flexion. Halte die Spannung und federe einige Mal nach. Wiederhole den Lunge. Spüre nach, ob es Veränderungen im Hüftgelenk gibt. Kommst du jetzt tiefer?

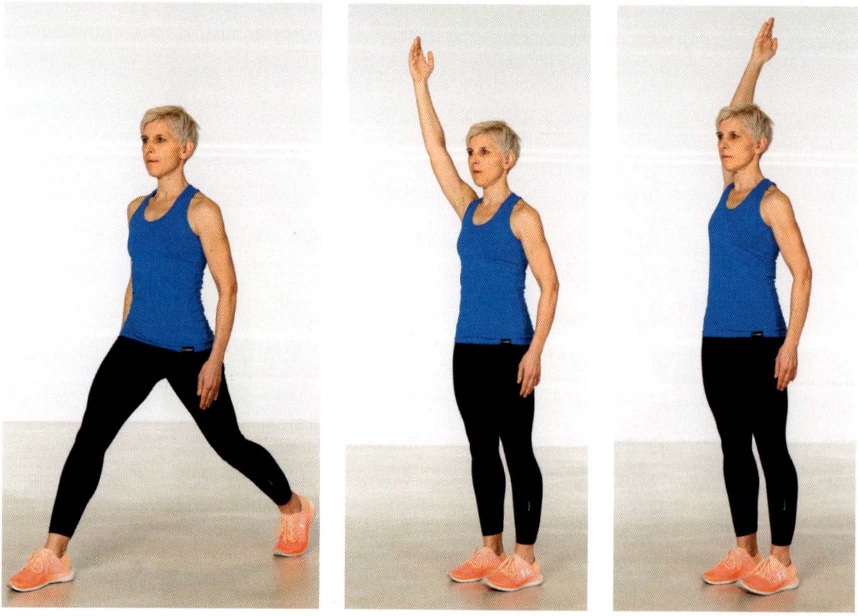

Variation: Die Übungen gleichzeitig ausführen.

Übungsbeschreibung
Während du im tiefen Ausfallschritt bist, bringe den rechten Arm nach oben und unter Spannung nach hinten in die Flexion. Halte die Spannung und federe einige Mal nach. Kommst du jetzt tiefer?

Hinweis: Noch mehr Beispiele findest du in Kap. 11.2.2.

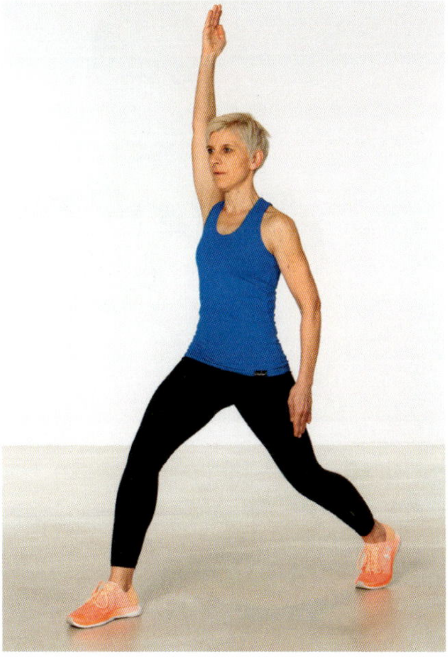

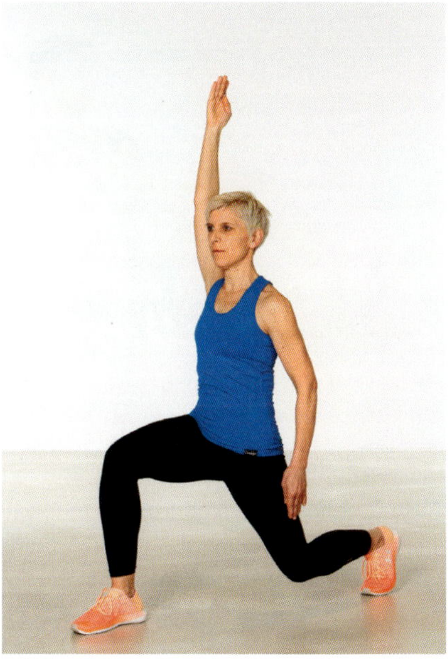

9.2 OKULOMOTORISCHE REFLEXE (OMR)

Einige Augen-Bewegungs-Reflexe haben wir in den vorherigen Kapiteln bereits vorgestellt. Der Reflex, um den es in diesem Kapitel geht, bewirkt, dass das Bewegen der Augen in eine Richtung (rechts, links, oben, unten) mit einer entsprechenden Gelenkbewegung bzw. Bewegungsrichtung korreliert. Dadurch erreicht man eine bessere Ansteuerung der Muskulatur in spezifischen Übungen.

Geht der Blick nach oben, verstärkt die Augenbewegung die Extension. Ein nach unten gerichteter Blick unterstützt die Flexion. Dasselbe Prinzip gilt für die Rotation. Der Blick nach rechts verbessert die Rotation nach rechts und umgekehrt.

Dieser Mechanismus ist hervorragend für den Einsatz im Gruppenunterricht geeignet. Er kann bei fast allen Übungen angewendet werden, erleichtert deren Durchführung und vergrößert das Bewegungsausmaß. Der Effekt ist in der Regel für jeden sehr deutlich spürbar und damit gut geeignet, um Teilnehmenden die Vorteile und die Wirkung von neurozentriertem Training zu verdeutlichen.

Beispiele

BAUCH

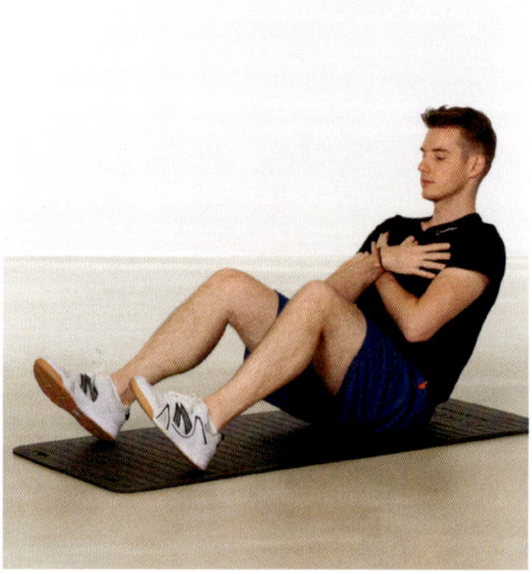

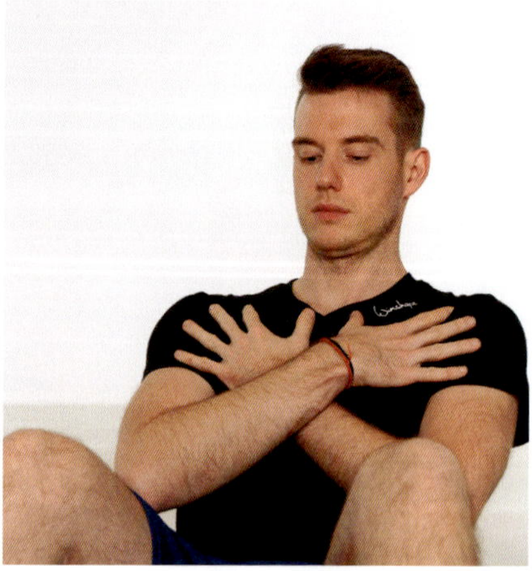

Die Bauchmuskulatur hat unter anderem die Funktion, den Rumpf zu beugen. Die Ansteuerung dieser kann durch einen nach unten gerichteten Blick verbessert werden. Bei vielen Bauchübungen ist es demnach vorteilhaft, die Augen nach unten zu positionieren.

KOBRA

Die überstreckte Position der „Kobra" lässt sich durch eine gezielte Aktivierung der Rückenmuskulatur verbessern. Diesbezüglich macht es Sinn, die Augenposition während der Übung nach oben zu richten, da dies die gewünschte Aktivierung unterstützt. Gleiches gilt für die Muskelansteuerung der Streckerkette und damit für alle aufrichtenden Übungen (Rudern, Latziehen, Kreuzheben etc.).

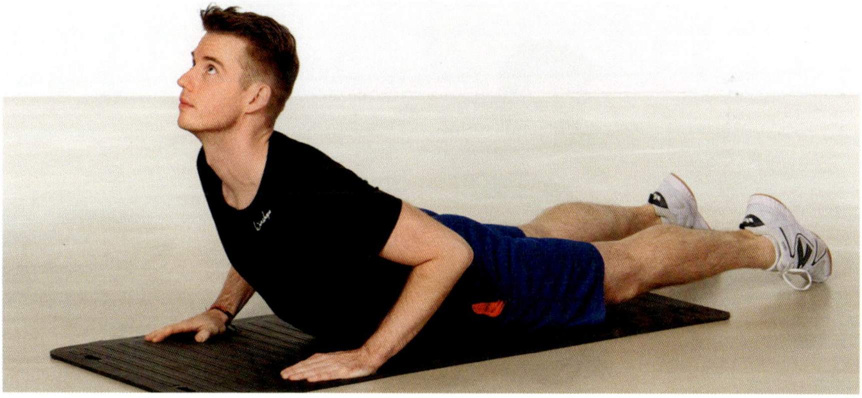

Die gezeigten Beispiele beziehen sich auf die Wirbelsäule und auf bilaterale Bewegungen. Der Einsatz der OMR bei unilateralen Bewegungen ist etwas komplexer. Für unilaterale Übungen ist es wichtig, zu wissen, dass eine Augenbewegung nach rechts nicht nur die Rotation nach rechts unterstützt, sondern auch die Flexion auf der linken Körperseite und die Extension auf der rechten Körperseite. Andersherum verstärkt die Augenbewegung links die Rotation nach links, die Flexion auf der rechten Körperseite und Extension auf der linken Seite.

- Wie man sich das am besten merkt?

Stelle dir vor, du möchtest aus dem aufrechten parallelen Stand nach rechts loslaufen. Mache dafür lediglich in Zeitlupe den Bewegungsansatz vor dem ersten Schritt. Dabei dreht der Kopf mit Blick nach rechts und der Oberkörper folgt. Der linke Arm schwingt in Laufrichtung nach vorne (das ist eine Flexion im linken Schultergelenk) und der rechte Arm schwingt nach hinten (das ist eine Extension im rechten Schultergelenk).

Tab. 4: Einsatz bei bilateralen Übungen

Einsatz bei bilateralen Übungen	
Blick nach oben	Unterstützt die Extension
Blick nach unten	Unterstützt die Flexion

Tab. 5: Einsatz bei unilateralen Übungen

Einsatz bei unilateralen Übungen	
Blick nach rechts	Unterstützt Rotation nach rechts, Extension rechts und Flexion links
Blick nach links	Unterstützt Rotation nach links, Extension links und Flexion rechts

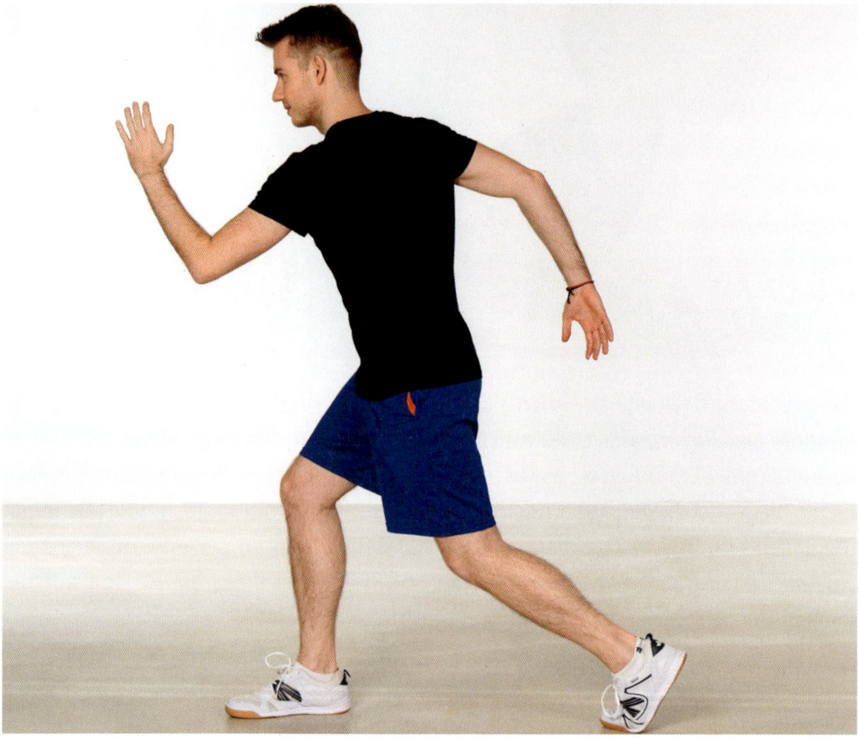

Merkhilfe für den Blick bei unilateralen Übungen

Die Augenbewegungen können mit unterschiedlichen Dynamiken durchgeführt werden: langsam und eine Übung im gleichen Tempo begleitend oder schnell und ruckartig in einer Bewegungspause. So kann der Blick bei der Rotation der Wirbelsäule während der Bewegung nach rechts gehen. Oder man geht in die Rotation, bleibt in dieser Position und lässt den Blick mehrfach nach rechts schnellen. Erst danach den Blick rechts halten und wie durch Magie dreht sich jetzt die Wirbelsäule weiter. Dieses größere Bewegungsausmaß wird allerdings nicht anhalten. Daher ist es für den Verlauf der Trainingsstunde sinnvoll, mit Übungen anzuschließen, bei denen das volle ROM aktiv genutzt wird. Erst dann kann eine dauerhafte Verbesserung des ROM erreicht werden.

Genau wie bei dem Prinzip der Opposing Joints wird erst die Zielübung ausgewählt sowie das Gelenk, dessen Bewegungsausmaß verbessert werden soll. Nachdem auch die Bewegungsrichtung bestimmt ist, wird die passende Augenbewegung ergänzt.

Beispiel

SCHULTERBEUGUNG

Viele Menschen zeigen deutliche Schwierigkeiten, die Arme gestreckt über den Kopf zu heben (Schulterbeugung). Hier kann durch eine entgegengesetzte Blickrichtung ein größerer Bewegungsumfang erreicht werden. Wenn du deinen rechten Arm anhebst, dann blicke ohne die Kopfbewegung nach links. Wenn du deinen linken Arm anhebst, dann blicke mit deinen Augen nach rechts. Bei allen Übungen, die eine gute Schulterbeugung voraussetzen, kannst du dir diesen Trick zunutze machen.

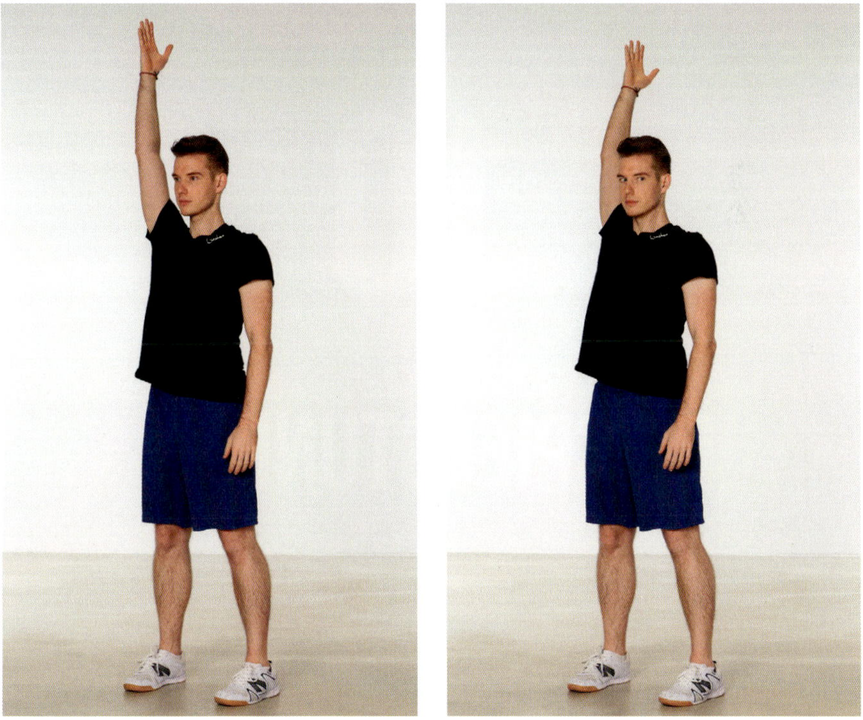

10

BEISPIELSTUNDEN

In diesem Kapitel stellen wir drei Beispielstunden vor. Jede ist aus den bisherigen Übungen und Variationen zusammengesetzt und hat einen anderen Schwerpunkt. Die Übungsbeschreibung ist kurz gehalten. Ausführliche Beschreibungen findest du in den vorherigen Kapiteln. Die Angabe der Wiederholungszahl dient der allgemeinen Orientierung.

Achte bei der Anleitung und Ausführung eher auf die korrekte und bewusste Durchführung. Kommt die Gruppe im Allgemeinen gut mit dem Bewegungsmaterial zurecht, kannst du die höhere Anzahl wählen. Bei Ermüdung, Wackeln oder anderen Anzeichen einer Überforderung gehe in die Regression.

10.1 BEISPIELSTUNDE 1

BEISPIELSTUNDE SENSORIK UND GLEICHGEWICHT

In dieser Beispielstunde liegt der Hauptfokus auf dem Training des Gleichgewichtssystems. Es folgen einige Übungskombinationen für das Bogengangsystem und die Beschleunigungsorgane in Kombination mit Augenbewegungen und -unterdrückungen. Eingeleitet wird die Stunde mit einem sensorischen Aufwärmen und findet nach einem umfangreichen Gleichgewichtstraining ihren Abschluss in einer kleinen Augenentspannungsroutine.

Die Wiederholungszahl richtet sich nach dem Fitnesslevel der Teilnehmer und sollten individuell an die Gruppe angepasst werden. Wir empfehlen, für die visuellen und vestibulären Übungen zunächst kleinere Wiederholungszahlen (5-10) zu wählen und dann langsam zu steigern.

SENSORISCHES AUFWÄRMEN

DAS GESICHT WÄRMEN

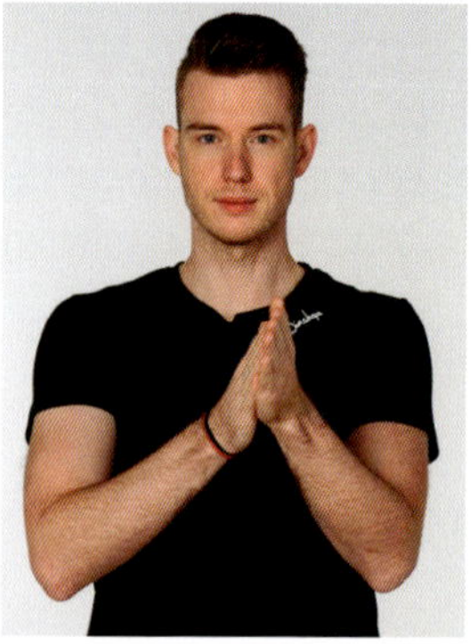
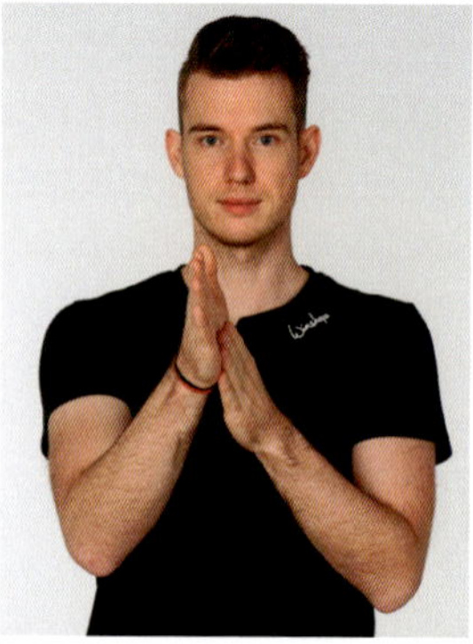
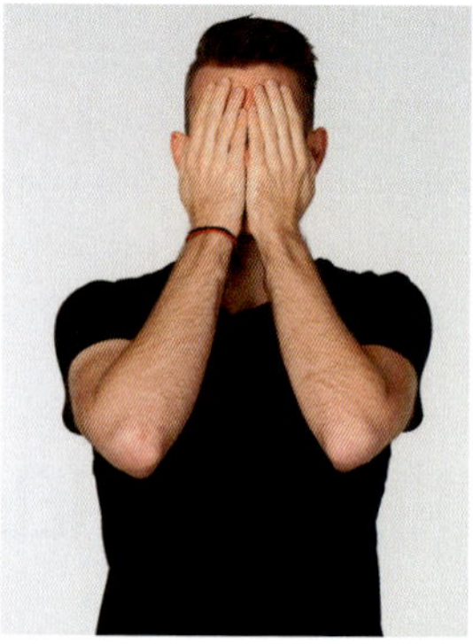

Übungsbeschreibung

Reibe deine Hände schnell und mit leichtem Druck aneinander, sodass eine milde Wärme entsteht. Lege die angewärmten Hände anschließend auf dein Gesicht und wiederhole es 2-3-mal.

KOPFMASSAGE

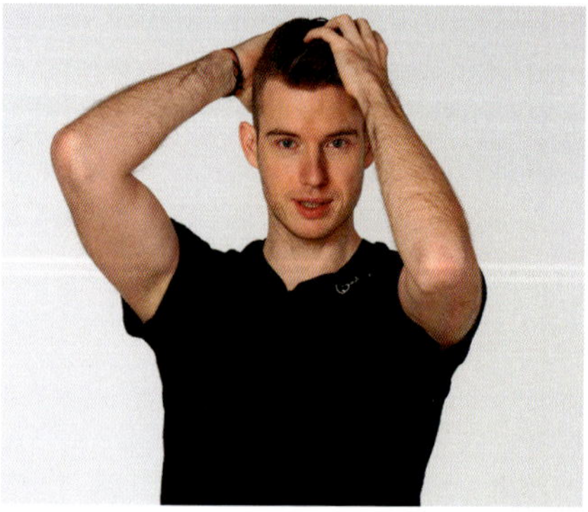

Übungsbeschreibung

Forme mit deinen Händen zwei „Klauen" und fahre mit deinen Fingern abwechselnd von der Stirn bis zu dem Hinterkopf über die Kopfhaut. Wähle einen angenehmen Druck.

OHRENMASSAGE

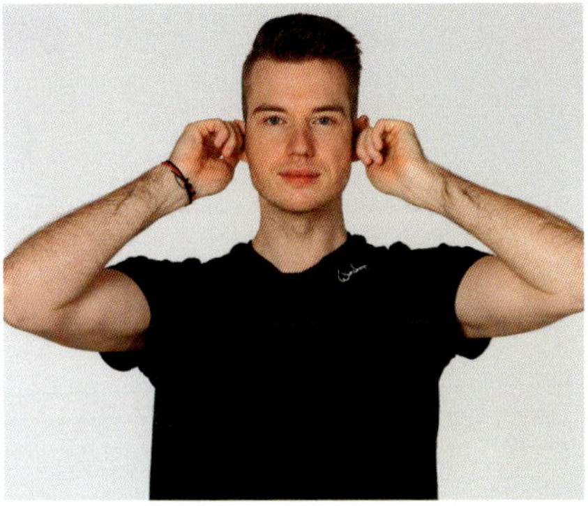

Übungsbeschreibung

Fasse deine Ohren und zwirble diese mit angenehmem Druck vom Ohrläppchen bis zum oberen Teil des Ohres. Nach der Übung sollten sich die Ohren leicht warm anfühlen.

NACKENMASSAGE

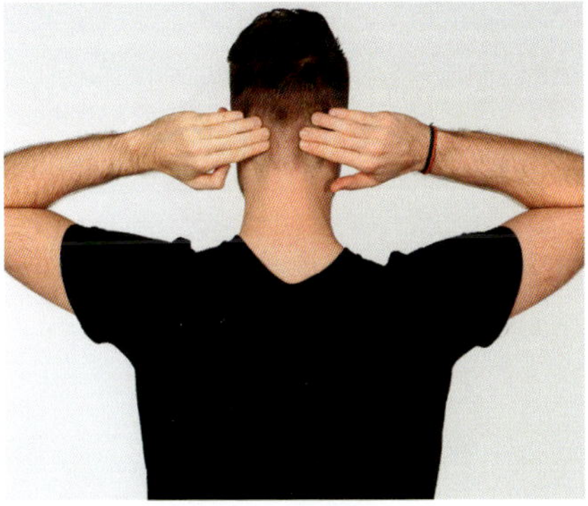

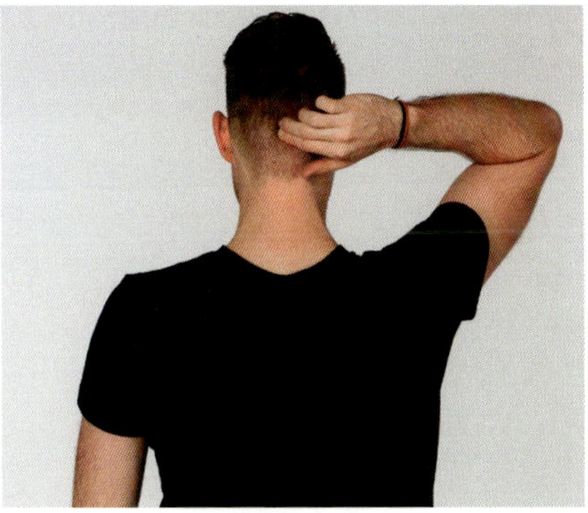

Übungsbeschreibung

Platziere deine Fingerspitzen rechts und links an die muskulären Ansätze des Hinterkopfs und massiere diese mit kleinen, kreisförmigen Bewegungen. Führe deine Finger anschließend weiter nach oben, näher zusammen und wiederhole die Massage.

MIT DEN ZÄHNEN KLAPPERN

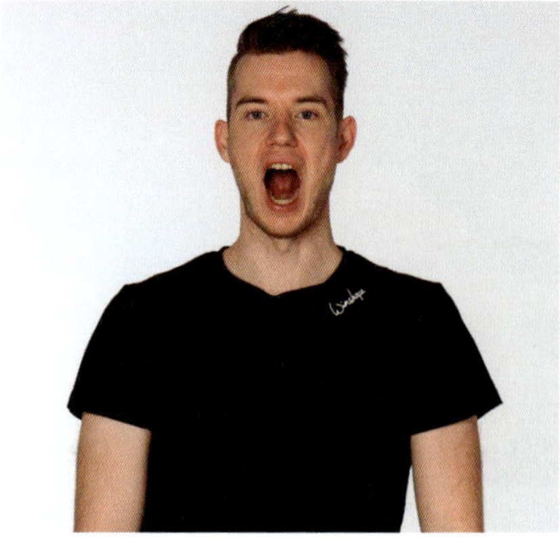 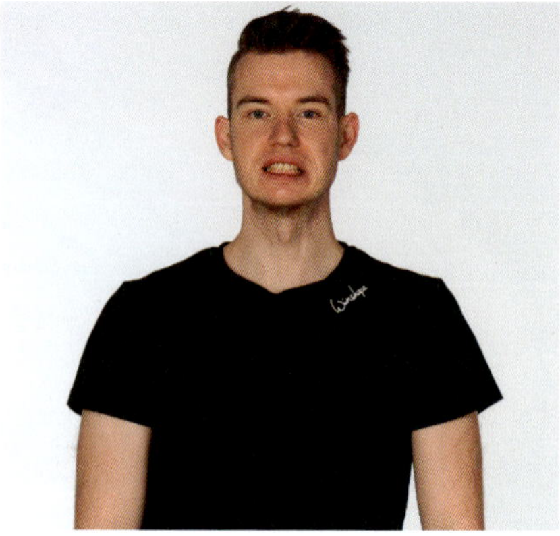

Übungsbeschreibung

Öffne deinen Mund und „klappere" durch die Schließung des Kiefers leicht mit deinen Backenzähnen. Achte darauf, dass du die Bewegung zügig, aber kontrolliert, ausführst.

DEN HALS AUSSTREICHEN

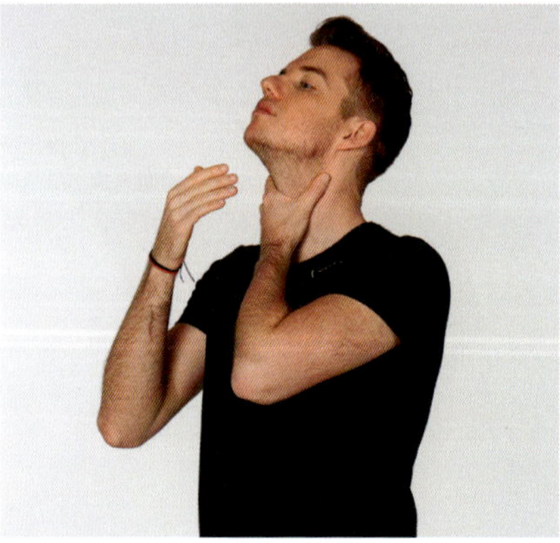 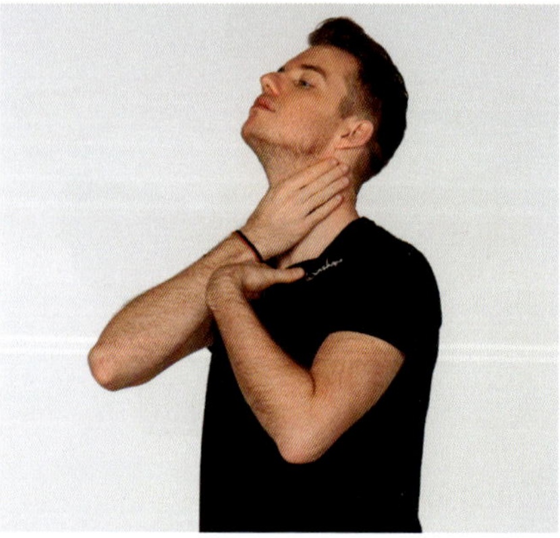

Übungsbeschreibung

Lege deine Hände abwechselnd oberhalb des Kehlkopfs auf deinen Hals und streiche an diesem mit leichtem Druck in absteigenden Bewegungen entlang.

ACHSELHÖHLENMASSAGE

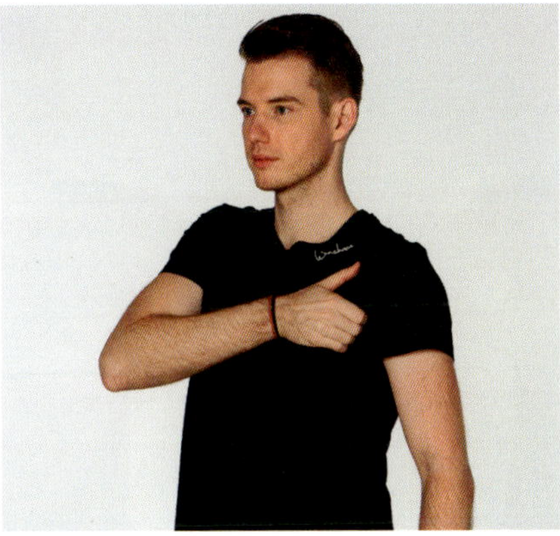

Übungsbeschreibung

Greife mit einer Hand in deine gegenüberliegende vordere Achselhöhle und massiere diese mit individuellem Druck.

DEN ARM AUSSTREICHEN

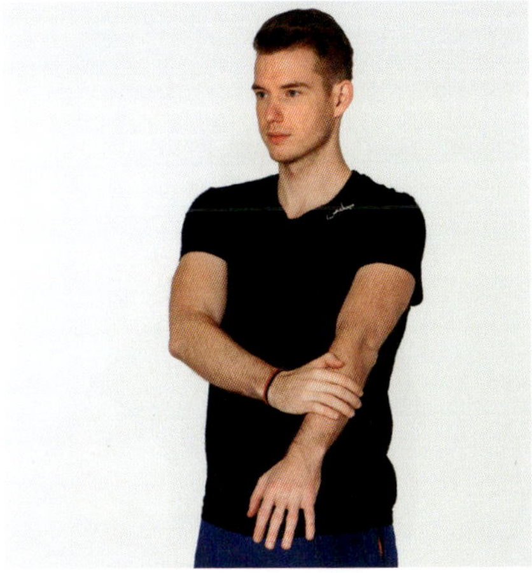

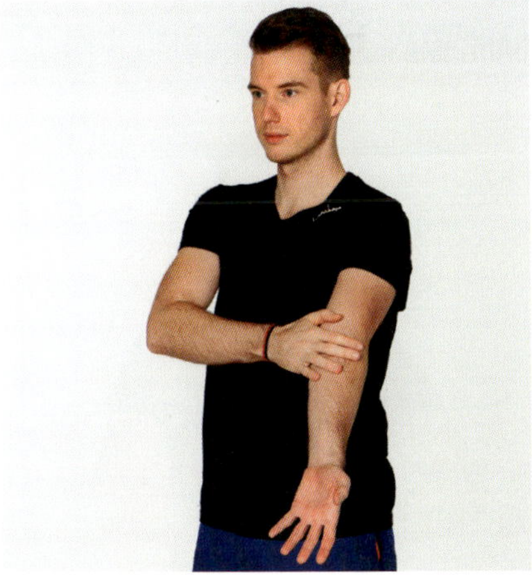

Übungsbeschreibung

Streiche einen deiner Arme mit deiner anderen Hand von oben nach unten und von unten nach oben aus. Sobald der Richtungswechsel erfolgt, drehst du den auszustreichenden Arm, sodass du möglichst viel Haut aktivierst.

RIPPENMASSAGE

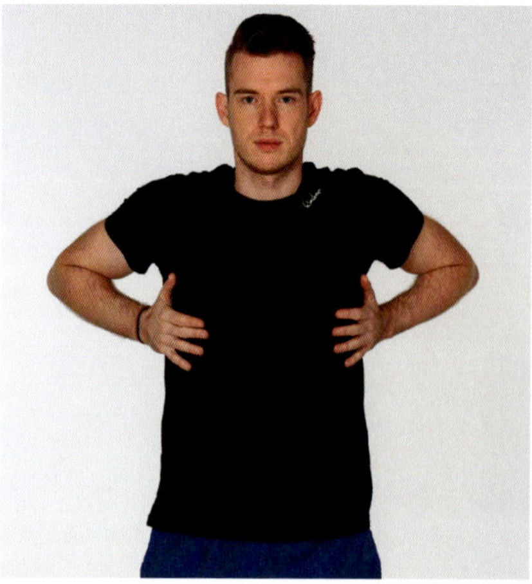

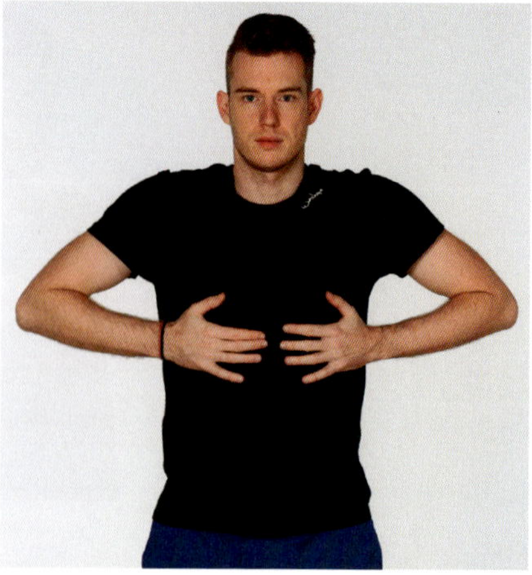

Übungsbeschreibung
Lege deine Hände seitlich auf deine Rippenbögen und platziere diese möglichst weit oben. Streiche deine Rippen unterhalb der Brust über den Bauch zur Seite und wieder nach oben in großen, kreisförmigen Bewegungen aus.

BAUCHMASSAGE

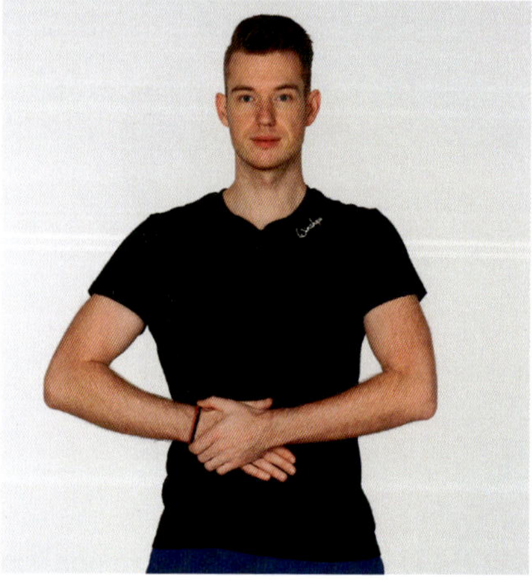

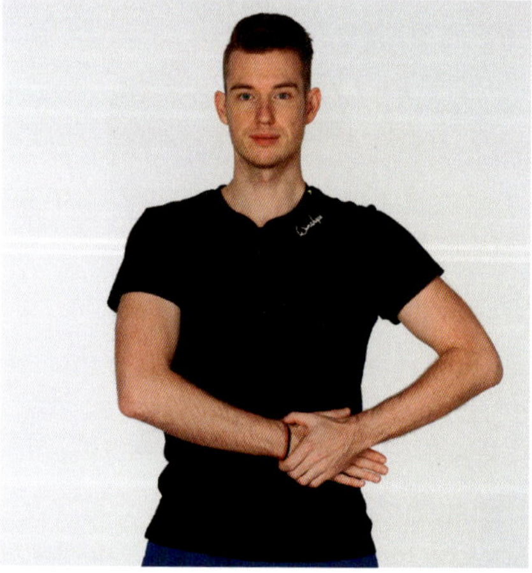

Übungsbeschreibung
Platziere deine Hände oberhalb des Bauchnabels und beginne, mit leichtem Druck eine Kreisbewegung im Uhrzeigersinn rund um den Bauchnabel auszuführen.

RÜCKENMASSAGE

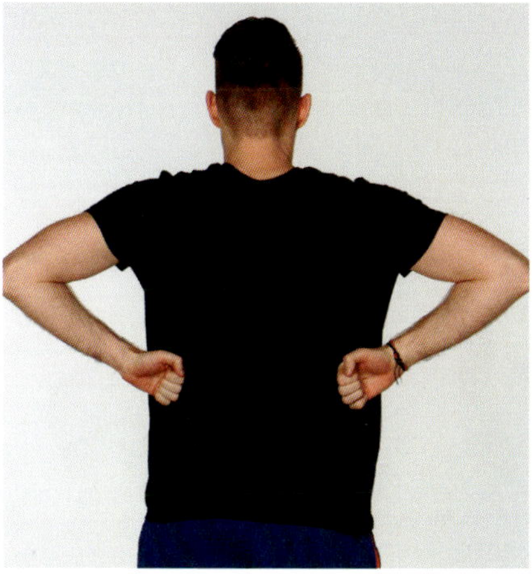

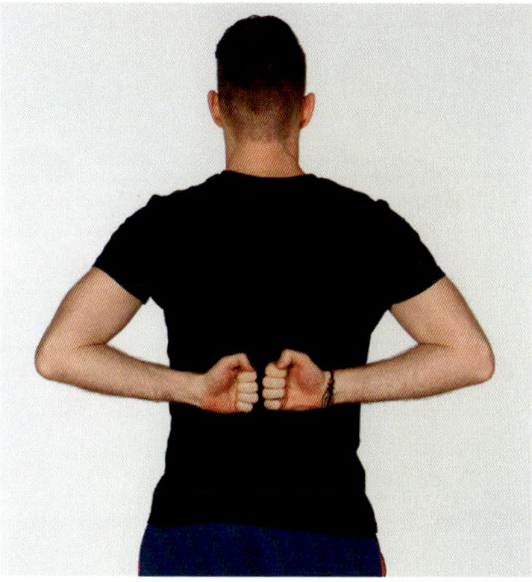

Übungsbeschreibung

Forme zwei Fäuste und lege deine Knöchel an den unteren Rücken. Massiere deine Rückenmuskulatur mit individuellem Druck möglichst nah rechts und links entlang der Wirbelsäule.

AKTIVIERUNG DES GLEICHGEWICHTSSYSTEMS

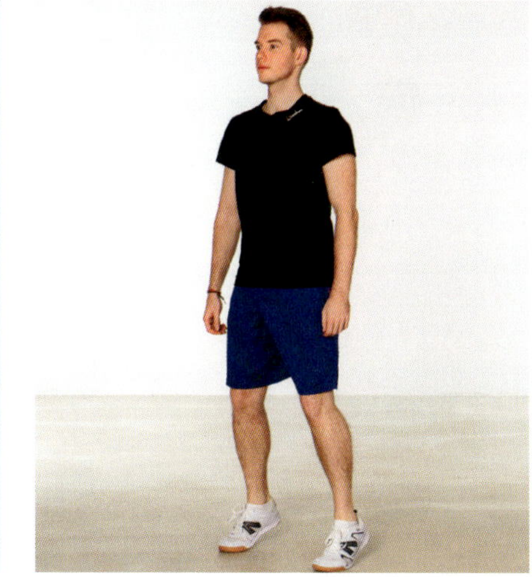

Übungsbeschreibung

Fixiere mit deinen Augen einen Punkt in der Ferne und erzeuge durch kleine Federbewegungen aus den Fußgelenken Auf- und Abbewegungen. Versuche, den Fixpunkt während des Federns dauerhaft scharf erkennen zu können.

DIE BEINE AUSSTREICHEN

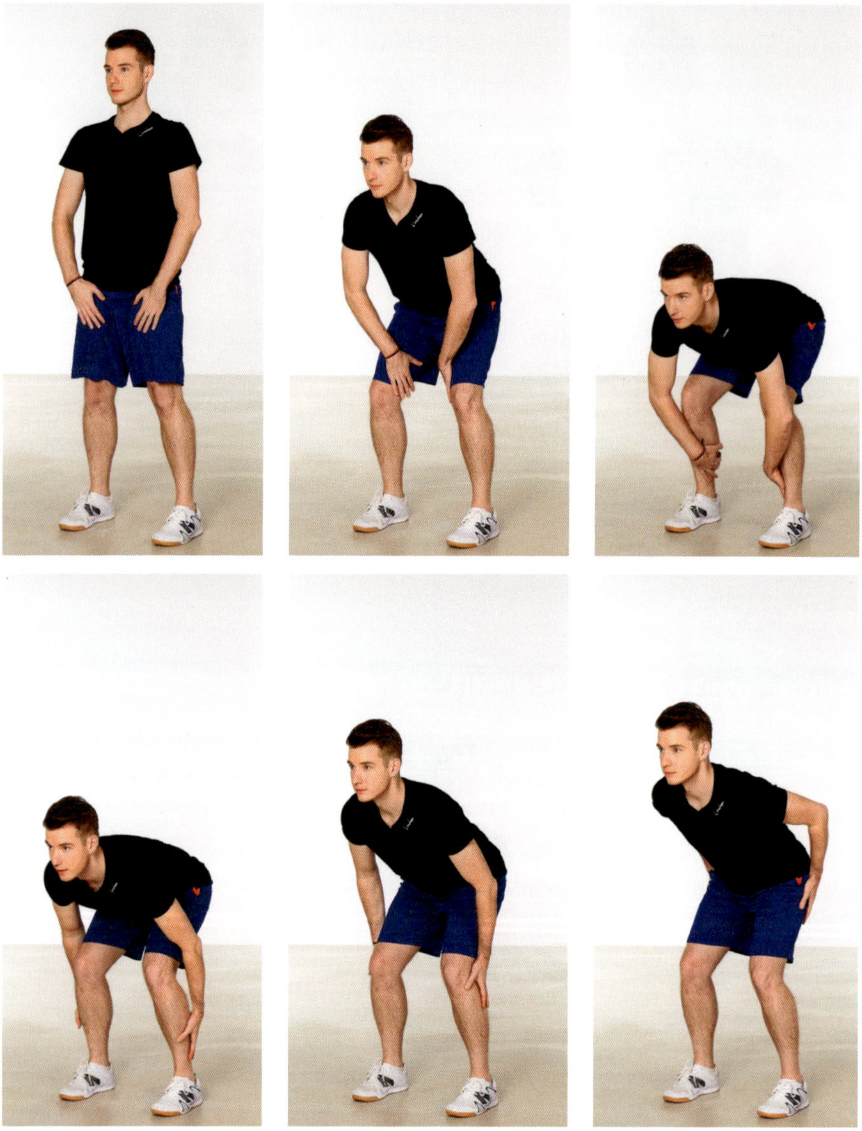

Übungsbeschreibung

Lege deine Hände flach auf deine Oberschenkel und gleite mit ihnen an der Innenseite deiner Beine entlang nach unten, während du in eine leichte Kniebeuge gehst. Streiche, während du dich wieder aufrichtest, mit deinen Händen über die Außenseite deiner Beine bis zu deinem Gesäß hoch.

TRAINING

KNIEBEUGE MIT AKTIVIERUNG DES GLEICHGEWICHTSSYSTEMS

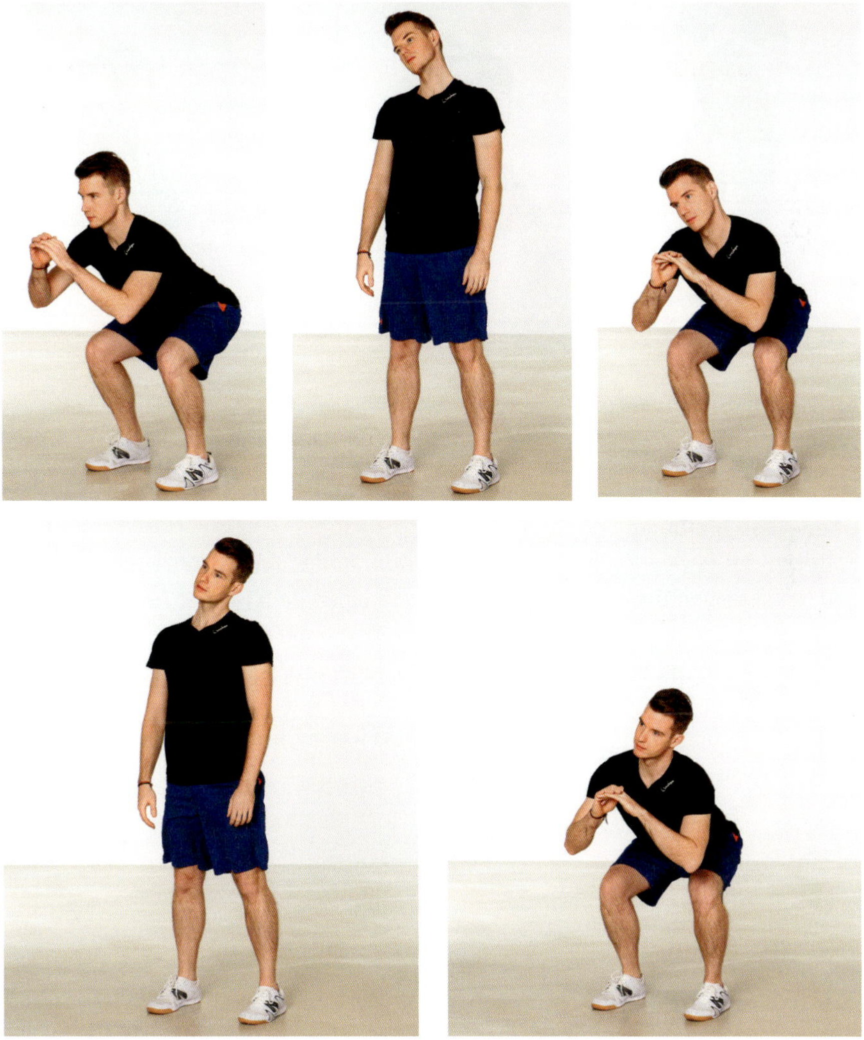

Übungsbeschreibung

Bewege dich in eine klassische Kniebeuge, während du mit deinen Augen einen Punkt in der Ferne fixierst. Dieser Punkt soll während der Übung dauerhaft scharf zu erkennen sein. Sobald du wieder in der aufgerichteten Haltung angekommen bist, neige deinen Kopf zu einer Seite und wiederhole die Kniebeuge mit wechselnder Kopfposition.

SEITLICHER AUSFALLSCHRITT MIT AKTIVIERUNG DES GLEICHGEWICHTSSYSTEMS

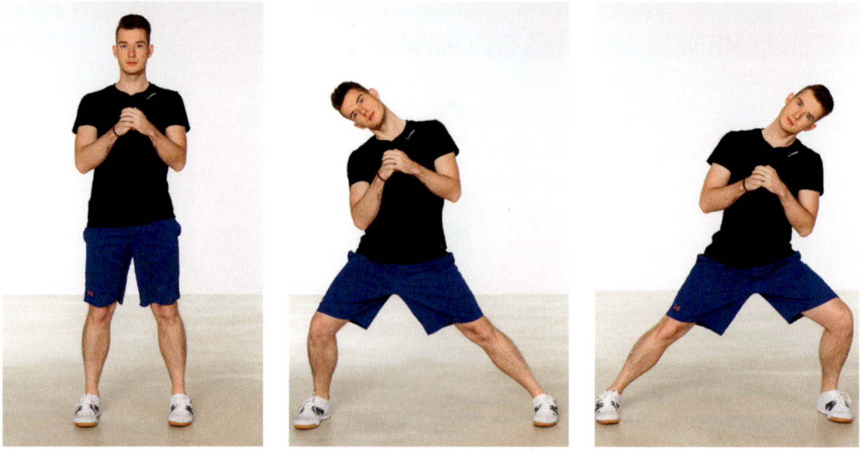

Ausgangsposition

Bewege dich aus einer neutralen, aufgerichteten Position in einen seitlichen Ausfallschritt.

Übungsbeschreibung

Während der Bewegung neigst du deinen Kopf in die gleiche Bewegungsrichtung und hältst deinen Blick gerade nach vorne auf einen Punkt in der Ferne fixiert. Bei der Rückbewegung stellst du deinen Kopf wieder in die neutrale Stellung. Wiederhole die Übung auf beiden Seiten und halte dauerhaft den Blick auf den gleichen Punkt gerichtet.

GERADER AUSFALLSCHRITT MIT AKTIVIERUNG DES GLEICHGEWICHTSSYSTEMS („VOR“)

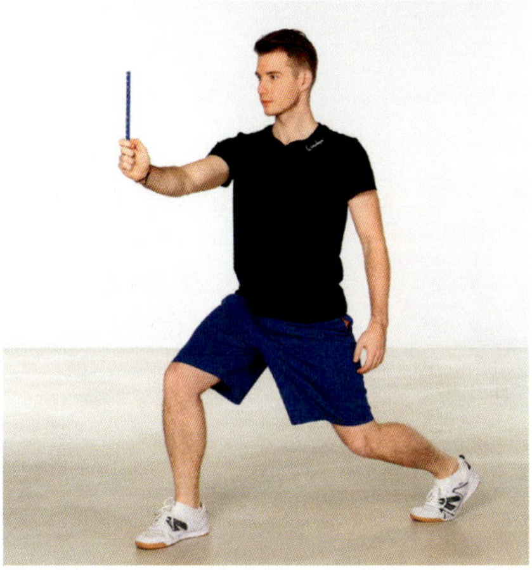

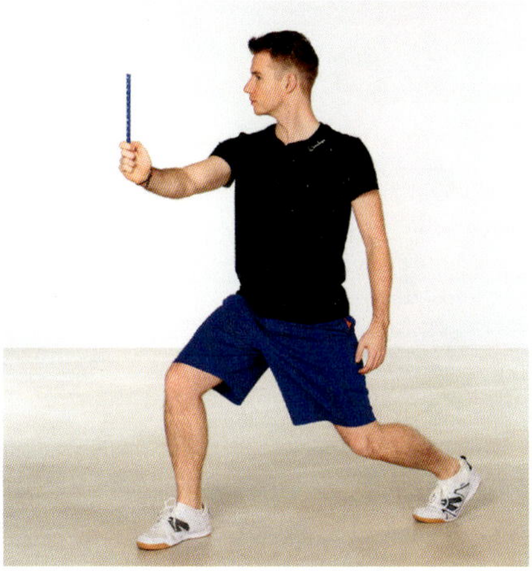

Ausgangsposition

Stelle dich in einen geraden Ausfallschritt und strecke deinen gleichseitigen Arm nach vorne aus. Schaue mit deinen Augen auf den Vision Stick, während sich der Kopf in einer neutralen Stellung befindet.

Übungsbeschreibung

Mache eine schnelle Kopfrotation zur Seite, gefolgt von einer kleinen Pause und einer langsamen Kopfrotation zurück in Neutralstellung. Achte bei der Übung vor allem darauf, dass die Augen während der Kopfbewegung dauerhaft auf den Vision Stick gerichtet bleiben. Wiederhole die Übung auf beiden Seiten.

SUMO-KNIEBEUGE MIT AKTIVIERUNG DES GLEICHGEWICHTSSYSTEMS

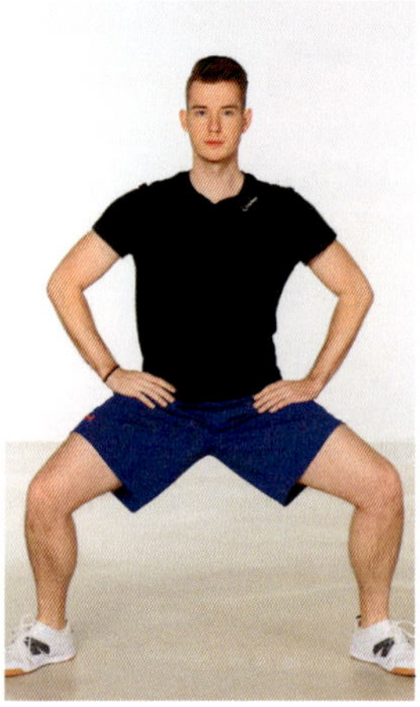

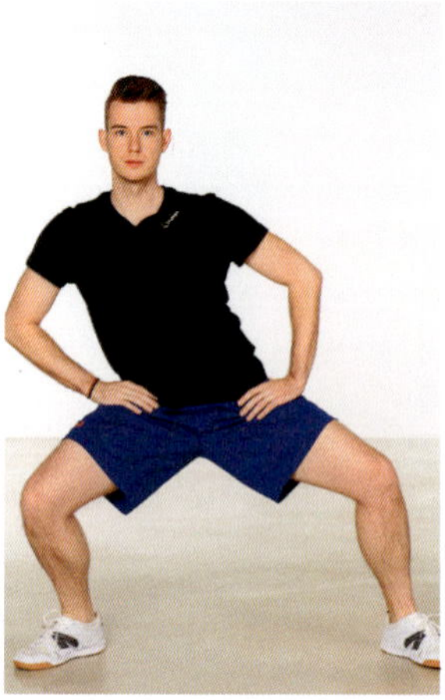

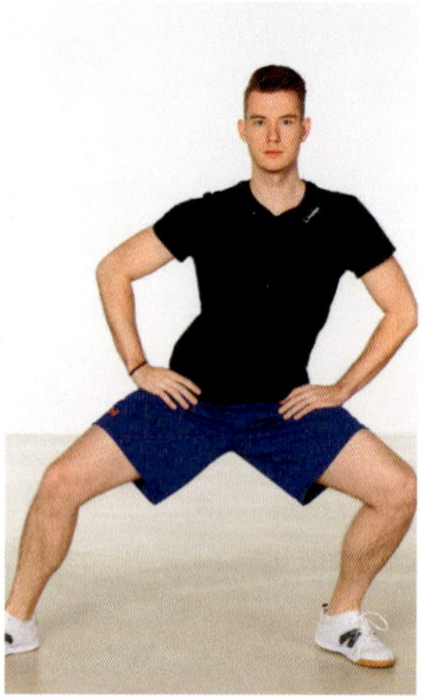

Ausgangsposition

Stelle dich in eine breite Kniebeuge und rotiere die Füße und Beine leicht nach außen.

Übungsbeschreibung

Verlagere zügig dein Gewicht seitlich auf eines deiner Beine, während dein Blick dauerhaft auf einem Punkt in der Ferne fixiert ist. Der Oberkörper darf die seitliche Bewegung unterstützen. Verweile kurz in dieser Position und kehre anschließend langsam in die Ausgangsposition zurück. Wiederhole die Übung zu beiden Seiten.

GERADER AUSFALLSCHRITT MIT AKTIVIERUNG DES GLEICHGEWICHTSSYSTEMS („VOR-C“)

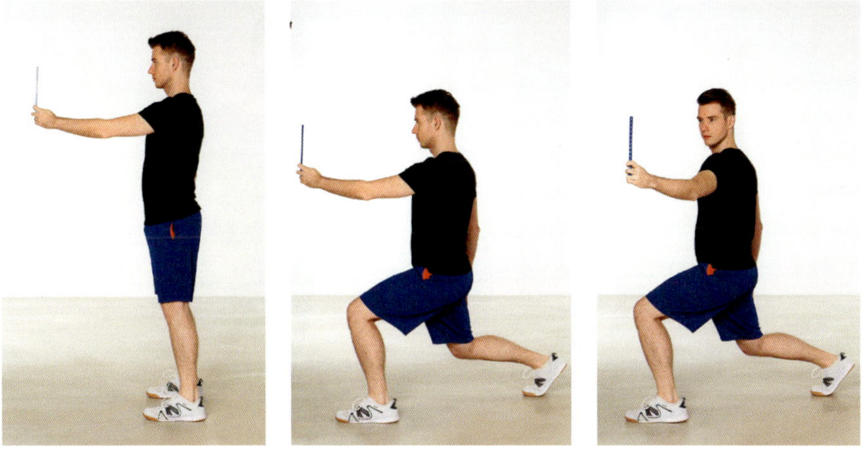

Ausgangsposition

Halte deinen Vision Stick frontal vor dich und fixiere ihn mit beiden Augen während der gesamten Übung.

Übungsbeschreibung

Mache einen Ausfallschritt und bewege den Vision Stick nach außen. Verfolge den Stick durch eine Kopfrotation und halte dabei den Rumpf nach vorne ausgerichtet. Die Augen bleiben stets mittig positioniert und die Bewegung soll ausschließlich mit dem Kopf erfolgen. Kehre die Bewegung um, bis du dich wieder in der Ausgangsposition befindest und wiederhole die Übung zu beiden Seiten.

LUNGE MIT AKTIVIERUNG DES GLEICHGEWICHTSSYSTEMS („VOR")

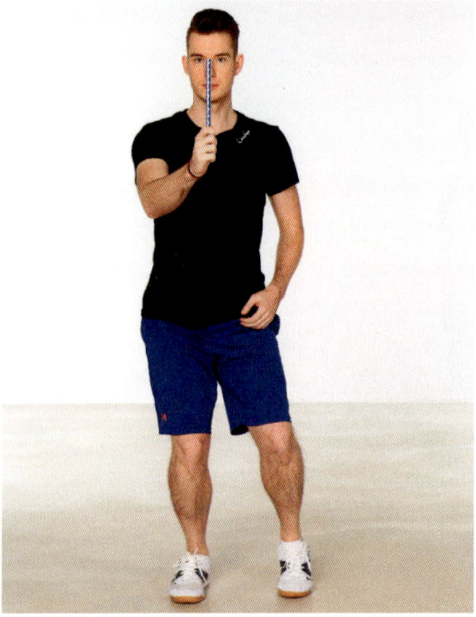

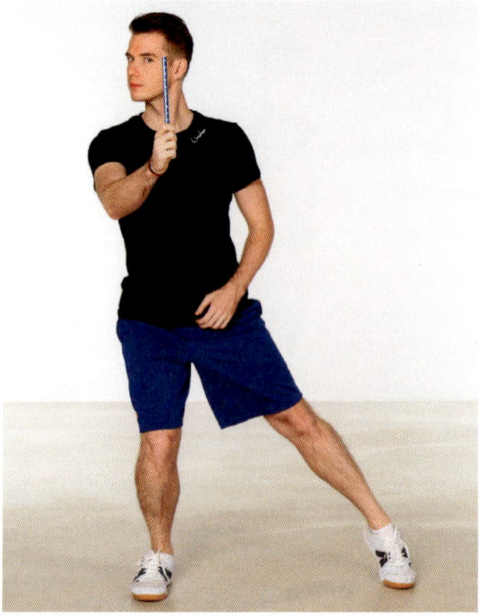

Ausgangsposition

Stelle dich in eine neutrale Ausgangsposition. Strecke einen Arm gerade nach vorne und richte deinen Blick auf den Vision Stick.

Übungsbeschreibung

Verlagere dein Gewicht auf ein Bein und setze das andere seitlich von dir weg. Währenddessen rotierst du den Kopf in die entgegengesetzte Richtung und achtest darauf, dass deine Augen während der gesamten Bewegung auf den Vision Stick gerichtet bleiben. Ziehe das zur Seite gesetzte Bein unmittelbar danach wieder zurück und rotiere den Kopf in die Ausgangsposition. Wiederhole die Übung und trainiere anschließend die andere Seite.

AUSFALLSCHRITT NACH HINTEN MIT AKTIVIERUNG DES GLEICHGEWICHTSSYSTEMS („VSR")

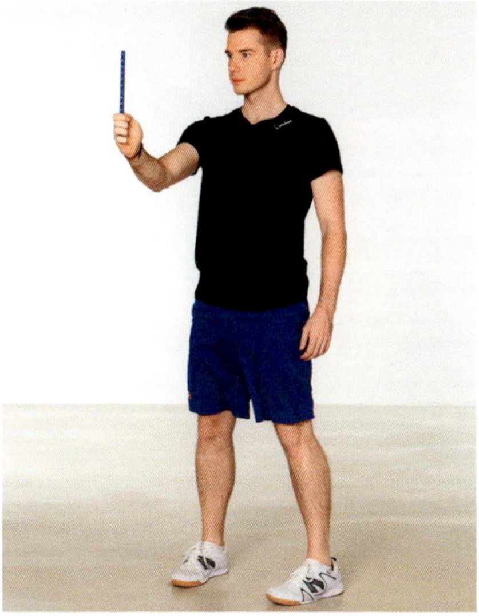

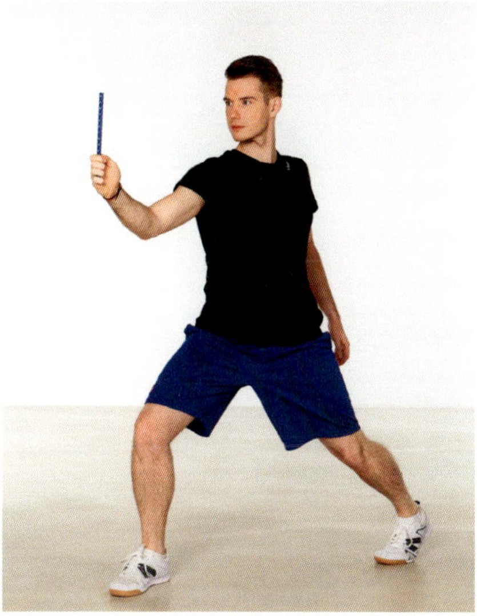

Ausgangsposition

Stelle dich in eine neutrale Ausgangsposition und strecke einen Arm gerade vor dich aus und halte dabei einen Vision Stick. Schaue auf den Stick und halte deinen Blick während der gesamten Übung darauf gerichtet.

Übungsbeschreibung

Stelle das dem gestreckten Arm gegenüberliegende Bein nach hinten in einen Ausfallschritt. Rotiere den Oberkörper zu der Seite, auf welcher du das Bein nach hinten bewegt hast. Achte darauf, dass der Kopf währenddessen dauerhaft zentral nach vorne ausgerichtet bleibt und die Drehung ausschließlich im Rumpf stattfindet. Kehre die Bewegung um, bis du dich wieder in der Ausgangsposition befindest. Wiederhole die Übung und trainiere anschließend die andere Seite.

AKTIVIERUNG DER HALS- UND SCHULTERMUSKULATUR ZUR STABILISIERUNG DES KOPFS

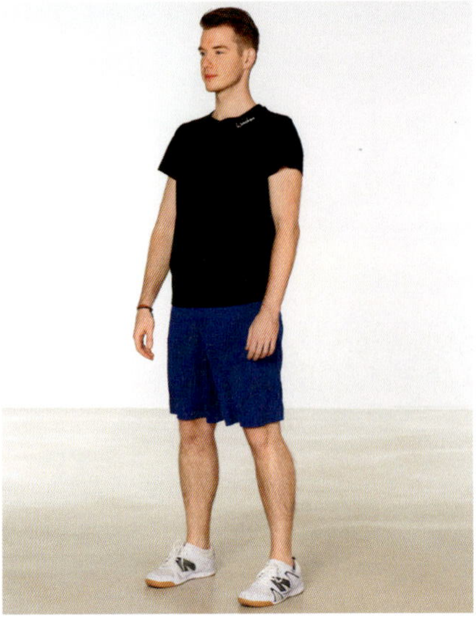

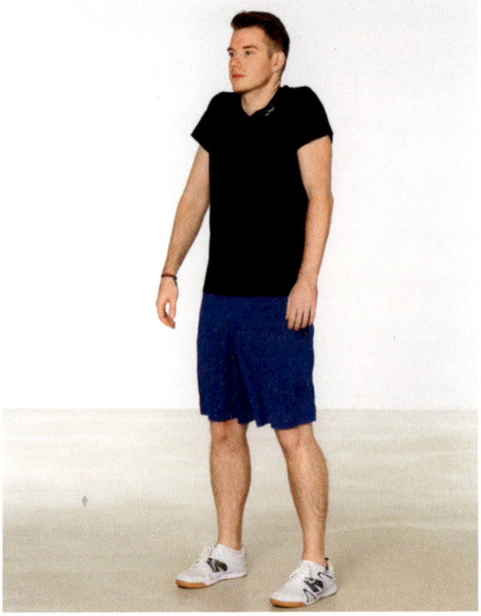

Ausgangsposition

Stehe in einer neutralen Ausgangsposition und lasse deine Arme entspannt rechts und links neben dem Körper hängen.

Übungsbeschreibung

Ziehe die Schultern maximal nach oben, halte die Spannung, ohne zu verkrampfen. Entspanne anschließend die Muskulatur wieder und lasse deine Schultern locker hängen. Wiederhole die Übung.

AKTIVIERUNG DES GLEICHGEWICHTSSYSTEMS IM VIERFÜSSLERSTAND („VOR-C“)

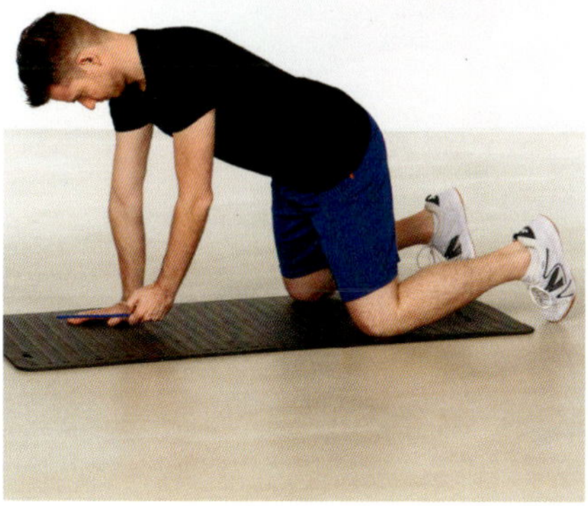

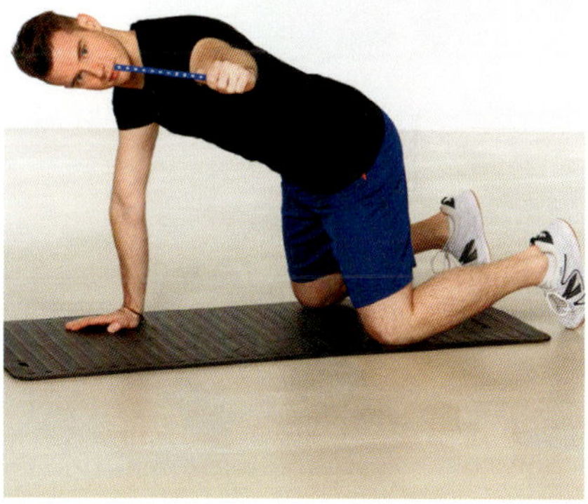

Ausgangsposition

Positioniere dich in einem Vierfüßlerstand auf einer Matte. Die Arme sind gestreckt unter den Schultern und die Knie und Füße haben Bodenkontakt. Halte einen Vision Stick in einer deiner Hände und fixiere diesen mit deinen Augen.

Übungsbeschreibung

Bewege den Stick zur Seite, während dein Kopf der Bewegung mit einer seitlichen Rotation folgt. Achte darauf, dass die Augen während der gesamten Bewegung zentral auf den Vision Stick ausgerichtet sind und keine Drehung aus dem Oberkörper erfolgt. Kehre die Bewegung um, bis du in die Ausgangsposition zurückgekehrt bist und führe einige Wiederholungen aus, bevor du die Seite wechselst.

AKTIVIERUNG DES GLEICHGEWICHTSSYSTEMS IM LIEGESTÜTZ („VOR-C“)

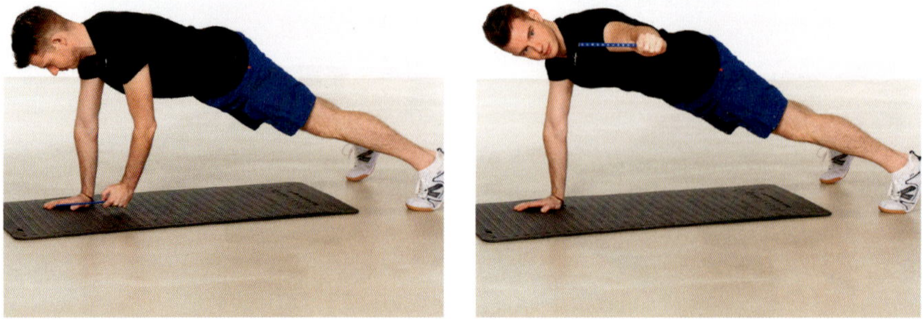

Ausgangsposition

Positioniere dich in einem Liegestütz auf einer Matte. Die Arme befinden sich gerade unter den Schultern und der Rest des Körpers ist gestreckt. Halte einen Vision Stick in einer deiner Hände und fixiere diesen mit deinen Augen.

Übungsbeschreibung

Bewege den Stick zur Seite, während dein Kopf der Bewegung mit einer seitlichen Rotation folgt. Achte darauf, dass die Augen während der gesamten Bewegung zentral auf den Vision Stick ausgerichtet sind und keine Drehung aus dem Oberkörper erfolgt. Kehre die Bewegung um, bis du in die Ausgangsposition zurückgekehrt bist und führe einige Wiederholungen aus, bevor du die Seite wechselst.

AKTIVIERUNG DES GLEICHGEWICHTSSYSTEMS AUS DEM UNTERARMSTÜTZ („VOR-C")

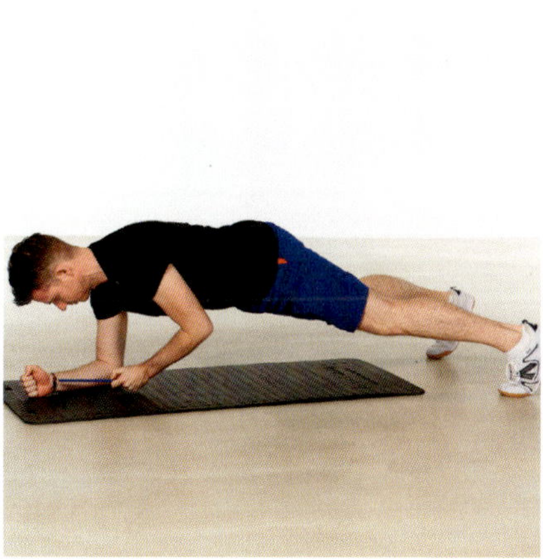
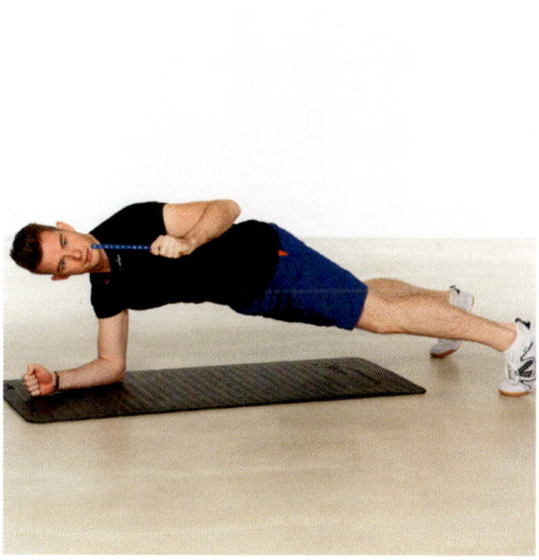

Ausgangsposition

Positioniere dich in einem Unterarmstütz auf eine Matte. Die Arme sind 90 Grad gebeugt und die Ellbogen befinden sich unter den Schultern. Halte den restlichen Körper gestreckt und auf Spannung. Nimm einen Vision Stick in eine deiner Hände und fixiere diesen mit deinen Augen.

Übungsbeschreibung

Bewege den Stick zur Seite, während dein Kopf der Bewegung mit einer seitlichen Rotation folgt. Achte darauf, dass die Augen während der gesamten Bewegung zentral auf den Vision Stick ausgerichtet sind und keine Drehung aus dem Oberkörper erfolgt. Kehre die Bewegung um, bis du in die Ausgangsposition zurückgekehrt bist und führe einige Wiederholungen aus, bevor du die Seite wechselst.

AKTIVIERUNG DES GLEICHGEWICHTSSYSTEMS „SKORPION"

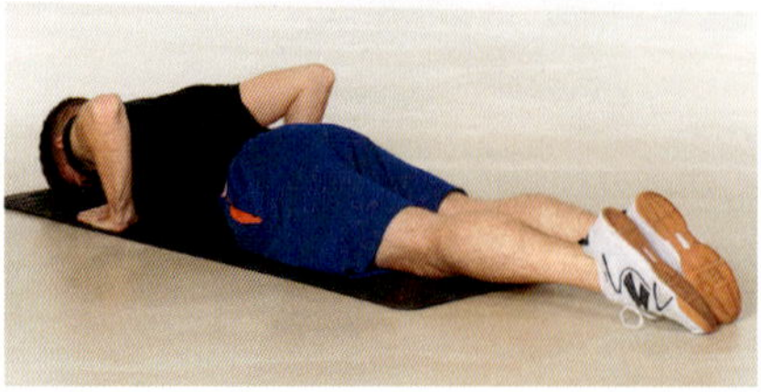
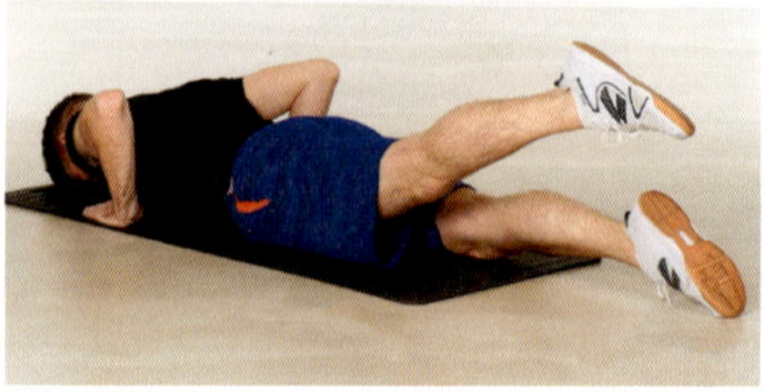
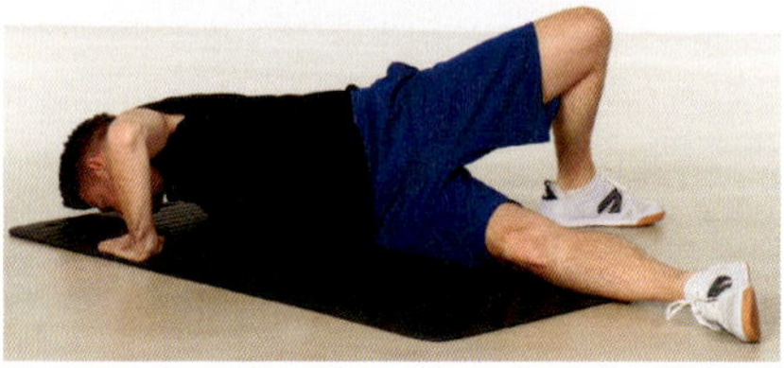
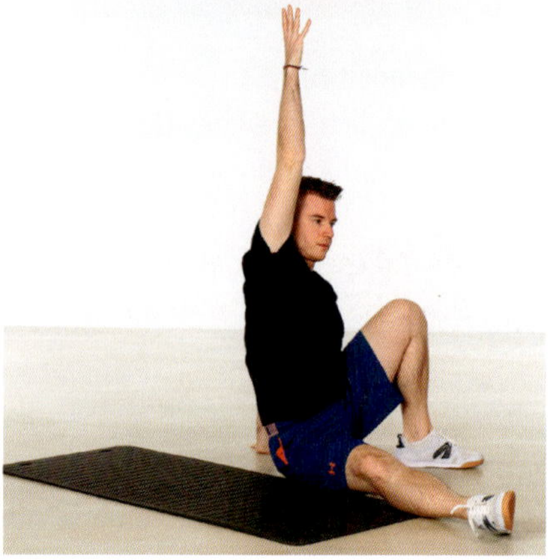

Ausgangsposition

Lege dich in Bauchlage auf eine Matte und positioniere deine Hände seitlich eng an deinen Schultern. Die Beine sind gestreckt und liegen eng beieinander.

Übungsbeschreibung

Hebe ein Bein an und bewege es in gestreckter Haltung über das andere. Drehe dabei die Hüfte in dieselbe Bewegungsrichtung auf. Knicke anschließend das angehobene Bein und versuche, den Fuß so weit wie möglich nach oben auf den Boden zu stellen. Drehe daraufhin deinen Oberkörper mit und richte ihn auf, sodass du in einer sitzenden Position endest. Abschließend streckst du den entgegengesetzten Arm nach oben und versuchst, dich so weit wie möglich aus der Wirbelsäule aufzurichten.

Kehre die Bewegung um, bis du dich wieder in der liegenden Ausgangsposition befindest und wiederhole die Übung zur anderen Seite.

AKTIVIERUNG DES GLEICHGEWICHTSSYSTEMS MIT ROTIERTEM VIERFÜSSLERSTAND („VSR“)

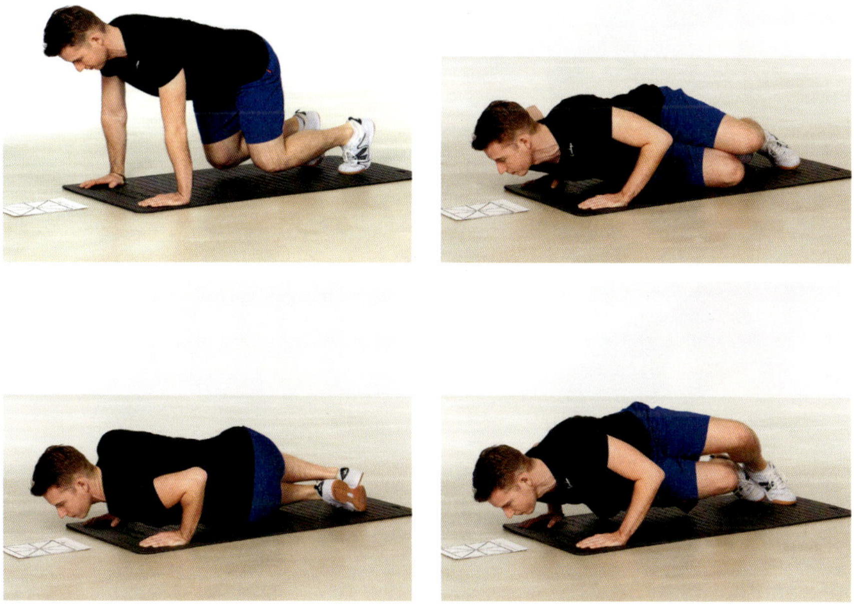

Ausgangsposition

Positioniere dich in einem Vierfüßlerstand auf einer Matte. Die Arme sind gestreckt unter den Schultern und die Beine sind 90 Grad gebeugt. Platziere den Vision Chart in deinem Sichtfeld und fixiere den Mittelpunkt während der gesamten Übung mit deinem Blick.

Übungsbeschreibung

Hebe die Knie leicht vom Boden ab und beuge die Arme, während du deinen Unterkörper auf eine Seite drehst. Lege dein Gewicht entweder komplett ab (leichtere Variante) oder halte die Position unmittelbar über dem Boden (schwere Variante). Drücke dich wieder nach oben und drehe dich zurück in die Ausgangsposition. Wiederhole die Übung auf der anderen Seite.

AKTIVIERUNG DES GLEICHGEWICHTSSYSTEMS IM LIEGESTÜTZ (UTRICULUS)

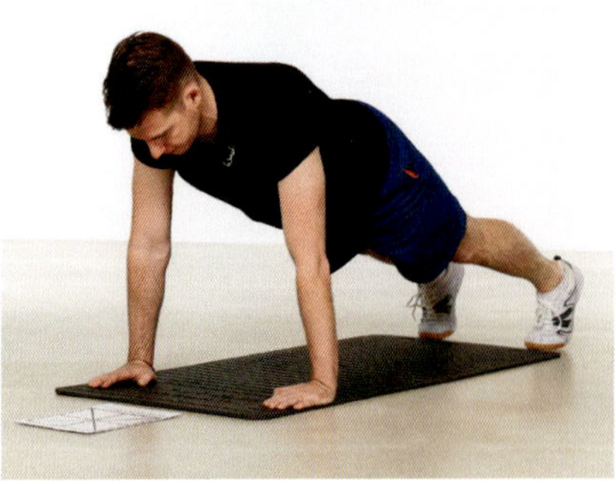

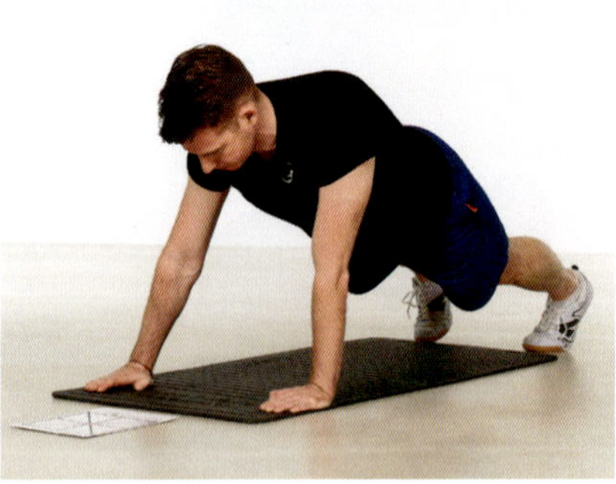

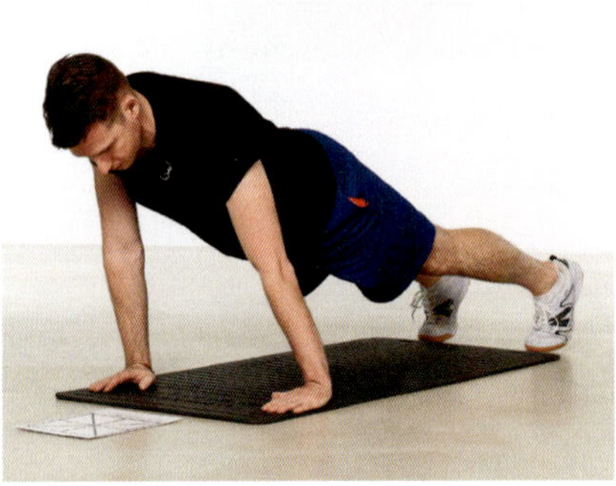

Ausgangsposition

Positioniere dich in einem Liegestütz. Die Arme sind lang unter den Schultern positioniert und der Rest des Körpers ist gerade gestreckt. Platziere den Vision Chart in deinem Sichtfeld und fixiere den Mittelpunkt mit deinen Augen. Achte darauf, dass dein Blick währenddessen dauerhaft auf den Mittelpunkt gerichtet ist.

Übungsbeschreibung

Verlagere deinen Schwerpunkt abwechselnd nach links und rechts, sodass du deinen Körper über die Körpermittellinie zur Seite hin- und herschiebst. Führe davon einige Wiederholungen aus.

ENTSPANNUNG

DEHNUNG DES SCHULTER- UND NACKENBEREICHS

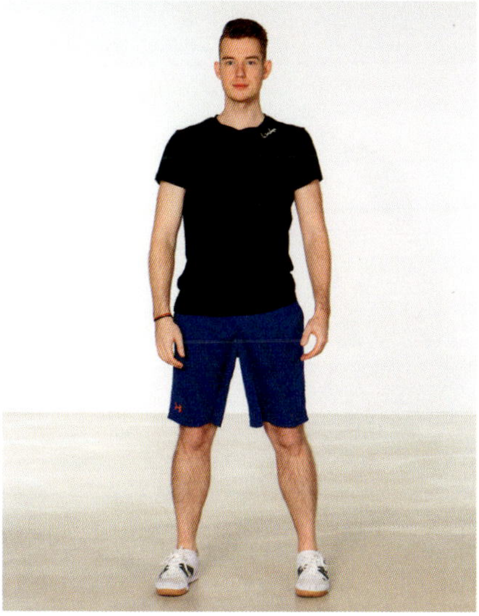

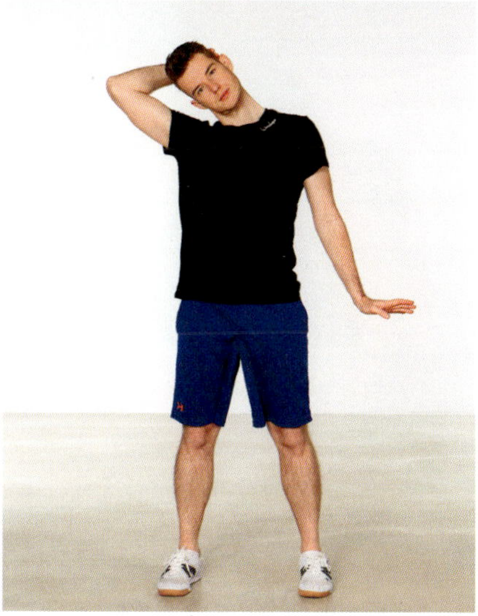

Ausgangsposition

Stelle dich in eine neutrale Ausgangsposition und lasse die Arme locker rechts und links neben deinem Körper hängen.

Übungsbeschreibung

Strecke einen Arm seitlich leicht von dir weg und ziehe das Handgelenk ein wenig an. Deinen Kopf neigst du in die entgegengesetzte Richtung. Dabei kannst du die andere Hand zu Hilfe nehmen, um zusätzlichen Zug zu erzeugen. Halte die Dehnung für circa 30 Sekunden und wechsle anschließend die Seite.

AUGENMASSAGE

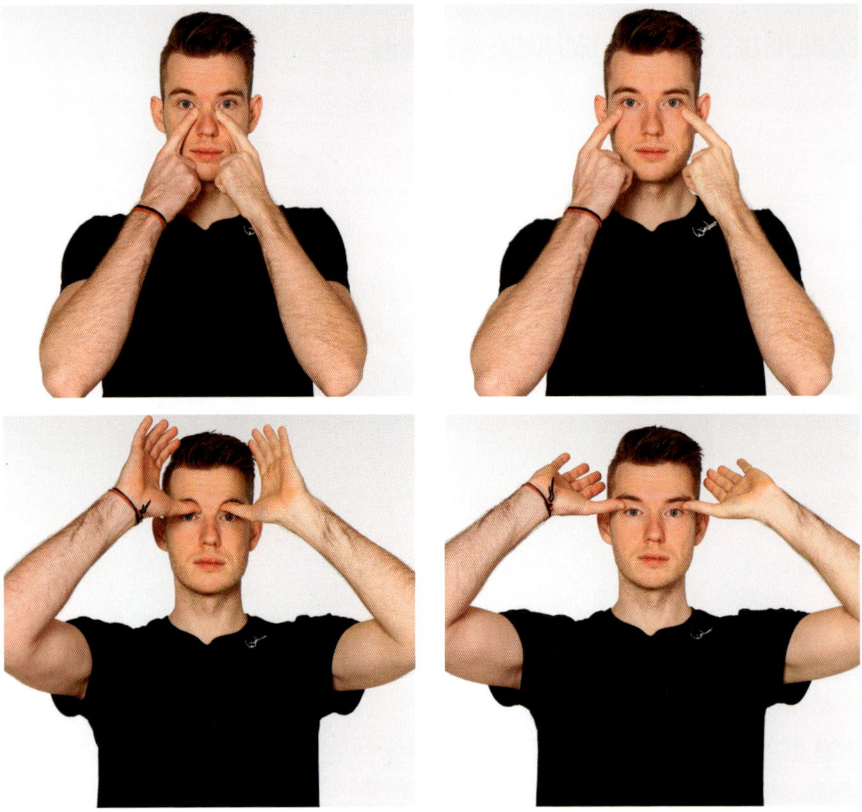

Ausgangsposition

Positioniere deine Zeigefinger auf die knöcherne Struktur der unteren inneren Augenhöhle und erzeuge einen angenehmen Druck.

Übungsbeschreibung

Streiche die untere Augenhöhle mit deinen Fingern von innen nach außen ab und wiederhole den Vorgang. Anschließend legst du deine Daumen in die knöcherne Struktur in der oberen inneren Augenhöhle und erzeugst dort ebenfalls einen wohltuenden Druck. Streiche auch hier die Augenhöhle einige Male von innen nach außen ab.

AUGENENTSPANNUNG

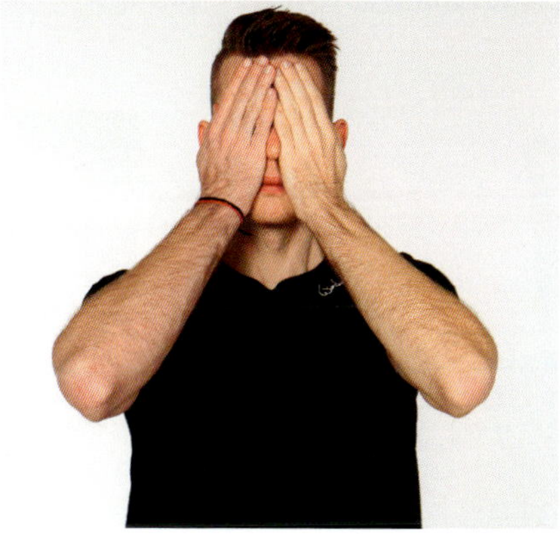

Übungsbeschreibung

Lege deine Handflächen so auf deine geschlossenen Augen, dass diese abgedunkelt sind. Halte diese Position für mindestens 30 Sekunden.

MOBILISATION DER WIRBELSÄULE MIT AKTIVIERUNG DES GLEICHGEWICHTSSYSTEMS („VOR-C“)

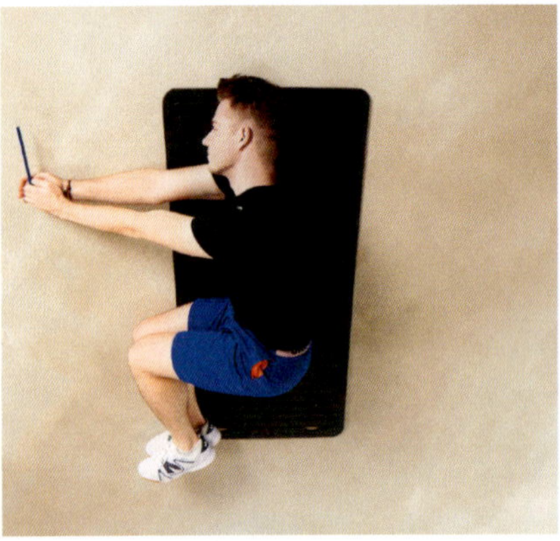

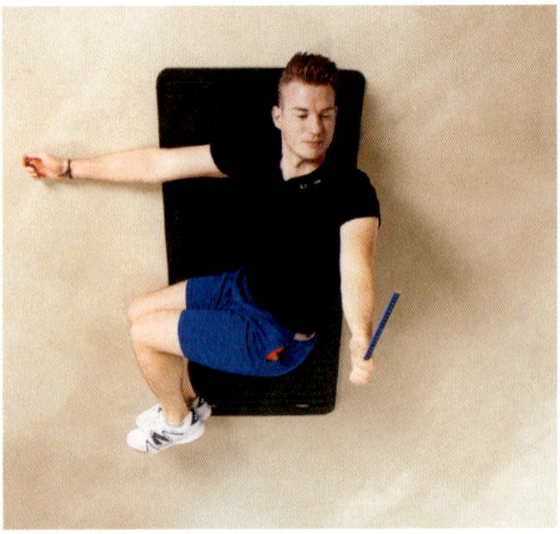

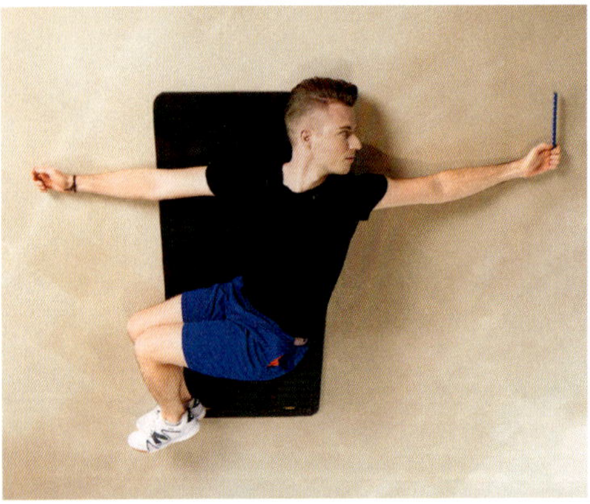

Ausgangsposition

Lege dich in Seitenlage auf eine Matte. Die Knie sind 90 Grad angewinkelt und die Arme lang vor dir übereinander abgelegt. Nimm einen Vision Stick in die obere Hand und fixiere diesen mit deinem Blick.

Übungsbeschreibung

Führe mit diesem Arm eine langsame Halbkreisbewegung über die Decke bis auf die andere Seite zum Boden aus. Lege den gestreckten Arm auf der anderen Seite ab. Folge der Bewegung mit einer Kopfrotation, sodass der Blick dauerhaft mittig auf den Vision Stick gerichtet ist. Drehe währenddessen den Oberkörper auf und kehre nach dem Ablegen des Arms die Bewegung um.

Führe einige Wiederholungen aus und wechsle anschließend die Seite.

10.2 BEISPIELSTUNDE 2

Die Stunde startet mit propriozeptiven Übungen für untere und obere Extremitäten. Im Vordergrund stehen Kreisbewegungen und Schwünge. Danach folgen vestibuläre Übungen in Kombination mit Bounces, Squats und Ausfallschritten. Bei den Zugübungen kommen die Prinzipien der Opposing Joints und der OMR zum Einsatz. Den Abschluss bildet eine Serie mit Stützübungen, bei der propriozeptive Übungen jeweils mit kraftintensiven Übungen im Wechsel stehen.

FUSSKREISE IN OFFENER KETTE

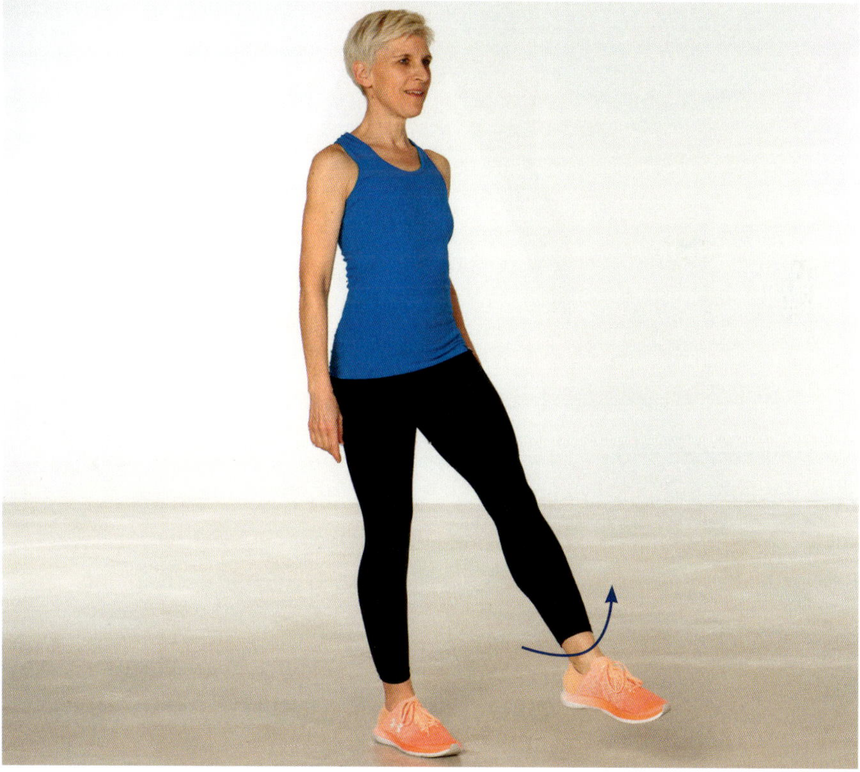

Übungsbeschreibung

Stehe auf dem rechten Bein und beschreibe Fußkreise mit dem linken Sprunggelenk. Wechsle die Richtung. 6-8-mal pro Richtung wiederholen.

KNIEKREISE IM AUSFALLSCHRITT

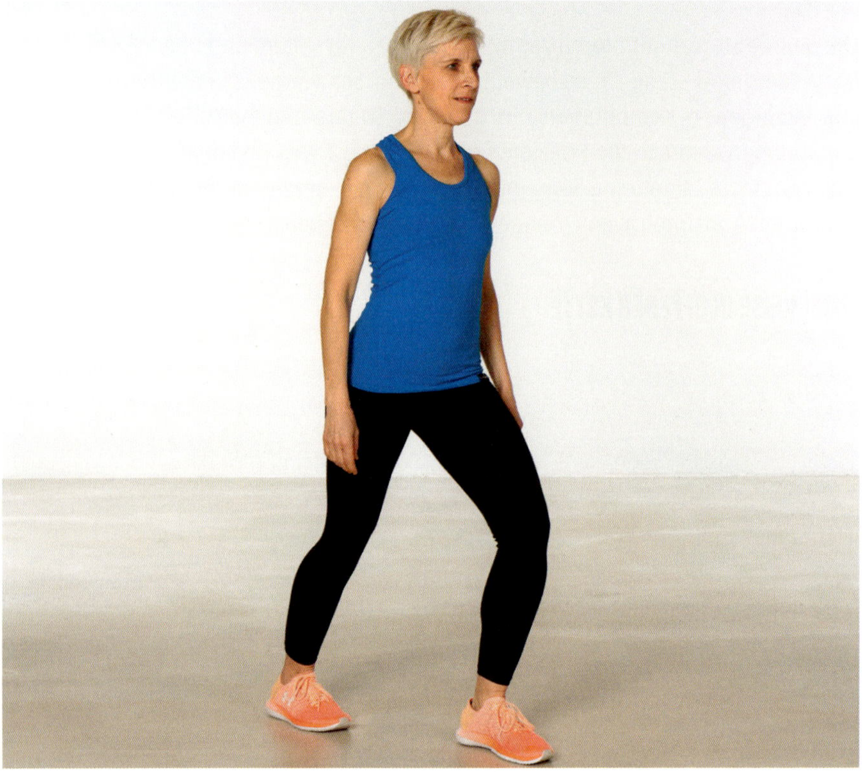

Ausgangsposition

Setze das linke Bein nach vorne in einen leichten Ausfallschritt.

Übungsbeschreibung

Beschreibe hier Kreise mit dem vorderen, linken Knie. Wechsle die Richtung.

6-8-mal pro Richtung wiederholen.

BEINSCHWÜNGE

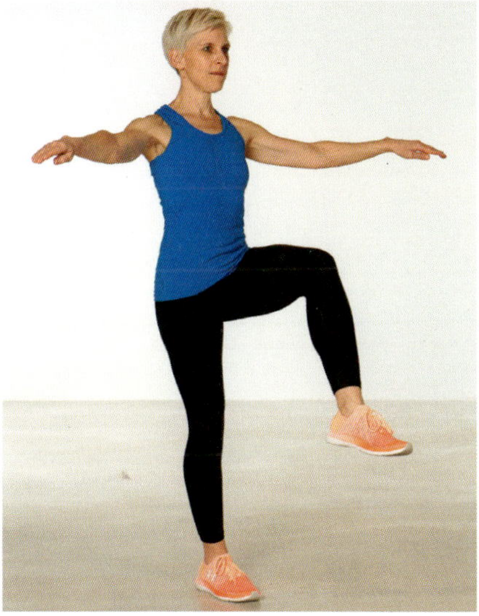
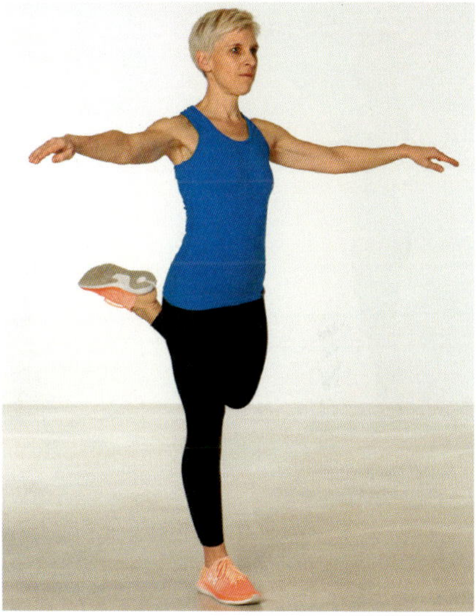

Ausgangsposition
Verlagere das Gewicht wieder zurück auf das rechte Bein, das linke Knie geht zum Körper.

Übungsbeschreibung
Lasse das linke Bein parallel von vorne nach hinten schwingen. 8-10-mal wiederholen. Beschreibe eine Achterschleife mit dem linken Bein. 6-8-mal wiederholen.

Alle Übungen, Fußkreise, Kniekreise und Beinschwünge mit dem anderen Bein wiederholen.

SCHULTERBLÄTTER PROTRAKTION/RETRAKTION

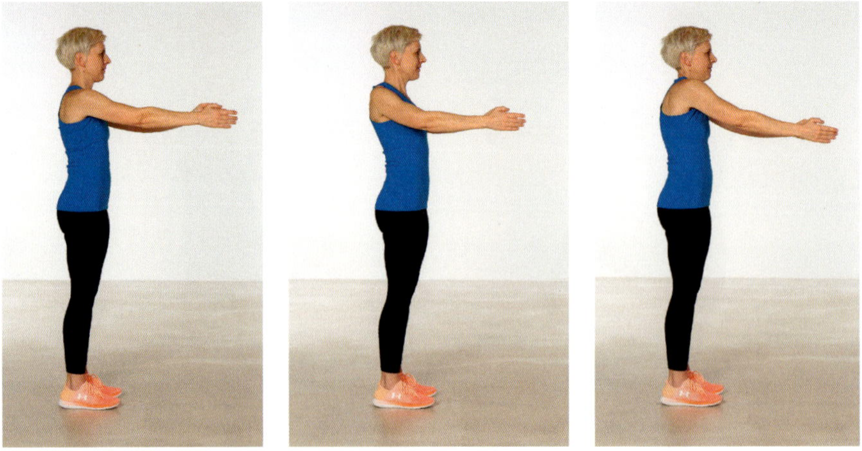

Ausgangsposition

Strecke die Arme nach vorne.

Übungsbeschreibung

Schiebe die Arme nach vorne, sodass die Schulterblätter sich auseinanderziehen. Dann ziehe die gestreckten Arme wieder zurück, sodass die Schulterblätter zusammenziehen.

8-10-mal wiederholen.

SCHULTERKREISE AUF SAGITTALER EBENE

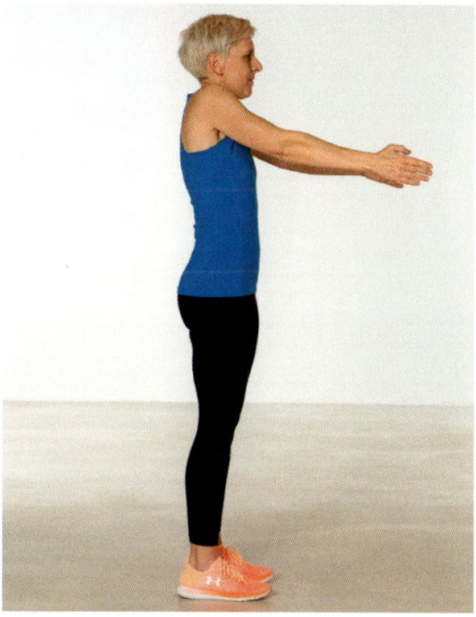

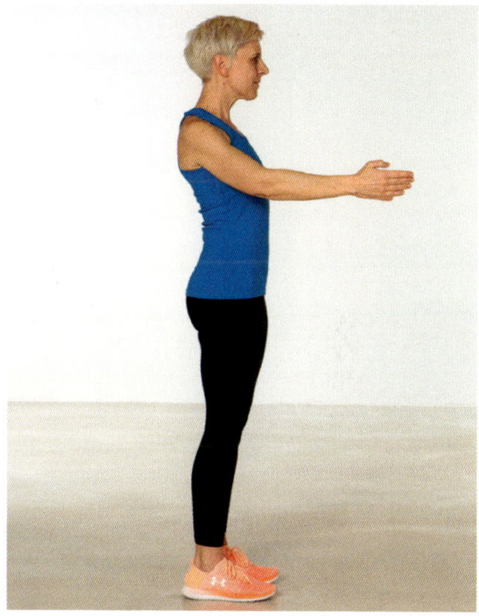

Übungsbeschreibung

Schließe Schulterkreise an.

4-6-mal pro Richtung wiederholen.

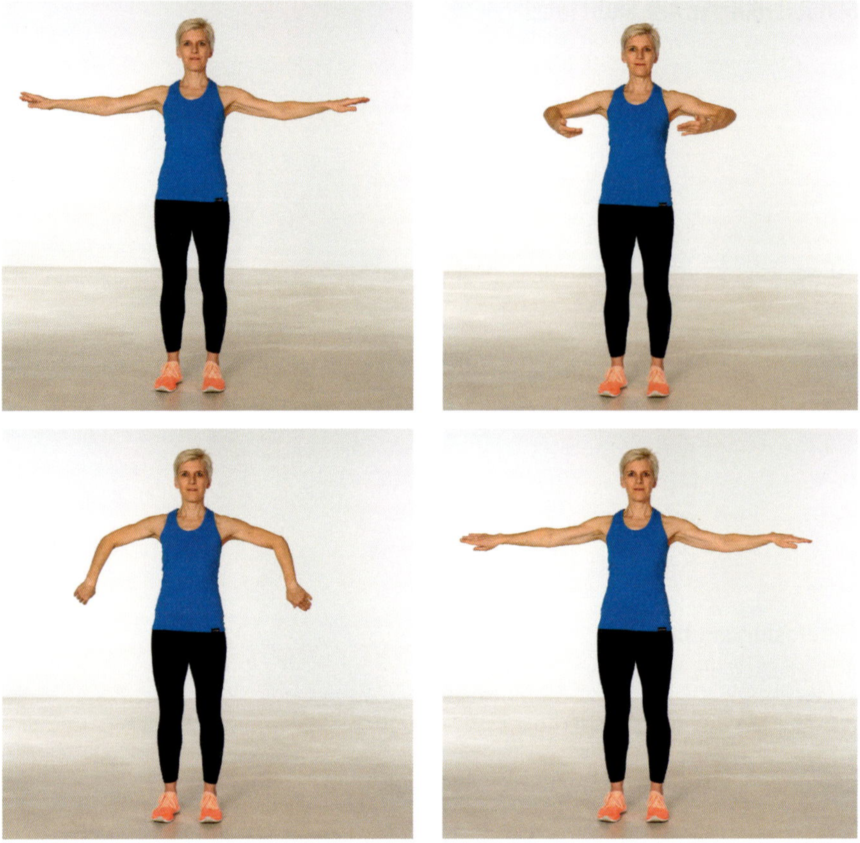

ELLBOGENKREISE

Ausgangsposition
Strecke die Arme zur Seite aus.

Übungsbeschreibung
Beginne von hier mit Ellbogenkreisen unten.

8-10-mal wiederholen.

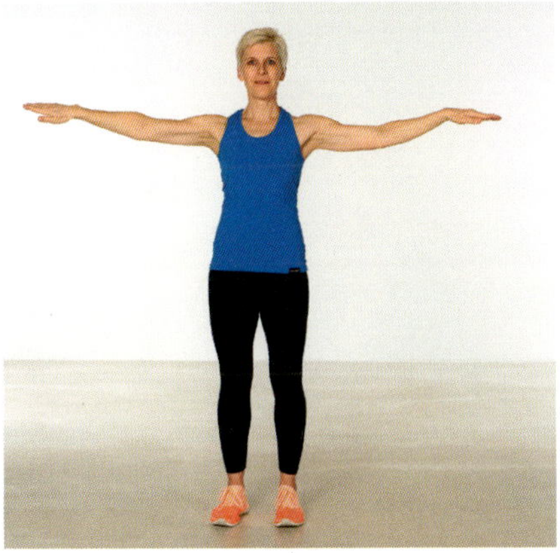
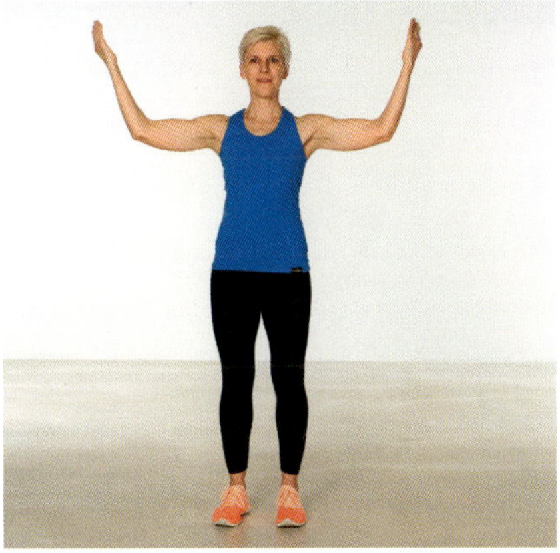
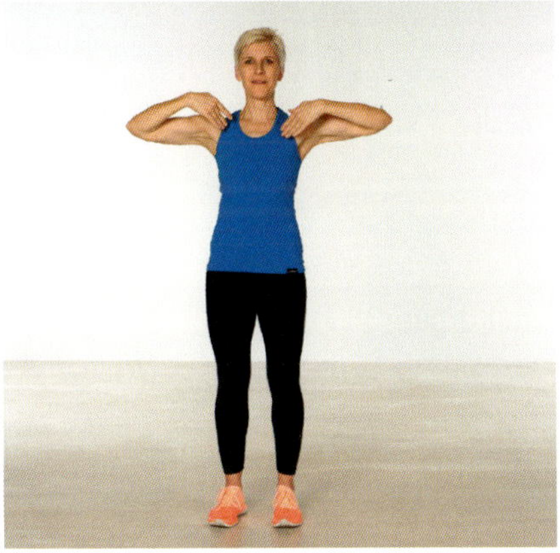
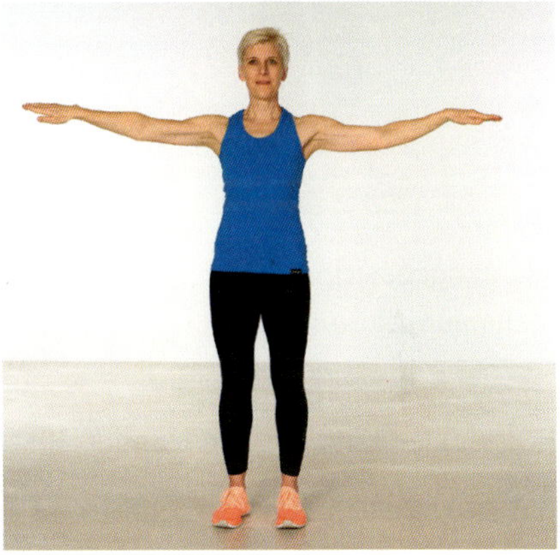

Dann folgen Ellbogenkreise oben.

8-10-mal wiederholen.

HANDGELENKKREISE

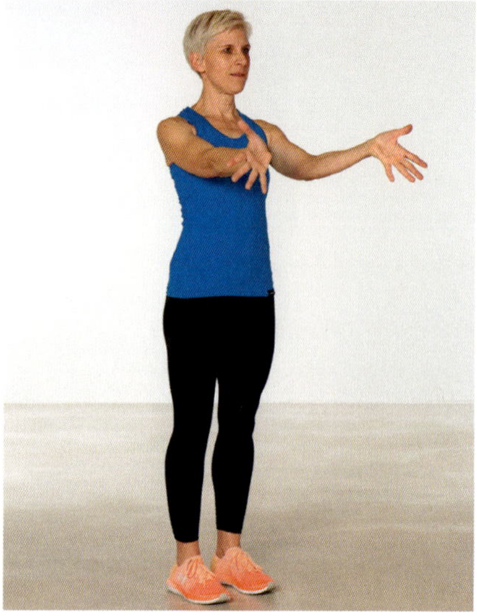

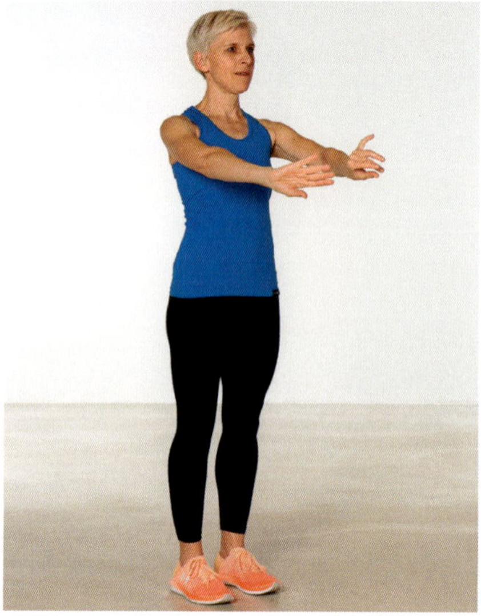

Ausgangsposition

Stehe aufrecht mit gestreckten Armen vor dem Körper.

Übungsbeschreibung

Beschreibe Kreise mit den Handgelenken.

6-8-mal pro Richtung wiederholen.

BOUNCES MIT „VOR“

BOUNCES

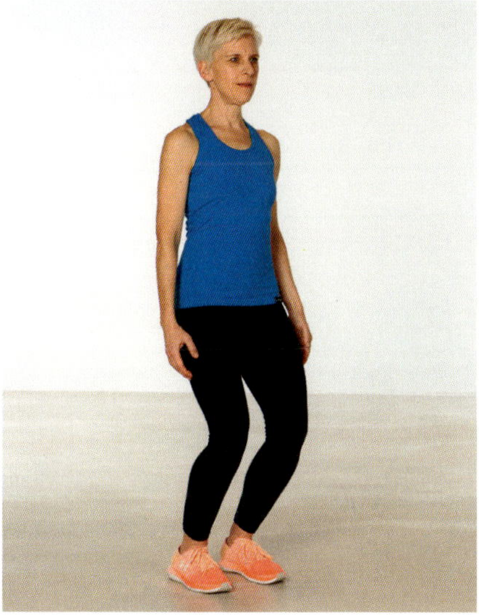

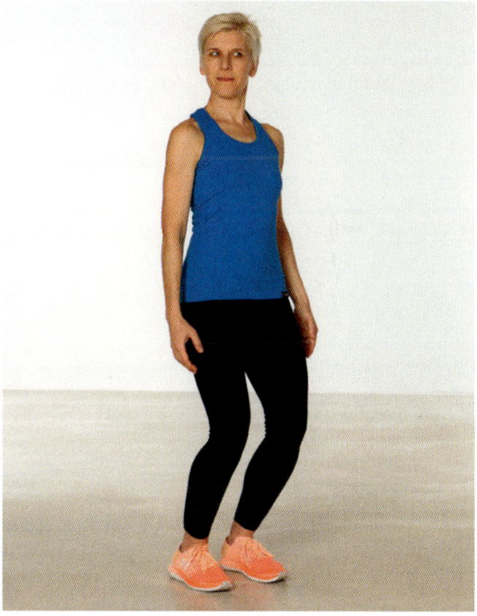

Übungsbeschreibung

Beginne im aufrechten Stand mit hüftgelenkweit geöffneten Füßen mit lockerem Kniefedern (Bounces). Der Kopf bleibt ruhig, der Blick ist nach vorne gerichtet. Siehe linkes Foto.

15-20-mal wiederholen.

„VOR“

Übungsbeschreibung

Stehe ruhig und aufrecht. Fixiere den Blick auf einen Punkt vor dir und rotiere den Kopf. Siehe rechtes Foto.

4-6-mal wiederholen.

KOMBINATION

Übungsbeschreibung

Kombiniere die Bounces mit „VOR" und führe die Übungen gleichzeitig durch.

4-6-mal wiederholen.

SQUAT MIT ARMKREIS UND „VOR-C"

SQUAT

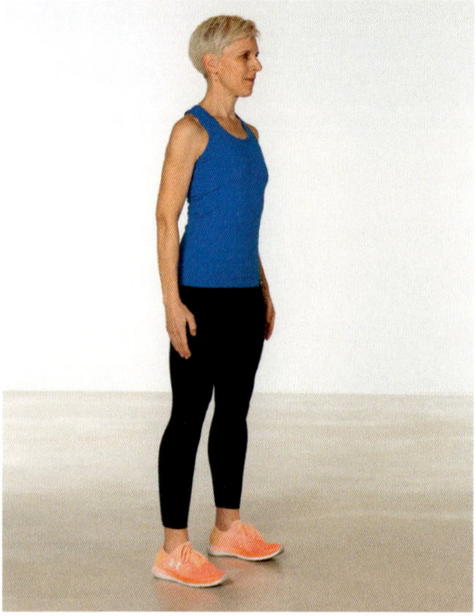

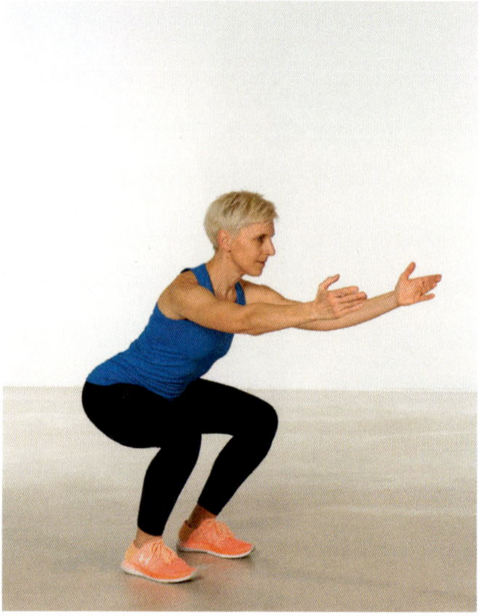

Übungsbeschreibung

Du stehst mit schulterweit geöffneten Füßen und gehst in die Kniebeuge.

8-10-mal wiederholen.

„VOR-C“

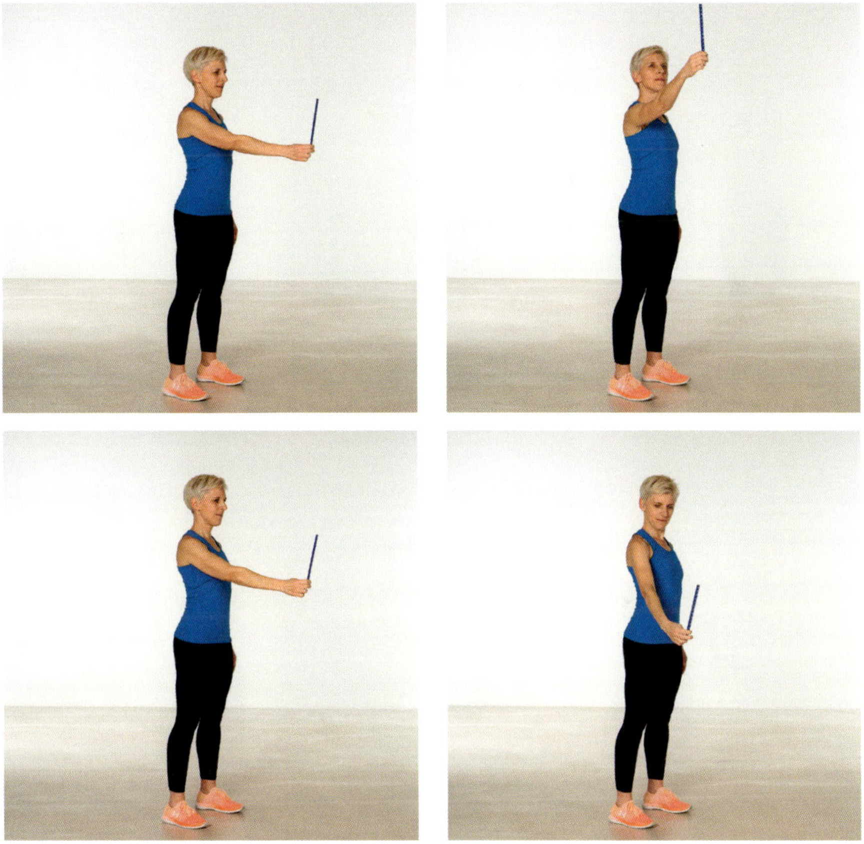

Ausgangsposition

Stehe aufrecht mit dem Vision Strick in der rechten Hand vor dem Kopf. Fixiere einen Buchstaben.

Übungsbeschreibung

Führe den Stick diagonal nach rechts oben, wieder zurück nach vorne, diagonal nach rechts unten und wieder zurück nach vorne. Kopf und Blick folgen der Bewegung. Wiederhole auf der linken Seite. 3-5-mal pro Seite wiederholen.

„VOR-C“ KREIS

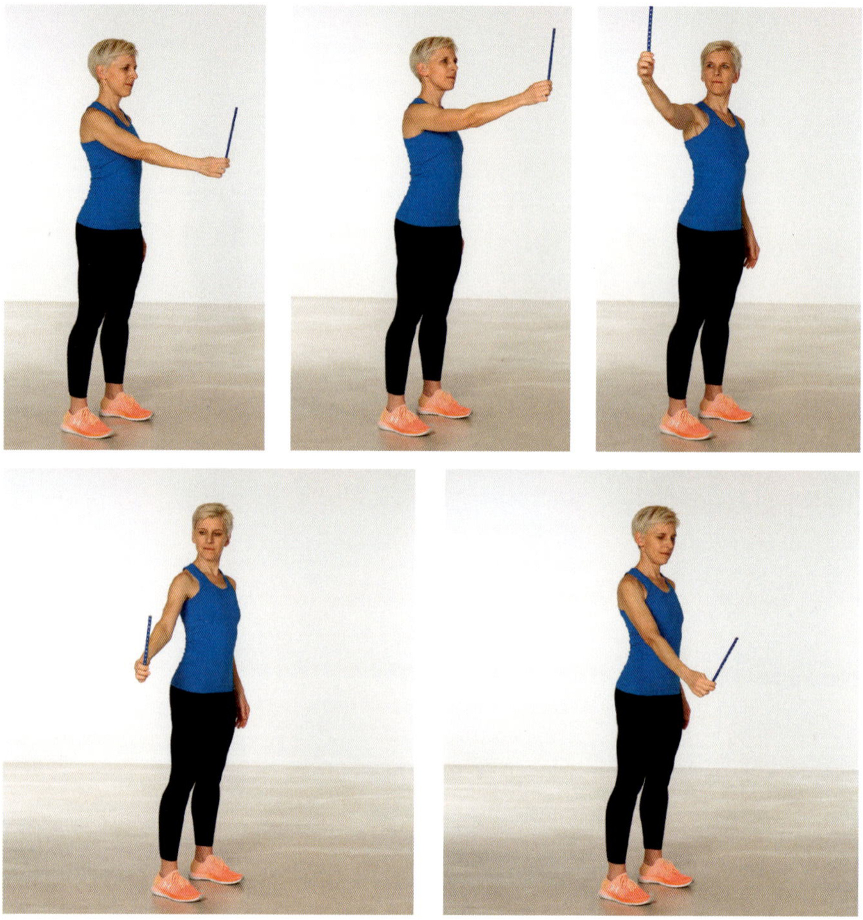

Ausgangsposition

Stehe aufrecht mit dem Vision Strick in der rechten Hand vor dem Kopf. Fixiere einen Buchstaben.

Übungsbeschreibung

Führe den Stick auf einer Kreisbahn rechts neben dem Körper. Kopf und Blick folgen der Bewegung. Wiederhole auf der linken Seite.

3-5-mal pro Seite wiederholen.

SQUAT MIT ARMKREIS UND „VOR-C“

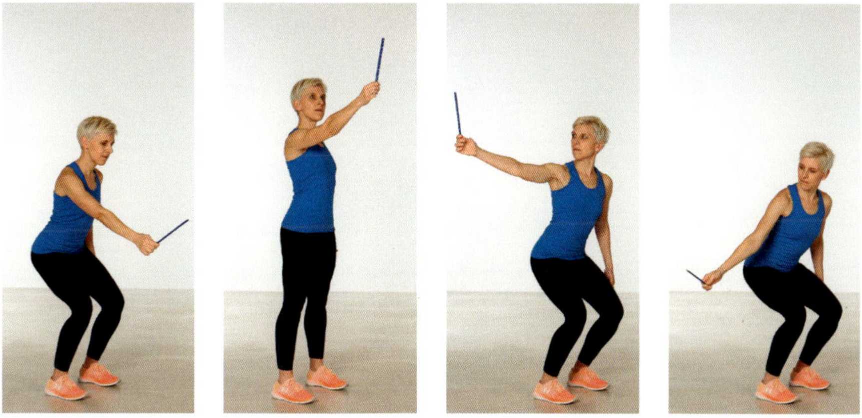

Übungsbeschreibung

Kombiniere jetzt den Kreis mit dem Squat, indem du die Bewegungen gleichzeitig ausführst. 3-5-mal pro Seite wiederholen.

AUSFÜHRUNG OHNE VISION STICK

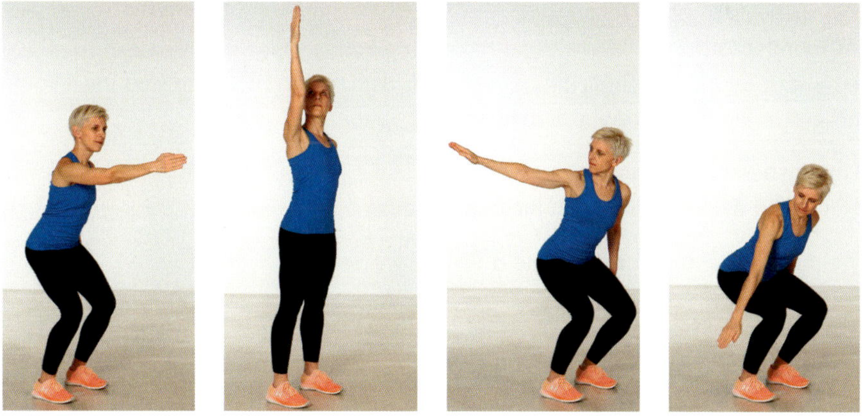

AUSFALLSCHRITT

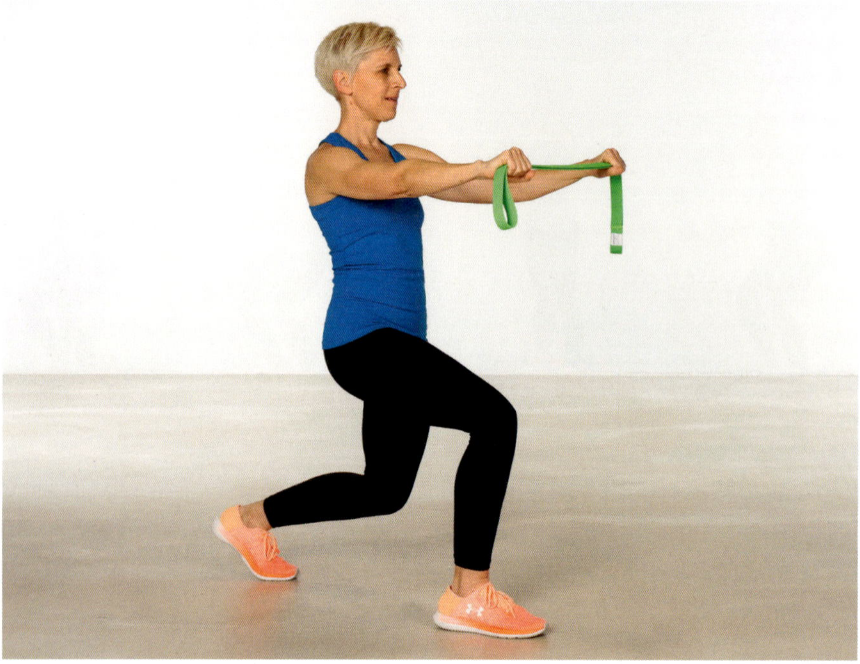

Ausgangsposition

Du stehst im Ausfallschritt mit dem rechten Bein vorne. Die Arme sind nach vorne ausgestreckt und halten das Superband auf Spannung.

Übungsbeschreibung

Federe mit dem linken Knie in Richtung Boden.

Wechsle die Seite und wiederhole 8-10-mal pro Seite.

AUSFALLSCHRITT MIT ROTATION

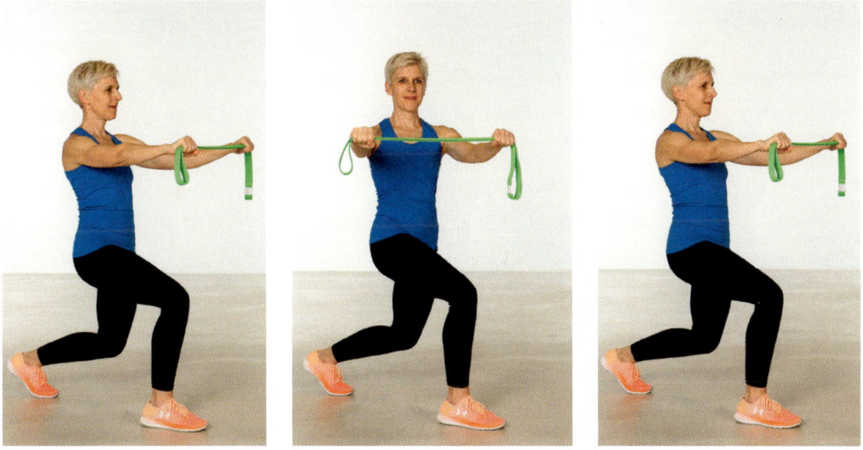

Ausgangsposition
Du stehst im Ausfallschritt mit dem rechten Bein vorne.

Übungsbeschreibung
Rotiere nach rechts, nimm Arme, Kopf und Blick mit, rotiere zurück.

6-8-mal pro Seite wiederholen.

AUSFALLSCHRITT MIT ROTATION UND LATERALFLEXION

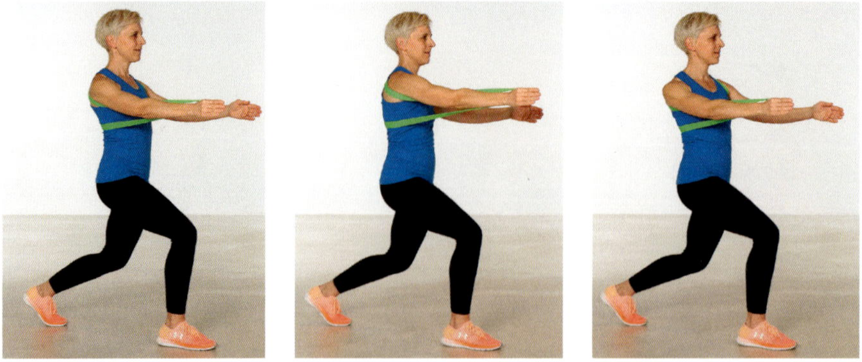

Ausgangsposition
Du stehst im Ausfallschritt mit dem rechten Bein vorne. Das Superband liegt um die linke Schulter, geht über den Rücken und endet in der rechten Hand.

Übungsbeschreibung
Schiebe den rechten Arm nach vorne, sodass das rechte Schulterblatt nach vorne gleitet. Lasse den rechten Arm vom Superband wieder zurückschieben. Das rechte Schulterblatt gleitet nach hinten.

6-8-mal wiederholen.

Öffne den rechten Arm, sodass die Wirbelsäule nach rechts rotiert. Lasse Kopf und Blick folgen.

6-8-mal wiederholen.

Bleibe in der Rotation und biege zur rechten Seite, so, als ob du mit der rechten Hand die linke Ferse berühren wolltest. Der Blick geht dabei zur rechten Hand.

Viermal wiederholen.

Dann alle Übungen auf der anderen Seite wiederholen.

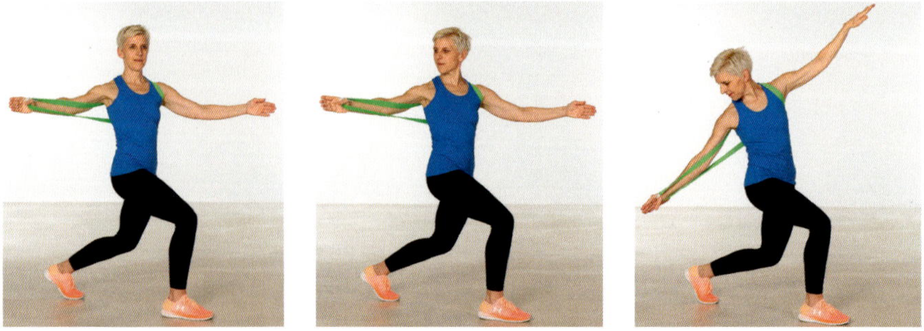

DEN ARM ÖFFNEN MIT „OMR“

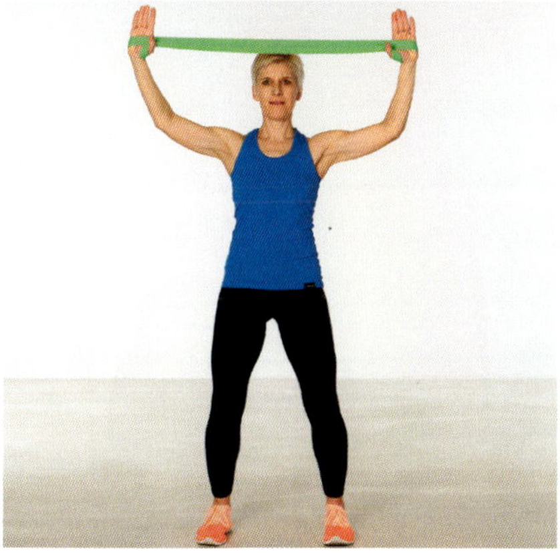

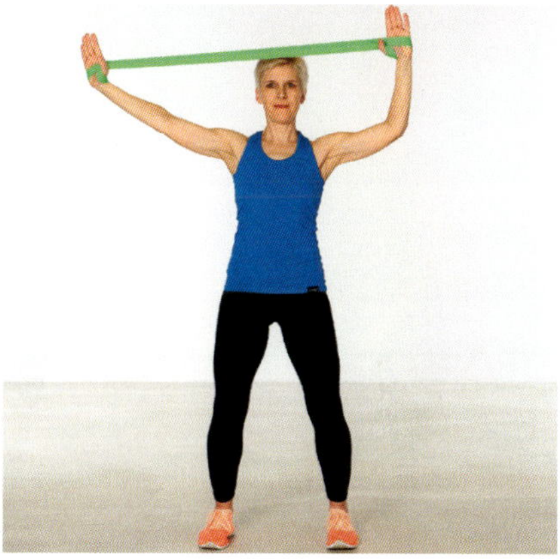

Ausgangsposition

Stehe im schulterweiten Stand, die Arme sind in U-Position und halten das Superband auf Spannung.

Übungsbeschreibung

Ziehe das Superband nach rechts, indem du den rechten Ellbogen streckst. Wiederhole auf der anderen Seite.

8-10-mal pro Seite wiederholen.

Nimm den Blick dazu: Bei jedem Strecken des Ellbogens schaue nach rechts, beim Beugen wieder zurück nach vorne.

6-8-mal pro Seite wiederholen.

Zur Erinnerung: Der Blick nach rechts korreliert mit der Extension des rechten Ellbogens.

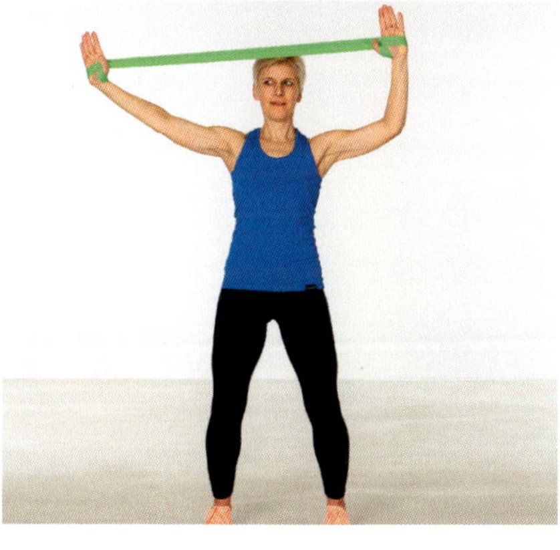

BIZEPS CURL MIT „OMR“

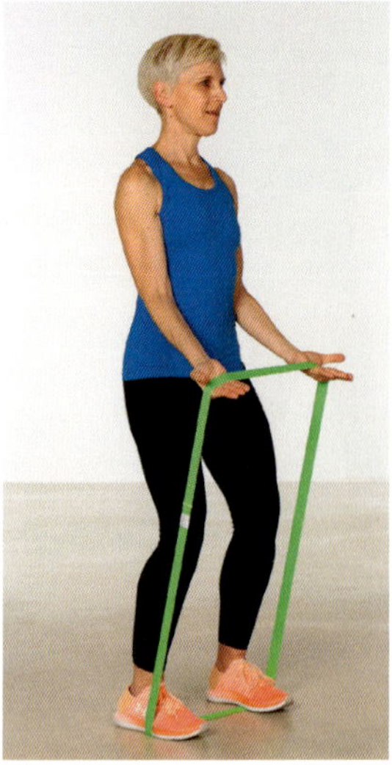
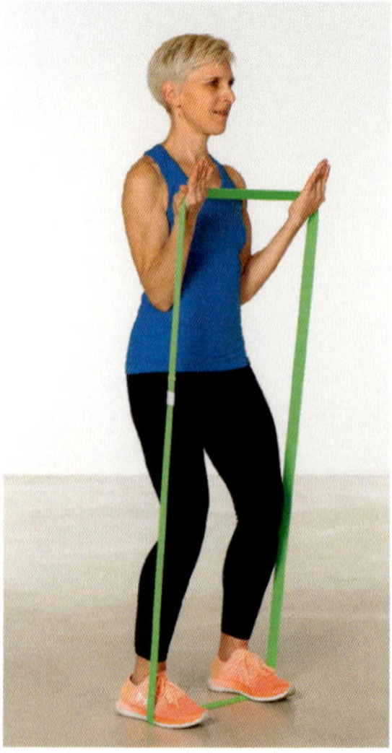
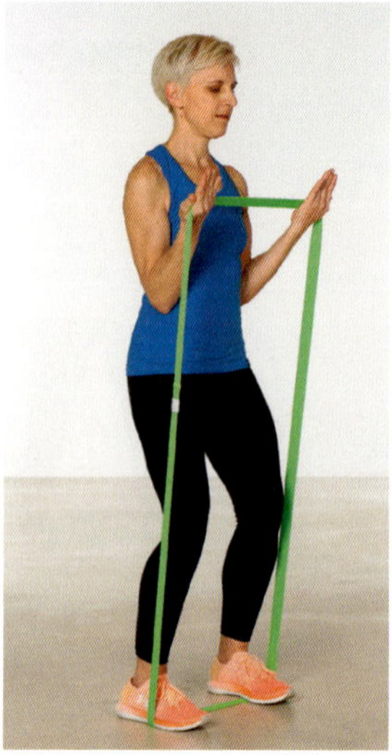

Ausgangsposition

Du bist im schulterweiten Stand, das Superband ist unter den Füßen und in beiden Händen. Der Blick ist nach vorne gerichtet.

Übungsbeschreibung

Beginne mit einem gleichmäßigen Bizeps Curl.

Wiederhole 8-10-mal.

Dann halte die Spannung und mache kleine Bounces. Der Kopf bleibt gerade, der Blick ist nach unten gerichtet.

20-30-mal wiederholen.

Zur Erinnerung: Der Blick nach unten korreliert mit der Flexion der Ellbogen.

TRIZEPS CURL MIT OPPOSING JOINT

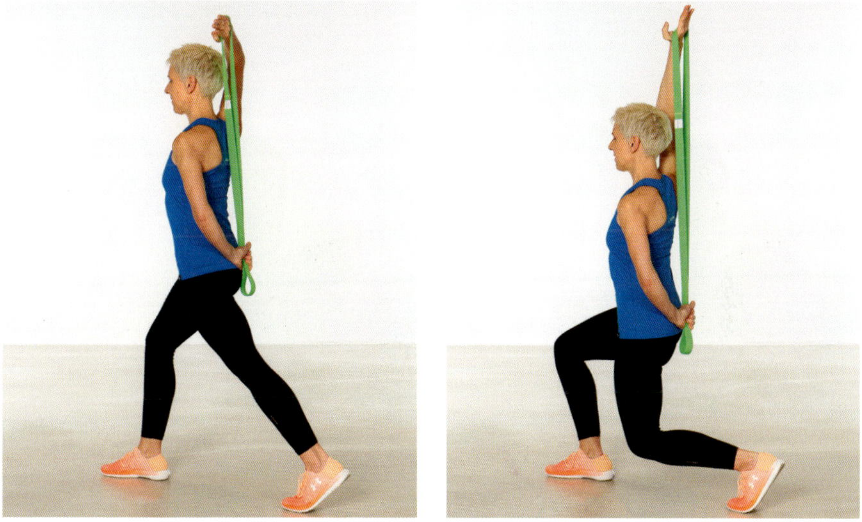

Ausgangsposition
Stehe im Ausfallschritt mit dem rechten Bein vorne. Das Superband ist hinter dem Rücken gespannt. Die linke Hand hält das Band auf Höhe des Kreuzbeins. Die rechte Hand hält hinter dem Kopf gegen.

Übungsbeschreibung
Strecke den rechten Ellbogen und ziehe das Band nach oben. Gleichzeitig beuge das linke Knie in Richtung Boden. Danach beuge den Ellbogen wieder und strecke das Knie, um in die Ausgangsposition zurückzukommen. Wechsle die Seite.

8-10-mal pro Seite wiederholen.

Zur Erinnerung: Ellbogen und Knie sind Opposing Joints. Deren Extension und Flexion wird kombiniert.

SCHULTERGELENKMOBILISATION IM VIERFÜSSLERSTAND

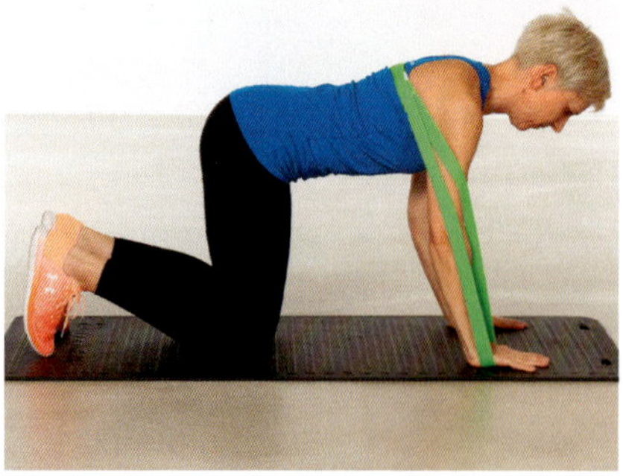

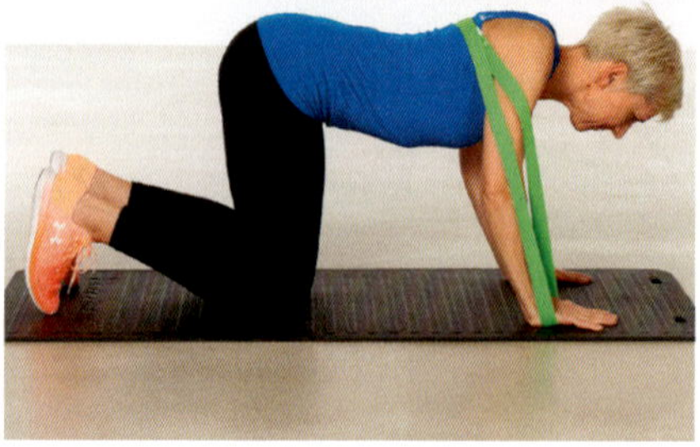

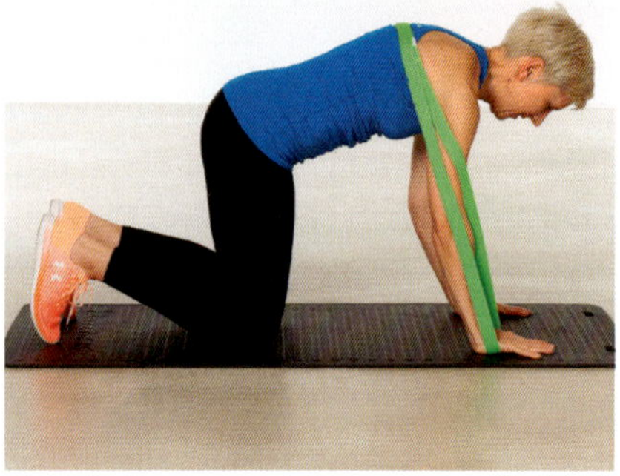

Ausgangsposition

Du bist im Vierfüßlerstand, das Superband ist um den Schultergürtel gelegt und mit den Händen am Boden fixiert.

Übungsbeschreibung

Lasse die Schulterblätter zusammengleiten. Dann schiebe die Hände in den Boden und lasse die Schulterblätter wieder auseinandergleiten.

8-10-mal wiederholen.

SCHULTERGELENKSTABILISATION IM VIERFÜSSLERSTAND

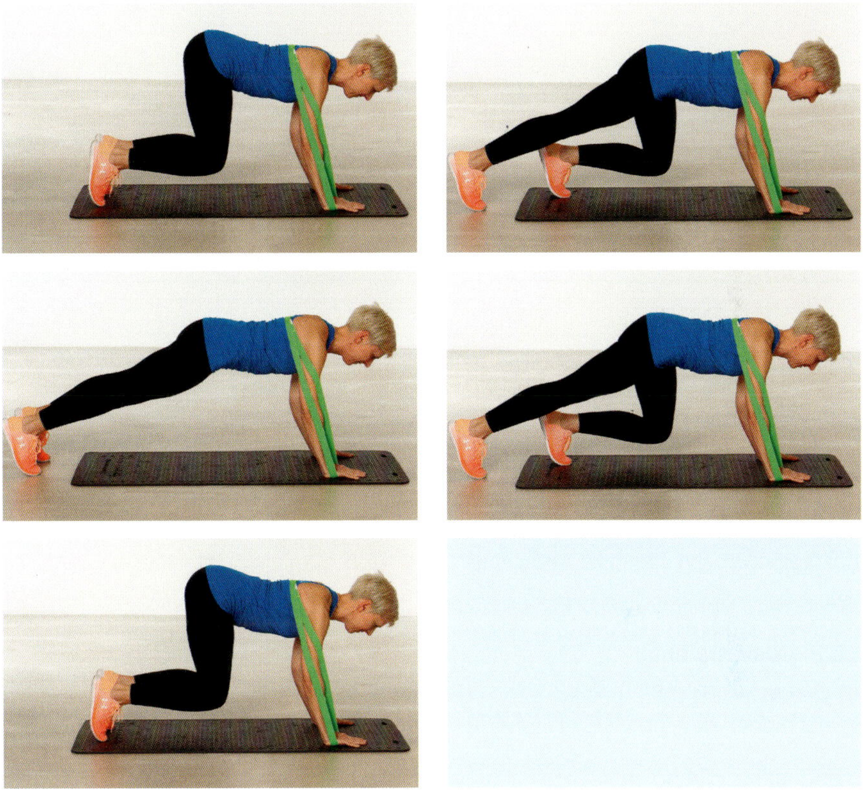

Ausgangsposition

Du bist im Vierfüßlerstand, das Superband ist um den Schultergürtel gelegt und mit den Händen am Boden fixiert. Das Superband unterstützt die Aufspannung des Schultergürtels.

Übungsbeschreibung

Löse die Knie vom Boden und halte die Aufspannung im Schultergürtel. Setze die Füße nacheinander nach hinten in die Liegestützposition und nacheinander wieder zurück. Starte abwechselnd mit dem rechten und linken Bein.

8-10-mal wiederholen.

SWIMMER MIT „OMR“

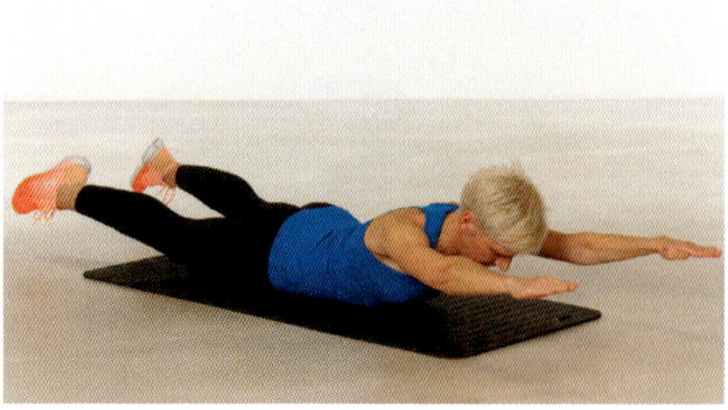
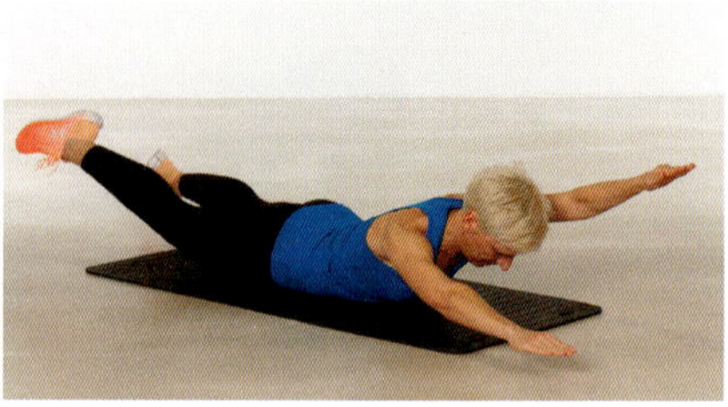
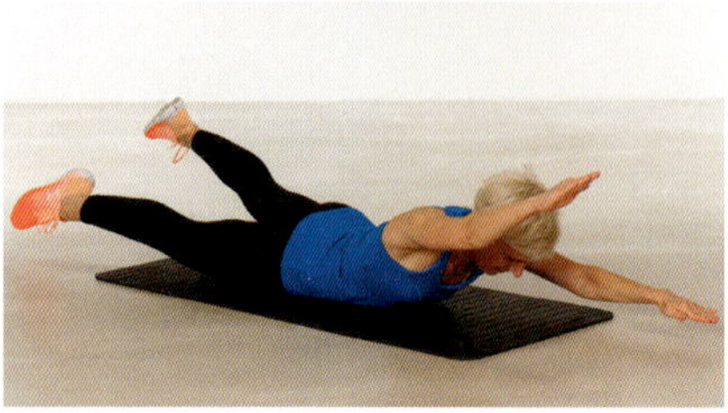

Ausgangsposition

Du liegst auf dem Bauch. Arme und Beine sind lang gestreckt und vom Boden gelöst.

Übungsbeschreibung

Fange an, wechselseitig zu paddeln. Halte die Streckung der Wirbelsäule. Der Blick ist nach oben gerichtet, so, als schaust du zu den Augenbrauen.

15-20-mal wiederholen.

Zur Erinnerung: Der Blick nach oben korreliert mit der Extension.

ELLBOGENKREISE IM VIERFÜSSLERSTAND

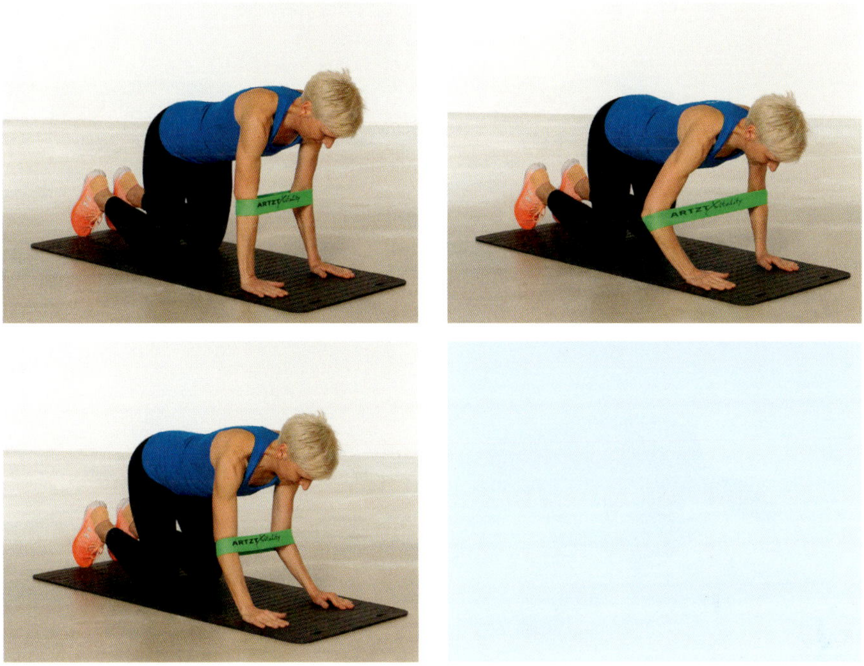

Ausgangsposition

Im Vierfüßlerstand liegt das Loop um die Ellbogen.

Übungsbeschreibung

Beschreibe hier Ellbogenkreise. Nutze die Führung durch das Loop. Wechsle die Kreisrichtung.

6-8-mal pro Richtung wiederholen.

MOUNTAIN CLIMBER

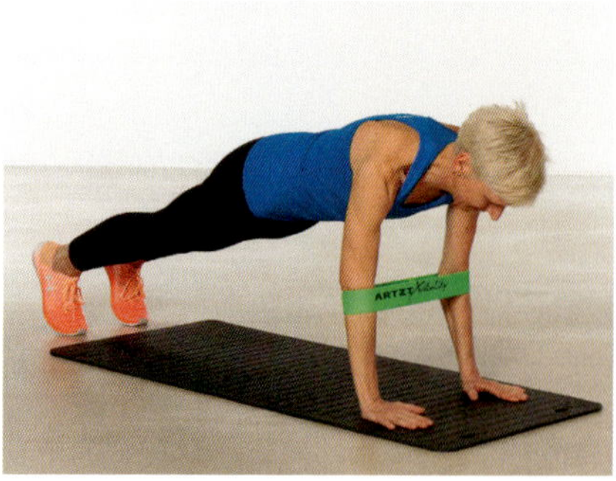

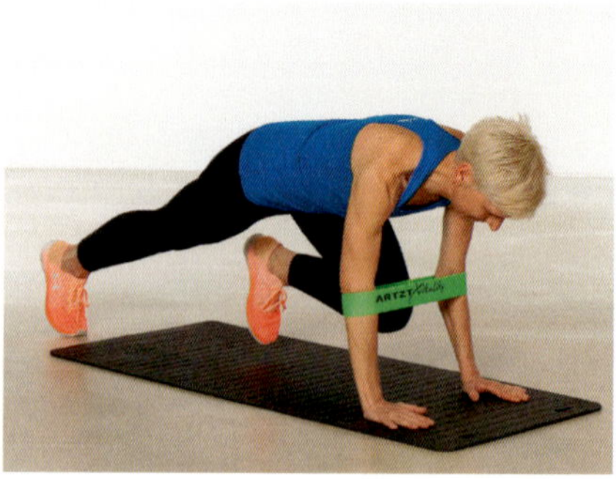

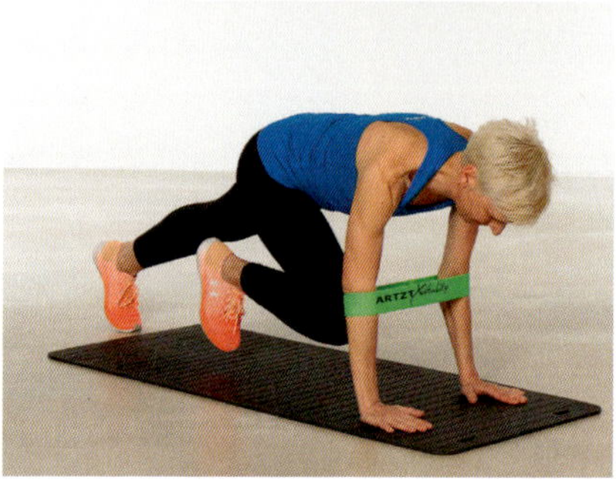

Ausgangsposition

In der Liegestützposition liegt das Loop um die Ellbogen.

Übungsbeschreibung

Halte den Schultergürtel stabil, verlagere das Gewicht auf das rechte Bein und bringe das linke Knie zum Körper. Wechsle die Seite.

6-8-mal pro Seite wiederholen.

SIDE PLANK MIT ROTATION UND „VOR-C“

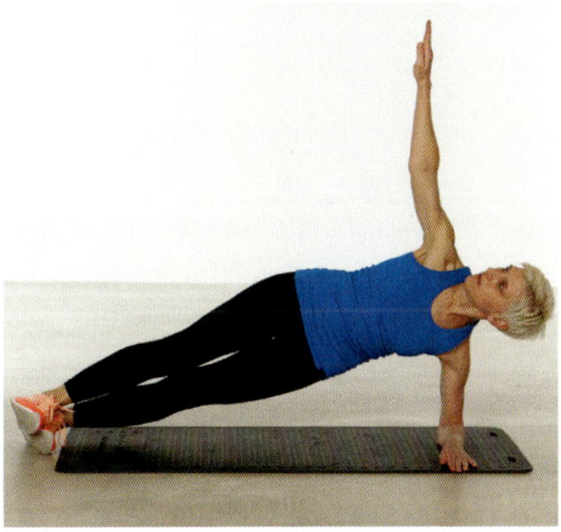

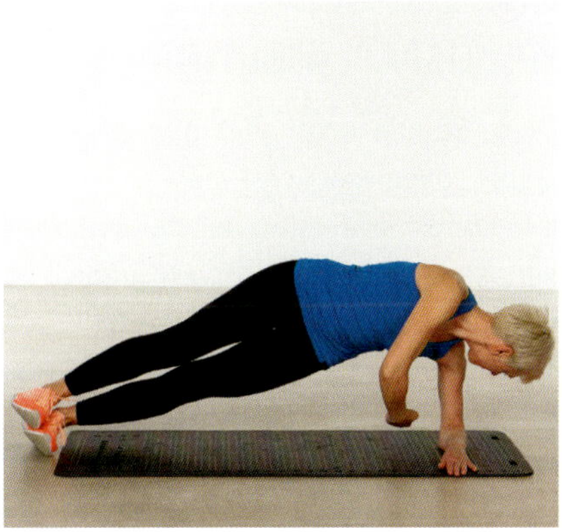

Ausgangsposition

Gehe in die Side-Plank-Position. Der freie Arm ist zur Decke gestreckt, der Blick folgt der Hand.

Übungsbeschreibung

Führe den freien Arm unter dem Körper durch, rotiere die Wirbelsäule. Der Blick folgt der Hand. Komme wieder zurück und wiederhole. Wechsle auf die andere Seite.

6-8-mal wiederholen.

10.3 BEISPIELSTUNDE 3

BEISPIELSTUNDE MOBILITYFLOW

Diese Stunde beinhaltet überwiegend das Training des propriozeptiven Systems. Dabei sollen möglichst viele Gelenke in unterschiedlichen Positionen und mit verschiedenen Widerständen trainiert werden. Die Übungen gelten als Beispiele und können und sollen selbstverständlich von der Kursleitung an das Fitnessniveau der Gruppe angepasst werden. Für die Wiederholungszahl der propriozeptiven Übungen empfehlen wir zu Beginn in etwa 10-15 Wiederholungen.

MOBILISATION DES ÄUSSEREN SPRUNGGELENKS

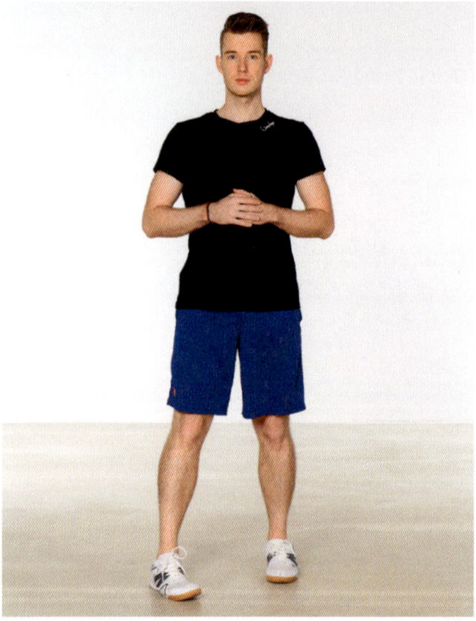

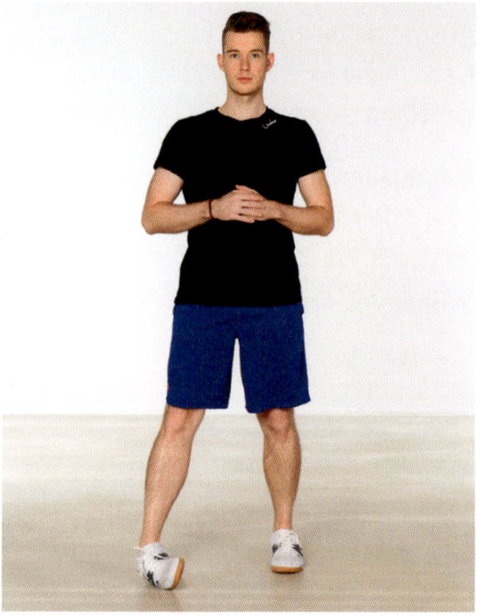

Ausgangsposition

Stelle dich in einen kleinen Ausfallschritt und verlagere das Gewicht auf das hintere Bein.

Übungsbeschreibung

Rotiere den vorderen Fuß leicht nach innen und beginne, den Fuß kontrolliert und in einer langsamen, flüssigen Bewegung nach außen zu knicken. Anschließend führst du den Fuß in die Ausgangsposition zurück. Wiederhole die Übung und wechsle anschließend die Seite.

MOBILISATION DES INNEREN SPRUNGGELENKS

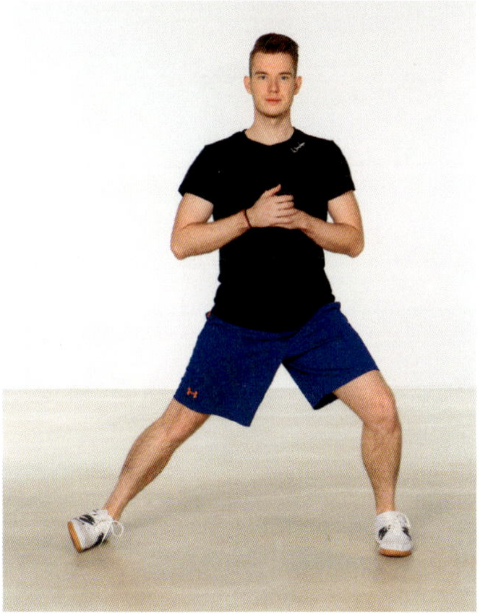
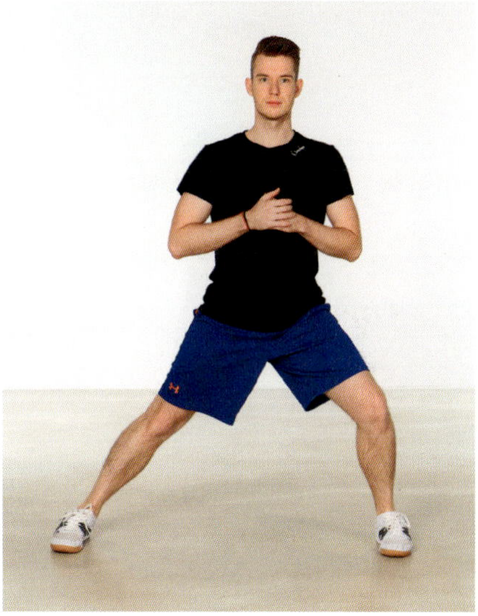

Ausgangsposition

Stelle dich in einen seitlichen Ausfallschritt und belaste das äußere Bein, sodass sich dein Gewicht hauptsächlich auf diesem befindet. Deine Füße sind nach vorne ausgerichtet.

Übungsbeschreibung

Strecke dein anderes Bein und versuche, aus einer reinen Fußbewegung mit einem Knick nach innen das innere Sprunggelenk zu öffnen. Anschließend führst du den Fuß wieder in die Ausgangsposition zurück und wiederholst die Bewegungsausführung. Wechsle dann die Seite.

MOBILISATION DES OBEREN MITTLEREN SPRUNGGELENKS

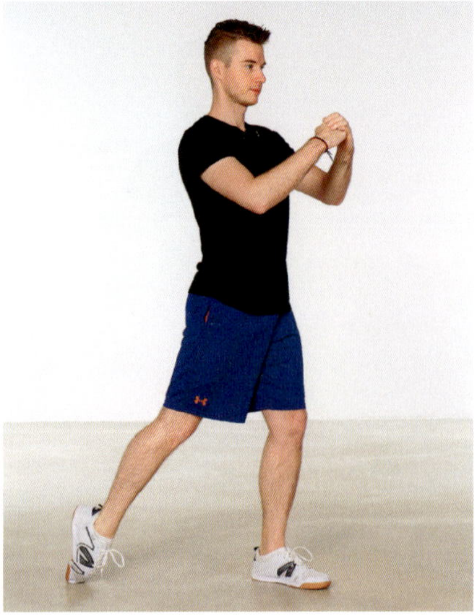

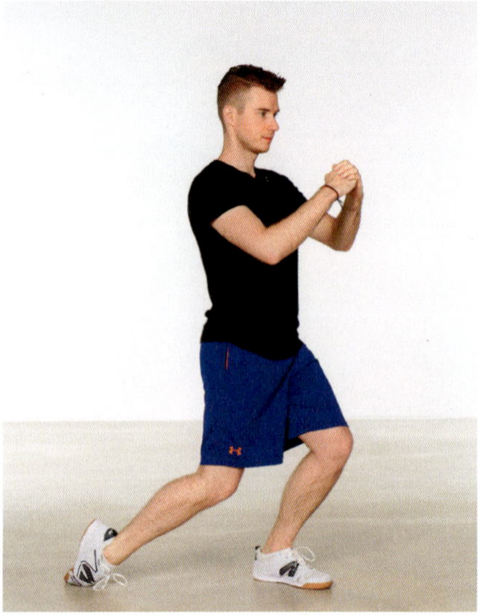

Ausgangsposition

Stelle dich in einen leichten Ausfallschritt und verlagere dein Gewicht auf das vordere Bein. Strecke das hintere Bein und drücke den Fußspann gerade in den Boden. Du solltest jetzt ein leichtes Spannungsgefühl im oberen mittleren Sprunggelenk spüren.

Übungsbeschreibung

Beuge und strecke nun abwechselnd das vordere Bein, sodass sich mit der Beugung der Druck im Sprunggelenk erhöht. Wiederhole die Übung und wechsle anschließend die Seite.

MOBILISATION DES OBEREN ÄUSSEREN SPRUNGGELENKS

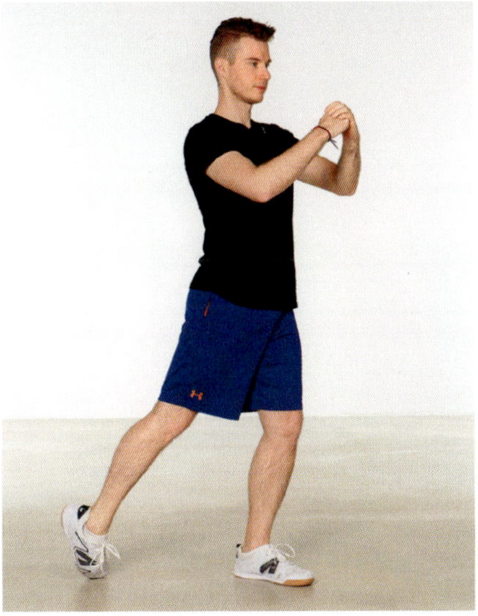

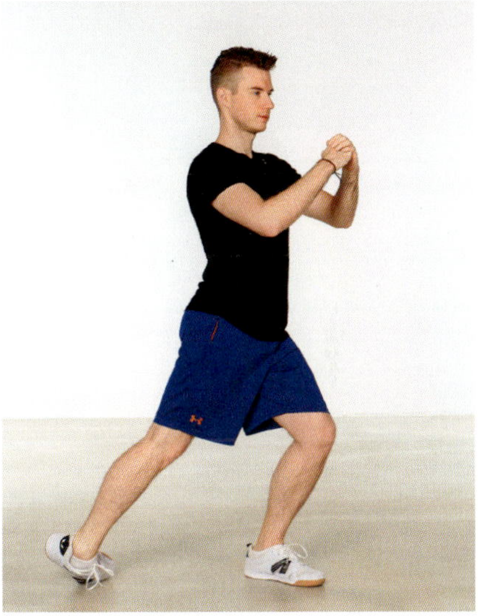

Ausgangsposition

Positioniere dich in einen leichten Ausfallschritt. Das Gewicht ist auf dem vorderen Bein und das hintere Bein ist nach hinten gestreckt.

Übungsbeschreibung

Drücke den Spann des hinteren Fußes in den Boden und neige das Fußgelenk nach außen, sodass im oberen äußeren Sprunggelenk ein leichter Druck entsteht. Beuge und strecke abwechselnd das vordere Bein, sodass bei der Beugung ein erhöhter Druck im Gelenk entsteht. Wiederhole die Bewegungsausführung und wechsle dann die Seite.

MOBILISATION DES OBEREN INNEREN SPRUNGGELENKS

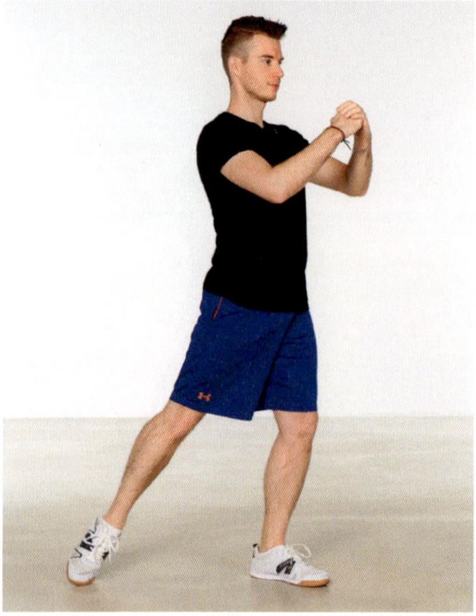

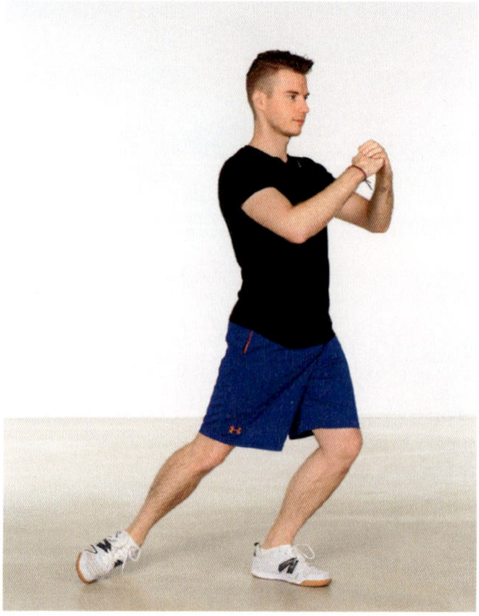

Ausgangsposition

Stelle dich in einen leichten Ausfallschritt und belaste das vordere Bein.

Übungsbeschreibung

Strecke das andere Bein nach hinten aus und strecke den Fuß. Neige den Fuß nach innen und baue einen Druck im inneren oberen Sprunggelenk auf. Beuge und strecke das vordere Bein, sodass sich bei der Beugung der Zug im Gelenk erhöht. Führe einige Wiederholungen aus und wechsle anschließend die Seite.

EINSEITIGE KNIEGELENKKREISE

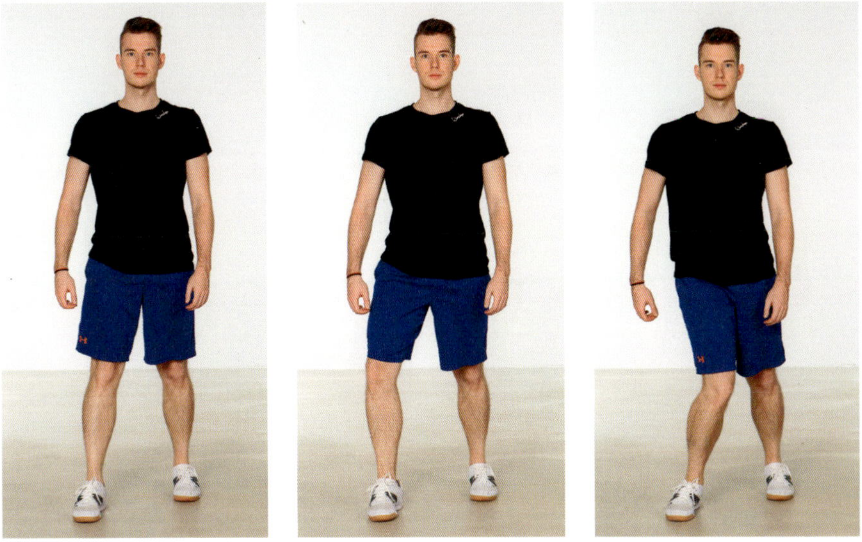

Ausgangsposition

Stelle dich in einen kleinen Ausfallschritt und verteile das Gewicht auf beide Beine. Strecke dein vorderes Kniegelenk und drehe es nach außen.

Übungsbeschreibung

Beuge das Kniegelenk in einer Halbkreisbewegung nach vorne und halte währenddessen so lange wie möglich die Außenrotation aufrecht. Im Anschluss bewegst und drehst du das gebeugte Bein nach innen und schließt die Bewegung mit einer Beinstreckung ab. Versuche, die Übung als flüssige Kreisbewegung zu koordinieren und wiederhole die Ausführung. Wechsle anschließend die Bewegungsrichtung und kreise von innen nach außen, bevor du die Übung mit dem anderen Bein ausführst.

BEIDSEITIGE KNIEGELENKKREISE

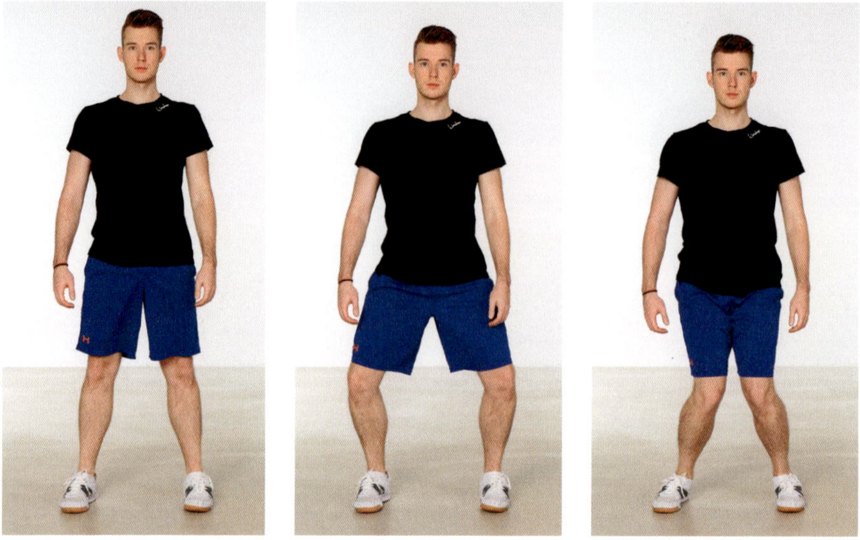

Ausgangsposition

Stelle dich in einen hüftbreiten, aufrechten Stand. Die Füße sind nach vorne gerichtet. Strecke deine beiden Kniegelenke und drehe sie nach außen.

Übungsbeschreibung

Beuge die Kniegelenke in einer Halbkreisbewegung nach vorne und halte währenddessen so lange wie möglich die Außenrotation aufrecht. Im Anschluss bewegst und drehst du die gebeugten Beine nach innen und schließt die Bewegung mit einer Beinstreckung ab. Versuche, die Kreisbewegungen flüssig zu koordinieren. Wiederhole die Übung und wechsle anschließend die Bewegungsrichtung. Alternativ kannst du mit beiden Knien dieselbe Bewegungsrichtung ausführen.

SEITLICHE LENDENWIRBELSÄULENMOBILISATION

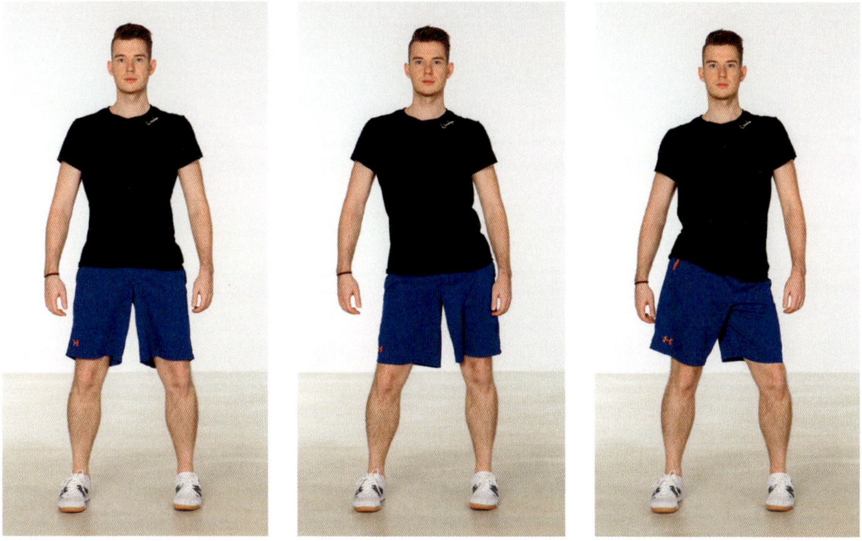

Ausgangsposition

Stelle dich in einen neutralen Stand und beuge deine Knie leicht.

Übungsbeschreibung

Hebe das Becken seitlich abwechselnd an und lasse es wieder ab (seitliches Beckenschaukeln). Die Bewegungsrichtung beider Seiten ist dabei immer entgegengesetzt. Die Füße halten dauerhaft vollständigen Bodenkontakt, die Knie dürfen bei der Bewegung leicht nachgeben. Führe einige Wiederholungen durch.

SEITLICHE BRUSTWIRBELSÄULENMOBILISATION

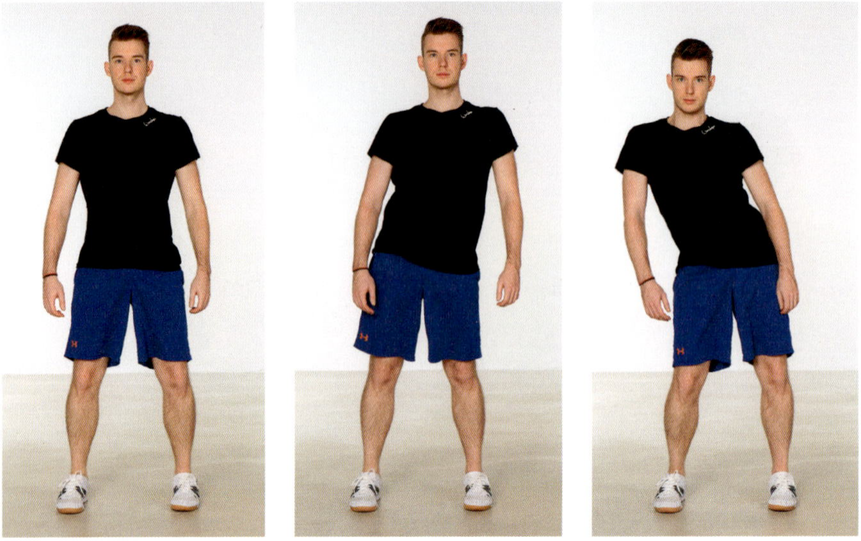

Ausgangsposition

Stelle dich in einen aufrechten Stand. Halte den Unterkörper und das Becken während der gesamten Übung unbewegt.

Übungsbeschreibung

Schiebe den Oberkörper seitlich über die Körpermitte hinaus, ohne ihn zu neigen oder zu rotieren. Führe die Übung mit dem Brustbein aus und vermeide Schulterbewegungen. Kehre anschließend zur Mitte zurück und wiederhole die Ausführung zur anderen Seite.

SEITLICHE HALSWIRBELSÄULENMOBILISATION

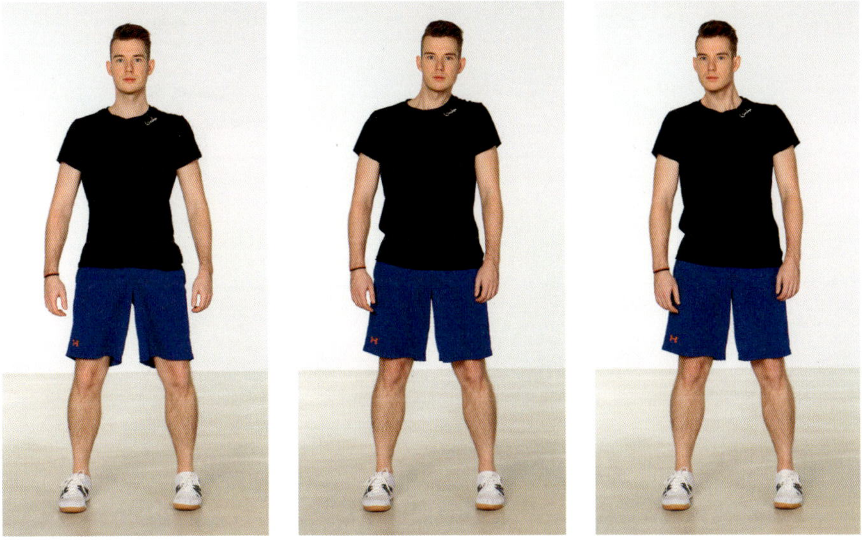

Ausgangsposition

Stelle dich in einen aufrechten Stand und halte deinen Kopf in neutraler Position gerade. Führe die folgende Bewegung ausschließlich aus der Halswirbelsäule durch.

Übungsbeschreibung

Schiebe deinen Kopf seitlich aus der Körpermitte heraus, ohne ihn zu rotieren oder zu neigen. Kehre in die Ausgangsposition zurück und wiederhole die Bewegung zur anderen Seite.

SCHULTERBLATTMOBILISATION

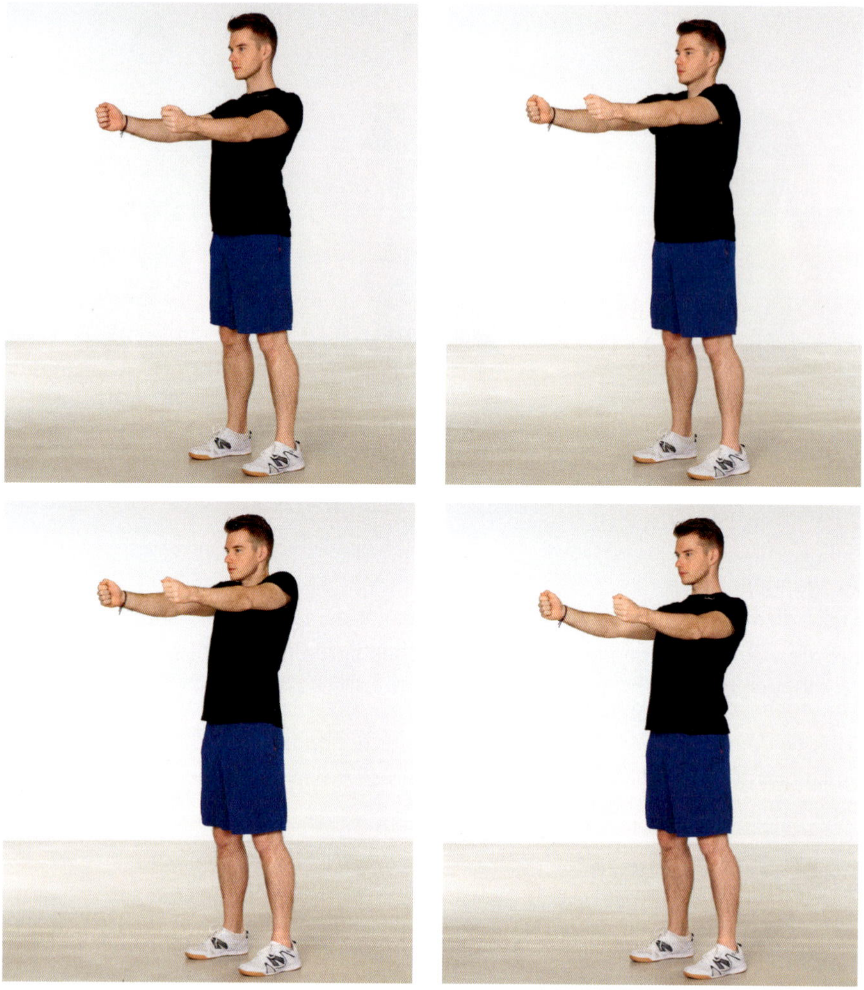

Ausgangsposition

Stelle dich in einen neutralen Stand und strecke beide Arme gerade nach vorne. Schiebe sie durch eine aktive Schulterblattbewegung weiter nach vorne.

Übungsbeschreibung

Ziehe dann die Schultern nach oben und ziehe die Schulterblätter so weit wie möglich nach hinten, ohne die Streckung der Arme aufzugeben. Abschließend drückst du die Schulterblätter wieder nach unten. Versuche, aus den einzelnen Elementen eine koordinierte Kreisbewegung zu bilden. Wiederhole die Bewegungsausführung und wechsle anschließend die Richtung.

SCHULTERGELENKMOBILISATION

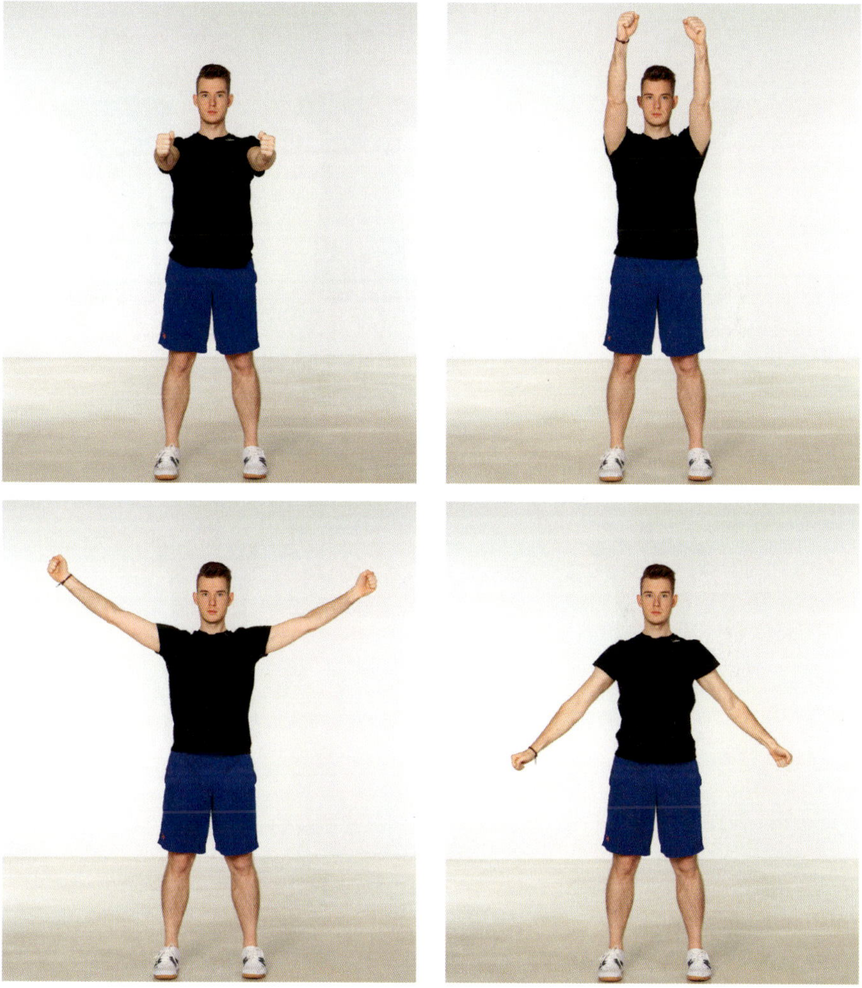

Ausgangsposition

Stehe in einem neutralen, aufrechten Stand und strecke deine Arme nach vorne aus.

Übungsbeschreibung

Bewege deine gestreckten Arme mit größtmöglichen Kreisbewegungen rückwärts. Wiederhole die Übung und führe die Bewegung anschließend vorwärts durch.

ELLBOGENMOBILISATION

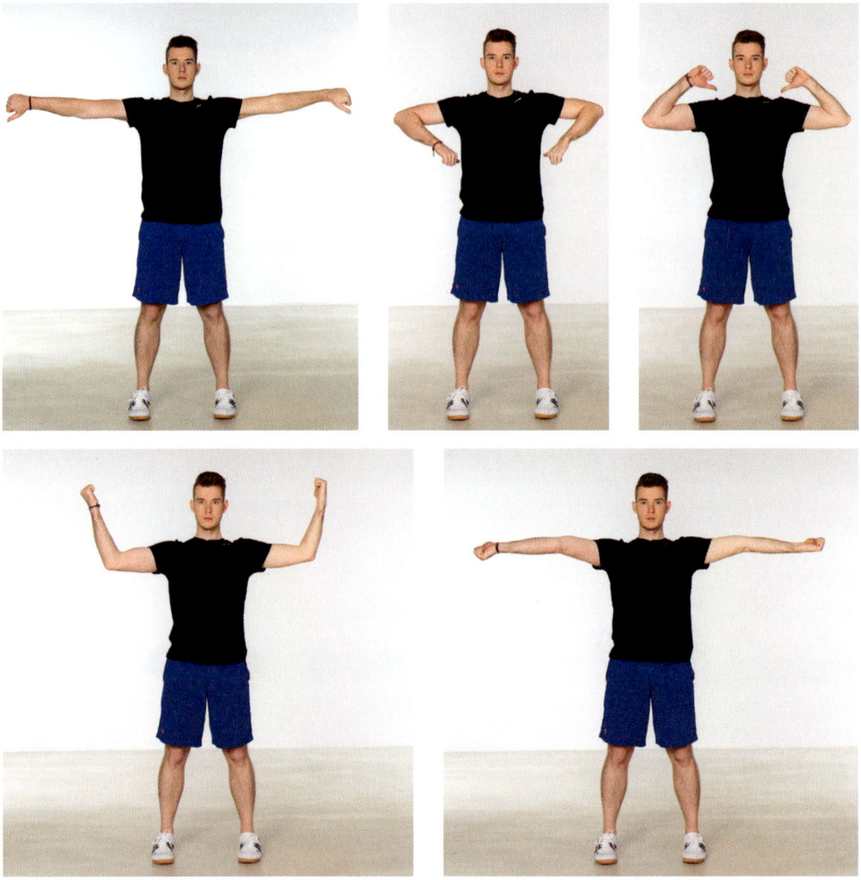

Ausgangsposition

Stelle dich in einen neutralen Stand und strecke deine Arme zur Seite aus. Beide Arme sind nach innen rotiert, sodass die Daumen in Richtung Boden zeigen.

Übungsbeschreibung

Führe eine Kreisbewegung mit deinen Unterarmen aus, sodass sich die Daumen über die vordere Achselhöhle, über die Schulter mit abschließender Streckung der Arme nach außen bewegen. Die Handinnenflächen zeigen nach oben. Drehe die Arme wieder nach innen und wiederhole die Bewegung. Anschließend veränderst du die Bewegungsrichtung.

BRUSTWIRBELSÄULENMOBILISATION MIT AUSFALLSCHRITT, ROTATION UND WIDERSTAND

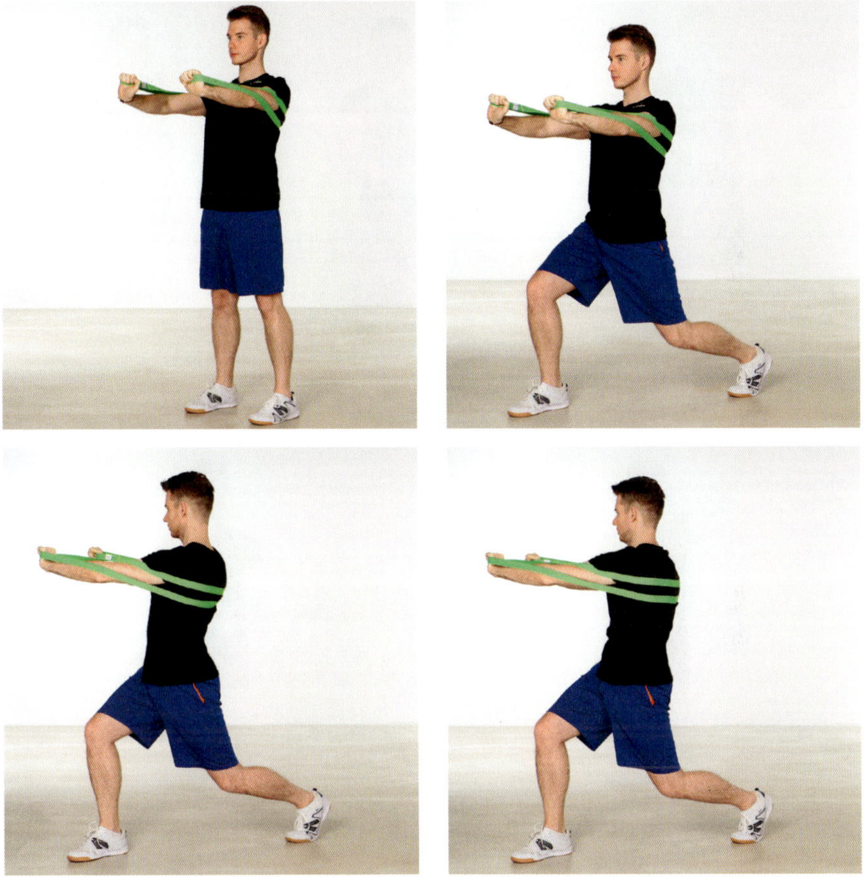

Ausgangsposition

Stelle dich in einen neutralen, aufgerichteten Stand. Spanne das Superband auf Schulterblatthöhe über deinen Rücken und greife die Enden mit deinen Händen. Strecke deine Arme nach vorne auf Schulterhöhe aus.

Übungsbeschreibung

Mache einen Ausfallschritt nach vorne und rotiere den Oberkörper zur gleichen Seite des ausführenden Beins. Ziehe dein Brustbein nach innen und drücke deine Brustwirbelsäule aktiv gegen den Widerstand des Superbandes nach hinten, wodurch eine Rundung im Oberkörper entsteht. Vermeide dabei das Nachvorneschieben deiner Schultern und halte den Kopf gerade. Kehre die Bewegungsabfolge um und wiederhole die Übung, bevor du die andere Seite trainierst.

SCHULTERGELENKMOBILISATION MIT AUSFALLSCHRITT UND WIDERSTAND

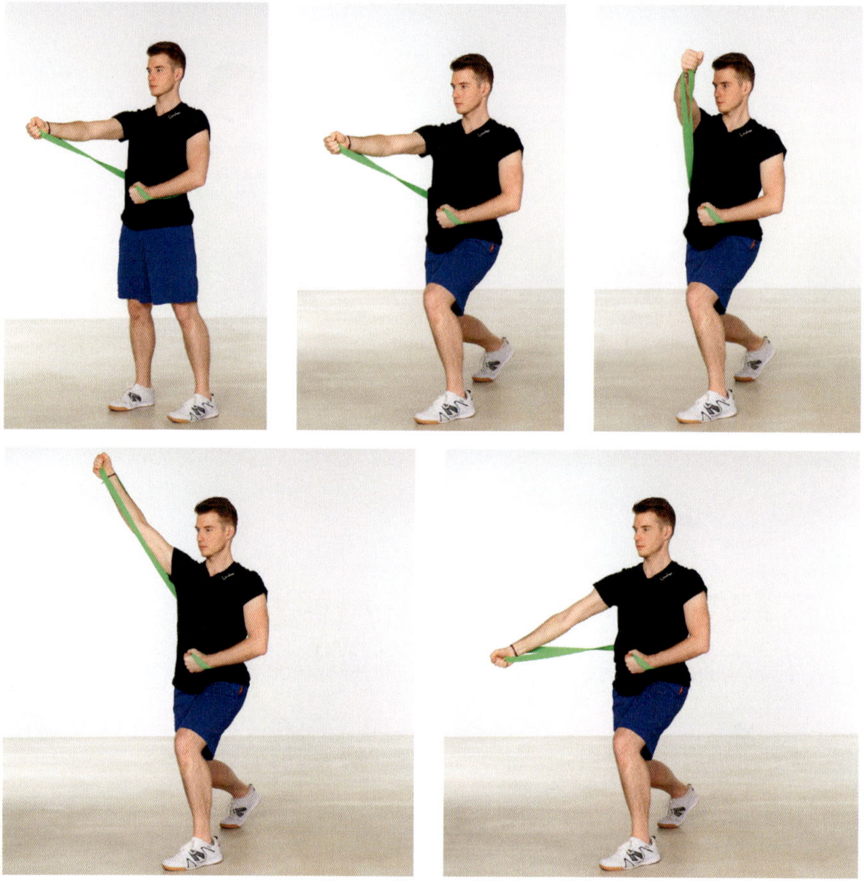

Ausgangsposition

Stelle dich in einen aufgerichteten Stand und halte hinter deinem Rücken ein Superband. Greife mit einer Hand das eine Ende des Bandes und strecke den Arm nach vorne aus. Die andere Hand hält das andere Ende des Bandes körpernah in der Nähe des Bauchnabels fest. Achte darauf, dass das Band leicht gespannt ist.

Übungsbeschreibung

Mache einen Ausfallschritt mit dem Bein nach vorne, dass deinem gestreckten Arm gegenübersteht. Halte die Standposition und beginne, den gestreckten Arm gegen den Widerstand des Superbandes vor dem Körper zu kreisen. Kreise sowohl im als auch anschließend gegen den Uhrzeigersinn. Wechsle nach einigen Wiederholungen die Seite.

BIZEPS CURLS MIT KONVERGENZ

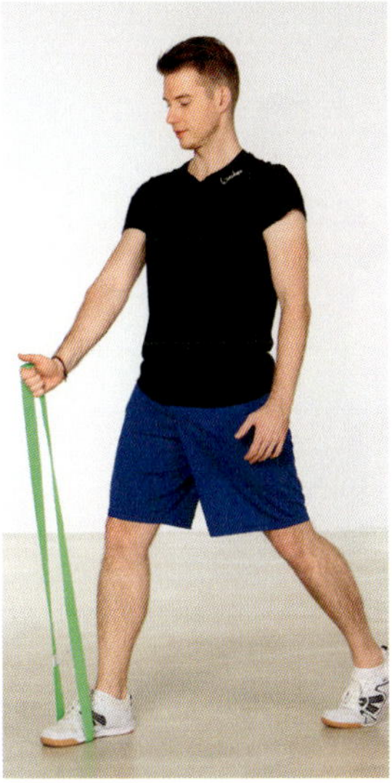
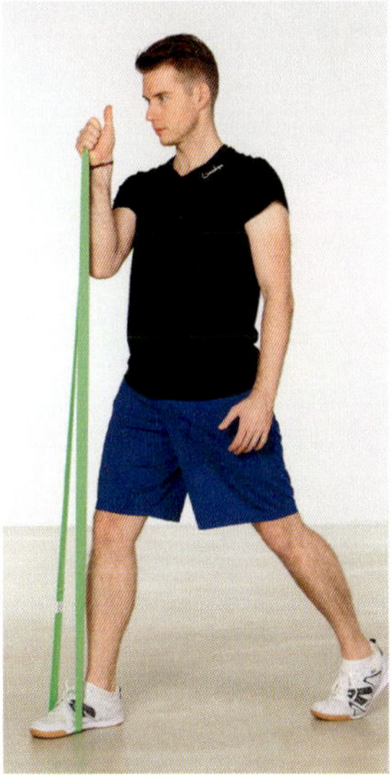
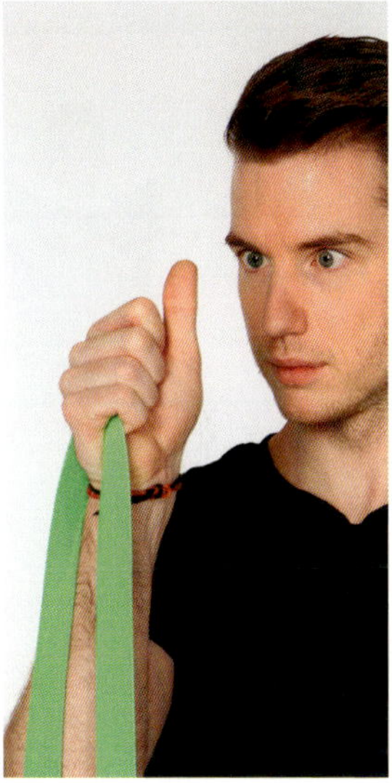

Ausgangsposition

Stelle dich in einen kleinen Ausfallschritt nach vorne, wobei der vordere Fuß in einem Ende eines Superbandes steht. Halte mit der gleichseitigen Hand das andere Ende des Superbandes fest und drehe sie so, dass der ausgestreckte Daumen nach oben zeigt.

Übungsbeschreibung

Fixiere ihn mit deinen Augen und beuge deinen Arm in einen Bizeps Curl. Die Augen sollen während der Bewegung dauerhaft auf deinen Daumen gerichtet bleiben, sodass sie sich während der Annäherung dessen nach innen bewegen. Mit der anschließenden Armstreckung stellen sich die Augen zurück in eine Neutralstellung. Wiederhole den Bizeps Curl mit Konvergenz und wechsle anschließend die Seite.

KRÄFTIGUNG DER RÜCKENMUSKULATUR MIT BLICKSTABILISIERUNG

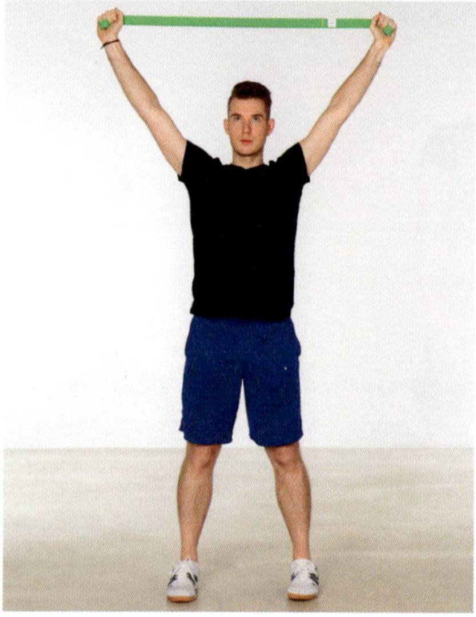

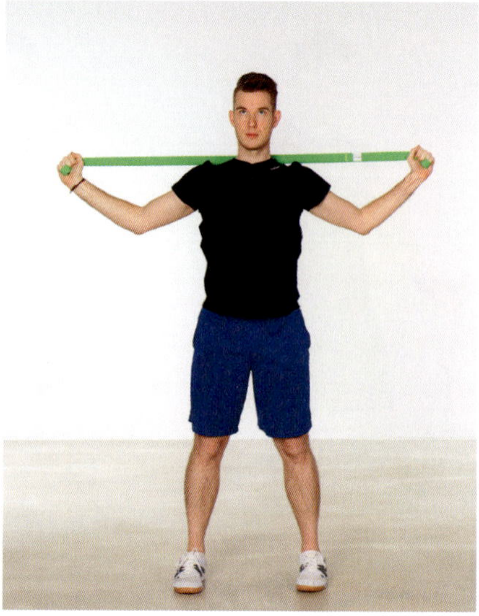

Ausgangsposition

Stehe in einem aufrechten Stand und strecke deine Arme v-förmig über den Kopf. Halte in deinen Händen ein Superband auf Spannung. Fixiere mit deinen Augen einen höher gelegenen Punkt in der Ferne, sodass sich deine Augen nach oben stellen. Halte diese Blickposition während der gesamten Bewegung aufrecht.

Übungsbeschreibung

Ziehe deine Arme seitlich nach unten, sodass sich deine Ellbogen den Rippen annähern. Fixiere dabei die Schulterblätter nach hinten unten. Bewege dich anschließend in die Ausgangsposition zurück und wiederhole die Ausführung.

KRÄFTIGUNG DES SCHULTERGÜRTELS MIT BLICKSTABILISIERUNG

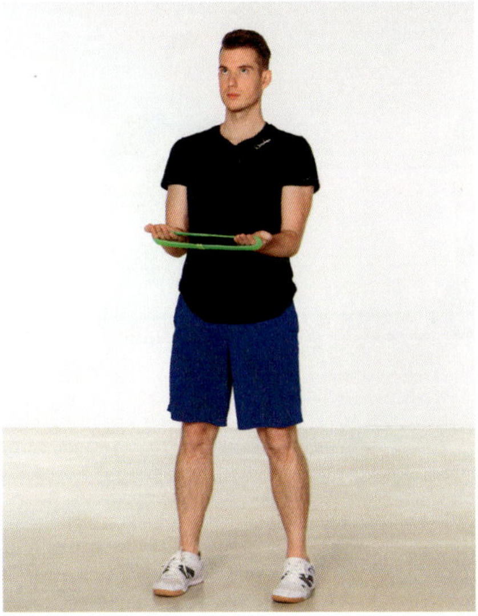

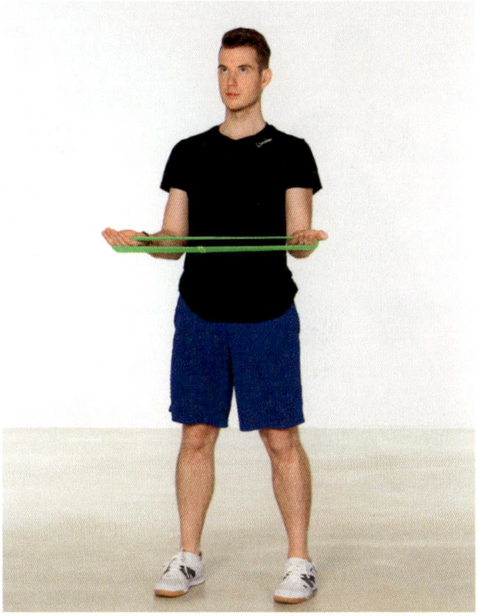

Ausgangsposition

Stelle dich in einen neutralen, aufrechten Stand und nimm vor deinem Körper ein Loop in deine Hände. Die Arme sind gebeugt, die Handinnenflächen zeigen nach oben und die Ellbogen liegen an den Rippenbögen. Das Loop ziehst du mit leichter Spannung nach außen. Fixiere mit deinen Augen einen höher gelegenen Punkt in der Ferne und halte den Blick während der gesamten Übung fixiert.

Übungsbeschreibung

Baue die Spannung im Loop auf, indem du deine Unterarme nach außen bewegst. Achte dabei darauf, dass deine Ellbogen am Körper fixiert bleiben. Kehre zur Ausgangsposition zurück und wiederhole die Übung.

KNIEMOBILISATION IM SEITLICHEN AUSFALLSCHRITT

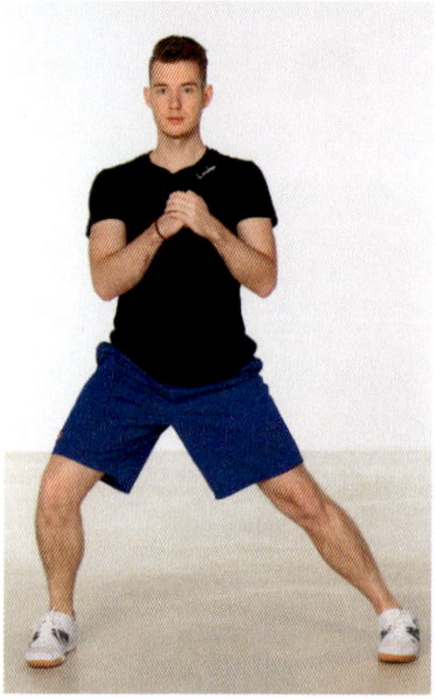
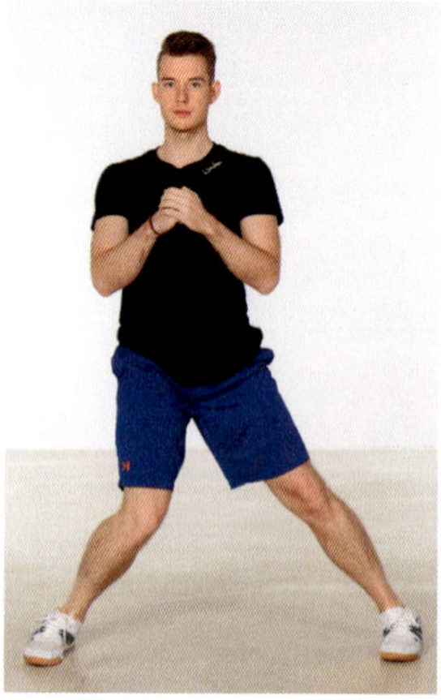
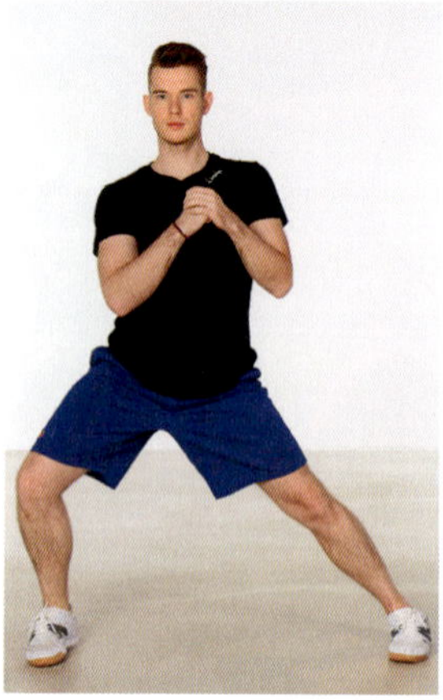

Ausgangsposition

Mache einen Ausfallschritt zur Seite und verlagere dein Gewicht auf das äußere Bein. Deine Füße sind dabei gerade nach vorne gerichtet.

Übungsbeschreibung

Beginne, unter der Belastung des Gewichts, einen langsamen Kniekreis im Uhrzeigersinn auszuführen. Wiederhole die Übung und wechsle anschließend die Bewegungsrichtung, bevor du dein anderes Knie mobilisierst.

KNIEBEUGE MIT AUSSENROTIERTEN BEINEN

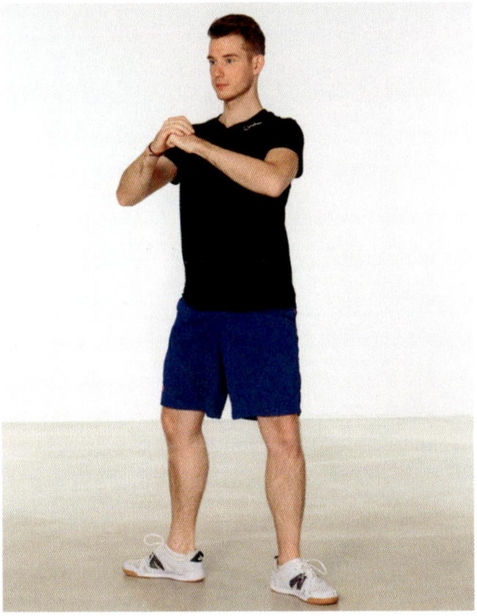

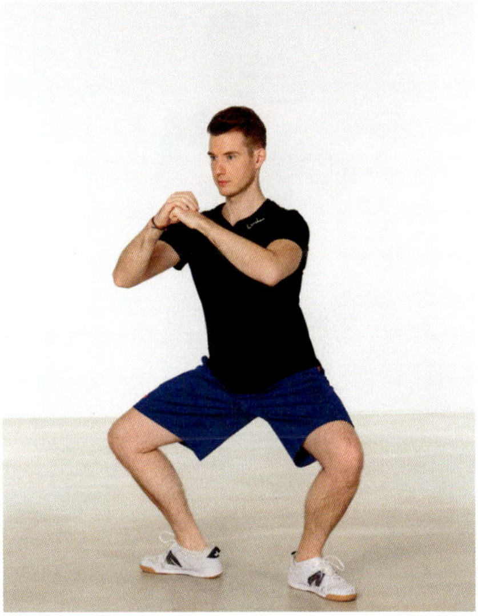

Ausgangsposition

Stelle dich in einen hüftbreiten, aufrechten Stand und rotiere deine Füße so weit nach außen, wie du kannst.

Übungsbeschreibung

Führe mit dieser Fußposition eine klassische Kniebeuge durch und halte die Spannung in den Beinen nach außen gerichtet. Kehre anschließend in die Ausgangsposition zurück und wiederhole die Übung.

KNIEBEUGE MIT INNENROTIERTEN BEINEN

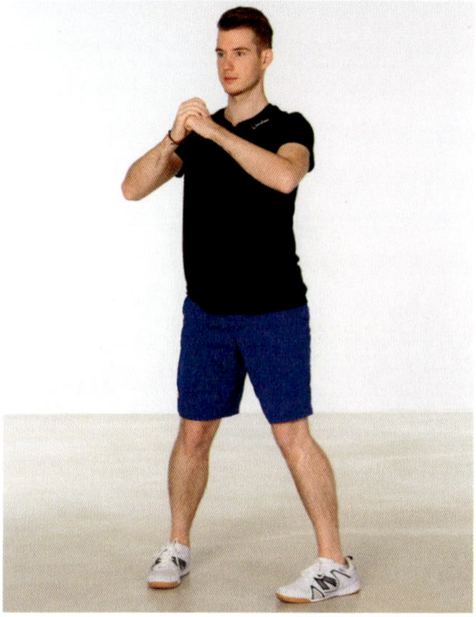

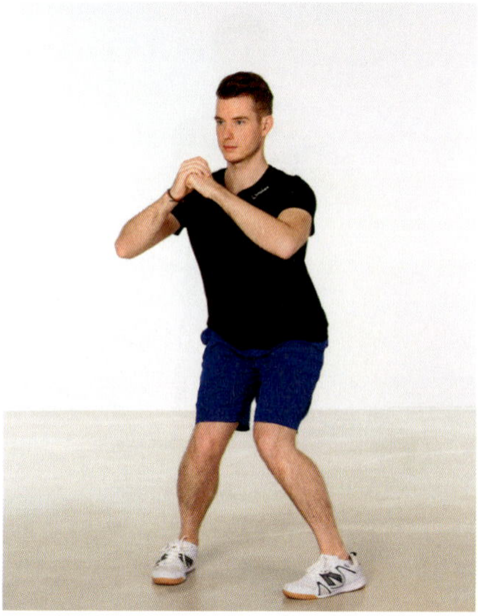

Ausgangsposition

Stelle dich in einen hüftbreiten, aufrechten Stand und rotiere deine Füße weit nach innen (X-Bein-Stellung).

Übungsbeschreibung

Führe vorsichtig eine Kniebeuge durch. Achte auf einen kontrollierten Bewegungsablauf, da die Stellung der Gelenke selten unter Belastung in einer solchen Position trainiert wird. Kehre zur Ausgangsposition zurück und wiederhole die Übung.

KREUZHEBEN MIT BLICKSTABILISIERUNG

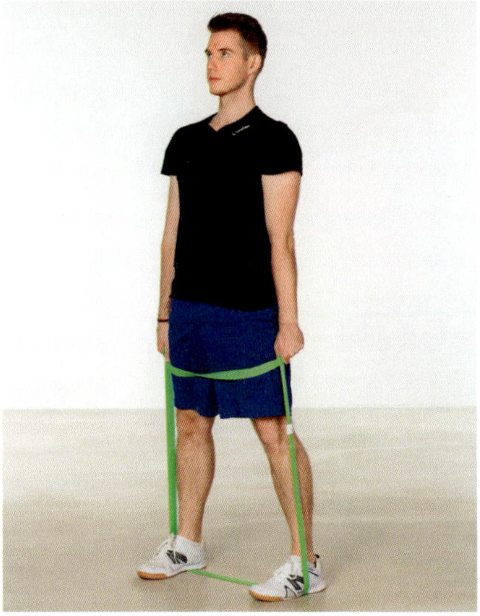

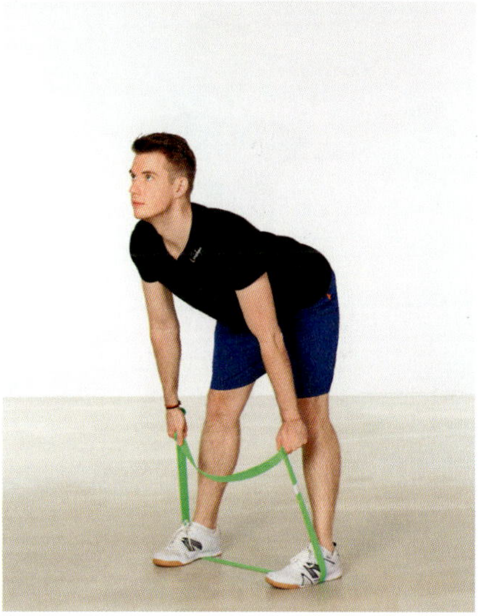

Ausgangsposition

Positioniere dich in einen neutralen, aufgerichteten Stand und stelle dich mit beiden Füßen in ein Superband. Die Füße sind dabei gerade nach vorne ausgerichtet. Deine Arme streckst du seitlich nach unten und hältst das Superband auf Spannung. Suche dir einen höher gelegenen Punkt in der Ferne und fixiere ihn mit deinen Augen. Halte die Fixation mit deinen Augen während der gesamten Übung aufrecht.

Übungsbeschreibung

Beuge dich mit durchgedrückten Beinen und gestrecktem Oberkörper nach vorne, während du dein Gesäß leicht nach hinten verlagerst. Deine gestreckten Arme nimmst du mit der Oberkörperneigung nach vorne mit, sodass sie sich unter die Schultern stellen und die Spannung im Superband nachlässt. Richte dich anschließend wieder in die Ausgangsposition auf und wiederhole die Bewegung.

AUSFALLSCHRITT MIT HANDGELENKMOBILISATION

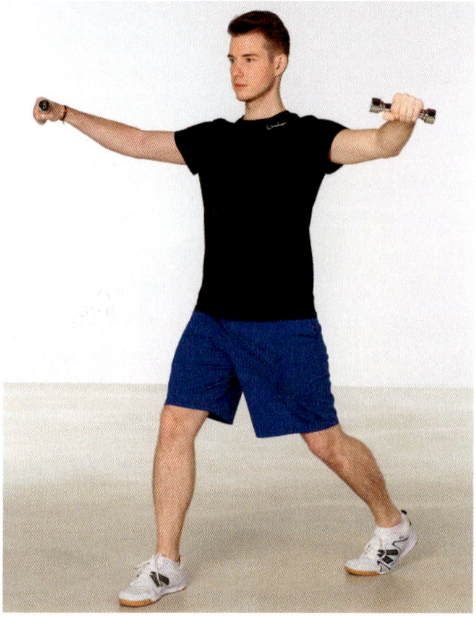
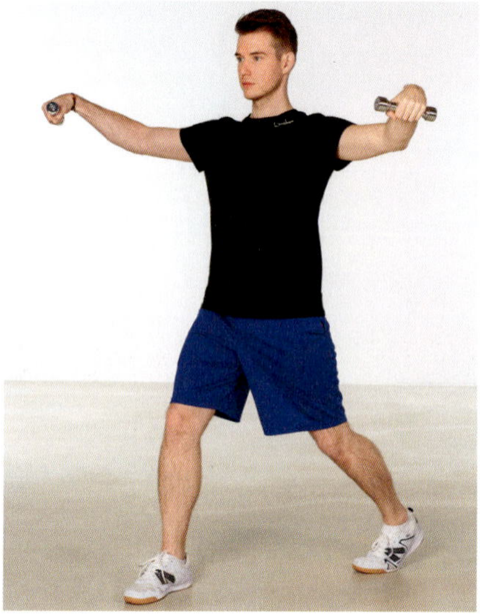

Ausgangsposition

Stelle dich in einen Ausfallschritt nach vorne, halte eine tiefe Position und strecke deine Arme zur Seite aus.

Übungsbeschreibung

Halte in den Händen jeweils eine Kurzhantel und beginne, Handgelenkkreise um die Hanteln herum auszuführen. Diese sollen als Mittelpunkte dienen, um welche die Handgelenke kreisen. Führe einige Kreisbewegungen gegengleich aus, bevor du die Bewegungsrichtung änderst. Tausche anschließend die Beine. Alternativ kannst du die Kreisbewegungen beider Handgelenke gleichzeitig in die gleiche Richtung ausführen.

BRUSTPRESSE MIT BLICKSTABILISIERUNG

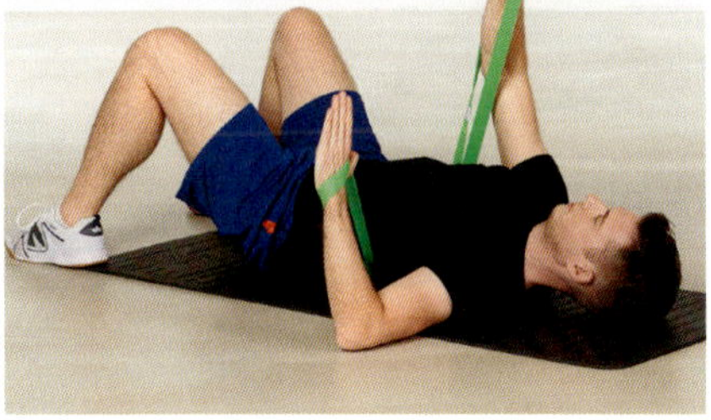

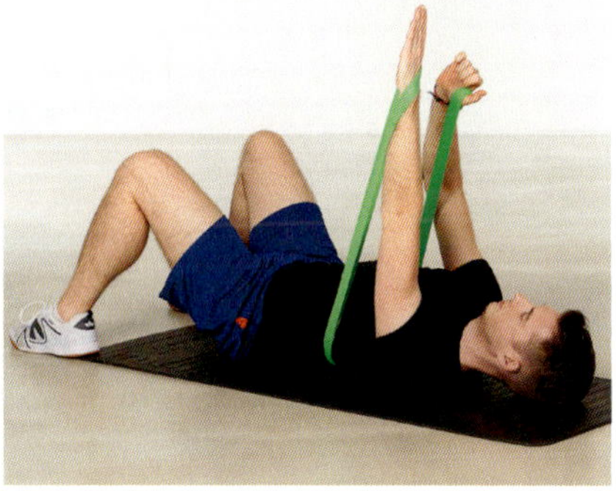

Ausgangsposition

Lege dich in Rückenlage auf ein Superband und positioniere es unterhalb deiner Schulterblätter. Fasse die Enden des Bandes mit deinen Händen. Strecke einen Arm gerade zur Decke aus und halte die Spannung. Spreize deinen Daumen ab, um ihn während der gesamten Übung mit deinen Augen fixieren zu können.

Übungsbeschreibung

Winkle deinen anderen Arm an, stelle ihn auf Schulterhöhe auf und richte den Unterarm zur Decke. Strecke anschließend den angewinkelten Arm zur Decke aus und spanne deine Brustmuskulatur an. Führe den Arm zurück in die Ausgangsposition und wiederhole die Übung. Tausche im Anschluss den Trainingsarm.

BAUCHÜBUNG MIT BLICKSTABILISIERUNG

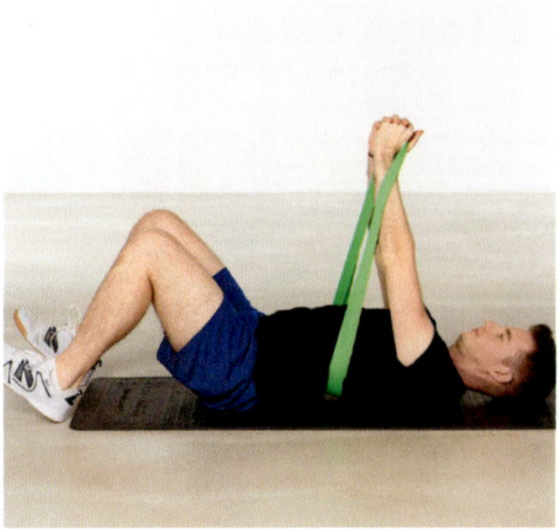

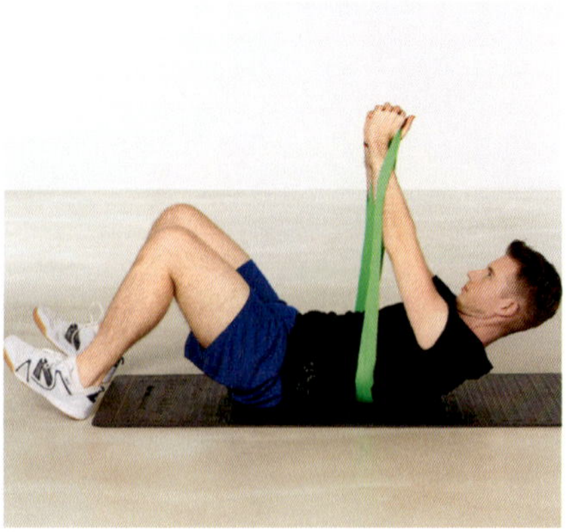

Ausgangsposition

Lege dich in Rückenlage auf ein Superband und positioniere es auf Höhe deiner unteren Rippen. Fasse die Enden des Bandes mit deinen Händen, führe sie zusammen und spreize deine Daumen ab. Strecke beide Arme gerade zur Decke aus und halte die Spannung, während du die Daumen bei der gesamten Übung mit deinen Augen fixierst.

Übungsbeschreibung

Führe einen klassischen Crunch aus, indem du den Bauch einrollst und die Schultern vom Boden abhebst. Schiebe das Band dabei mit den gestreckten Armen in Richtung Decke. Führe den Oberkörper wieder in die Ausgangsposition zurück und wiederhole die Bewegung.

HÜFTMOBILISATION

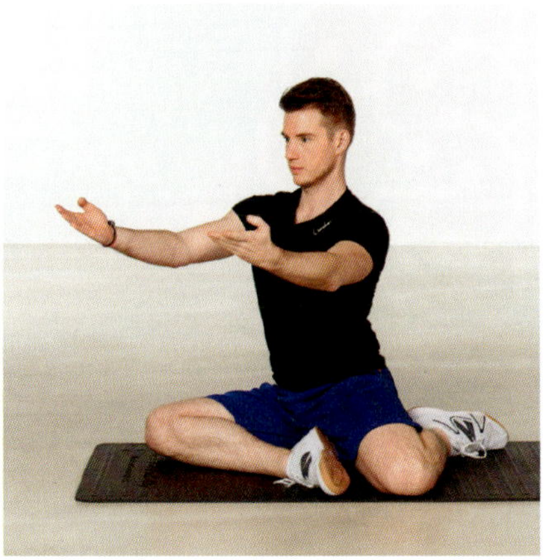

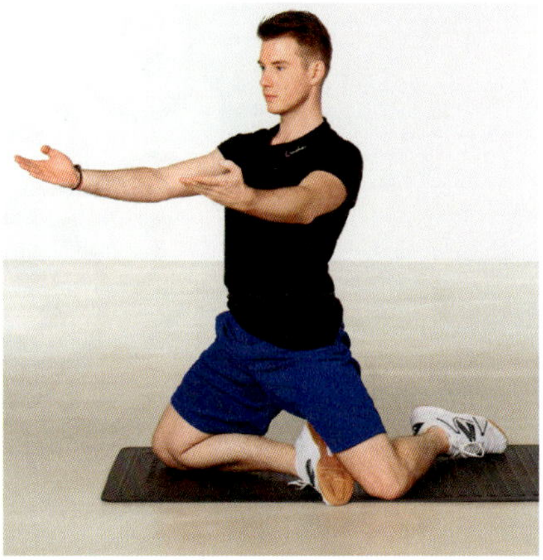

Ausgangsposition

Setze dich auf dein Gesäß und stelle die Beine etwa hüftbreit auf. Lege sie beide auf einer Seite ab und positioniere das nach innen gerichtete Knie an die Fußsohle des anderen Beins. Beide Kniegelenke sollten etwa zu 45 Grad geöffnet sein.

Übungsbeschreibung

Richte deinen Oberkörper auf und strecke beide Arme gerade nach vorne. Halte die Spannung in der Rückenmuskulatur, während du dein Gesäß anhebst und die Hüfte vollständig streckst. Führe die Bewegung langsam und kontrolliert aus, ohne Schwung zu nehmen. Bei der Rückbewegung achtest du ebenfalls auf eine bewusste Ausführung. Wiederhole die Übung und wechsle anschließend die Seiten.

11

NEUROZENTRIERTES TRAINING MEETS PILATES

Die Pilates-Methode ist seit Jahrzehnten etabliert in der Fitness- und Gesundheitswelt. Ob Leistungssportler oder Amateur, Patient oder Freizeitturner, Pilates ist eine perfekte Methode, um gesund und leistungsfähig zu werden und zu bleiben. Die Grundlage ist ein durchdachtes Übungsrepertoire, kombiniert mit den Prinzipien Atmung, Zentrierung, Präzision, Konzentration, Kontrolle und Fluss. Erst die Anwendung dieser Prinzipien auf die einzelnen Übungen macht den Unterschied zu anderen Trainingsmethoden und erklärt die Effektivität von Pilates.

Konzipiert wurde die Methode, die ursprünglich **Contrology** hieß, von Joseph H. Pilates (1883-1967). Er hatte die Vision des mens sana in corpore sano (ein gesunder Geist in einem gesunden Körper) und für jeden, der zu ihm kam, hat Joseph Pilates ein passendes Training konzipiert. Seine Erfahrungen hat er an einige Schüler vermittelt und so wird bis heute sein Original Repertoire auf der Matte und an den Pilates-Geräten praktiziert.

Das klassische Mattenprogramm besteht aus 37 Übungen, die in einer festgelegten Reihenfolge absolviert werden. Häufiger findet man allerdings modifizierte Stundenbilder und Übungen. Dasselbe gilt auch für die Pilates-Geräte. Die bekanntesten sind **Reformer**, **Cadillac**, **Chair** und **Barrel**. Die Geräte sind für alle Muskelgruppen und Bewegungsrichtungen geeignet und ermöglichen ein sehr detailliertes und umfangreiches Training.

Insbesondere Menschen mit Verletzungen und Einschränkungen haben damals wie heute von dieser Pilates-Methode profitiert. Das Wissen sammelte Pilates aus Anatomiebüchern und durch unendliches Ausprobieren im eigenen Training und durch das Trainieren von anderen. Durch das Pilates-Training konnten Tänzer wieder zurück auf die Bühne, nachdem Füße oder Knie schwer verletzt waren.

Einer seiner spektakulärsten Fälle war wohl der einer Schülerin, die sich in den 1950er-Jahren einer Brustamputation unterziehen musste. Sie konnte durch das Training mit Joseph Pilates auch ohne Brustmuskulatur anspruchsvolle unilaterale Stützübungen wieder ausführen.

- Was passiert also, wenn zwei intelligente Techniken aufeinandertreffen, wenn eine bewährte und solide Methode mit einer noch jungen und recht unerforschten Technik ergänzt wird?
- Wenn altes auf neues Wissen trifft?

Wahrscheinlich hätte Joseph Pilates es sofort ausprobiert und, basierend auf seinen Erfahrungen, in sein bestehendes Programm integriert. Natürlich ist die Kombination von Pilates und neurozentriertem Training eine große Herausforderung für den Trainer.

Jede Methode für sich erfordert eine intensive Ausbildung. Doch mit einer gut durchdachten Didaktik und Methodik liefert die Kombination überzeugende Trainingsresultate und macht Pilates zu einem noch effektiveren Training.

11.1 GEMEINSAMKEITEN

Allein der Blick auf die Pilates-Prinzipien lässt erkennen, dass Pilates ideal mit neurozentriertem Training kombiniert werden kann. Die sechs original Pilates-Prinzipien (Atmung, Zentrierung, Präzision, Konzentration, Kontrolle und Fluss) lassen sich direkt auf das neurozentrierte Training übertragen.

11.1.1 PILATES-PRINZIPIEN

Präzision und Kontrolle

Pilates-Übungen werden präzise und kontrolliert durchgeführt. Diese Sorgfalt ist auch Voraussetzung für die Durchführung aller in diesem Buch genannten Übungen. Unpräzise Bewegungen geben einen Hinweis auf mangelnde Repräsentation der betreffenden Körperregion im Gehirn.

Um Pilates-Übungen präzise durchzuführen, empfehle ich insbesondere die isolierten Gelenkübungen aus Kap. 6.3 und 8.3. Sie sind ideale Vorstufen für komplexe Bewegungsabläufe und können mit entsprechendem methodischen Aufbau in Pilates-Stunden integriert werden.

Konzentration

Pilates-Übungen werden mit hoher Aufmerksamkeit durchgeführt. Die Konzentration ist notwendig, um die Bewegungen zu verinnerlichen und langfristig als Muster abzuspeichern. Nur bewusste Bewegungen führen zu einer plastischen, dauerhaften Veränderung im Gehirn.

Fluss

Gemeint ist hier der Bewegungsfluss, die kontrollierte Ausführung der einzelnen Übungen, die man an einem fließenden Bewegungsbild erkennen kann. Das deckt sich mit den Anforderungen im neurozentrierten Training. Der Trainierende verfügt über so viel „Sicherheit", dass die Zielbewegungen exakt ausgeführt werden.

In der Pilates-Methode geht man noch etwas weiter und nimmt auch den Übergang von einer zur nächsten Übung hinzu. Nicht nur die Übungen als solche, auch deren Verbindung soll im Fluss passieren.

Atmung

- In welchem anderen funktionellen Training wird die Atmung so intensiv wie bei der Pilates-Methode fokussiert?

Das Prinzip Atmung beinhaltet, dass die Übungen entweder mit einem festgelegten Atemrhythmus durchgeführt werden oder der Praktizierende so geschult ist, dass die Atmung autoregulativ funktioniert. Während des Trainings unterstützt die bewusste Atmung sowohl Kraft und Beweglichkeit. Zudem kann sie Tempo und Rhythmus vorgeben. Als eigenständige Übung wird sie separat mit unterschiedlichen Techniken geübt.

Man unterscheidet verschiedene Atemräume und variiert Tempo, Rhythmus und Dynamik. Die Pilates-Atmung, die während der Übungen genutzt wird, ist eine Zwerchfellatmung mit dem Fokus auf einer langen Ausatmung. Sie dehnt das Zwerchfell und mobilisiert den Brustkorb dreidimensional. Und so ist diese bewusste Atmung ideal, um das Gehirn mit dem nötigen Treibstoff (Sauerstoff) zu versorgen.

Immerhin verbraucht das Gehirn circa 20 Prozent des Atemvolumens. Es reagiert begeistert auf eine koordinierte und zielgerichtete Atmung und ermöglicht dadurch bessere kognitive und motorische Funktionen.

Der Brustkorb wird mobilisiert und durch die Aktivität von Zwerchfell und Beckenboden erfolgt ebenso eine viszerale Mobilisation. Das Stresslevel sinkt und wo der Stress weniger wird, steigt das Wohlbefinden und ein Gefühl von Sicherheit. Das alles macht den Weg frei zu mehr Leistungsfähigkeit.

Die anschließenden Atemübungen werden sowohl im neurozentrierten Training als auch im Pilates-Training eingesetzt.

11.1.2 ATMUNG IN RÜCKENLAGE

BAUCHATMUNG

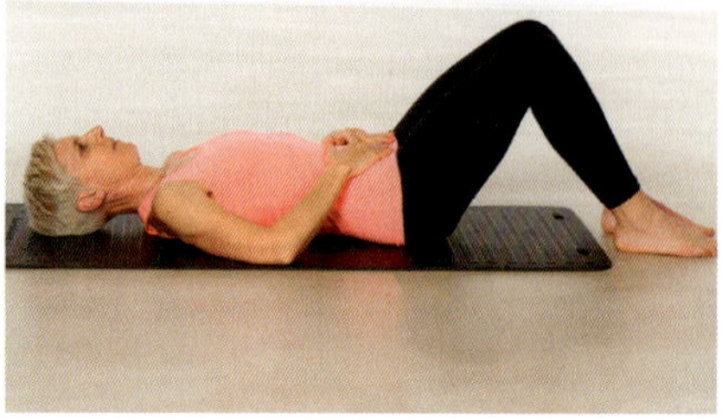

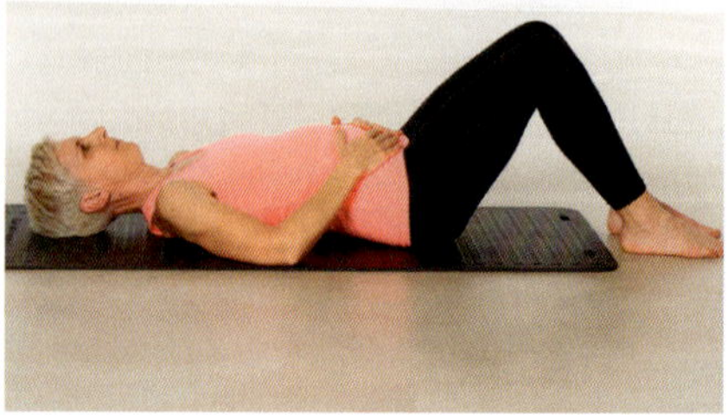

Ausgangsposition

Du liegst in einer neutralen Rückenlage, die Füße sind aufgestellt und die Hände liegen auf der Bauchdecke.

Übungsbeschreibung

Atme durch die Nase ein und durch den leicht geöffneten Mund wieder aus. Schicke die einströmende Luft unter die Hände in den Bauchraum. Die Bauchdecke hebt sich deutlich unter den Händen. Mit der Ausatmung strömt die Luft wieder hinaus, die Bauchdecke senkt sich und wird flach.

BRUSTKORBATMUNG

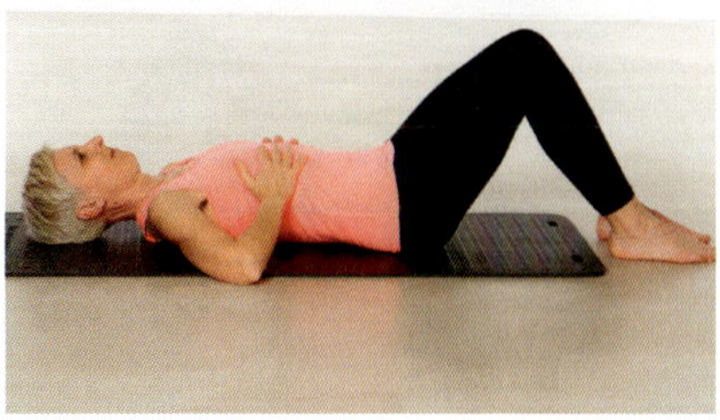

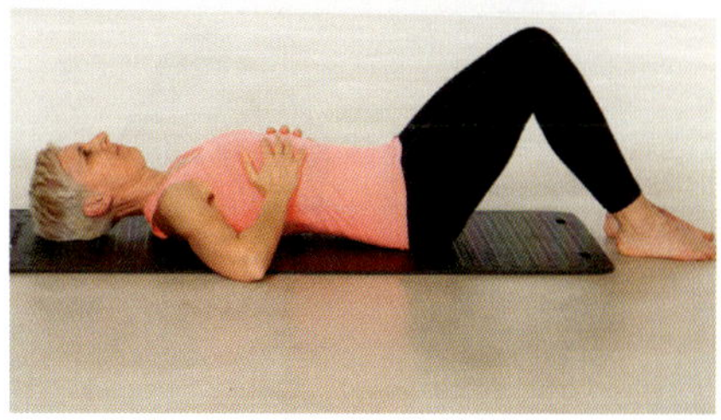

Ausgangsposition

Du liegst in einer neutralen Rückenlage, die Füße sind aufgestellt und die Hände liegen auf den unteren Rippenbögen.

Übungsbeschreibung

Atme durch die Nase ein und durch den leicht geöffneten Mund wieder aus. Schicke die einströmende Luft unter die Hände in den Brustkorb. Die Rippen öffnen sich zu den Seiten, nach vorne und hinten. Die Hände gleiten deutlich auf. Mit der Ausatmung strömt die Luft wieder hinaus, der Brustkorb sinkt ab und verschmälert sich.

Unterstütze diese Bewegung, indem du mit den Händen sanft das Absinken der Rippen begleitest.

ATMUNG IN DEN OBEREN BRUSTKORB

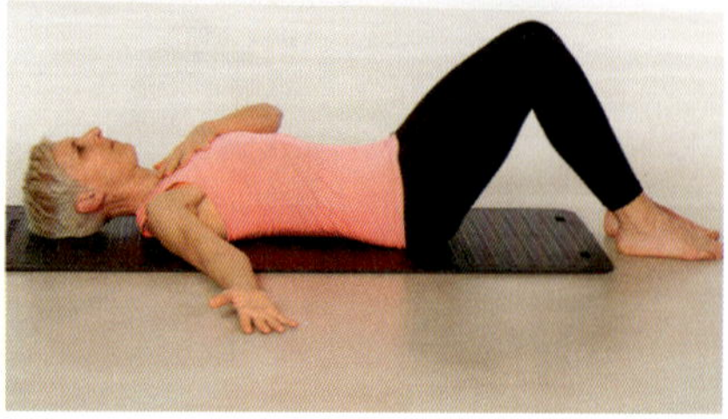

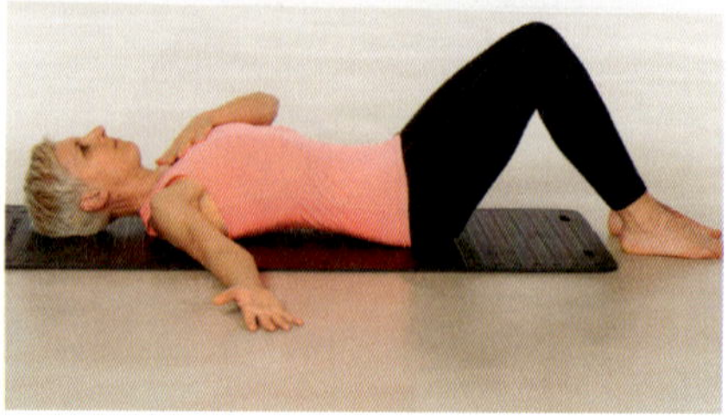

Ausgangsposition

Du liegst in einer neutralen Rückenlage, die Füße sind aufgestellt, der rechte Arm liegt entspannt zur Seite ausgestreckt und die linke Hand liegt auf dem oberen Teil des Brustbeins.

Übungsbeschreibung

Atme durch die Nase ein und durch den leicht geöffneten Mund wieder aus. Schicke die einströmende Luft unter die linke Hand. Das Brustbein hebt sich. Mit der Ausatmung strömt die Luft wieder hinaus, das Brustbein senkt sich wieder.

Unterstütze diese Bewegung, indem du mit der linken Hand sanft das Absenken des Brustbeins begleitest.

11.1.3 ATMUNG IM SITZEN

BAUCHATMUNG

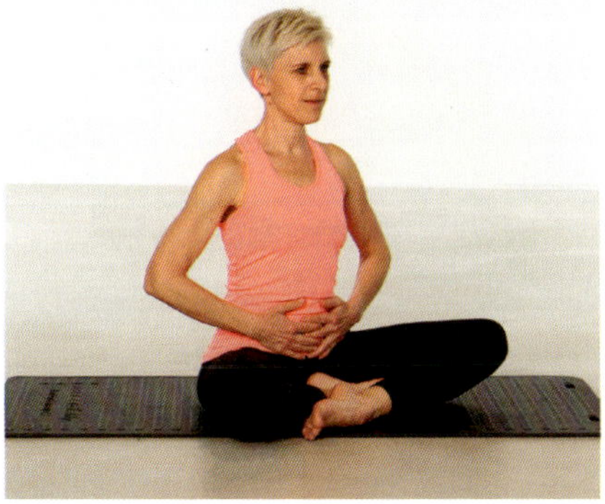

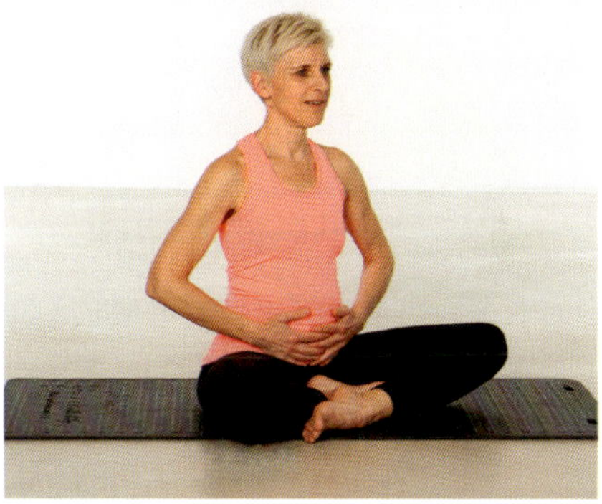

Ausgangsposition
Du sitzt im Schneidersitz (oder in einer anderen entspannten Sitzposition) und die Hände liegen auf der Bauchdecke.

Übungsbeschreibung
Atme durch die Nase ein und durch den leicht geöffneten Mund wieder aus. Schicke die einströmende Luft unter die Hände in den Bauchraum. Die Bauchdecke hebt sich deutlich unter den Händen. Mit der Ausatmung strömt die Luft wieder hinaus, die Bauchdecke senkt sich und wird flach.

BRUSTKORBATMUNG

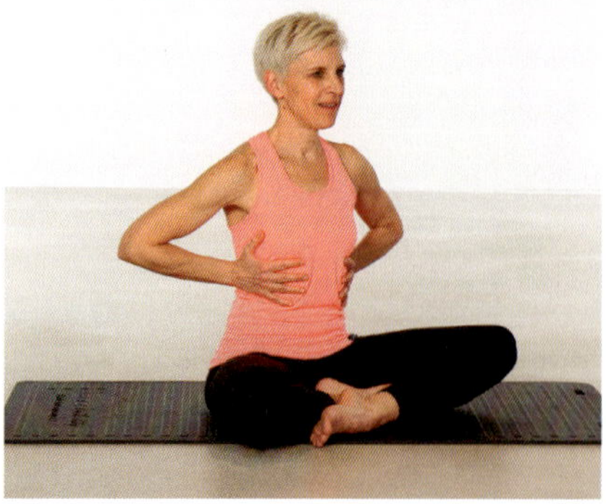

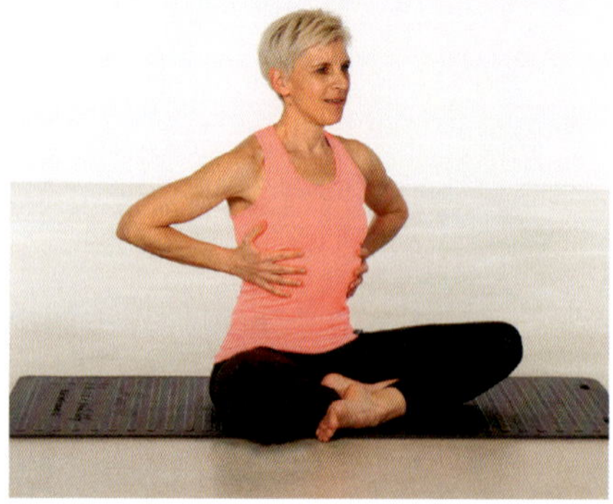

Ausgangsposition

Du sitzt im Schneidersitz (oder in einer anderen entspannten Sitzposition) und die Hände liegen auf den unteren Rippenbögen.

Übungsbeschreibung

Atme durch die Nase ein und durch den leicht geöffneten Mund wieder aus. Schicke die einströmende Luft unter die Hände in den Brustkorb. Die Rippen öffnen sich zu den Seiten, nach vorne und hinten. Die Hände gleiten deutlich auseinander. Mit der Ausatmung strömt die Luft wieder hinaus, der Brustkorb senkt sich ab.

Unterstütze diese Bewegung, indem du mit den Händen sanft das Absinken der Rippen begleitest.

ATMUNG IN DEN OBEREN BRUSTKORB

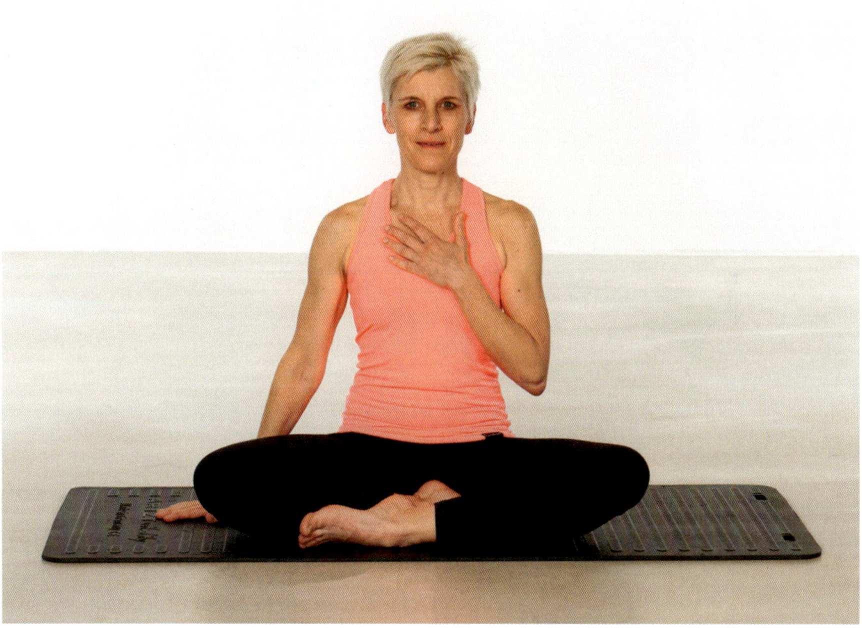

Ausgangsposition
Du sitzt im Schneidersitz (oder in einer anderen entspannten Sitzposition) und eine Hand liegt auf dem oberen Teil des Brustbeins.

Übungsbeschreibung
Atme durch die Nase ein und durch den leicht geöffneten Mund wieder aus. Schicke die einströmende Luft unter die Hand. Das Brustbein hebt sich. Mit der Ausatmung strömt die Luft wieder hinaus, das Brustbein senkt sich wieder.

Unterstütze diese Bewegung, indem du mit der linken Hand sanft das Absenken des Brustbeins begleitest.

ATMUNG MIT SUPERBAND

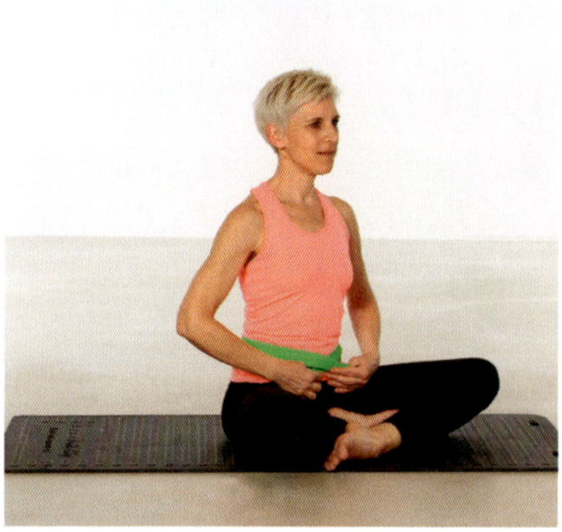

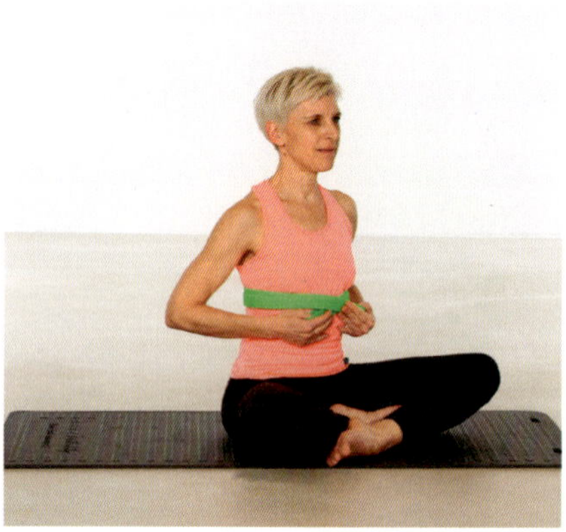

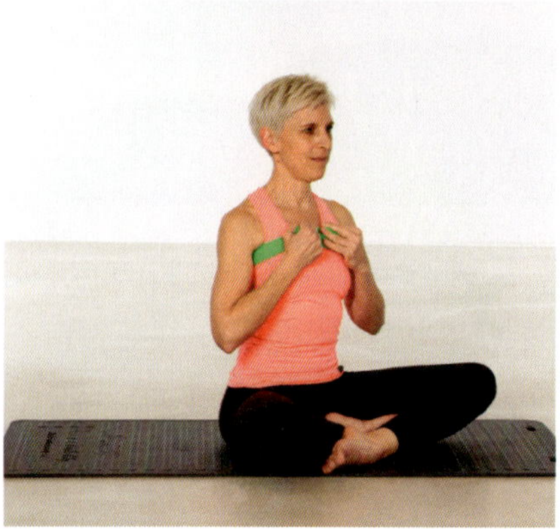

Der Einsatz des Superbandes verdeutlicht die 360 Grad weite Ausweitung des Körpers während der Atmung. Alle oben genannten Übungen sind mit Superband möglich. Die Einatmung wird ganz gezielt gegen den leichten Widerstand des Bandes geleitet. Mit diesem taktilen Reiz ist es einfacher, die Ausweitung auf der ganzen Kreisbahn zu erspüren.

BOX BREATHING

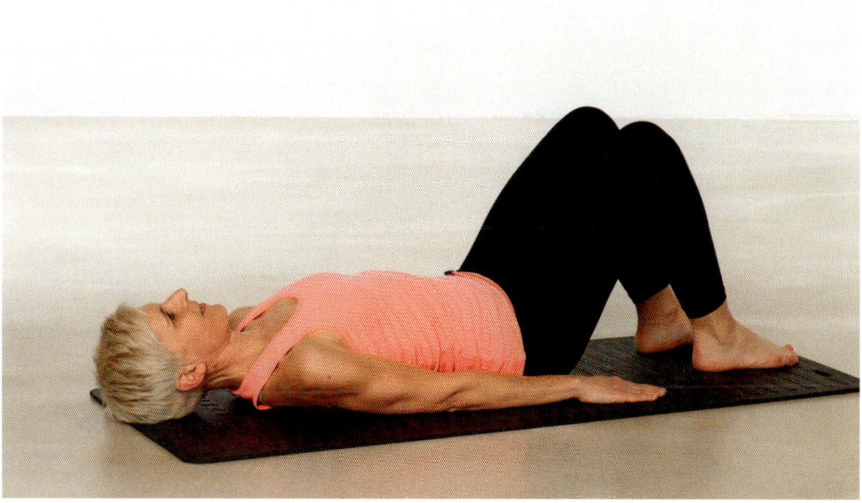

Der Name der Übung (Box = Quadrat) assoziiert vier Seiten derselben Länge. Dieses Muster wird auf die Atmung und die Atempausen angewendet. Jedem Atemzug und jeder Atempause wird dieselbe Länge zugeordnet. Ein typisches Muster ist: vier Sekunden einatmen - vier Sekunden Atempause - vier Sekunden ausatmen - vier Sekunden Atempause. Die Ausgangsposition ist wahlweise in Rückenlage oder im Sitz.

HUNDREDS-ATMUNG

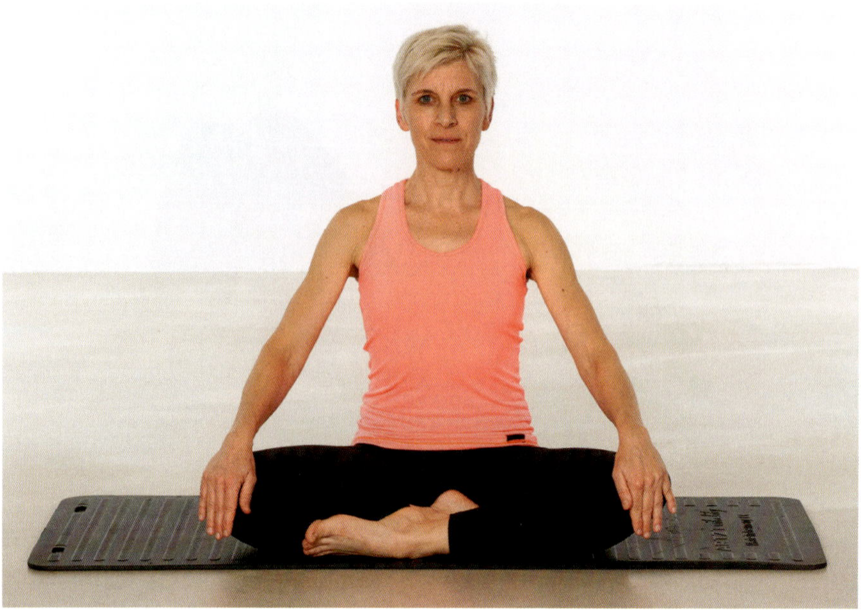

Die Übung „Hundred" ist eine klassische Pilates-Übung, bei der stoßweise geatmet wird. Ein- und Ausatmung werden dabei in jeweils fünf gleichermaßen intensive Atemstöße unterteilt. Als Aufbau und als Variation eigenen sich die folgenden Atemmuster.

Achtung: Durch die intensive und stoßweise Atmung entsteht am Anfang oft ein Schwindelgefühl. Diese Art der Atmung nur im Sitzen und gut dosiert praktizieren.

Zweimal einatmen – zweimal ausatmen
Dreimal einatmen – dreimal ausatmen
Viermal einatmen – viermal ausatmen
Fünfmal einatmen – fünfmal ausatmen

Einmal einatmen – zweimal ausatmen
Einmal einatmen – dreimal ausatmen
Einmal einatmen – viermal ausatmen
Einmal einatmen – fünfmal ausatmen

Zweimal einatmen – einmal ausatmen
Dreimal einatmen – einmal ausatmen
Viermal einatmen – einmal ausatmen
Fünfmal einatmen – einmal ausatmen

11.2 INTEGRATION IN PILATES-ÜBUNGEN

Im Folgenden sind Beispiele aufgeführt, wie die Prinzipien der okulomotorischen Reflexe (OMR) und der Opposing Joints bei der Ausführung von Pilates-Übungen Anwendung finden.

Wer eine komplette Übersicht über alle Pilates-Übungen, deren Ausführung und Anwendung sucht, dem möchten wir das im Meyer & Meyer Verlag erschienene Buch *Pilates – Das komplette Trainingsprogramm* (Rahn & Lutz, 2017) empfehlen.

11.2.1 INTEGRATION DES „OMR" IN PILATES-ÜBUNGEN

SAW

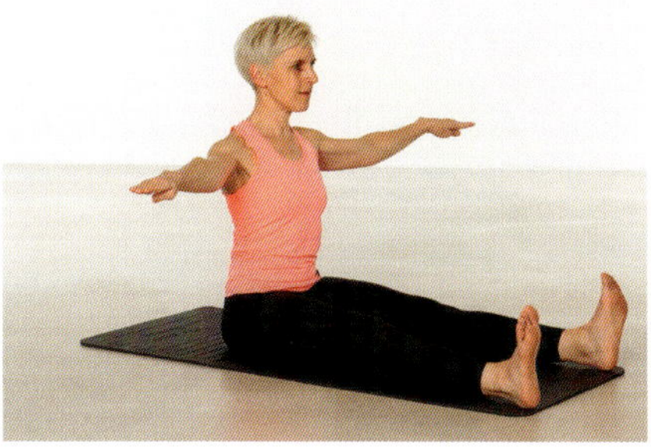

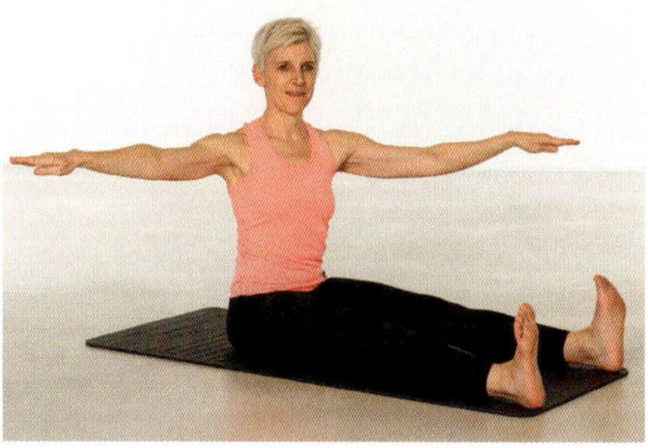

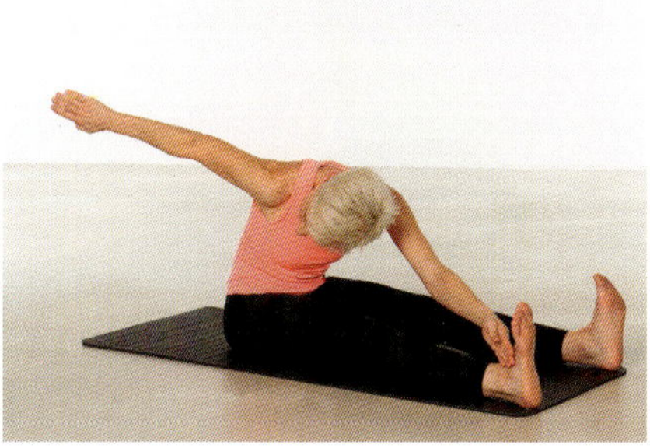

Ausgangsposition
Du sitzt im Langsitz mit schulterweit geöffneten Füßen, die Arme sind auf Schulterhöhe seitwärts gestreckt.

Übungsbeschreibung
Mit der Einatmung rotiere den Oberkörper nach rechts. Mit der Ausatmung beuge die Wirbelsäule. Der vordere Arm zieht am rechten Fuß vorbei, der hintere Arm ist nach innen rotiert und nach hinten gestreckt. Der Blick geht nach rechts unten in Richtung der rechten Hand und unterstützt so die Flexion der Wirbelsäule, die Flexion des linken Arms und die Extension des rechten Arms.

SPINE TWIST

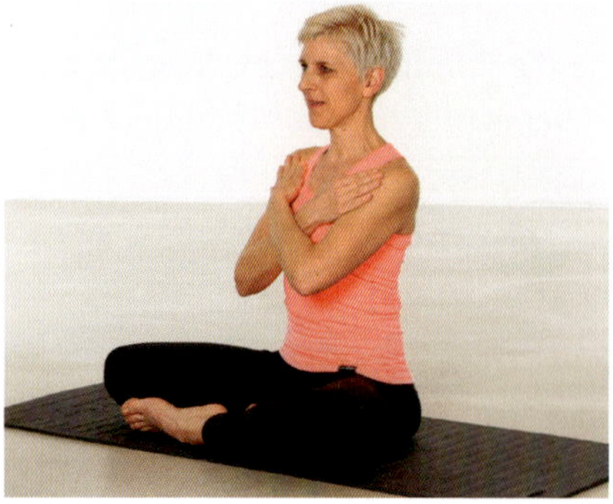
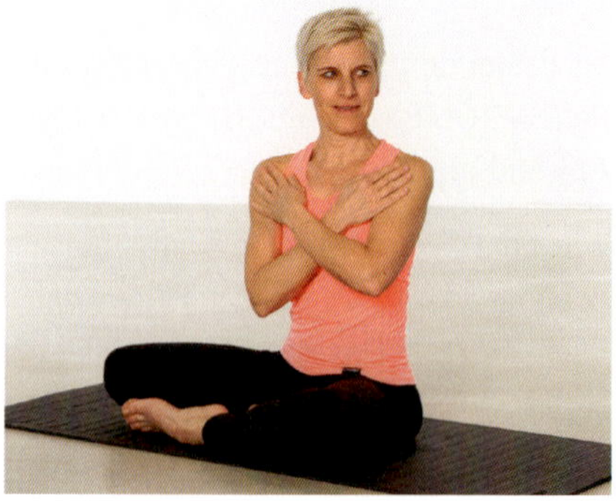

Ausgangsposition

a) Sitze aufrecht im Schneidersitz, die Arme sind vor dem Körper verschränkt.

Übungsbeschreibung

Rotiere nach rechts und vergrößere die Rotation, indem der Blick auch nach rechts geht.

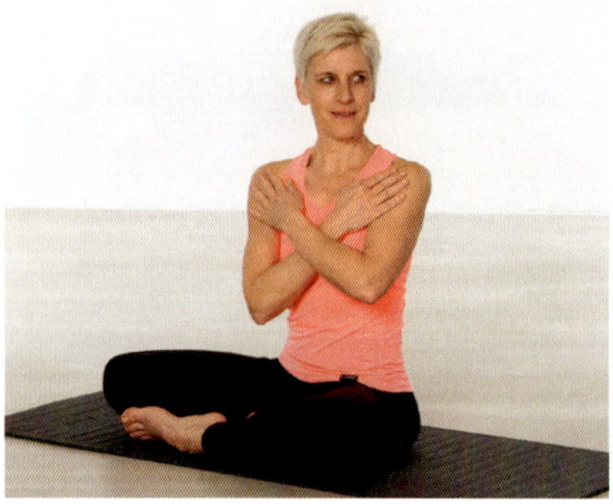
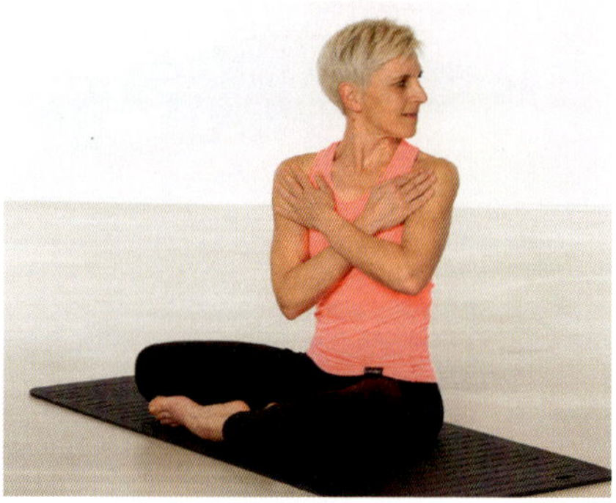

Ausgangsposition

b) Sitze aufrecht im Schneidersitz, die Arme sind vor dem Körper verschränkt.

Übungsbeschreibung

Rotiere nach rechts und bleibe in dieser Position. Hier den Blick mehrfach ruckartig nach rechts schnellen lassen. Danach den Blick rechts halten und die Wirbelsäule weiter nach rechts rotieren.

ROLLING LIKE A BALL

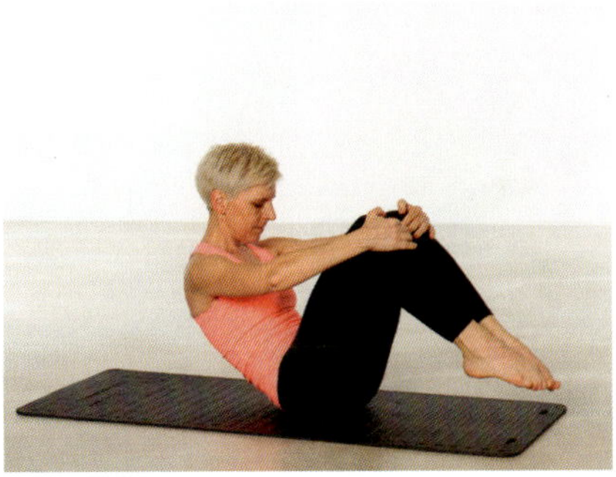

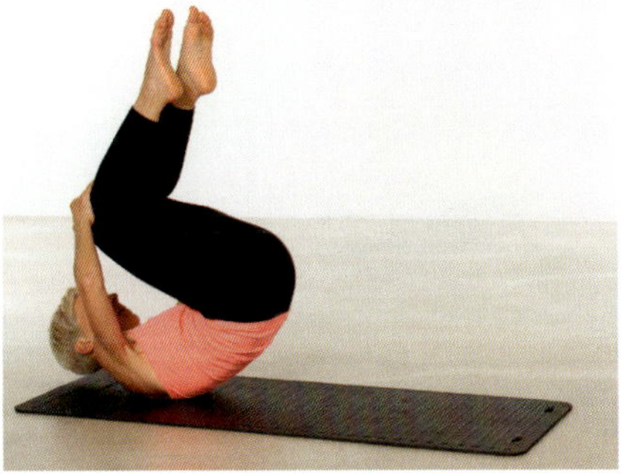

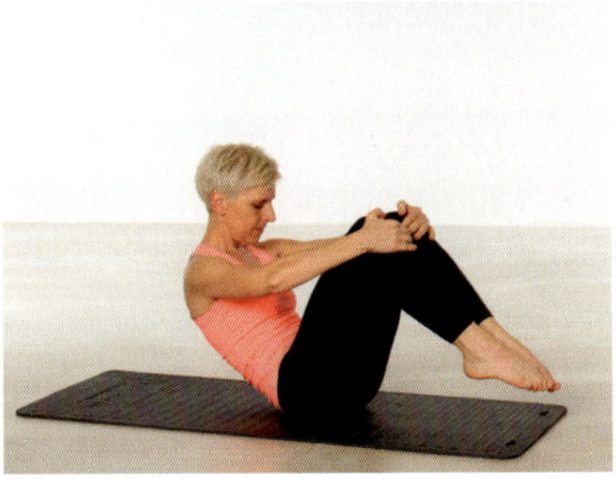

Ausgangsposition

Ausgangsposition ist der Schwebesitz. Das Gewicht ist hinter den Sitzbeinhöckern, die Wirbelsäule in einer C-Kurve.

Übungsbeschreibung

Einatmend rolle nach hinten bis auf den Schultergürtel. Mit der Ausatmung komme wieder zurück in die ausbalancierte Ausgangsposition. Während des Rollens bleibt der Blick nach unten gerichtet, besonders bei der Rückrollbewegung. Der nach unten gerichtete Blick unterstützt die Flexion der Wirbelsäule.

SWIMMER

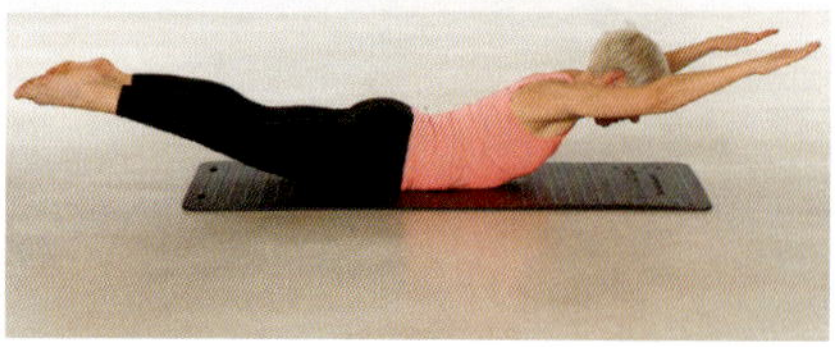 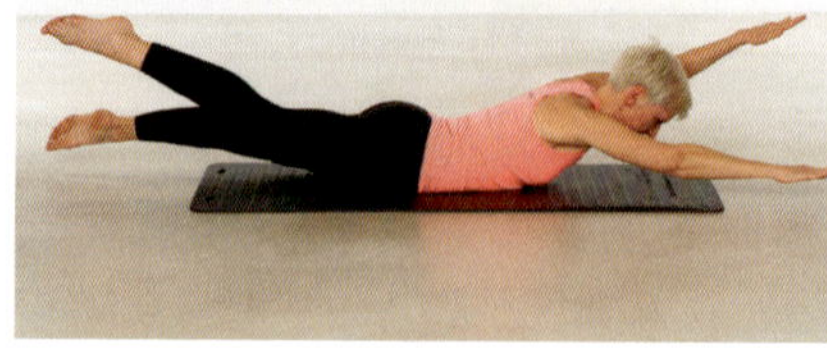

Ausgangsposition

a) Du liegst auf dem Bauch und streckst die Wirbelsäule, sodass Arme und Beine sich der Länge nach vom Boden lösen.

Übungsbeschreibung

Aus dieser Position fangen Arme und Beine an, gegengleich zu paddeln. Während des Bewegungsablaufs ist der Blick nach oben zu den Augenbrauen gerichtet und unterstützt so die Extension der Wirbelsäule.

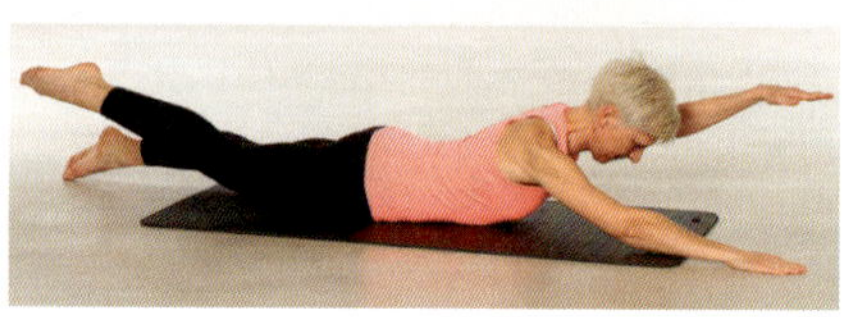

Ausgangsposition

b) Du liegst auf dem Bauch und schiebst den rechten Arm und das linke Bein in den Boden.

Übungsbeschreibung

Federe mit dem linken Arm und dem rechten Bein nach oben. Der Blick geht nach rechts und unterstützt die Extension im rechten Hüftgelenk und die Flexion im linken Schultergelenk.

ROLL-UP

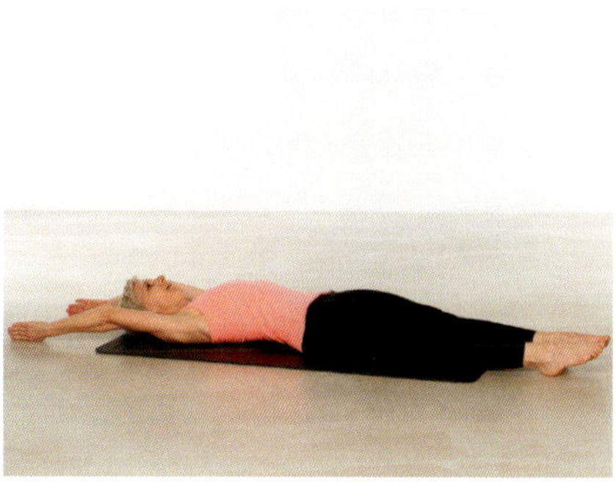

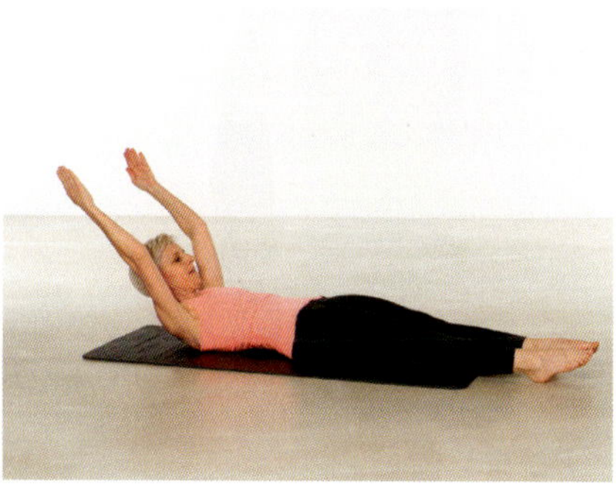

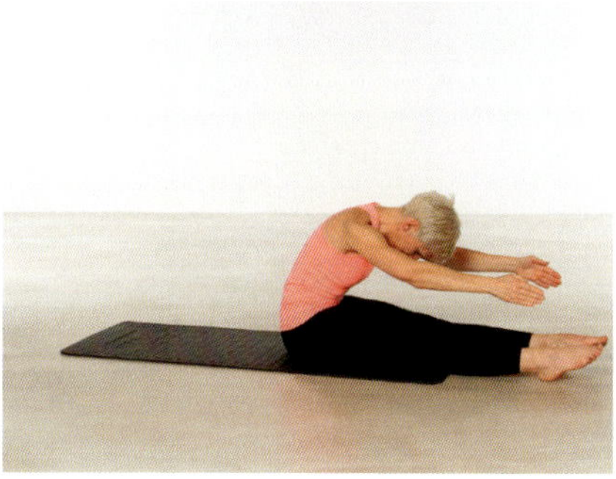

Ausgangsposition

Du liegst auf dem Rücken mit nach oben hinten gestreckten Armen.

Übungsbeschreibung

Ausatmend rolle Wirbel für Wirbel auf, bis der Oberkörper in einem großen Bogen über den Beinen ist. Genauso rolle auch wieder zurück in die Ausgangsposition. Während der Aufrollbewegung ist der Blick nach unten gerichtet und unterstützt die Flexion der Wirbelsäule.

ROLL-OVER

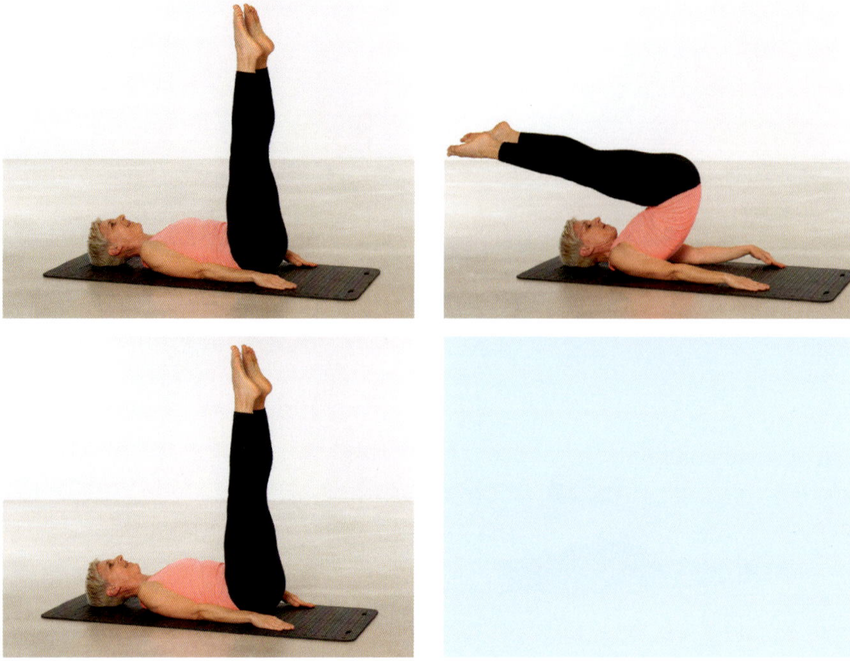

Ausgangsposition

Du liegst in der Rückenlage, die Arme sind parallel zum Körper am Boden und die Beine zur Decke gestreckt.

Übungsbeschreibung

Mit der Ausatmung ziehen die Füße nach hinten und du rollst bis auf den Schultergürtel über. Mit der nächsten Ausatmung rollst du kontrolliert wieder zurück in die Ausgangsposition. Während des Überrollens ist der Blick nach unten gerichtet und unterstützt die Flexion der Wirbelsäule. Während des Zurückrollens ist der Blick nach oben gerichtet und bremst so die Bewegung ab.

KOBRA

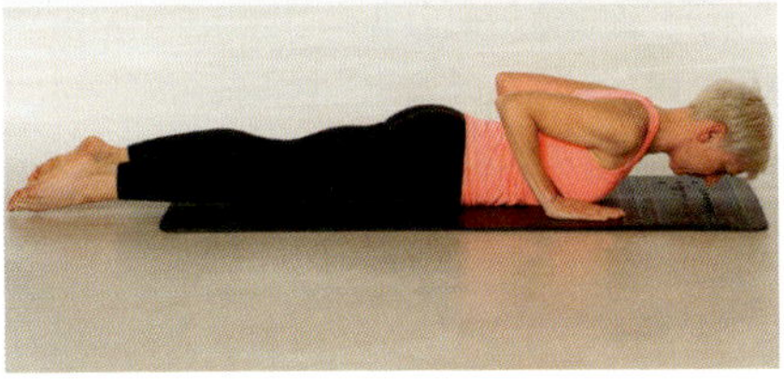

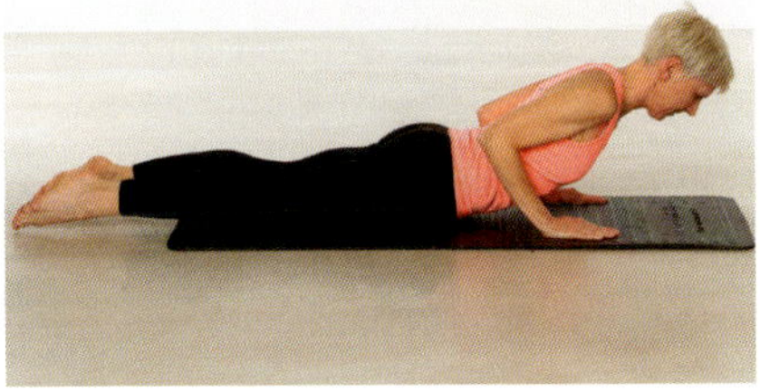

Ausgangsposition

In Bauchlage sind die Hände unter den Schultern aufgestützt.

Übungsbeschreibung

Von hier strecke dich in eine leichte Extension der Brustwirbelsäule. Lasse jetzt 8-10-mal den Blick ruckartig unter die Augenbrauen schnellen, dann lasse den Blick oben und vergrößere die Extension.

SINGLE STRAIGHT LEG STRETCH

Ausgangsposition

a) Aus der Rückenlage sind Kopf und Schultergürtel aufgerollt.

Übungsbeschreibung

Das linke Bein ist gestreckt und wird sanft zum Körper gezogen, das rechte Bein zieht knapp über dem Boden nach vorne. Hier bleiben und 8-10-mal schnell nach rechts schauen. Der Blick nach rechts unterstützt die Flexion in der linken Hüfte und du kannst das linke Bein näher zum Körper ziehen.

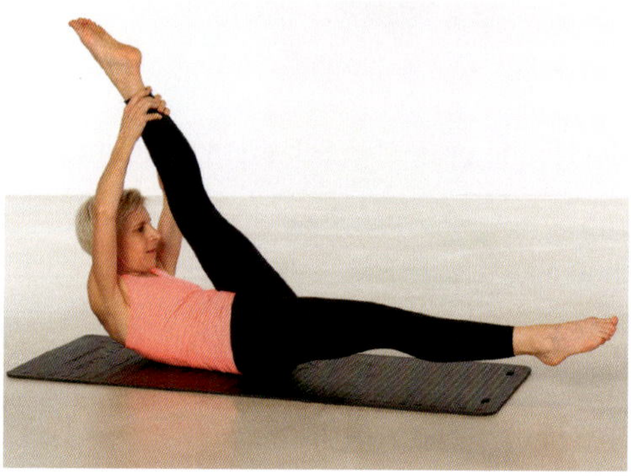

Ausgangsposition

b) Aus der Rückenlage sind Kopf und Schultergürtel aufgerollt.

Übungsbeschreibung

Das linke Bein ist gestreckt und wird sanft zum Körper gezogen, das rechte Bein zieht knapp über dem Boden nach vorne. Hier bleiben und das linke Bein zum Körper federn. Der Blick bleibt währenddessen nach rechts gerichtet und unterstützt so die Flexion in der linken Hüfte.

11.2.2 INTEGRATION DES PRINZIPS DER OPPOSING JOINTS IN PILATES-ÜBUNGEN

Das Prinzip der Opposing Joints ist auf jede Bewegung anwendbar. Die hier getroffene Auswahl orientiert sich an der Kompatibilität für den Gruppenunterricht. Das bezieht sich sowohl darauf, dass das Übungsmaterial nicht zu komplex ist und dass der Flow der Stunde nicht zu stark gestört wird durch häufige Positionswechsel. Zur besseren Orientierung sind bei jeder Übung die Zielbewegung und das Zielgelenk definiert.

Z-SITZ

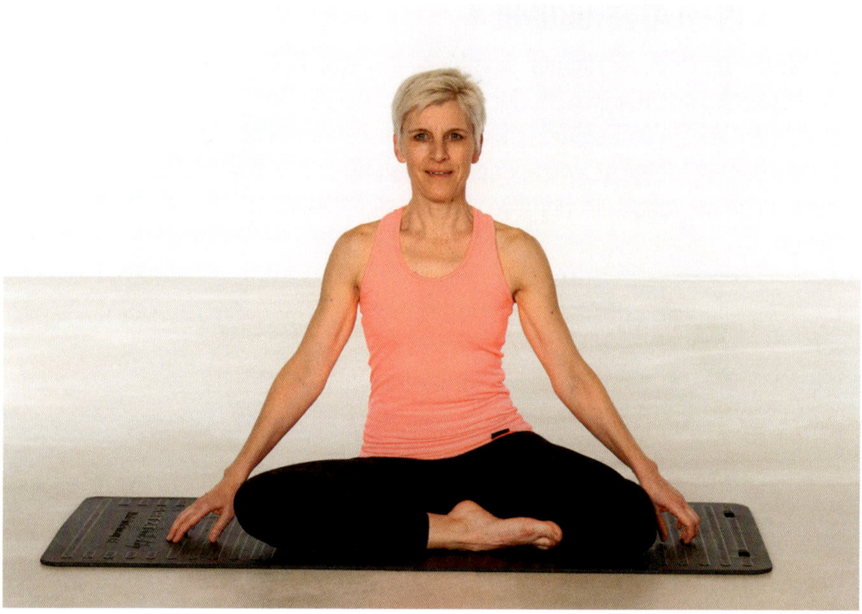

Ausgangsposition

Der „Z-Sitz" ist die Ausgangsposition für die Übung „Mermaid" (s. Beispielstunde 1, Kap. 11.3.1). Das linke Bein ist nach innen gedreht, der Fuß ist hinter dem Körper. Das rechte Bein ist außenrotiert und ähnlich einem Schneidersitz vor dem Körper.

Ziel: Die Innenrotation links im Z-Sitz optimieren

Das linke Bein ist aus der Hüfte innenrotiert, flektiert und abduziert. Das gegenüberliegende Gelenk ist die rechte Schulter. Die Gegenbewegung ist die Außenrotation, Extension und Adduktion.

Übungsbeschreibung

Gehe zuerst in den Z-Sitz. Merke dir, wie beweglich die linke Hüfte ist und wie komfortabel sich die Position anfühlt. Wechsle in den Kniestand. Rotiere den rechten Arm nach außen, federe einige Male nach. Halte die Außenrotation und strecke den Arm nach hinten (Extension). Auch hier federe einige Male. Halte die Endposition und führe den Arm hinter den Körper (Adduktion). Auch hier gib kleine Impulse in die Adduktion.

Dann komme zurück in den Z-Sitz und überprüfe den Unterschied in der linken Hüfte.

Hinweis: In den Beispielstunden ist die Integration in den Stundenablauf gezeigt.

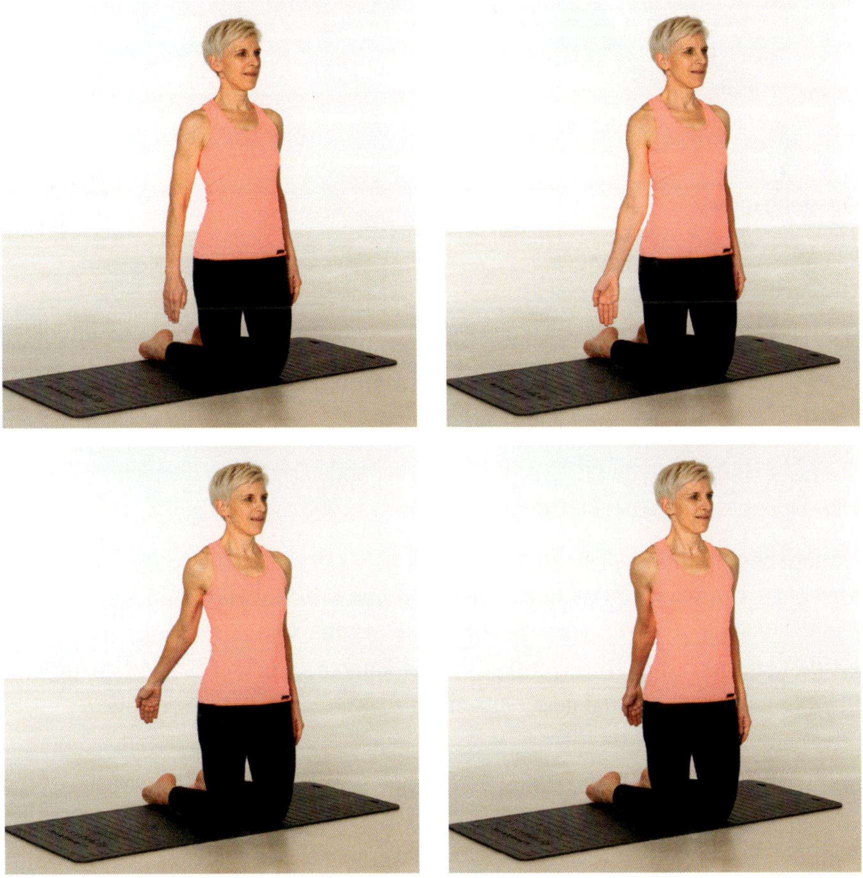

SIDE KICK SERIES

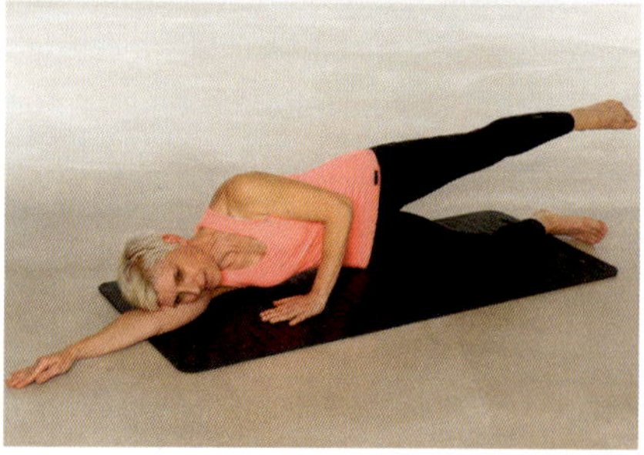

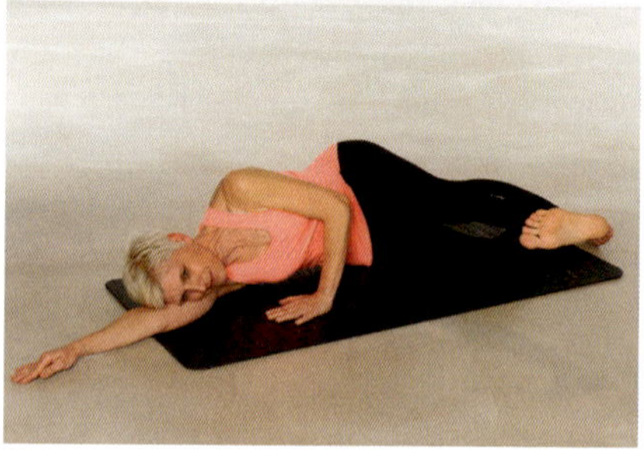

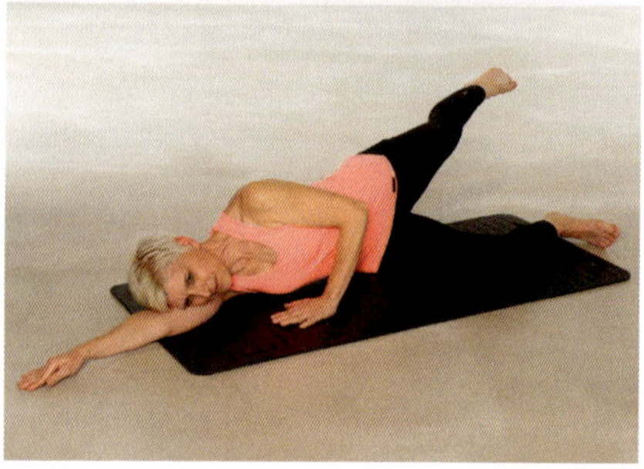

Ausgangsposition
Für die „Side Kick Series" bist du in der Seitenlage.

Übungsbeschreibung
Mit der Einatmung beuge das obere Bein aus der Hüfte nach vorne und bringe es mit der Ausatmung hinter den Körper in die Hüftstreckung.

Ziel 1: Die Hüftflexion links optimieren

Die linke Hüfte ist gebeugt. Das gegenüberliegende Gelenk ist die rechte Schulter. Die Gegenbewegung ist die Extension.

Übungsbeschreibung
Merke dir, wie weit du das linke Bein nach vorne in die Hüftbeugung bewegen kannst. Wechsle in den Fersensitz. Führe den rechten Arm nach hinten und federe einige Male nach hinten (Extension). Dann komme zurück in die Seitenlage und überprüfe den Unterschied in der linken Hüfte.

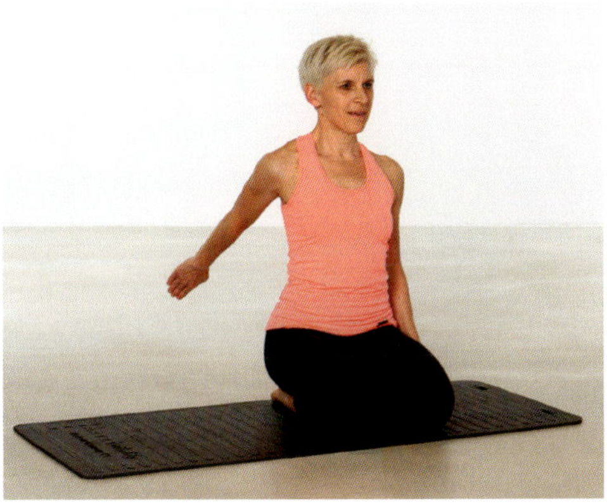

Ziel 2: Die Hüftextension links optimieren

Die linke Hüfte ist gestreckt. Das gegenüberliegende Gelenk ist die rechte Schulter. Die Gegenbewegung ist die Flexion.

Übungsbeschreibung

Merke dir, wie weit du das linke Bein nach hinten bewegen kann. Wechsle in den Fersensitz. Führe den rechten Arm nach oben und federe einige Male nach hinten (Flexion). Dann komme zurück in die Seitenlage und überprüfe den Unterschied in der linken Hüfte.

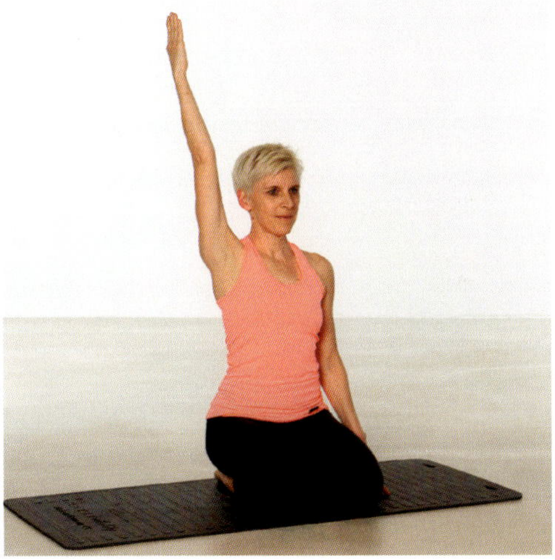

CLAM

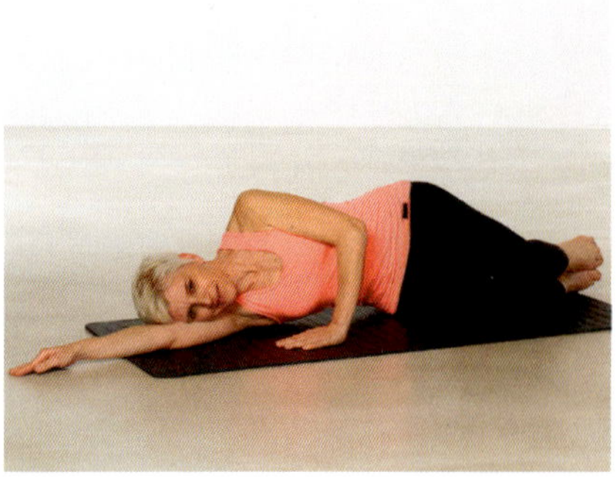
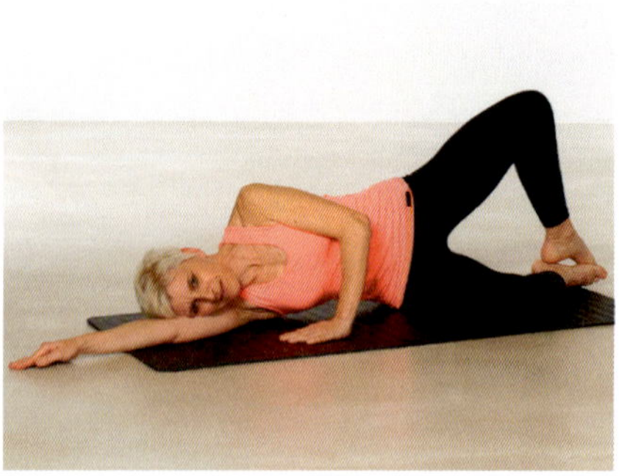

Ausgangsposition

Für die „Clam" liegst du auf der rechten Seite. Die Beine sind angewinkelt.

Übungsbeschreibung

Öffne und schließe das linke Bein, die Füße halten dabei Kontakt.

Ziel: Die Außenrotation des linken Hüftgelenks optimieren

Die linke Hüfte ist gebeugt und die Bewegung in die Außenrotation soll verbessert werden. Das gegenüberliegende Gelenk ist die rechte Schulter. Die Gegenbewegung ist die Innenrotation in Extension.

Übungsbeschreibung

Merke dir, wie weit du das linke Bein öffnen kannst. Wechsle in den Kniestand. Rotiere den rechten Arm nach innen und federe hier mehrmals nach innen. Dann strecke den Arm nach hinten und federe einige Male nach hinten (Extension). Komme zurück in die Seitenlage und überprüfe den Unterschied in der linken Hüfte.

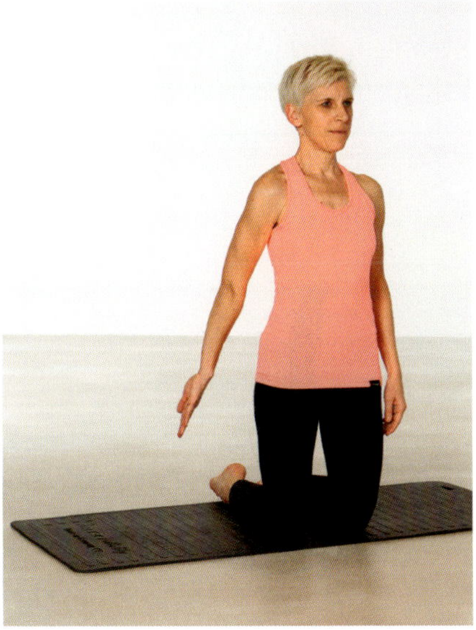

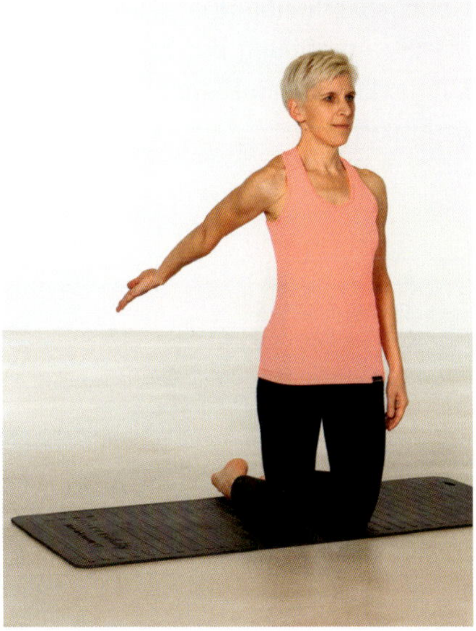

LEG CIRCLE

Ausgangsposition

Du bist in Rückenlage, die Arme sind seitlich ausgebreitet und die Handflächen zeigen zum Boden. Das rechte Bein liegt gestreckt am Boden, das linke Bein ist zur Decke gestreckt und in leichter Außenrotation.

Übungsbeschreibung

Mit der Ausatmung beschreibe mit dem linken Bein einen Halbkreis über außen. Mit der Einatmung kommt das Bein über die Körpermitte wieder zurück in die Ausgangsposition.

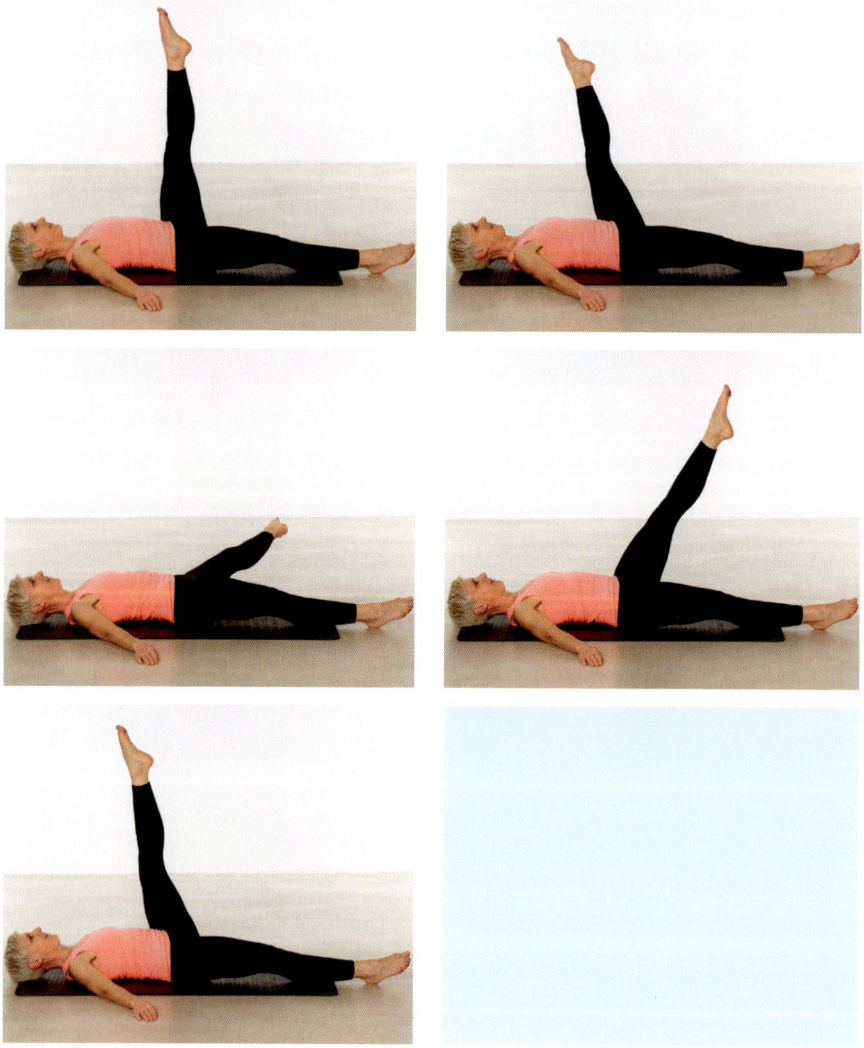

Ziel: Die Außenrotation und Rotation des linken Hüftgelenks optimieren

Die linke Hüfte beschreibt einen Kreis nach außen in Außenrotation. Dies soll verbessert werden. Das gegenüberliegende Gelenk ist die rechte Schulter. Die Gegenbewegung ist die Rotation nach innen in Innenrotation.

Übungsbeschreibung

Merke dir, wie weit du das linke Bein außenrotieren und rotieren kannst. Wechsle in den Fersensitz. Rotiere den rechten Arm nach innen und bringe ihn hinter den Körper (Extension). Hier kreise den Arm mehrmals nach innen. Dann komme zurück in die Seitenlage und überprüfe den Unterschied in der linken Hüfte.

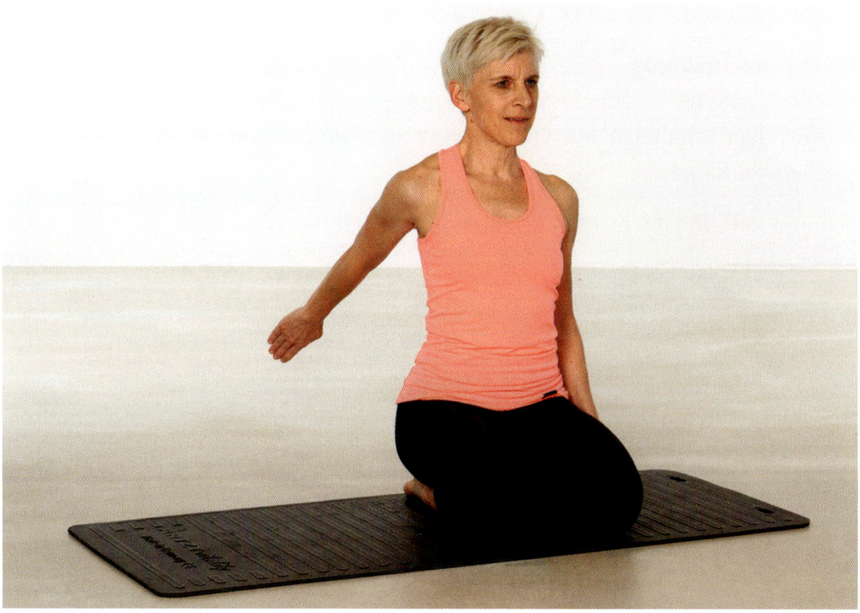

ARM CIRCLE IN RÜCKENLAGE

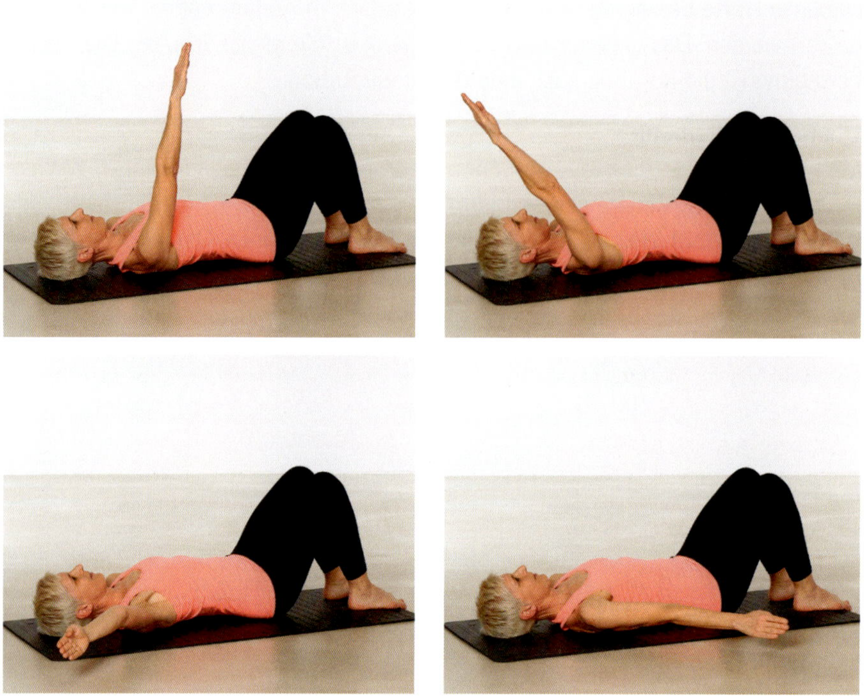

Ausgangsposition
Du liegst in einer neutralen Rückenlage mit aufgestellten Füßen.

Übungsbeschreibung
Beschreibe mit dem rechten Arm einen Armkreis nach außen. Die Bewegung kommt nur aus dem Schultergelenk, vermeide ein Strecken der Wirbelsäule oder ein Aufbrechen der Rippen.

Ziel: Die Rotation der rechten Schulter optimieren

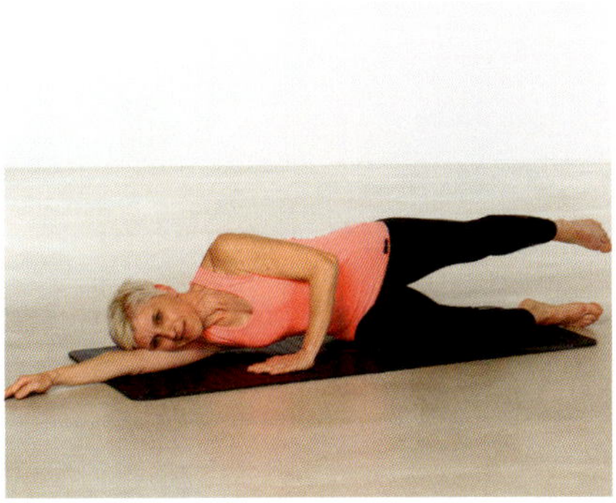
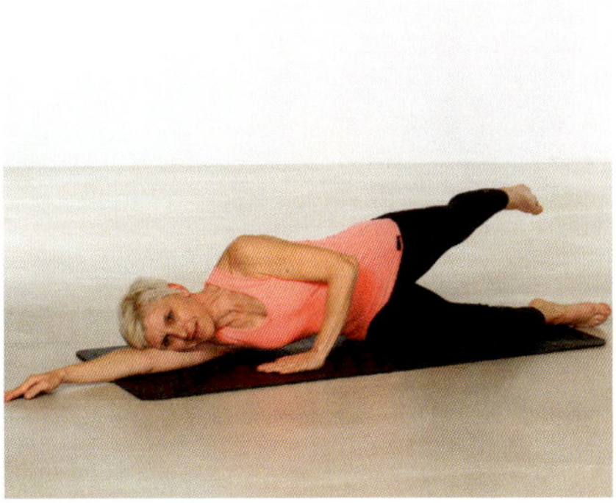

Der rechte Arm beschreibt vor dem Körper einen Kreis nach außen. Dies soll verbessert werden. Das gegenüberliegende Gelenk ist die linke Hüfte. Die Gegenbewegung ist ein Kreis nach innen in Hüftextension.

Übungsbeschreibung

Merke dir, wie weit du den rechten Arm kreisen kannst. Wechsle in Seitenlage. Bringe das linke Bein hinter den Körper (Extension). Hier kreise das Bein mehrmals nach innen. Dann komme zurück in die Rückenlage und überprüfe den Unterschied in der rechten Schulter.

ARM CIRCLE IM STAND

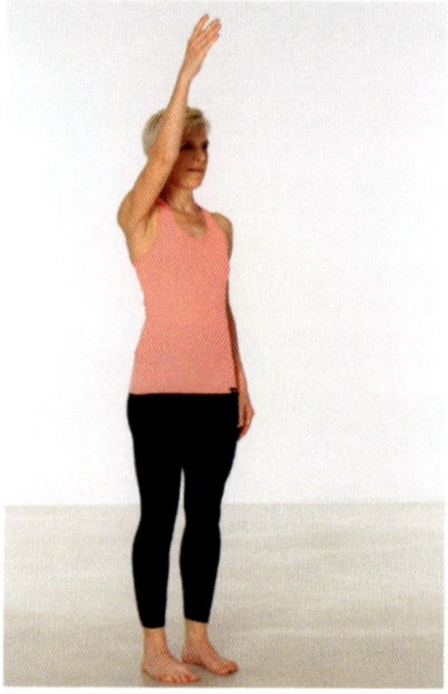
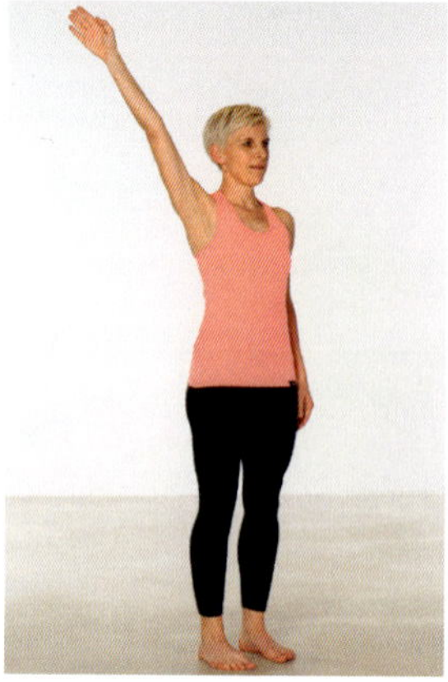
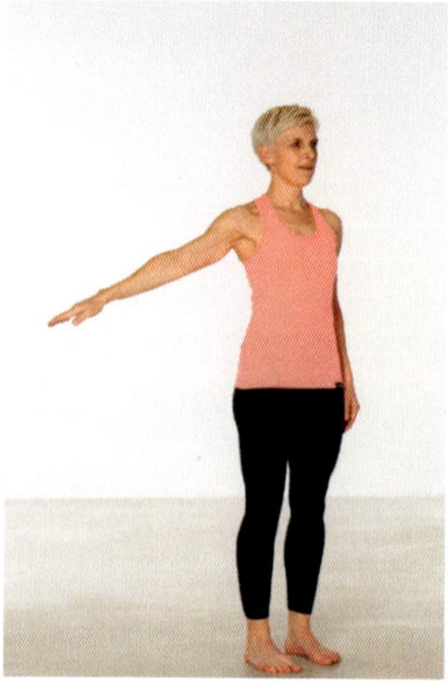

Übungsbeschreibung
Stehe aufrecht und beschreibe mit dem rechten Arm einen Armkreis nach außen. Die Bewegung kommt nur aus dem Schultergelenk, vermeide ein Strecken der Wirbelsäule oder ein Aufbrechen der Rippen.

Ziel: Die Rotation der rechten Schulter optimieren

Der rechte Arm beschreibt vor dem Körper einen Kreis nach außen. Dies soll verbessert werden. Das gegenüberliegende Gelenk ist die linke Hüfte. Die Gegenbewegung ist ein Kreis nach innen in Hüftextension.

Übungsbeschreibung
Merke dir, wie weit du den rechten Arm kreisen kannst. Verlagere das Gewicht auf das rechte Bein und bringe das linke Bein hinter den Körper (Extension). Hier kreise das Bein mehrmals nach innen. Dann komme zurück in die Ausgangsposition und überprüfe den Unterschied in der rechten Schulter.

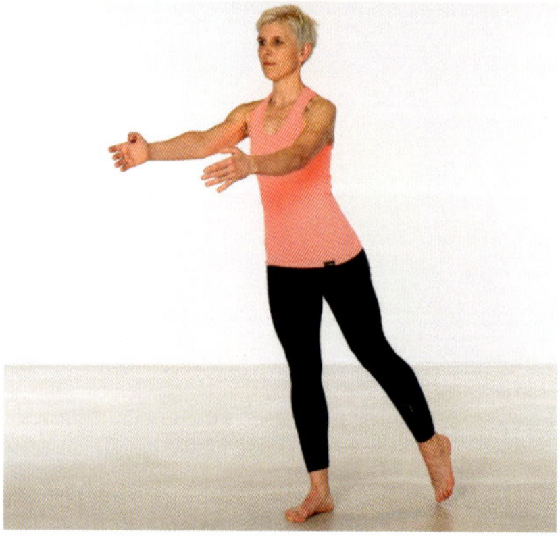
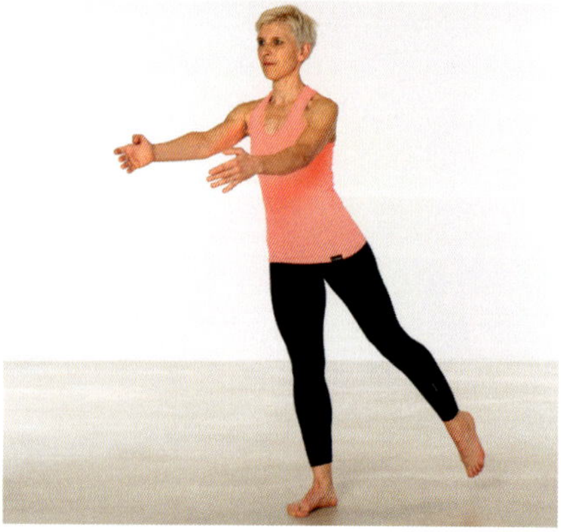

KOMBINATION: CURL-DOWN – EXTENSION DER BRUSTWIRBELSÄULE

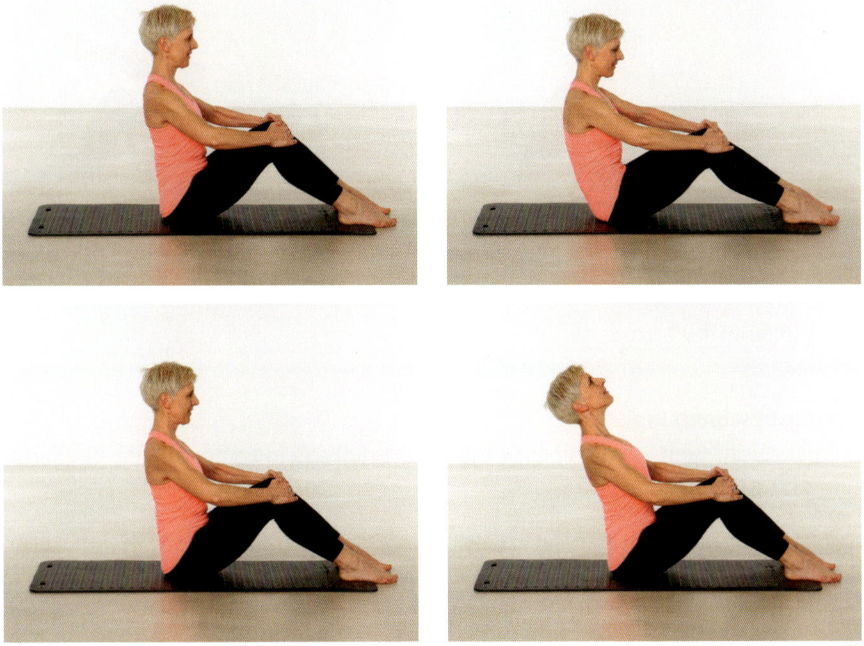

Übungsbeschreibung

Aus dem aufrechten Sitz wird das Becken nach hinten gekippt. Die Lendenwirbelsäule kommt in eine Flexion. Richte das Becken wieder auf und strecke dann das Brustbein nach vorne oben, sodass die Brustwirbelsäule in eine Extension kommt. Nutze die Hände und richte dich noch mehr auf.

Ziel: Die Flexion der Lendenwirbelsäule und Extension der Brustwirbelsäule vergrößern

Die beiden genannten Abschnitte der Wirbelsäule stehen gegenüber und sind neuronal gekoppelt. Durch die Kombination beider Übungen ergänzen und unterstützen sie sich. Als Variation füge kleine Federungen in der jeweiligen Endposition hinzu.

Tipp: Setze die OMR zur Unterstützung ein und verbinde den Curl-down mit dem Blick nach unten und die Extension mit dem Blick nach oben.

LOW ABS

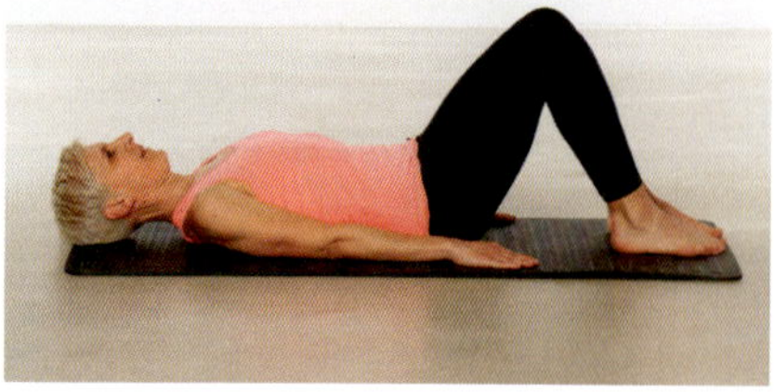

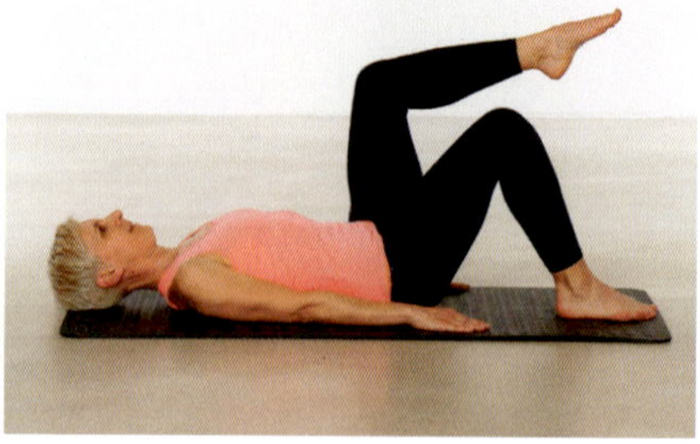

Ausgangsposition
Ausgangsposition ist eine neutrale Rückenlage.

Übungsbeschreibung
Mit der Ausatmung beuge die linke Hüfte. Das linke Bein kommt in eine Tischposition. Das Becken bleibt stabil.

Ziel: Unterstützung der Hüftflexion

Die linke Hüfte beugt sich. Das gegenüberliegende Gelenk ist die rechte Schulter. Die Gegenbewegung ist die Extension.

Merke dir, wie sicher du mit ruhigem Becken das linke Bein anheben kannst. Jetzt wiederhole die Übung und drücke gleichzeitig den rechten Arm in den Boden. Spüre nach, inwieweit das die Bewegung der Hüfte erleichtert.

11.3 BEISPIELSTUNDEN

Die Beispielstunden beinhalten ein ausgewogenes Pilates-Training. Alle Grundpositionen sowie die Bewegungsrichtungen sind berücksichtigt. Die Stunden sind auf mittlerem Level und setzen voraus, dass grundlegende Übungen und Trainingsprinzipien bekannt sind.

Die Integration der in Kap. 11.2 genannten Übungen in eine komplette Pilates-Stunde geschieht sehr dosiert und nur dort, wo es sinnvoll ist. Resultat ist eine Trainingsstunde, in der die Teilnehmer maximal unterstützt werden, ohne eine Überforderung durch zu viel Input.

11.3.1 BEISPIELSTUNDE 1

In diese Stunde sind das Prinzip der Opposing Joints und Neuro Hacks integriert.

BAUCHATMUNG

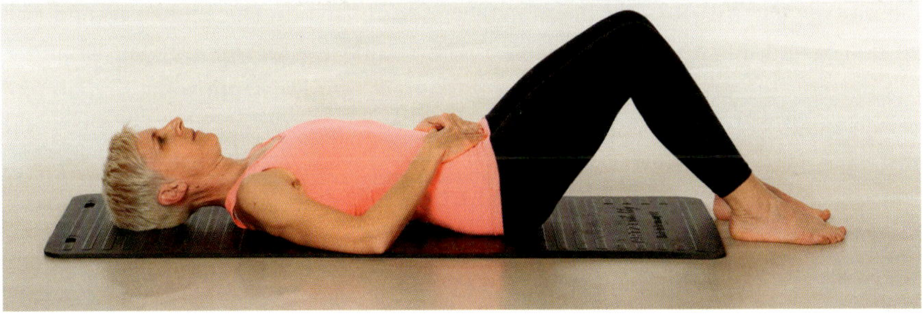

Ausgangsposition
Du liegst in einer neutralen Rückenlage, die Füße sind aufgestellt und die Hände liegen auf der Bauchdecke.

Übungsbeschreibung
Atme durch die Nase ein und durch den leicht geöffneten Mund wieder aus. Schicke die einströmende Luft unter die Hände in den Bauchraum. Die Bauchdecke hebt sich deutlich unter den Händen. Mit der Ausatmung strömt die Luft wieder hinaus, die Bauchdecke senkt sich und wird flach.

4-6-mal wiederholen.

BRUSTKORBATMUNG

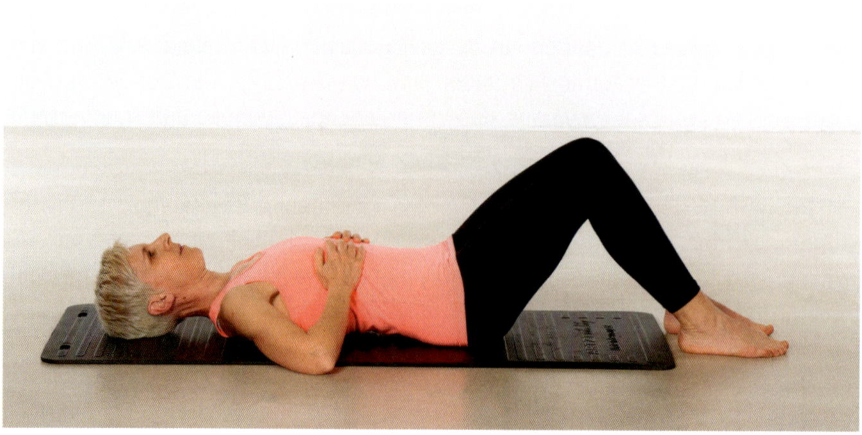

Ausgangsposition

Du liegst in einer neutralen Rückenlage, die Füße sind aufgestellt und die Hände liegen auf den unteren Rippenbögen.

Übungsbeschreibung

Atme durch die Nase ein und durch den leicht geöffneten Mund wieder aus. Schicke die einströmende Luft unter die Hände in den Brustkorb. Die Rippen öffnen sich zu den Seiten, nach vorne und hinten. Die Hände gleiten deutlich auseinander. Mit der Ausatmung strömt die Luft wieder hinaus, der Brustkorb senkt sich ab und verschmälert sich. Unterstütze diese Bewegung, indem du mit Händen sanft das Absinken der Rippen begleitest.

4-6-mal wiederholen.

Nutze diese Atmung für die weiteren Übungen.

LOW ABS I

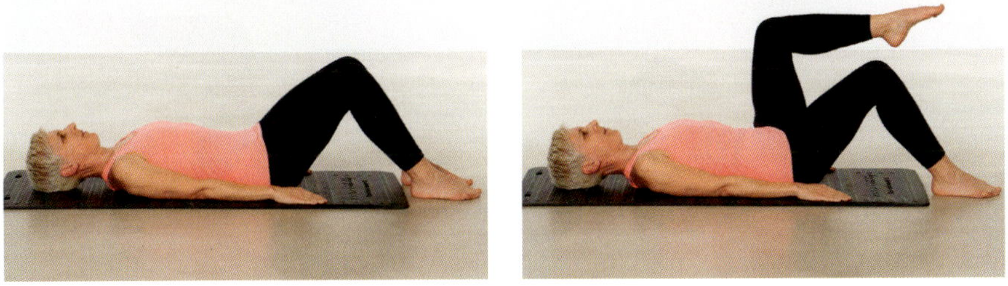

Ausgangsposition

Ausgangsposition ist eine neutrale Rückenlage.

Übungsbeschreibung

Mit der Ausatmung beugt die linke Hüfte und das linke Bein kommt in eine Tischposition. Drücke gleichzeitig den rechten Arm in den Boden. Mit der Einatmung senkst du den Fuß wieder ab. Wiederhole wechselseitig jeweils viermal. Das Becken bleibt stabil.

Viermal pro Seite wiederholen.

LOW ABS II

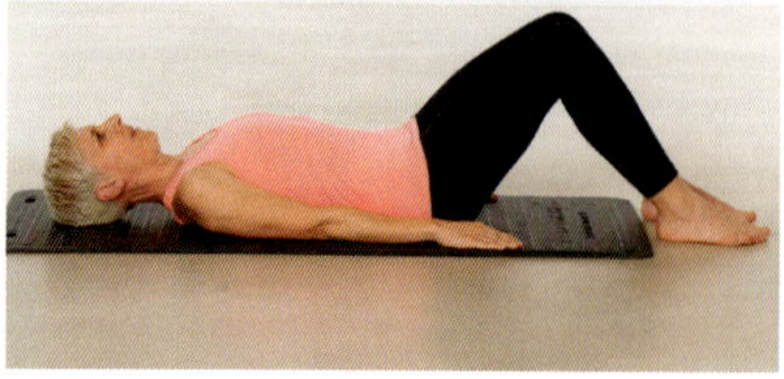

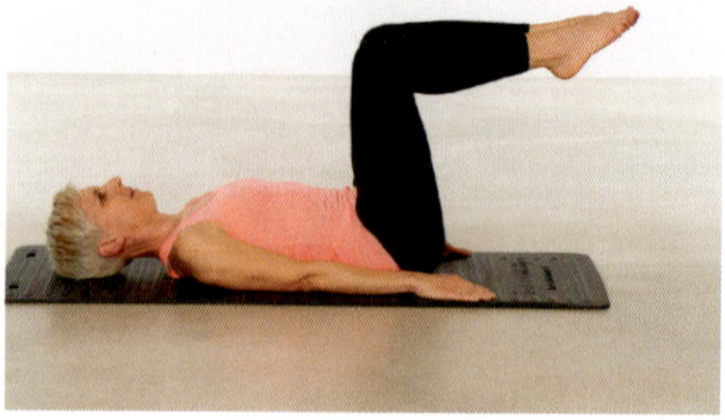

Übungbeschreibung

Bei den „Low Abs II" kommen beide Beine gleichzeitig in die Tischposition und mit der nächsten Ausatmung gleichzeitig zurück auf den Boden. Beide Handflächen drücken während des Anhebens in den Boden.

4-6-mal wiederholen.

BRIDGE

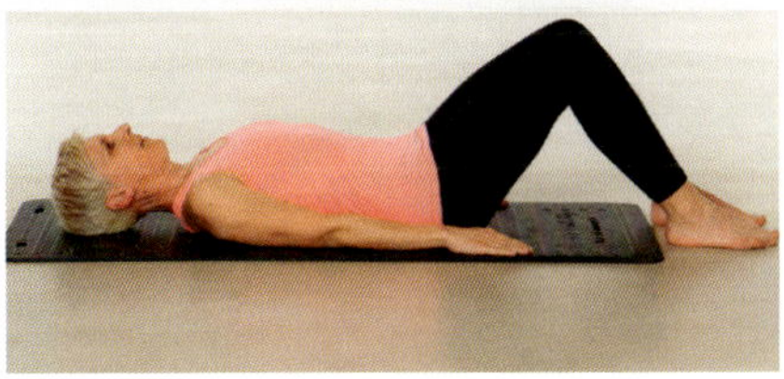

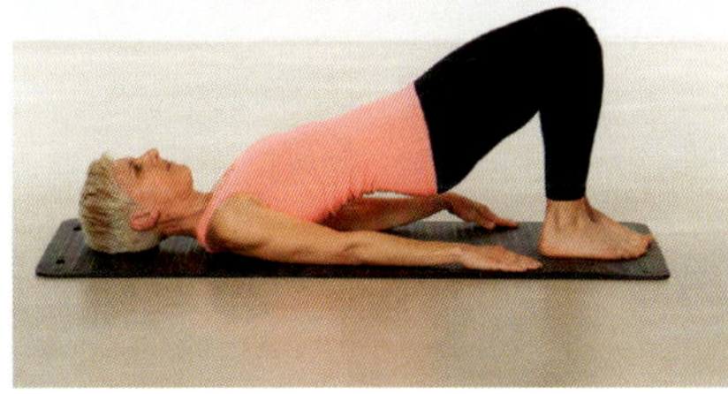

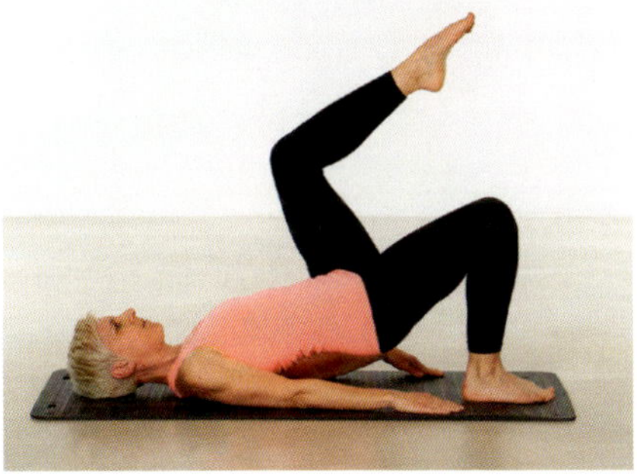

Ausgangsposition

Ausgangsposition ist eine neutrale Rückenlage.

Übungsbeschreibung

Stelle die Füße etwas näher an das Gesäß. Mit der Ausatmung rolle, vom Becken beginnend, in die Schulterbrücke. Oben auf dem Schultergürtel angekommen, verlagere ausatmend das Gewicht auf das rechte Bein, schiebe den rechten Arm in den Boden und bringe das linke Knie zum Körper.

Wiederhole wechselseitig jeweils viermal. Das Becken bleibt stabil.

KOMBINATION: CURL-DOWN – EXTENSION DER BRUSTWIRBELSÄULE

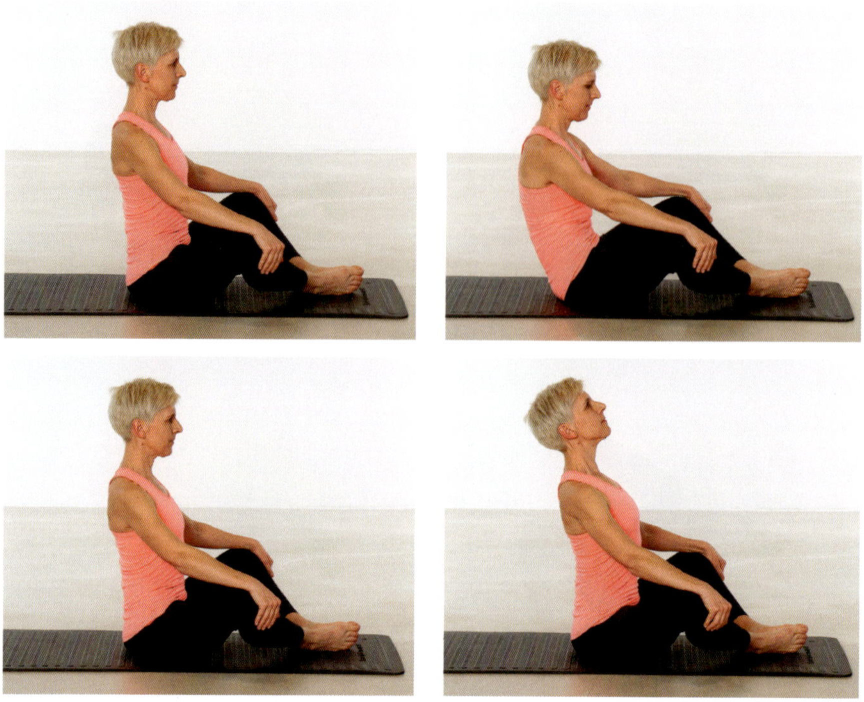

Ausgangsposition

Du startest im Diamantsitz.

Übungsbeschreibung

Mit der Ausatmung kippe das Becken nach hinten. Die Lendenwirbelsäule kommt in eine Flexion. Einatmend richte das Becken wieder auf und strecke dann das Brustbein nach vorne oben, sodass die Brustwirbelsäule in eine Extension kommt. Nutze die Hände, um die Extension zu vergrößern.

Die ganze Kombination 4-6-mal wiederholen.

Als Variation füge kleine Federungen in der jeweiligen Endposition hinzu.

Z-SITZ/MERMAID

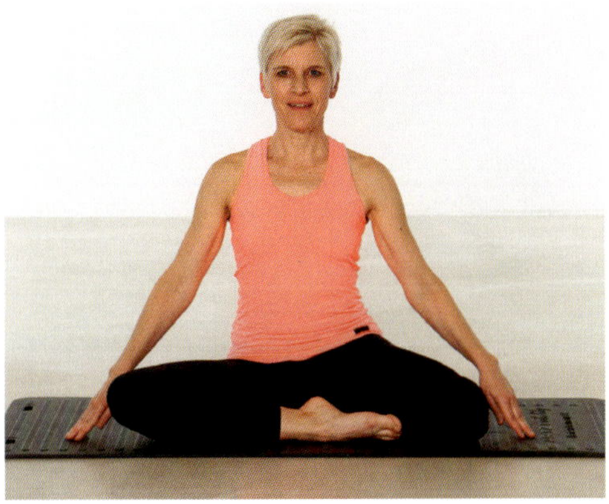

Test: Gehe in den Z-Sitz. Das rechte Bein ist vorne, das linke hinten. Merke dir, wie beweglich die linke Hüfte in der Innenrotation ist und wie komfortabel sich die Position anfühlt.

Operate: Opposing Joints

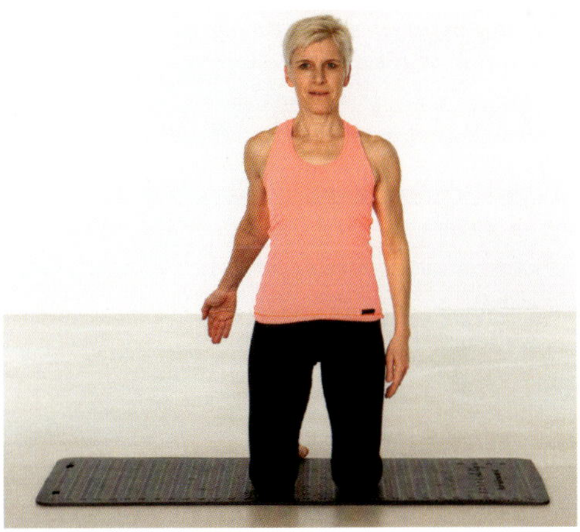

Übungsbeschreibung
Wechsle in den Kniestand. Rotiere den rechten Arm nach außen, federe einige Male nach. Halte die Außenrotation und strecke den Arm nach hinten (Extension). Auch hier federe einige Male. Halte die Endposition und führe den Arm hinter den Körper (Adduktion). Auch hier gib kleine Impulse in die Adduktion.

Re-Test: Komme zurück in den Z-Sitz und überprüfe den Unterschied in der linken Hüfte.

MERMAID

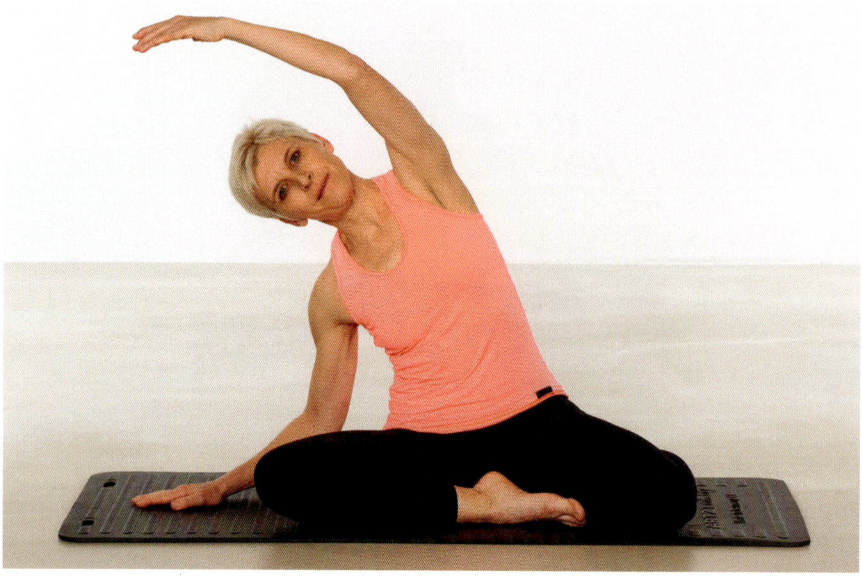

Übungsbeschreibung

Bleibe im Z-Sitz und beginne von hier mit einer Seitneigung nach rechts.

Wiederhole diese 6-8-mal.

Wiederhole alles auf der anderen Seite.

ASSISTED ROLL-UP

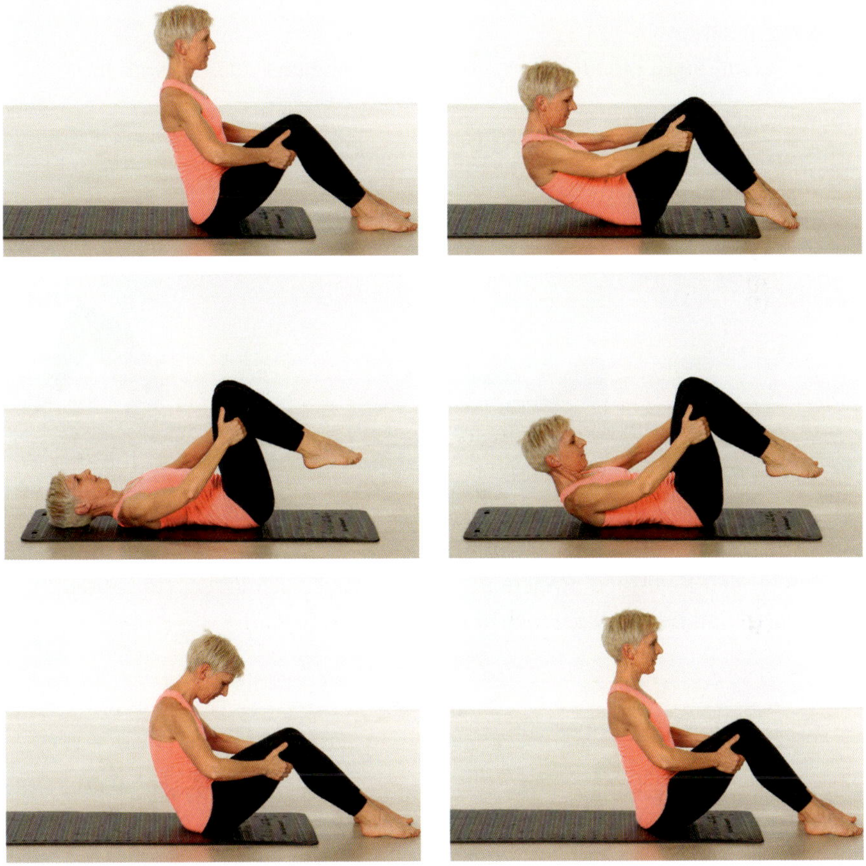

Ausgangsposition

Du sitzt aufrecht mit den Händen an den Beinrückseiten.

Übungsbeschreibung

Mit der Ausatmung kippe das Becken nach hinten und rolle langsam in Rückenlage. Hier atme ein, um mit der Ausatmung Kopf und Schultern aufzurollen. Das Gewicht der Beine sinkt in die Hände und dadurch rollst du bis in den Sitz auf. Der Blick ist dabei nach unten gerichtet.

4-6-mal wiederholen.

CLAM – KNIESTAND - LEG CIRCLE

Ausgangsposition

Für die „Clam" liegst du auf der rechten Seite. Die Beine sind angewinkelt.

Übungsbeschreibung

Öffne und schließe das linke Bein, die Füße halten dabei Kontakt.

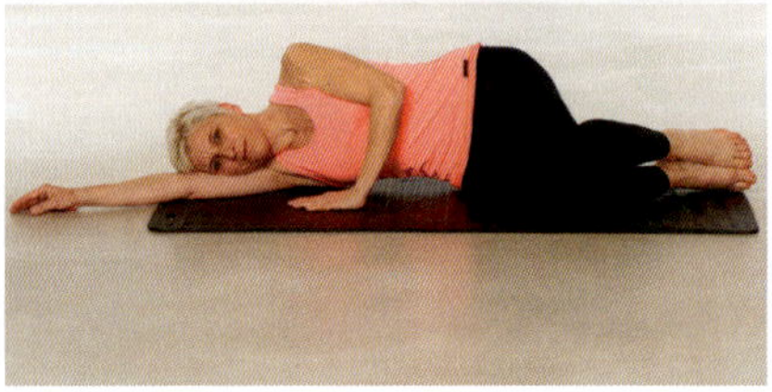

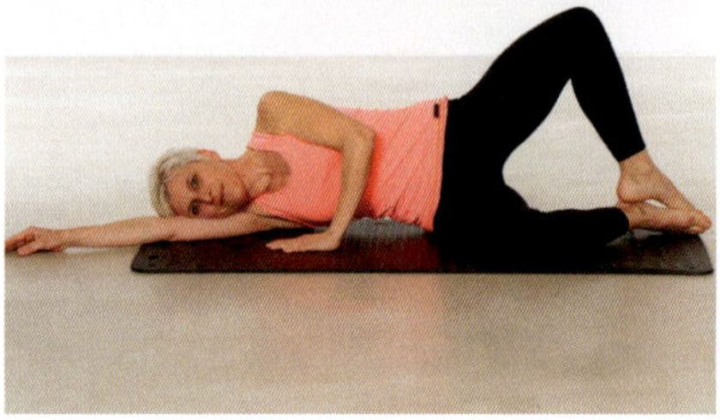

Wechsle in den Kniestand. Rotiere den rechten Arm nach innen, strecke den Arm nach hinten und beschreibe hier 8-10 Kreise nach innen.

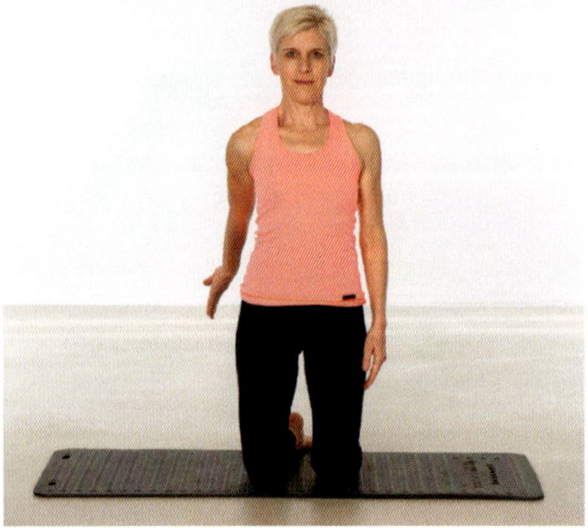

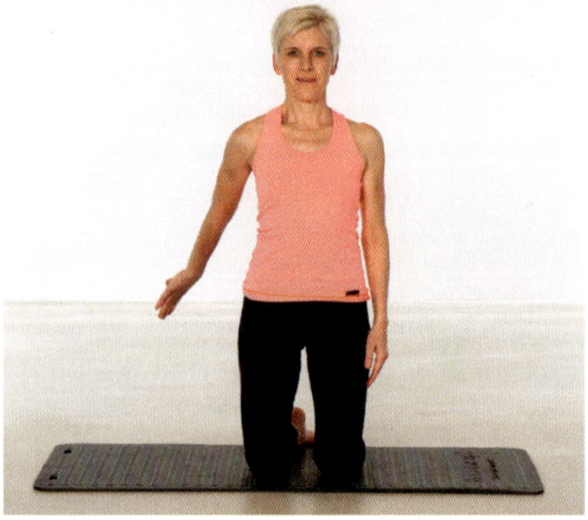

Dann komme in die Rückenlage und schließe 6-8 Leg Circles mit dem linken Bein an.

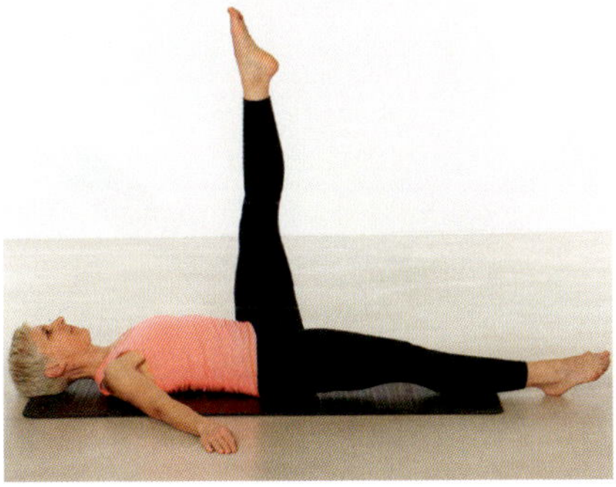

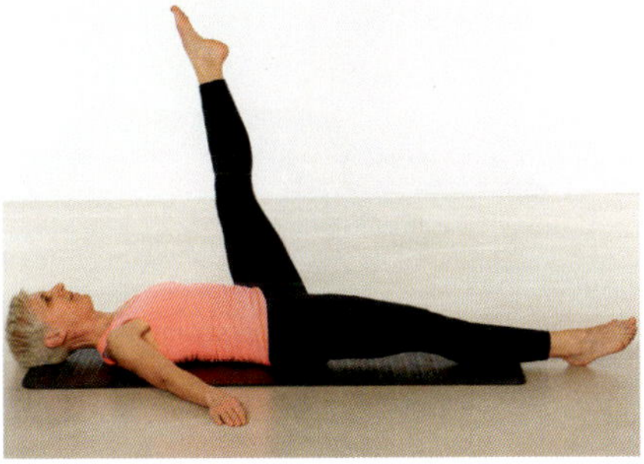

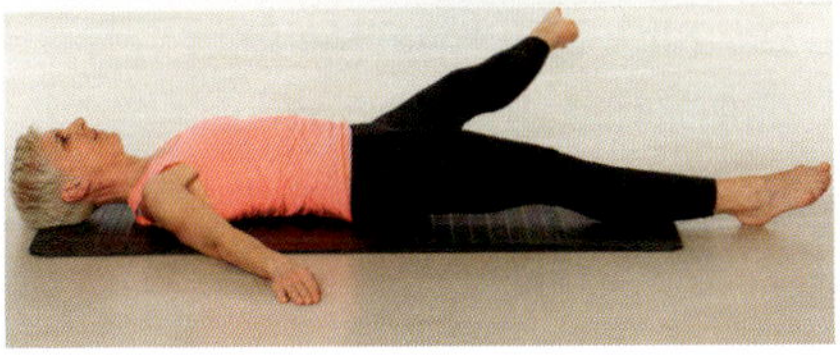

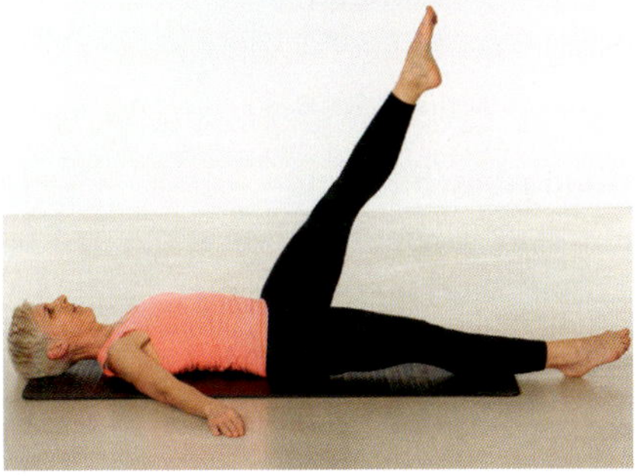

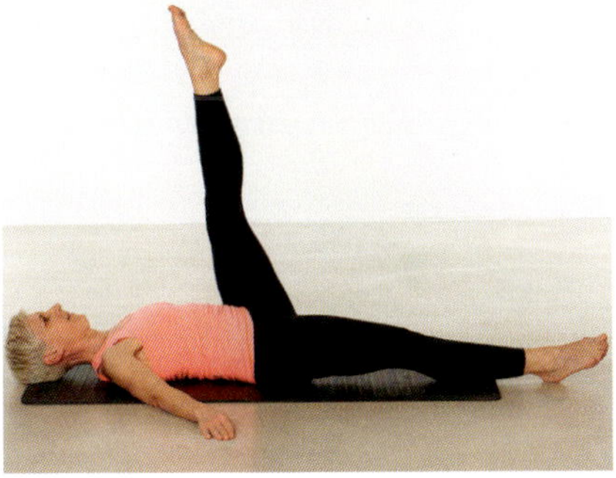

Wiederhole die ganze Serie auf der anderen Seite.

DOUBLE LEG STRETCH

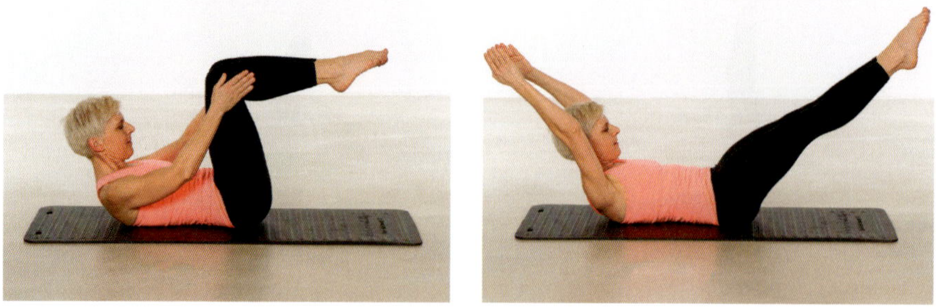

Ausgangsposition

Aus der neutralen Rückenlage rolle Kopf und Schultern auf. Die Hände sind an den Außenseiten der Knie.

Übungsbeschreibung

Mit der Ausatmung öffne Arme und Beine. Der Blick bleibt während des Öffnens auf die Bauchdecke gerichtet. Einatmend komme zurück in die Ausgangsposition.

Wiederhole 6-8-mal.

KOBRA

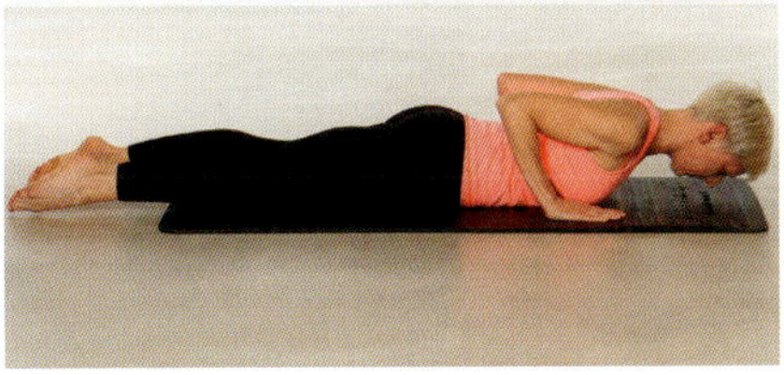

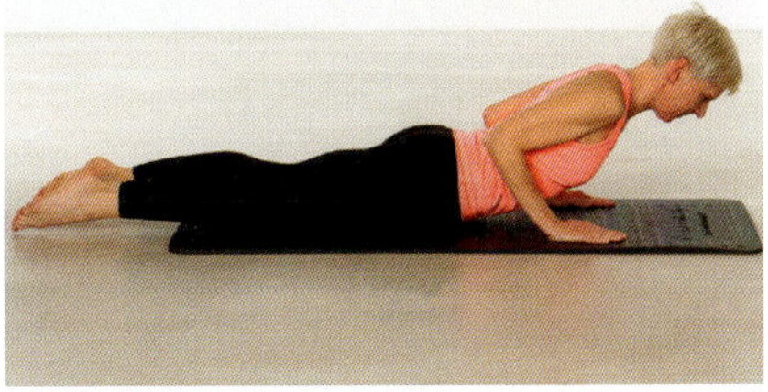

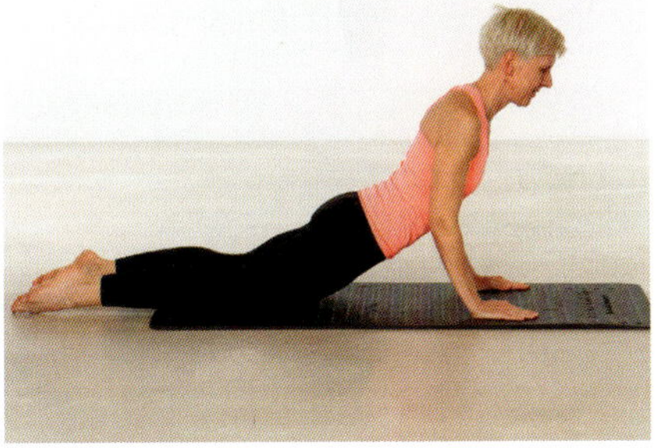

Ausgangsposition

In Bauchlage sind die Hände unter den Schultern aufgestützt.

Übungsbeschreibung

Von hier schiebe die Hände in den Boden und komme in eine leichte Extension der Brustwirbelsäule. Lasse jetzt 8-10-mal den Blick ruckartig unter die Augenbrauen schnellen, dann lasse den Blick oben und vergrößere die Extension. Beuge die Arme, lege den Oberkörper wieder ab und wiederhole das Aufrichten in die Streckung 4-6-mal.

STANDING ROLL-UP AND -DOWN

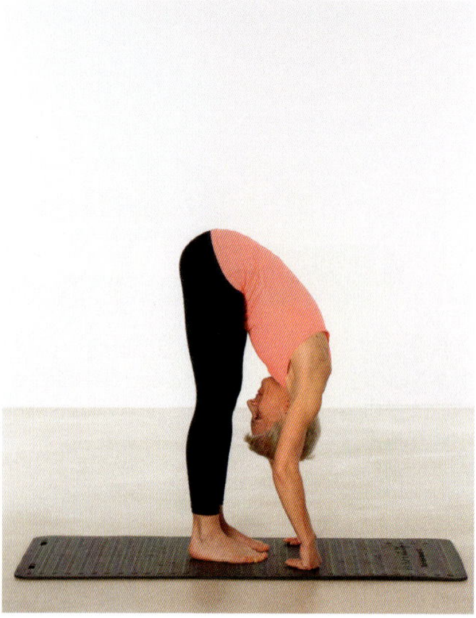

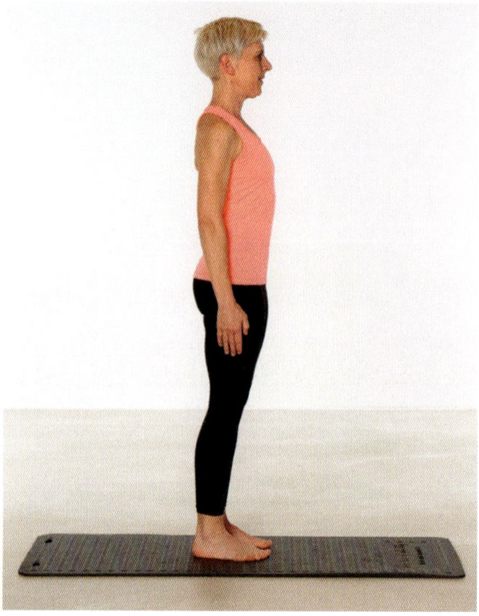

Ausgangsposition

Setze die Füße auf und lasse den Oberkörper entspannt hängen.

Übungsbeschreibung

Mit einer der nächsten Ausatmungen rolle Wirbel für Wirbel auf bis in den Stand. Mit der nächsten Ausatmung rolle die Wirbelsäule wieder nach unten ab.

Wiederhole 4-6-mal und bleibe dann im aufrechten Stand.

SINGLE LEG STANCE – AUSKLOPFEN – STANDWAAGE

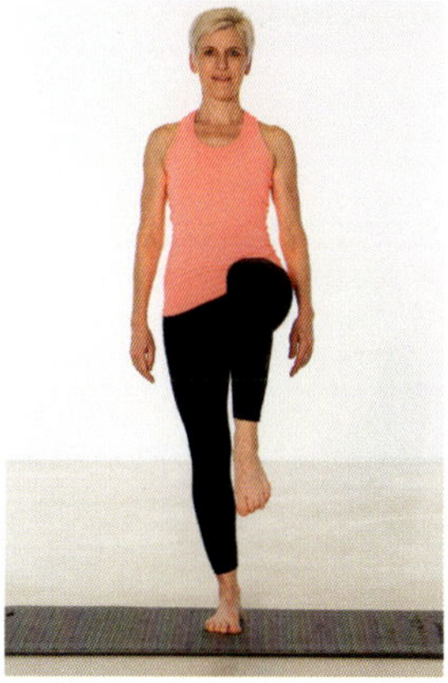
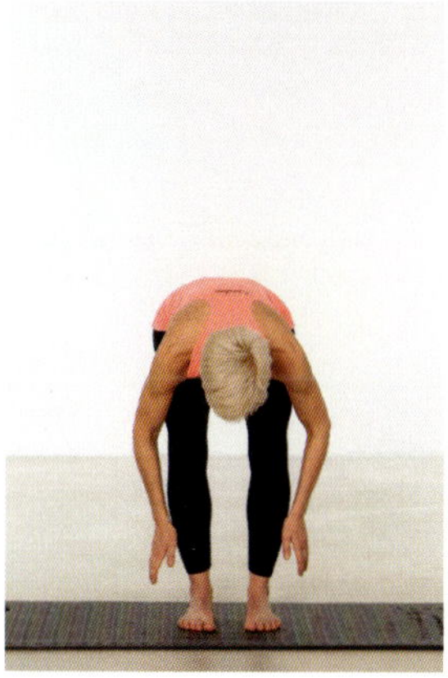
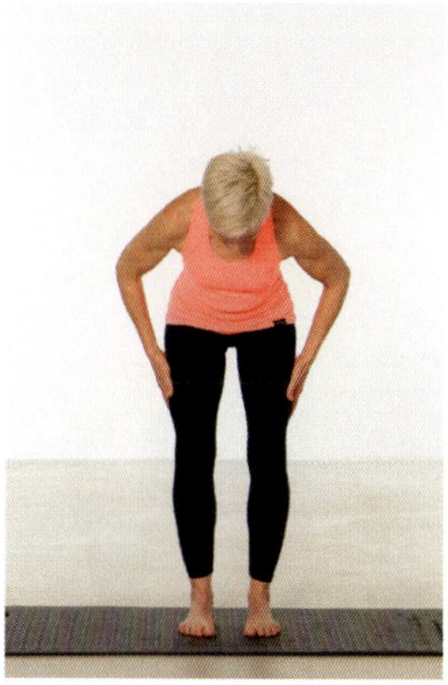

Übungsbeschreibung

Verlagere das Gewicht auf das rechte Bein und bringe das linke Knie zum Körper. Setze den Fuß wieder ab.

4-6-mal pro Seite wiederholen.

Klopfe die Beine kräftig aus.

Verlagere das Gewicht auf das rechte Bein und strecke das linke Bein nach hinten. Je weiter das linke Bein nach hinten oben zieht, desto mehr kippt der Oberkörper nach vorne bis in eine Standwaage. Komme wieder zurück in den Stand, indem du den Oberkörper wieder aufrichtest und das linke Bein wieder auf den Boden kommt.

4-6-mal pro Seite wiederholen.

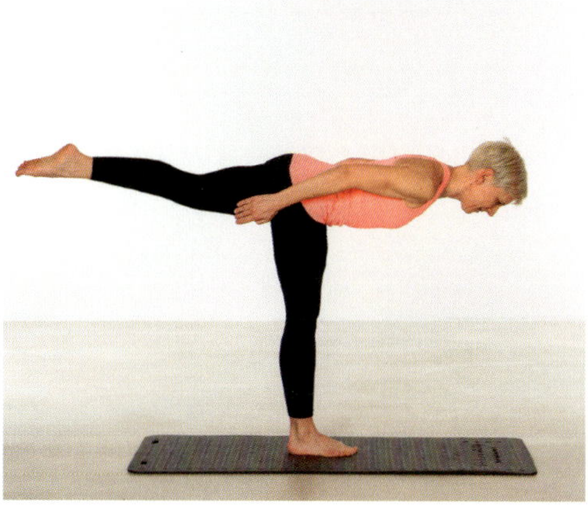

STANDING ROLL-DOWN

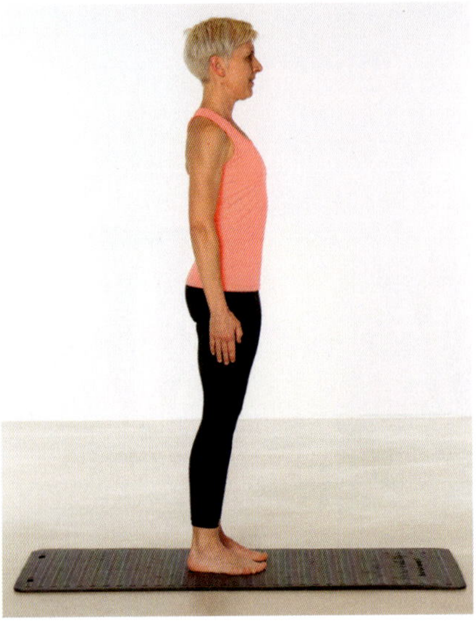

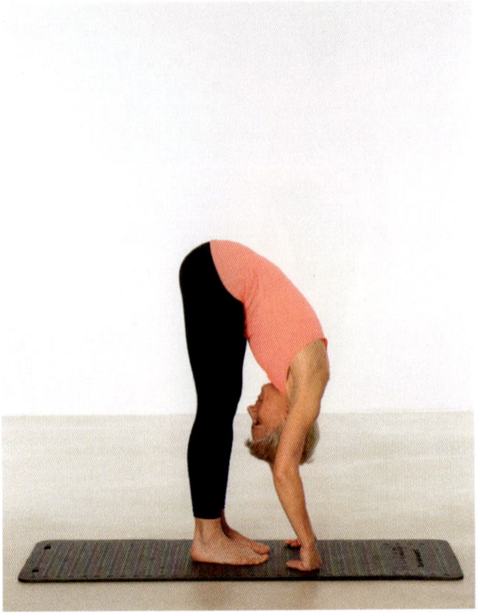

Übungsbeschreibung

Beende die Stunde mit einem Ab- und Aufrollen der Wirbelsäule.

11.3.2 BEISPIELSTUNDE 2

In dieser Stunde liegt der Schwerpunkt auf der Integration des OMR. Am Anfang der Stunde steht die Propriozeption im Vordergrund.

AUSKLOPFEN UND AUSSTREICHEN

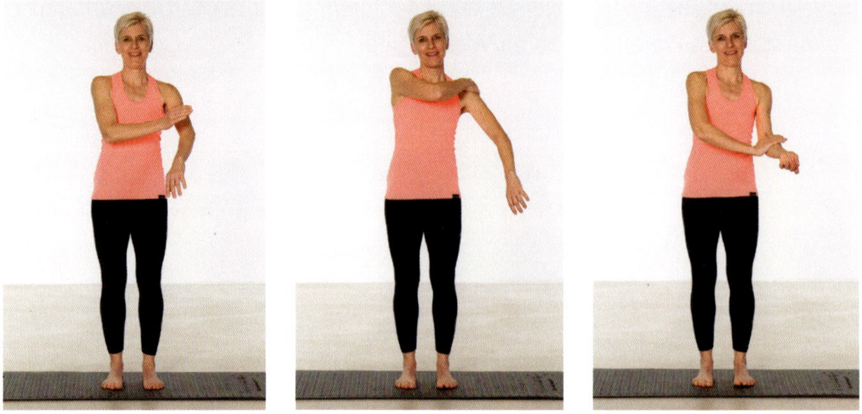

Ausgangsposition

Beginne das Training im Stand.

Übungsbeschreibung

Klopfe und streiche Arme und Beine aus. Klopfe mit der Handinnenfläche über die Außenseite des anderen Arms hoch und über die Innenseite wieder zurück zur Hand. Wiederhole auch in der Gegenrichtung. Das Handgelenk ist entspannt, das Klopfen passiert mit mittlerer Intensität und ist deutlich hörbar. Wechsle auf die andere Seite.

Nach demselben Prinzip klopfe und streiche die Beine aus.

Die Beine ausklopfen.

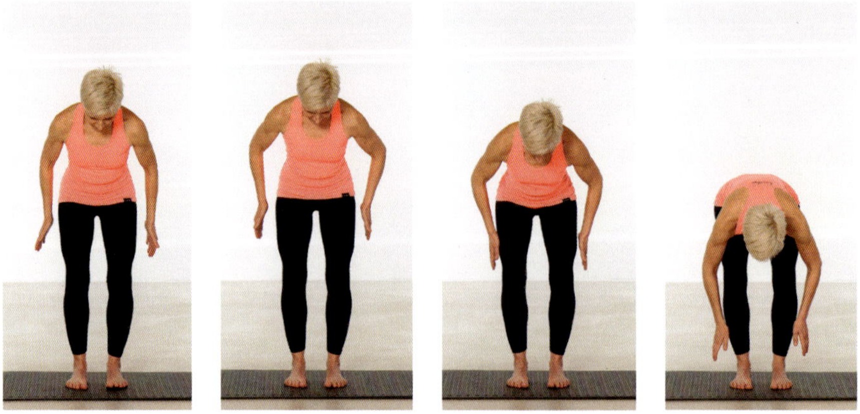

Die Beine ausstreichen.

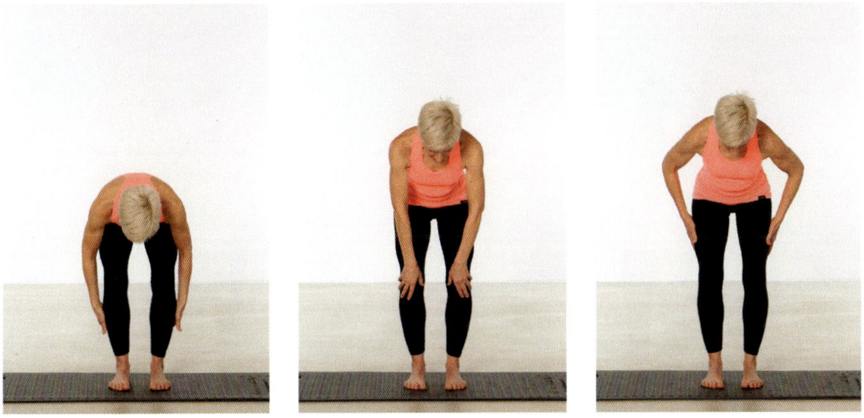

DIE BRUSTWIRBELSÄULE STRECKEN

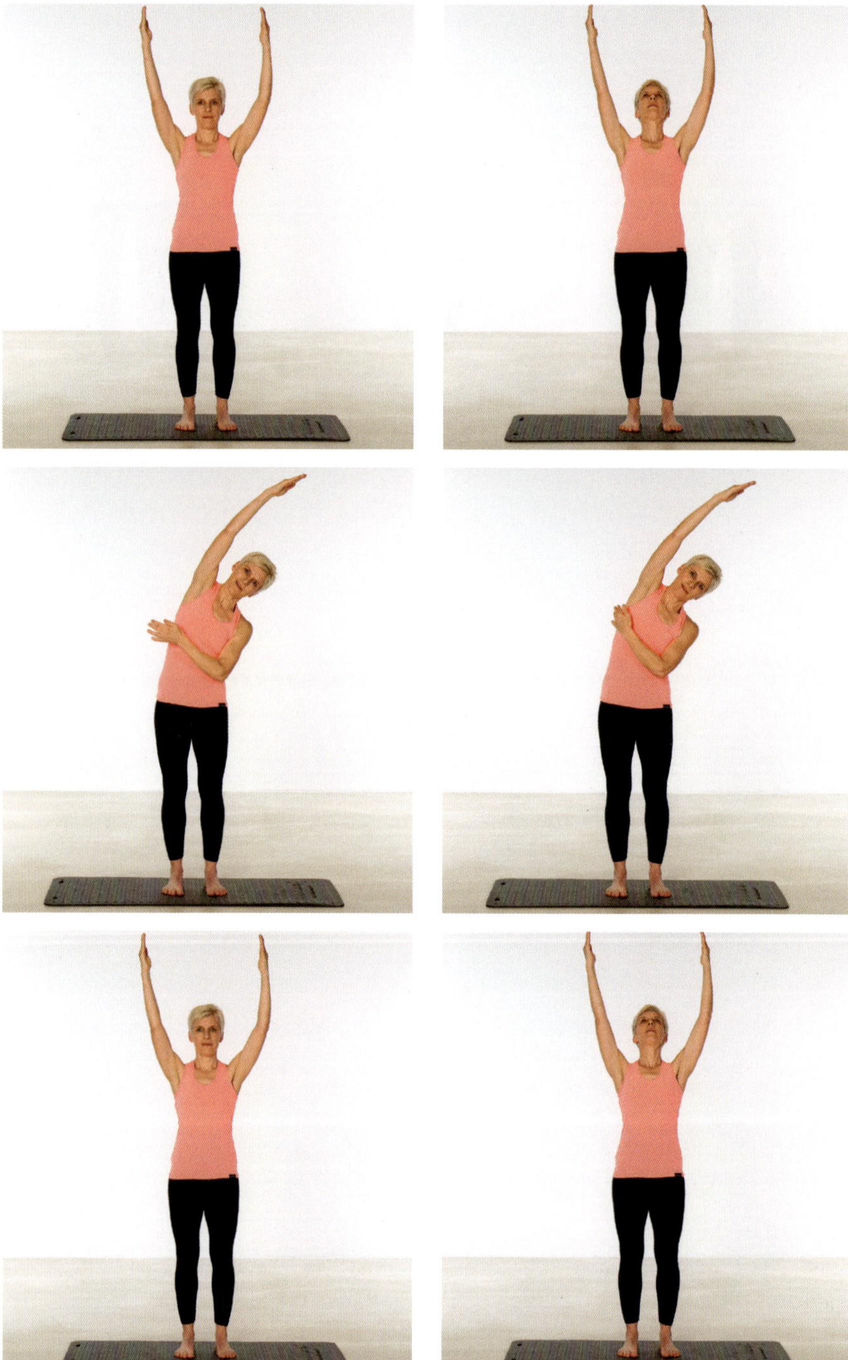

Ausgangsposition
Stehe aufrecht und bringe die Arme hoch in Richtung Decke.

Übungsbeschreibung
Von hier strecke die Brustwirbelsäule. Das Brustbein und der Blick gehen diagonal nach vorne oben. Lasse die unteren Rippenbögen gleichzeitig nach unten gleiten und halte das Becken stabil. Vermeide ein Hohlkreuz. Merke dir, wie weit die Extension geht und wie sich die Streckung anfühlt.

Lasse den rechten Arm oben und neige dich zur linken Seite. Klopfe mit der linken Hand die rechte Flanke von der Taille bis zur Achsel aus. Atme deutlich in die rechte Flanke, sodass die rechten Rippen sich weiten und nachgeben.

Bringe beide Arme wieder hoch und wiederhole die Streckung der Brustwirbelsäule und vergleiche das Ergebnis mit dem ersten Durchlauf.

Dann wiederhole die Seitneigung auf der anderen Seite.

STANDING ROLL-DOWN

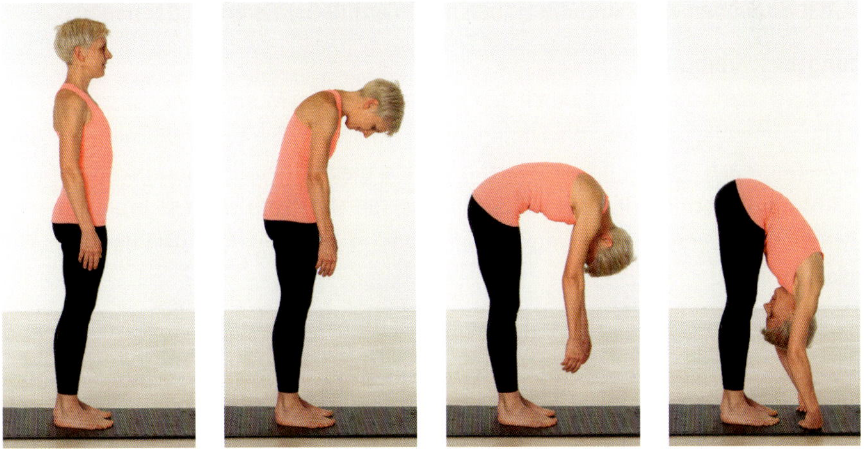

Ausgangsposition
Du stehst im aufrechten Stand, die Füße sind hüftgelenkweit geöffnet.

Übungsbeschreibung
Rolle die Wirbelsäule ab. Nutze dafür die Ausatmungen und rolle nur so lange ab, wie ein Ausatemzug dauert. Komme auf dieselbe Weise wieder hoch.

2-4-mal wiederholen.

BRUSTKORBATMUNG

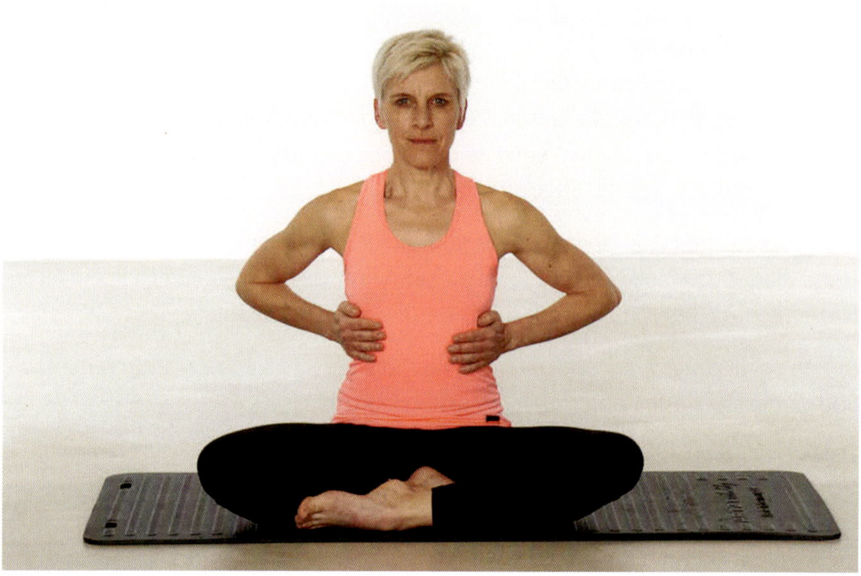

Ausgangsposition

Du sitzt im Schneidersitz und die Hände liegen auf den unteren Rippenbögen.

Übungsbeschreibung

Atme durch die Nase ein und durch den leicht geöffneten Mund wieder aus. Schicke die einströmende Luft unter die Hände in den Brustkorb. Die Rippen öffnen sich zu den Seiten, nach vorne und hinten. Die Hände gleiten deutlich auseinander. Mit der Ausatmung strömt die Luft wieder hinaus, der Brustkorb senkt sich ab. Unterstütze diese Bewegung, indem du mit den Händen sanft das Absinken der Rippen begleitest.

TWIST

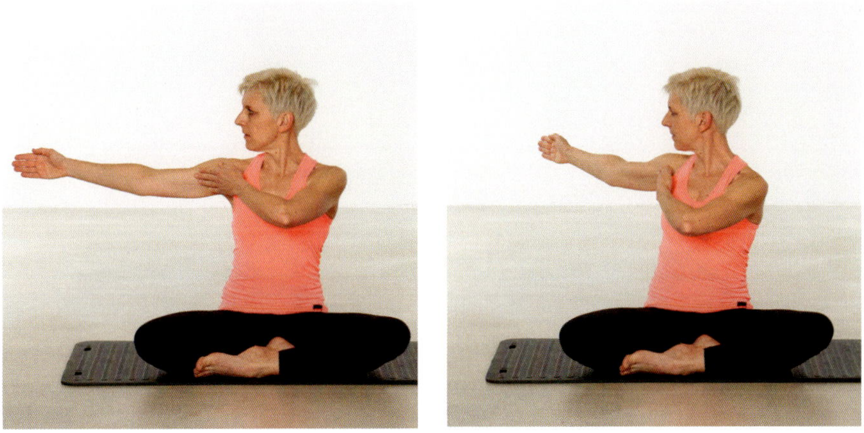

Ausgangsposition

Bleibe im Schneidersitz und öffne den rechten Arm zur Seite. Die linke Hand legst du auf das rechte Schlüsselbein.

Übungsbeschreibung

Atme ein und rotiere nach rechts. Die linke Hand schiebt sanft das Schlüsselbein nach rechts und streicht über die Schulter hinweg, um die Rotation zu vergrößern. Mit der Ausatmung komme wieder zurück.

Wiederhole 6-8-mal. Danach federe in die Rotation.

SAW

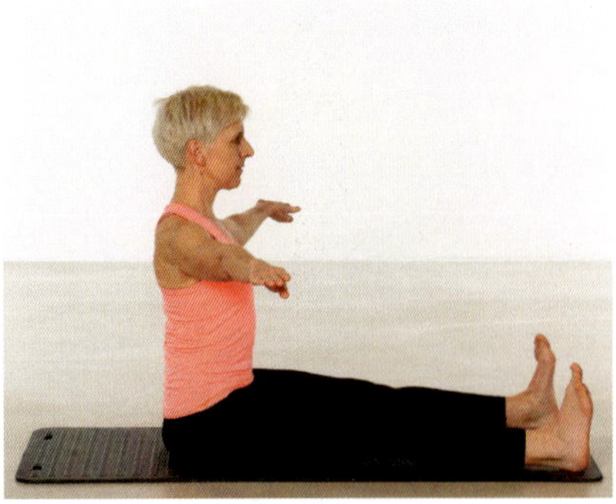

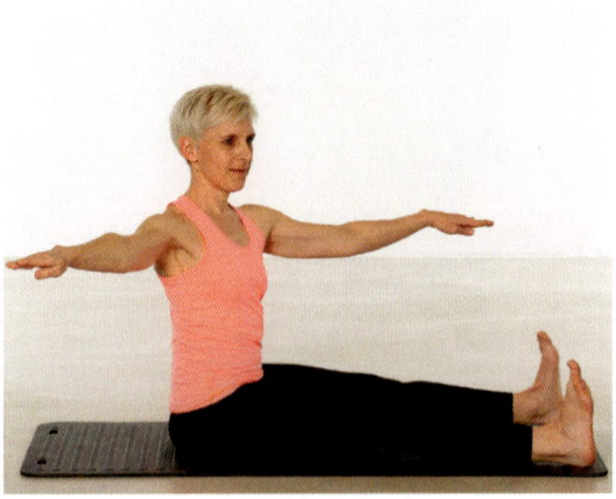

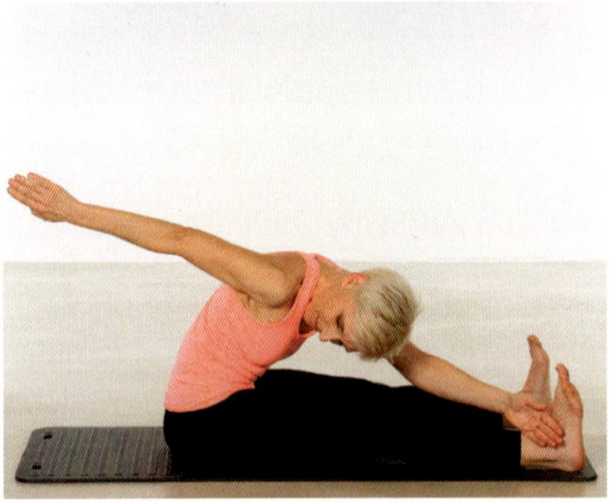

Ausgangsposition

Du sitzt im Langsitz mit schulterbreit geöffneten Füßen, die Arme sind auf Schulterhöhe zur Seite gestreckt.

Übungsbeschreibung

Mit der Einatmung rotiere den Oberkörper nach rechts. Mit der Ausatmung beuge die Wirbelsäule. Der vordere Arm zieht am rechten Fuß vorbei, der hintere Arm ist nach innen rotiert und nach hinten gestreckt. Der Blick geht nach rechts unten in Richtung der rechten Hand und unterstützt so die Flexion der Wirbelsäule, die Flexion des linken Arms und die Extension des rechten Arms.

Wiederhole viermal pro Seite.

ROLL-DOWN

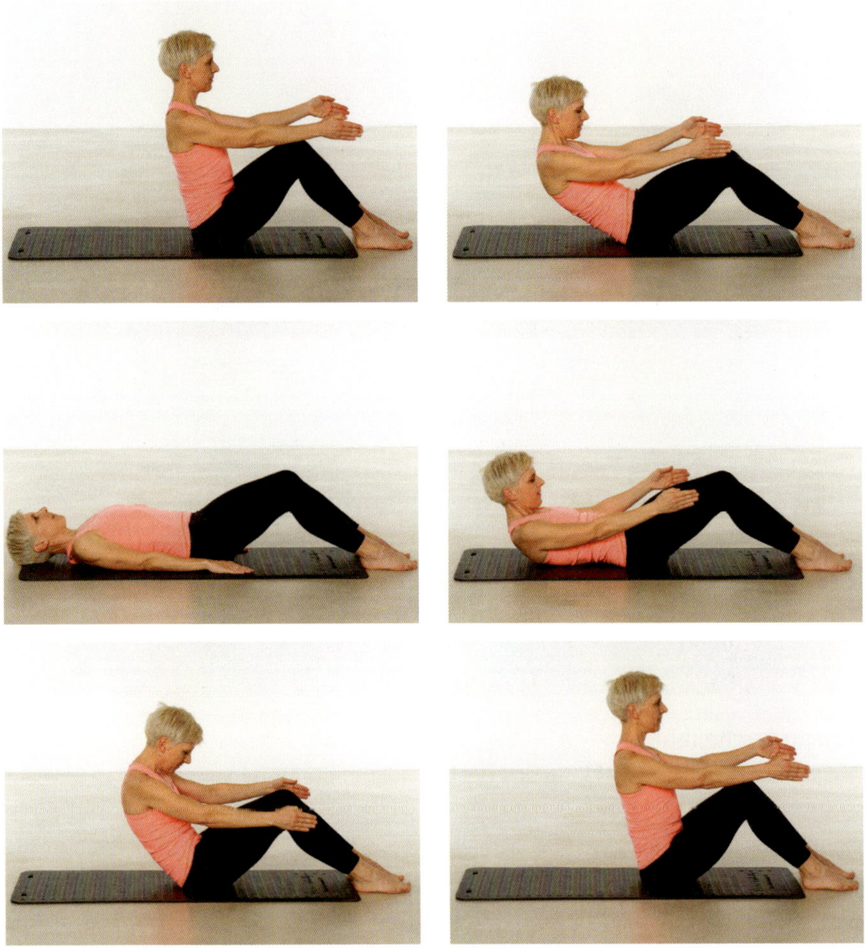

Ausgangsposition

Starte im Sitz mit aufgestellten Füßen.

Übungsbeschreibung

Mit der Ausatmung kippe das Becken nach hinten und rolle die Wirbelsäule segmental ab bis in Rückenlage. Hier atme ein und rolle auf dem gleichen Weg wieder auf in den Sitz. Halte den Blick während der Rollbewegung nach unten gerichtet.

6-8-mal wiederholen.

ROLLING LIKE A BALL

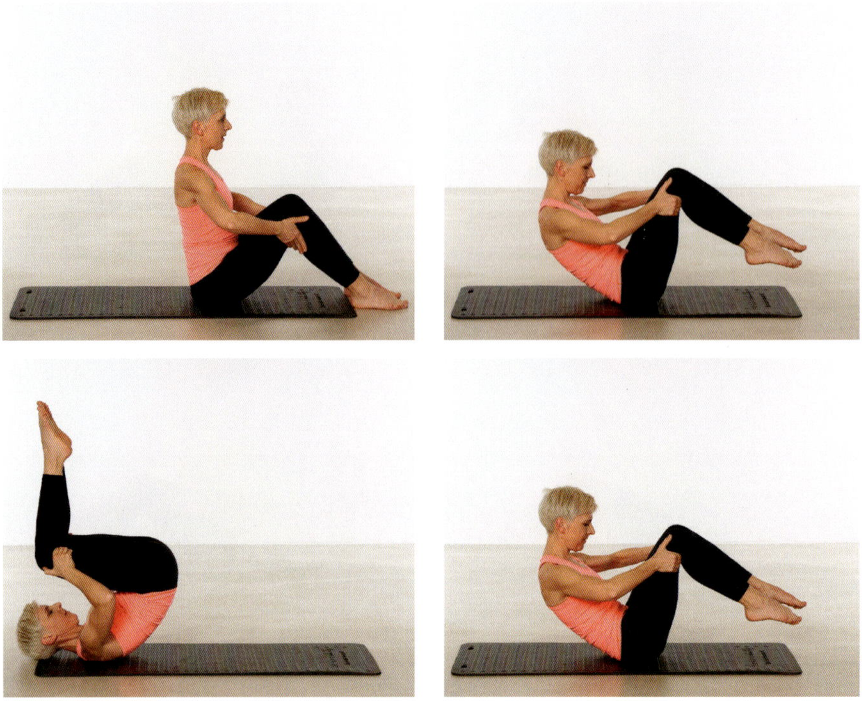

Übungsbeschreibung

Aus dem aufrechten Sitz kippe das Becken nach hinten und verlagere das Gewicht so weit hinter die Sitzbeinhöcker, dass die Füße sich vom Boden lösen und du in einen Schwebesitz kommst. Die Wirbelsäule ist gebeugt und der Blick nach unten gerichtet. Atme ein und rolle bis auf den Schultergürtel. Mit der Ausatmung rolle wieder zurück bis in den Schwebesitz.

Rolle 6-8-mal. Halte während der gesamten Übung den Blick nach unten und die Wirbelsäule in einer C-Form.

SIDE KICK SERIES

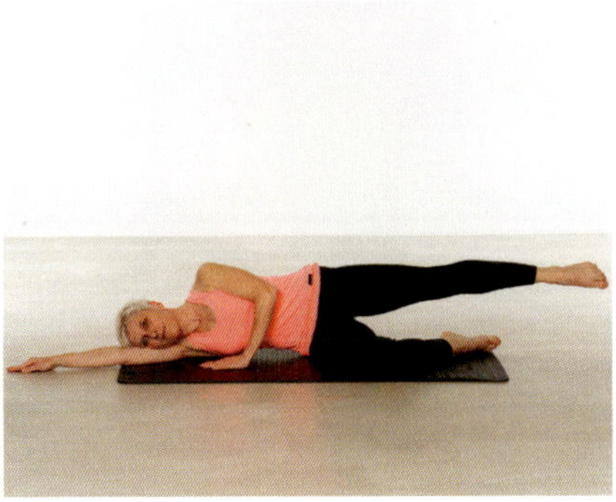

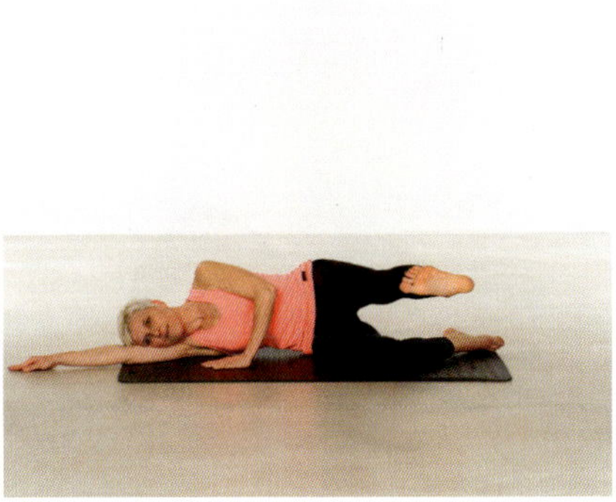

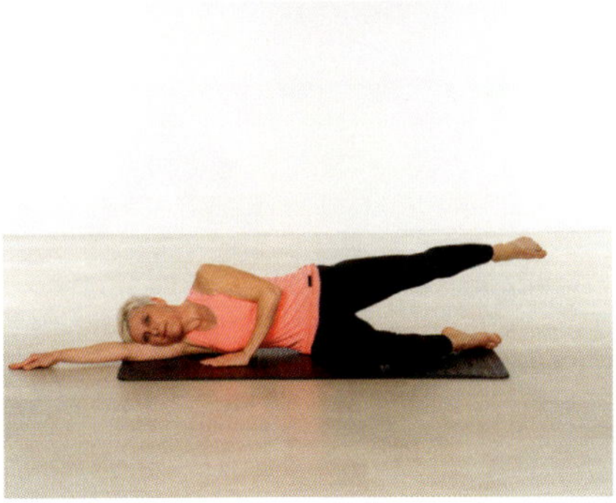

Ausgangsposition
Du bist in der Seitenlage.

Übungsbeschreibung
Mit der Einatmung beuge das obere Bein aus der Hüfte nach vorne und bringe es mit der Ausatmung hinter den Körper in die Hüftstreckung.

8-10-mal wiederholen.

Schließe direkt Kreise nach innen an: Das obere Bein ist nach hinten gestreckt, in Innenrotation und beschreibt Kreise nach innen.

8-10-mal wiederholen. Danach wiederhole beide Übungen auf der anderen Seite.

Hinweis: Die Beinkreise bereiten die Armkreise in der folgenden Übung vor (Opposing Joints).

ARM CIRCLE

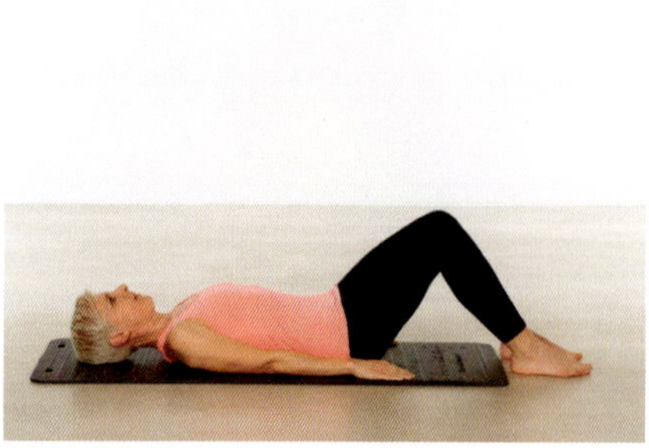
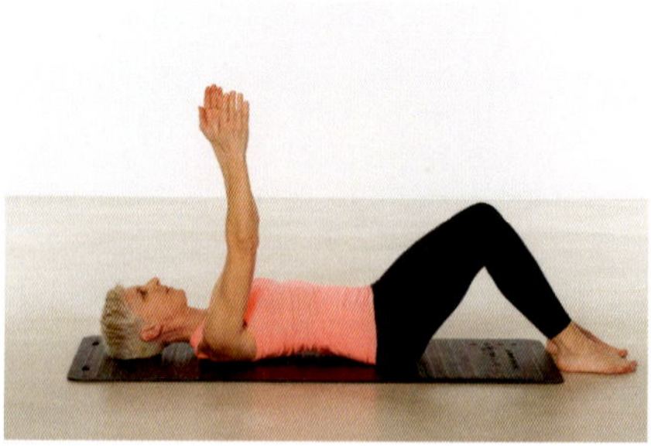
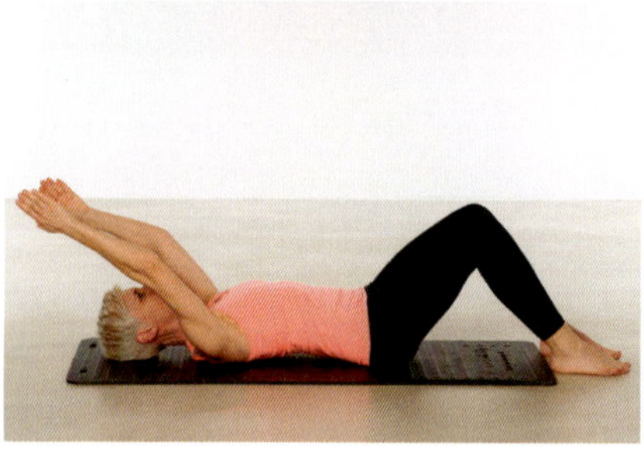
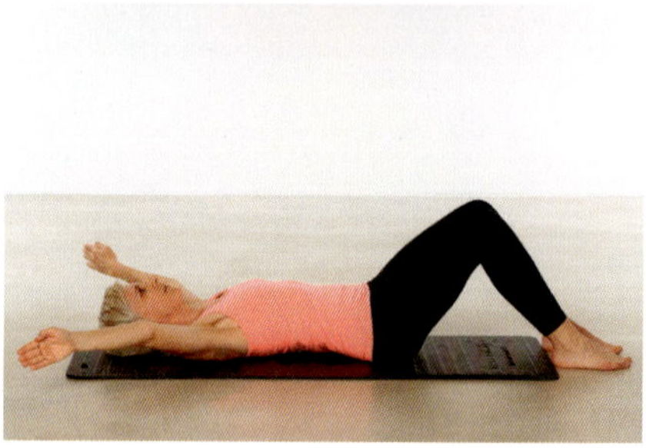
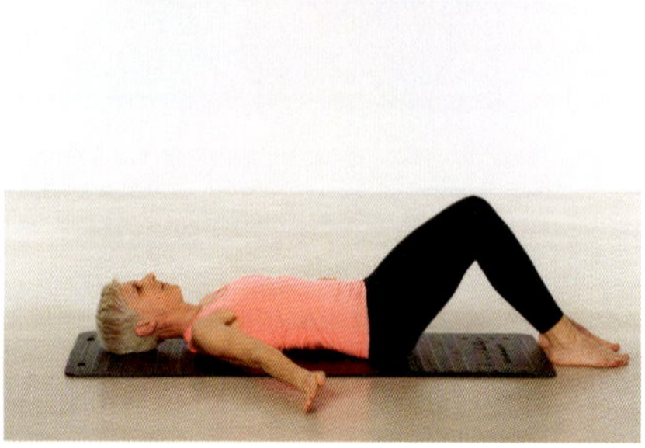

Ausgangsposition

Komme in eine neutrale Rückenlage mit aufgestellten Füßen. Die Arme liegen parallel zum Körper am Boden.

Übungsbeschreibung

Mit der Ausatmung bringe die Arme nach oben und hinten. Achte darauf, dass die hinteren Rippen den Kontakt zum Boden halten. Vermeide ein Aufbrechen der Rippenbögen. Einatmend führe die Arme über außen wieder in die Ausgangsposition.

4-6-mal wiederholen.

ROLL-OVER

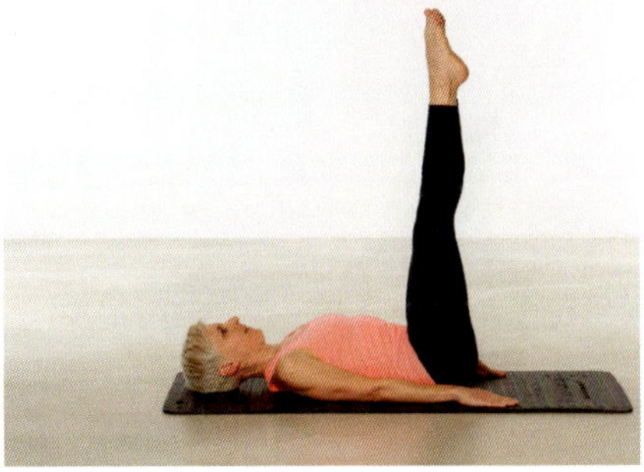
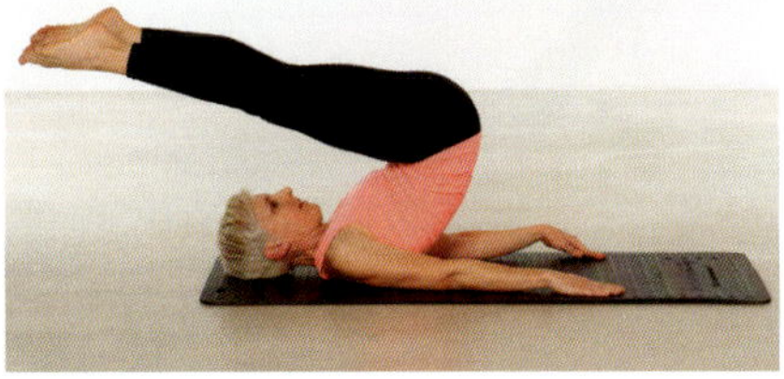
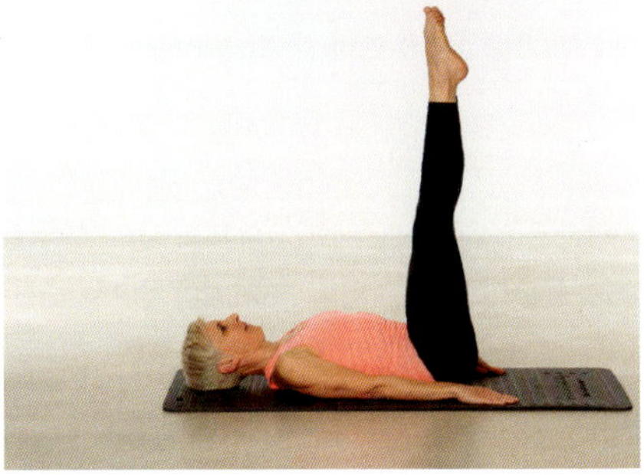

Ausgangsposition

Du bist in Rückenlage, die Arme sind parallel zum Körper am Boden und die Beine zur Decke gestreckt.

Übungsbeschreibung

Mit der Ausatmung ziehen die Füße nach hinten und du rollst bis auf den Schultergürtel über. Mit der nächsten Ausatmung rolle kontrolliert wieder zurück in die Ausgangsposition. Während des Überrollens ist der Blick nach unten gerichtet und unterstützt die Flexion der Wirbelsäule. Während des Zurückrollens ist der Blick nach oben gerichtet und bremst so die Bewegung ab.

4-6-mal wiederholen.

SINGLE STRAIGHT LEG STRETCH

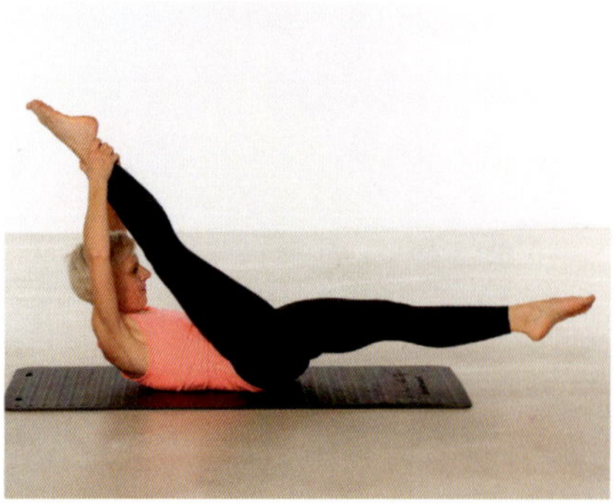

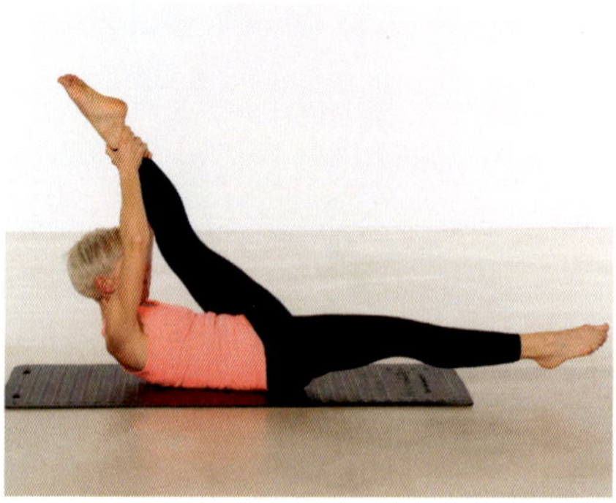

Ausgangsposition

Kopf und Schultergürtel sind aufgerollt. Das rechte Bein ziehst du gestreckt zum Körper. Das linke Bein ist nach vorne gestreckt.

Übungsbeschreibung

Federe 8-10-mal das rechte Bein zum Körper. Der Blick geht dabei nach links. Wechsle auf die andere Seite. Wird das linke Bein zum Körper gezogen, geht der Blick nach rechts. Der Blick unterstützt die Beugung in der gegenüberliegenden Hüfte.

SWIMMER

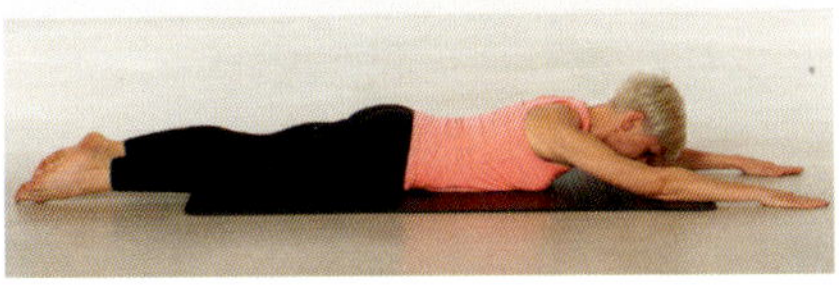

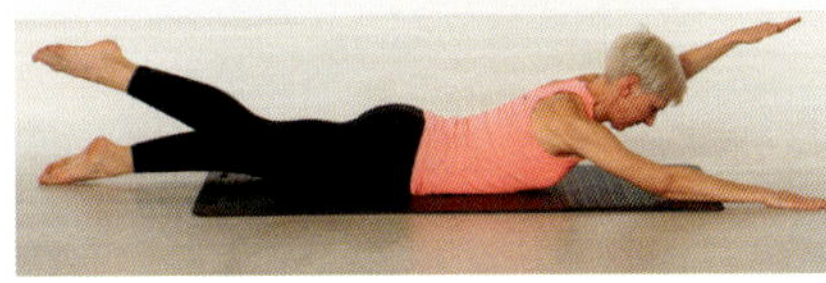

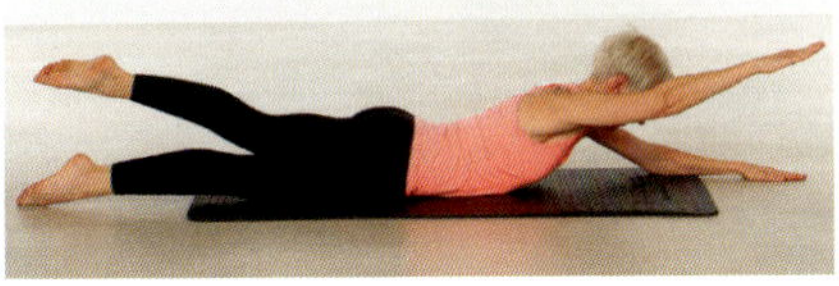

Ausgangsposition

Du liegst auf dem Bauch und schiebst den rechten Arm und das linke Bein in den Boden.

Übungsbeschreibung

Federe 8-10-mal mit dem linken Arm und dem rechten Bein nach oben. Der Blick geht nach rechts und unterstützt die Extension im rechten Hüftgelenk und die Flexion im linken Schultergelenk.

Wiederhole auf der anderen Seite.

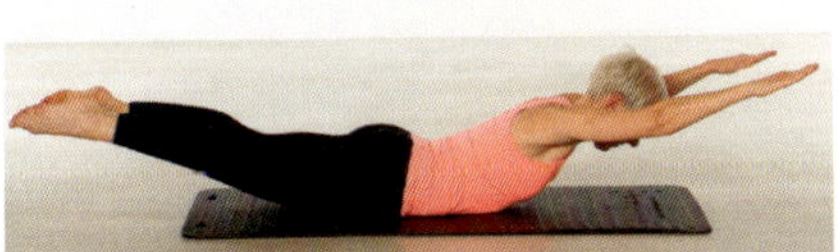

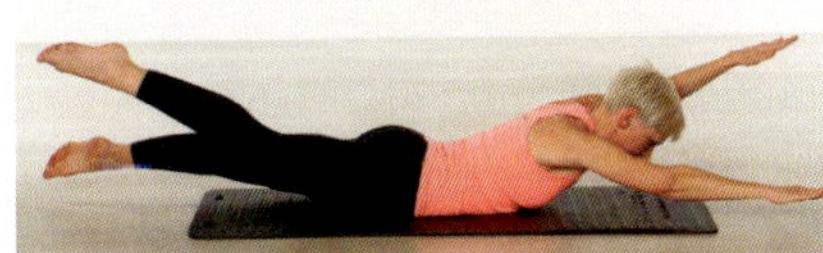

Im Anschluss strecke die Wirbelsäule, sodass Arme und Bein sich der Länge nach vom Boden lösen. Aus dieser Position fangen Arme und Bein an, gegengleich zu paddeln. Während des Bewegungsablaufs ist der Blick nach oben zu den Augenbrauen gerichtet und unterstützt so die Extension der Wirbelsäule.

STRETCHING DOG

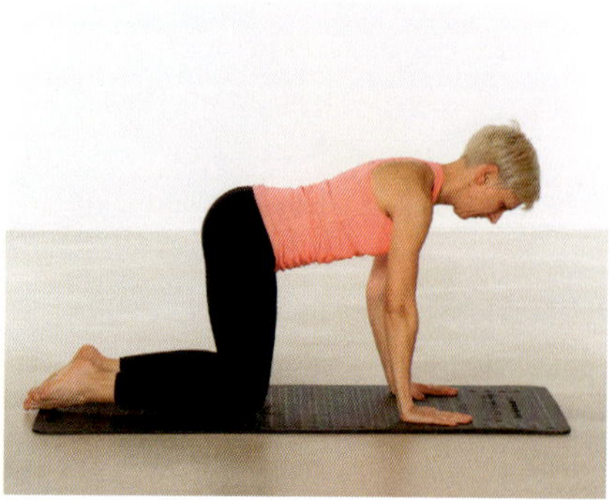

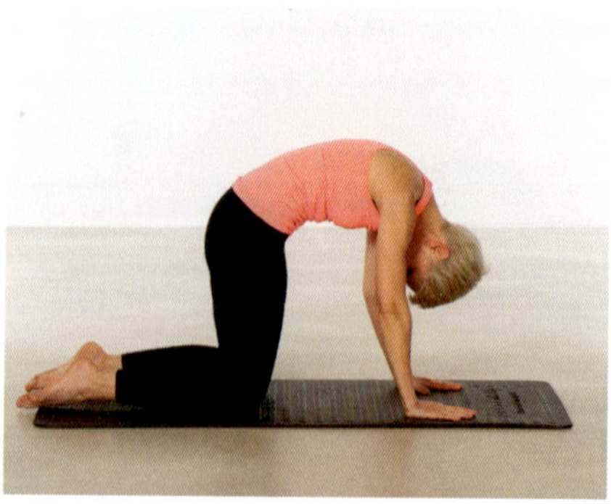

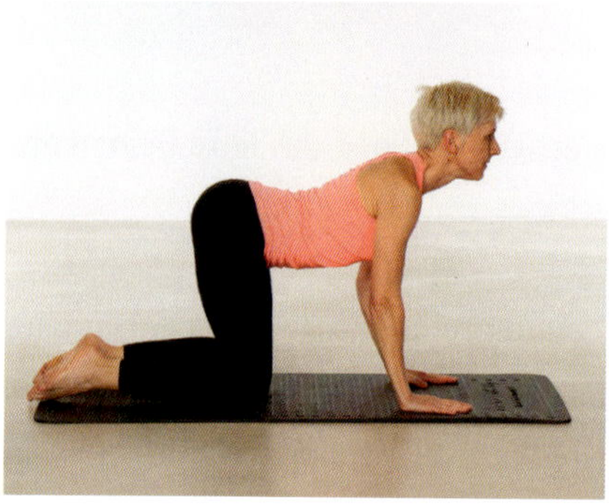

Ausgangsposition

Komme in den Vierfüßlerstand.

Übungsbeschreibung

Schiebe Hände und Knie in den Boden, um den Rücken zu runden, der Blick geht zur Bauchdecke. Dann strecke die Wirbelsäule, indem du Steißbein und Scheitelpunkt voneinander wegbewegst. Der Blick geht nach oben unter die Augenbrauen.

LIEGESTÜTZPOSITION

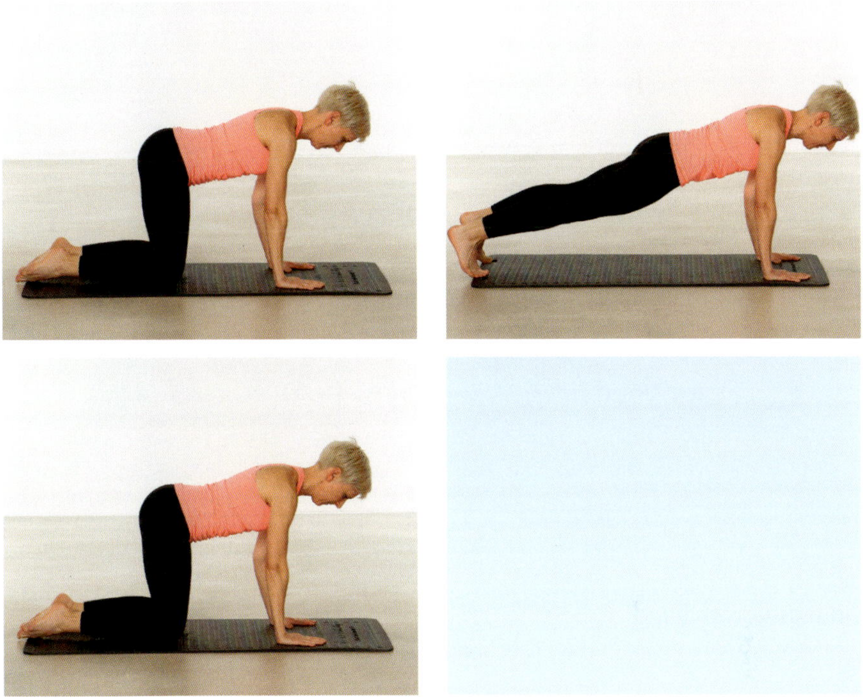

Ausgangsposition

Bleibe im Vierfüßlerstand.

Übungsbeschreibung

Ausatmend setzt du die Füße nacheinander in die Liegestützposition. Mit der nächsten Ausatmung kommst du zurück in die Ausgangsposition und wiederholst die Übung, mit dem anderen Bein beginnend.

REST POSITION

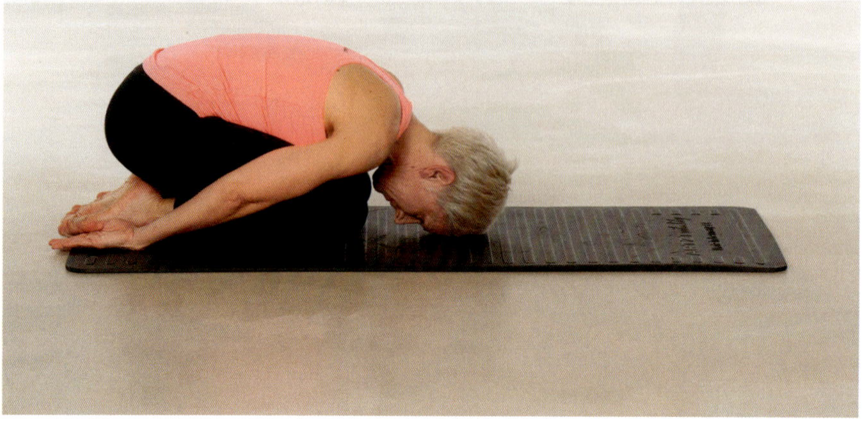

Übungsbeschreibung

Zum Abschluss komme in die Päckchenposition und entspanne.

ANHANG

1 LITERATURVERZEICHNIS

Allen, J. S., Damasio, H. & Grabowski, T. J. (2002, Juli 11). *Normal neuroanatomical variation in the human brain: An MRI-volumetric study.* https://onlinelibrary.wiley.com/doi/10.1002/ajpa.10092

Ärzteblatt, D. Ä. G., Redaktion Deutsches. (1999, April 9). Wieviel Auge braucht der Sport? *Deutsches Ärzteblatt.* https://www.aerzteblatt.de/archiv/16477/Wieviel-Auge-braucht-der-Sport

Bryson, B. (2020). *Eine kurze Geschichte des menschlichen Körpers* (S. Vogel, Übers.; Deutsche Erstausgabe Edition). Goldmann Verlag.

Eckstut, A. & Eckstut, J. (2020). *What Is Color?* Abrams.

Fullerton, H. S. (2006). FROM THE ARCHIVE Why Babe Ruth is the greatest home-run hitter. *Popular Science.* https://www.popsci.com/scitech/article/2006-10/archive-why-babe-ruth-greatest-home-run-hitter/

Green, L. A. & Gabriel, D. A. (2018). The cross education of strength and skill following unilateral strength training in the upper and lower limbs. *Journal of Neurophysiology, 120* (2), 468-479. https://doi.org/10.1152/jn.00116.2018

Herculano-Houzel, S. (2009a). The human brain in numbers: A linearly scaled-up primate brain. *Frontiers in Human Neuroscience, 3.* https://doi.org/10.3389/neuro.09.031.2009

Herculano-Houzel, S. (2009b, August 5). *The human brain in numbers: A linearly scaled-up primate brain.* https://www.ncbi.nlm.nih.gov/pmc/articles/PMC2776484/

Jendrusch, G. (2008). Leistungen des visuellen Systems im Sport. *Zeitschrift für praktische Augenheilkunde, 29*, 239-247.

Kahle, W. & Frotscher, M. (2018). T*aschenatlas Anatomie – Nervensystem und Sinnesorgane* (Bd. 12). Georg Thieme Verlag.

Koukkou, M., Leuzinger-Bohleber, M. & Mertens, W. (2007). *Erinnerung von Wirklichkeiten. Psychoanalyse und Neurowissenschaft im Dialog* (1., Edition). Klett-Cotta.

Lundy-Ekman, L. (2018). *Neuroscience – fundamentals for rehabilitation* (5th Edition). Elsevier.

Morton, D., Sandhu, J. & Jones, A. (2016, September). Brain imaging of pain: State of the art. *National Library of Medicine.* https://www.ncbi.nlm.nih.gov/pmc/articles/PMC5019436/

Moseley, L. & Butler, D. (2017). *Explain pain supercharged.* Noigroup Publications.

Nascimento, H., Martinez-Perez, C., Alvarez-Peregrina, C. & Sánchez-Tena, M. Á. (2020). Citations network analysis of vision and sport. *International Journal of Environmental Research and Public Health, 17* (20). https://doi.org/10.3390/ijerph17207574

Nimmerichter, A., Weber, N. J. R., Wirth, K. & Haller, A. (2015). Effects of video-based visual training on decision-making and reactive agility in adolescent football players. *Sports (Basel, Switzerland), 4* (1). https://doi.org/10.3390/sports4010001

Rahn, S. (2021). *Masterarbeit zum Thema Untersuchung von Einsatz und Effektivität von visuellem Training zur Steigerung der sportartspezifischen Leistungsfähigkeit. Eine systematische Literaturarbeit.*

Rahn, S. & Lutz, C. (2017). *Pilates: Das komplette Trainingsbuch.* Meyer & Meyer Verlag.

Rodrigues, P. (2020). Sports vision: Influence on athlete's performance. *Acta Scientific Ophthalmology, 3* (5), 61-68. https://doi.org/10.31080/ASOP.2020.03.0118

Schmid-Fetzer, U. & Lienhard, L. (2018). *Neuroathletiktraining: Grundlagen und Praxis des neurozentrierten Trainings* (1. Edition). Richard Pflaum Verlag GmbH & Co. KG.

SWR2 & SWR2. (2021). Neuronale Fitness – Wie lernt das Gehirn? *swr.online.* https://www.swr.de/swr2/wissen/swr2-wissen-aula-2020-01-05-100.html

Trepel, M. (2017). *Neuroanatomie–Struktur und Funktion* (7. Aufl.). Elsevier.

Über den DSSV. (2022). DSSV. https://www.dssv.de/ueber-den-dssv/

2 DANKSAGUNG

Wenn am Ende alles gut ist, dann waren meist mehrere Menschen daran beteiligt. So auch bei diesem Projekt. Für uns Autoren ist es aufgrund seiner Thematik ein sehr besonderes Buch. Neurozentriertes Training ist noch sehr jung, kaum belegt und teilweise umstritten. Daher danken wir denen, die uns Mut gemacht und uns unterstützt haben genauso wie den kritischen Nachfragern und Skeptikern. Alle haben dazu beigetragen, dass dieses Buch entstanden ist und so noch mehr Menschen sich mit dieser unglaublichen Trainingsmethode auseinandersetzen.

Im Besonderen sei hier Astrid Buscher erwähnt, die mit ihrem Gespür für Dinge, die zusammenpassen, den Grundstein des Buches gelegt hat, indem sie uns Autoren miteinander bekannt gemacht hat. Eine auf allen Ebenen gelungene Kombination und ein sich ergänzendes Autorenteam ist entstanden.

Im selben Atemzug geht unser Dank an die Firma Artzt, die uns mit Equipment und Fotos unterstützt hat. Ohne diesen Support wäre die Realisation dieses Buchs nicht möglich gewesen. Danke an Mira Hampel für ein engagiertes Shooting mit leckerem Essen in familiärem Umfeld.

Ebenso großer Dank gebührt unserem Verlag Meyer & Meyer. Die vielen Gespräche im Vorfeld, die zuverlässige Unterstützung sowie das Vertrauen in unsere Arbeit haben uns jederzeit das Gefühl vermittelt, hier genau richtig zu sein.

Ein Dank auch an die Firma Winshape, die schon so oft ihre Kollektion zur Verfügung gestellt hat und ein langjähriger Partner ist.

Dass der Deutsche Pilates Verband unser Buch empfiehlt, obwohl nur ein kleiner Teil des Buchs sich mit der Pilates-Methode befasst, ist eine besondere Auszeichnung. Für uns ein Zeichen dafür, dass der Blick in die Zukunft altes Wissen bereichert.

Stefanie Rahn und Kevin Grafen

3 BILDNACHWEIS

Coverfoto:	Mira Hampel
Covergestaltung:	Katerina Georgieva
Innenlayout:	Katerina Georgieva
Fotos Innenteil:	Mira Hampel
Bearbeitung Grafiken:	Katerina Georgieva
Satz:	www.satzstudio-hilger.de
Lektorat:	Dr. Irmgard Jaeger

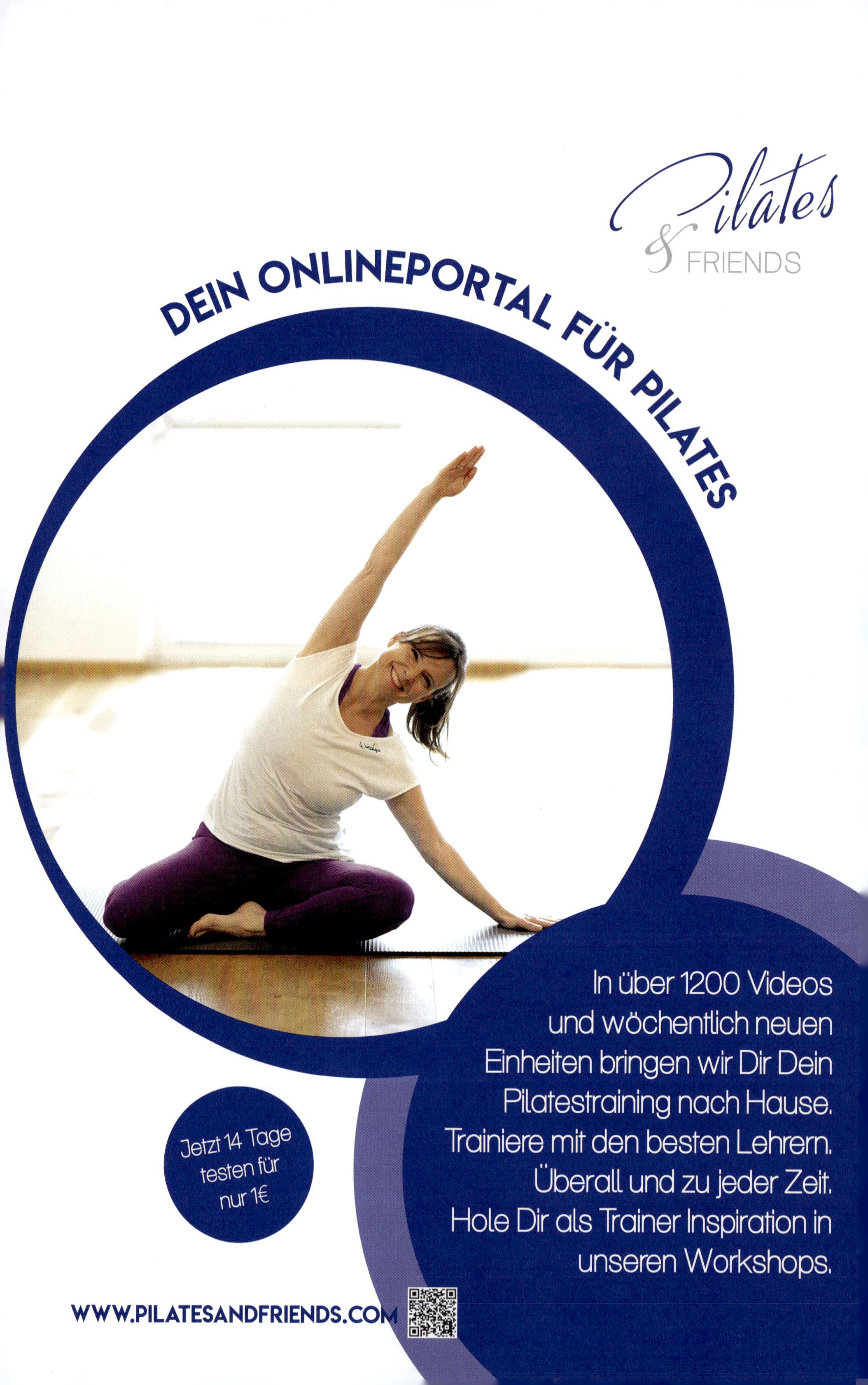
Pilates & FRIENDS
DEIN ONLINEPORTAL FÜR PILATES
In über 1200 Videos und wöchentlich neuen Einheiten bringen wir Dir Dein Pilatestraining nach Hause.
Trainiere mit den besten Lehrern.
Überall und zu jeder Zeit.
Hole Dir als Trainer Inspiration in unseren Workshops.
Jetzt 14 Tage testen für nur 1€
WWW.PILATESANDFRIENDS.COM